TRAITÉ CLINIQUE

DE

L'INVERSION UTÉRINE

PAR

P. DENUCÉ

Doyen et Professeur de Clinique chirurgicale à la Faculté de Médecine de Bordeaux ; Membre correspondant de l'Académie de Médecine et de la Société de chirurgie de Paris ; Membre de la Société de Médecine et de Chirurgie et de l'Académie des Sciences, Belles-Lettres et Arts de Bordeaux.

Avec 103 figures intercalées dans le texte.

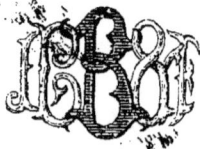

PARIS

LIBRAIRIE J.-B. BAILLIÈRE ET FILS

19, Rue Hautefeuille, près du Boulevard Saint-Germain

—

1883

TRAITÉ CLINIQUE

DE

L'INVERSION UTÉRINE

TRAVAUX DU MÊME AUTEUR

1. Mémoire sur les luxations latérales du coude (*Bull. de la Société anatomique,* 1851, tome XXVI, p. 296).
2. Rapport présenté comme Secrétaire sur les travaux de la Société anatomique, pendant l'année 1852.
3. Mémoire sur les luxations du coude, *Thèse inaugurale,* 1854.
4. Considérations sur l'autoplastie, sur les méthodes et les procédés opératoires qui la constituent *(Archives générales de médecine,* 1855, vol. II. V. série, t. VI, p. 402.)
5. Mémoire sur les corps étrangers de la vessie. (*Journ. méd. de Bordeaux,* 1856.)
6. Quelques faits de pratique chirurgicale. (*Id.,* 1857.)
7. Considérations sur quelques points de l'histoire des fausses articulations et sur un mode de traitement qui leur est applicable. (*Mém. de la Soc. de chir.,* t. V, 1863.)
8. Mémoire sur les formes malignes du furoncle. (*Congrès de Bordeaux,* 1865.)
9. Note sur les corps étrangers de l'œsophage. (*Soc. méd. chir. des hôpitaux de Bordeaux,* 1867).
10. Nouvelles observations et discussion sur le furoncle. (*Soc. méd. chir. des hôpitaux de Bordeaux,* 1868.)
11. Articles divers dans le *Dictionnaire de Médecine et de Chirurgie pratiques.* Abdomen, t. I. — Ankylose, t. II. — Atloïdo-axoïdienne (région), t. III, 1865. — Coude, t. IX, 1869. — Furoncle, t. XV, 1872. — Pseudarthrose, t. XXX, 1881.
12. Notes et observations diverses dans les journaux et recueils périodiques. Anévrysme inguino-crural, ligature de l'iliaque externe, *Union de la Gironde,* 1856. — Ablation du maxillaire inférieur, *Gaz. des Hôp.,* 1860. — Anévrysme huméral, compression indirecte, radiale, compression digitale, tibiale; injection de perchlorure de fer, trois guérisons; luxation interne du coude; polype nasopharyngien; corps étrangers des bronches, *passim* dans les *Bullet. de la Soc. de chirurgie.* Ligature de la carotide primitive, *Bull. de l'Académie de médecine de Paris,* 1878. Anévrysme du tronc brachio-céphalique; ligature simultanée de la carotide primitive et de sous-clavière, Maillé; Thèses de Bordeaux, 1882 et *Soc. anat. et physiol. de Bordeaux,* 1881. — Procédé d'empyème par le siphon, et le lavage pleural antiseptique et à l'abri de l'air, *Bull. de la Soc. de Méd. et de Chir. de Bordeaux,* 1882.

TRAITÉ CLINIQUE

DE

L'INVERSION UTÉRINE

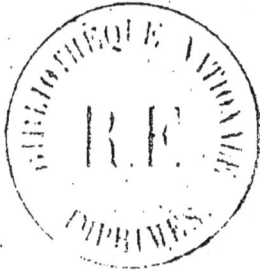

PAR

P. DENUCÉ

Doyen et Professeur de Clinique chirurgicale à la Faculté de Médecine de
Bordeaux ; Membre correspondant de l'Académie de Médecine et de la
Société de chirurgie de Paris ; Membre de la Société de Médecine et de
Chirurgie et de l'Académie des Sciences, Belles-Lettres et Arts de Bordeaux.

———

Avec 103 figures intercalées dans le texte.

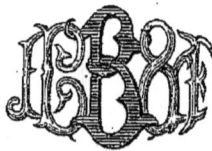

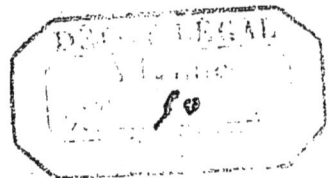

PARIS

LIBRAIRIE J.-B. BAILLIÈRE ET FILS

19, Rue Hautefeuille, près du Boulevard Saint-Germain

—

1883

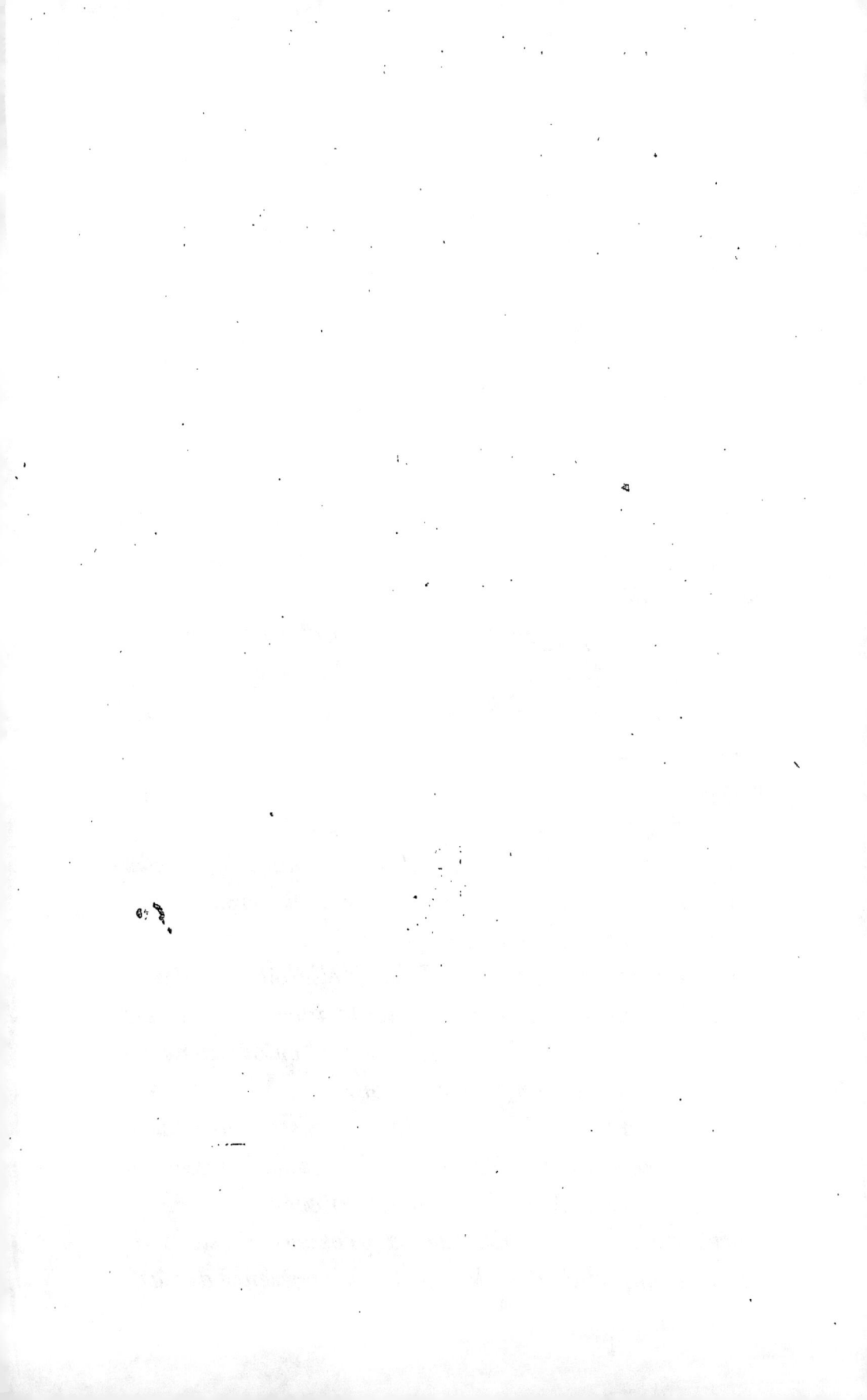

PRÉFACE

Vers l'année 1860, je reçus, dans mon service de chirurgie à l'hôpital Saint-André de Bordeaux, une jeune femme, âgée de vingt-cinq ans, qui était atteinte de métrorrhagies fréquentes, et par suite d'une anémie profonde et presque incurable. Elle m'était adressée par un médecin très instruit de l'une des principales localités de la Gironde; elle lui paraissait atteinte d'un polype, et il me priait de me charger de l'opération que cette affection comportait.

La jeune malade était femme de chambre depuis plusieurs années dans la même maison; elle avait gagné la confiance de ses maîtres, qui donnaient sur elle les meilleurs renseignements Lorsqu'elle était interrogée, elle repoussait bien loin toute idée de grossesse antérieure, et parmi les personnes qui l'entouraient, nul n'en avait même conçu le soupçon.

Dès son entrée à l'hôpital, je dus la soumettre à un examen nouveau; je constatai l'existence d'une tumeur pédiculée, dont le pédicule émergeait entre les lèvres du col; elle était de la grosseur d'une petite poire et renfermée dans le vagin. En présence des affir mations précises de la malade, je crus ne pas devoir insister sur l'idée d'une grossesse antérieure, et sur l'examen pénible que la poursuite de cette idée eût entraîné. J'acceptai le diagnostic déjà fait et me mis en devoir de procéder à l'opération.

Je me décidai à faire l'ablation de la tumeur au moyen de l'écraseur de Chassaignac. L'opération dura une quinzaine de minutes ; elle s'accompagna de douleurs très vives et insolites qui, pendant l'opération même, éveillèrent dans mon esprit des craintes sérieuses.

Ces craintes se trouvèrent malheureusement réalisées. Après l'extraction de la tumeur, je pus constater, en effet, qu'elle présentait une cavité intérieure, tandis qu'à l'extérieur, vers sa partie culminante, on rencontrait deux petits pertuis dans lesquels des stylets d'Anel purent être facilement engagés. Je ne conservai dès lors aucun doute : la section avait porté sur le pédicule d'une matrice renversée. Et malheureusement aussi, le résultat définitif de l'opération ne justifia que trop mes appréhensions. Dès le soir même, des douleurs abdominales se manifestèrent, et amenèrent, au bout de 48 heures, la mort, par péritonite généralisée.

Ce triste cas fit naître dans mon esprit de cruelles réflexions. Il était donc possible qu'un chirurgien exercé, habitué à voir et à manier des malades, arrivât aussi facilement à commettre une pareille erreur ! La maladie n'était donc pas suffisamment connue et ses symptômes suffisamment analysés !

Ma curiosité se trouvant ainsi éveillée, je repris l'étude de cette question, en m'efforçant de remonter à ses origines, et de la suivre dans les progrès qu'elle a accomplis jusqu'à notre époque.

Cette étude, poursuivie pendant bien des années, me conduisit à deux conclusions importantes.

La première, c'est qu'en effet ce diagnostic offre quelquefois des difficultés presque insurmontables; que la même erreur a été commise bien des fois ; mon observation n'en est pas le premier exemple, et malheureusement elle n'en a pas été le dernier.

La seconde, c'est qu'à la suite de chacune de ces erreurs, l'ingéniosité des chirurgiens s'est exercée et a fini par découvrir et mettre en évidence la plupart des signes qui peuvent confirmer l'existence du renversement de la matrice, asseoir son diagnostic d'une manière à peu près irréfragable, et ouvrir le champ libre aux divers moyens de guérison qui ont été proposés.

C'est ainsi qu'en 1874, appelé à voir un cas analogue à celui de ma première observation, malgré les dénégations pleines d'insistance de deux confrères distingués qui se refusaient à voir une inversion dans une affection hémorrhagique de l'utérus, fort de mes quatorze ans d'études assidues sur ce sujet, je crus pouvoir affirmer l'existence du renversement et décider pour ainsi dire d'avance, une opération qui bientôt après fut pratiquée et qui, par le succès dont elle fut suivie, me laissa la satisfaction d'avoir arraché cette malade à une mort certaine.

Cet immense progrès accompli entre mes deux observations ne s'est point fait d'un seul bond; c'est graduellement qu'il s'est réalisé.

Un fait m'a tout d'abord frappé, c'est que, pendant la première moitié de ce siècle, la question de l'inversion est restée en France dans une sorte d'obscurité mystérieuse.

Les personnes qui étudiaient alors la médecine doivent se rappeler, en effet, le peu de place que cette question tenait dans les enseignements de l'école.

Elle était absolument négligée depuis Baudelocque, et depuis le résumé brillant qu'en avait laissé son élève Dailliez. Le grand dispensateur de la science à cette époque, Dupuytren, la mentionne à peine; Boyer la condamne. Lisfranc, Madame Boivin, Velpeau surtout, ne réussissent pas à la réveiller, et lorsque, en 1859, Becquerel cherche à la faire renaître, il s'arrête à peine à la grande découverte de la réduction des inversions anciennes par Valentin de Vitry-le-Français, et, après le récit unique et écourté d'un cas de succès d'amputation de la matrice obtenu par Bloxam en 1835, il laisse encore son jugement en suspens, en présence de la tentative moins heureuse faite par Deroubaix en 1851 (1).

Voilà donc où en étaient les choses sur ce point de la science, en France, voilà pourquoi le chirurgien appelé à se diriger dans ces ténèbres risquait fort de trébucher au premier pas.

Les recherches que j'entrepris à cette époque ne tardèrent pas à me dévoiler des clartés nouvelles et inattendues.

D'une part, je trouvai, à ma grande surprise, que l'école anglaise, qui s'était saisie de la question au mo-

---

(1) *Traité clinique des maladies de l'utérus* (T. II, p. 307).

ment où nous l'abandonnions, lui avait imprimé une marche ascendante régulière, et que lorsque nous la laissions à peu près dans l'ombre, Hunter de Dumbarton, Denman, Clarke, Newnham, Windsor, Davies, Gooch, Crosse, Johnson, Mac Clintock répandaient à l'envi sur elle la plus éclatante lumière (1).

D'autre part aussi, et non sans étonnement, je dus reconnaître que l'école française, si pauvre sur ce sujet pendant la première moitié du XIXᵉ siècle, avait régné sans partage sur cette partie de la science comme sur tant d'autres, pendant toute la durée du XVIIᵉ et du XVIIIᵉ siècle. Les noms d'Ambroise Paré, de Mauriceau, de Viardel, d'Amand, de Peu, de Puzos, de Levret, de Sabatier, d'Astruc, de Leroux de Dijon, de Baudelocque, de Collomb, de Bouchet de Lyon, sont là pour attester cette glorieuse époque de la chirurgie française, et cette réelle origine de la gynécologie moderne dont la seconde moitié du XIXᵉ siècle devait voir la renaissance et l'épanouissement, mais aussi bien cette fois dans l'école française, réveillée enfin de sa torpeur par la belle découverte de Valentin de Vitry et plus tard par celle de la ligature élastique de Courty, que dans les écoles anglaise, américaine, allemande et italienne.

Notons toutefois ici que la plupart des faits préconisés par l'école anglaise de 1800 à 1850 se retrouvent

---

(1) J'adresse ici mes remerciements à M. Maurice Denucé, mon fils, autrefois interne des hôpitaux de Bordeaux, aujourd'hui interne des hôpitaux de Paris, pour le concours qu'il m'a prêté dans les incursions fréquentes que j'ai dû faire dans le domaine de la littérature anglaise. Je prie aussi M. Tissier, sous-bibliothécaire à la faculté de Bordeaux, et M. Woolongham, mon élève, de recevoir leur part de ma gratitude pour les services qu'ils m'ont rendus dans la rédaction de ce travail.

en germe dans les faits découverts et proclamés par l'école française du XVIIe et du XVIIIe siècle. Nous le démontrerons preuves en main.

L'école anglaise, en effet, et elle a été suivie en cela par la plupart des écoles étrangères, a inauguré et conservé soigneusement une déplorable habitude qui est d'écarter toute recherche historique, de ne tenir compte que des faits pratiques qu'elle étudie et qu'elle expose, en négligeant tout ce qui a été dit et fait auparavant sur le même sujet (1). Le langage scientifique gagne à cela une certaine précision. Mais de là à l'oubli des travaux précédemment accomplis il n'y a qu'un pas.

Or, ces devanciers méconnus sont nos ancêtres, ce qui les touche nous touche, et je crois accomplir un devoir patriotique en protestant contre le déni de justice qui les atteint en ce moment.

Cette revendication si légitime s'impose à mon esprit par les résultats mêmes de mes recherches.

Je la présenterai sous la forme d'une étude historique *de l'inversion, qui sera la* première partie *de ce travail. Cette première partie servira de préambule à la* seconde partie, *consacrée à l'*étude clinique *de la même affection, et but principal de cette œuvre.*

P. DENUCÉ.

Bordeaux, le 26 mars 1883.

----

(1) Nous devons rendre à Fleetwood Churchill cette justice qu'il fait sur ce point une heureuse exception parmi ses compatriotes.

TABLE ANALYTIQUE DES MATIÈRES

II. — PARTIE CLINIQUE.

DE

L'INVERSION UTÉRINE

ÉTUDE HISTORIQUE ET CLINIQUE

On a désigné longtemps sous le nom de *renversement*, et plus ordinairement on désigne aujourd'hui sous le nom d'*inversion* cet état de déplacement de la matrice dans lequel le fond de l'organe se déprime et s'enfonce dans sa propre cavité, en repliant graduellement ses parois, exactement comme le bout d'un doigt de gant ou le fond d'un sac qu'on retourne.

C'est cette affection ainsi bien définie que je me propose d'étudier au point de vue historique et au point de vue clinique.

Mon sujet se trouvera ainsi divisé en deux parties :

Dans la première où *partie historique*, je rechercherai les origines de nos connaissances sur cette maladie. D'abord les premières notions que l'on en trouve dans les ouvrages de chirurgie les plus anciens ; puis les découvertes nouvelles que chaque période de temps amène avec elle, et qui marquent les pas successifs par lesquels, sur ce point de la science comme sur tant d'autres, nous sommes arrivés des obscurités confuses des premiers âges aux démonstrations si claires et si nettes des temps modernes.

Dans la seconde, ou *partie clinique*, je réunirai tous les faits pratiques qui permettent d'établir aujourd'hui, avec la plus grande précision, l'étiologie, l'anatomie pathologique, la symptomatologie, le diagnostic, le pronostic et le traitement de cette importante affection.

PARTIE HISTORIQUE

L'inversion utérine a été longtemps confondue avec la descente simple de la matrice et avec les polypes utérins, sous le nom commun de *chute* ou de *précipitation de la matrice*.

La descente de la matrice a cependant été distinguée ou au moins entrevue par quelques auteurs ; mais il faut bien reconnaître que les polypes utérins ont été absolument méconnus et par la chirurgie ancienne et par celle du moyen âge.

Ces polypes si connus aujourd'hui qui se présentent sous la forme de tumeurs rouges, arrondies, lisses, faisant issue à travers le col utérin, ont dû nécessairement être pris par les observateurs de ces temps reculés pour des renversements de matrice, ceux-ci se présentant en effet avec les mêmes symptômes apparents.

De là, dans les descriptions de cette dernière affection, des confusions inévitables et au milieu desquelles il est difficile de se reconnaître.

Il ne nous paraît pas impossible, toutefois, de trouver au milieu de ces difficultés un fil conducteur qui nous permette de ne point nous égarer et de distinguer parmi ces descriptions celles qui se rapportent réellement au renversement de la matrice, celles qui se rapportent aux descentes simples, et par exclusion celles qui concernent les polypes.

Dans l'état actuel de la science, il est en effet admis que le renversement se produit le plus ordinairement dans le travail de l'accouchement ou dans la période qui le suit immédiatement ; que les polypes au contraire et même les descentes n'apparaissent que longtemps après les couches, avec lesquelles les polypes n'ont aucun rapport direct, et les descentes n'ont que des rapports fort éloignés ; que les descentes, d'autre part, sont caractérisées par la présence constante de l'orifice utérin à l'extrémité inférieure de la tumeur produite, et que les polypes manquent de ce signe pathognomonique.

D'où nous pouvons tirer ces trois règles qui nous serviront de guide dans l'étude historique que nous entreprenons, à savoir :

1° *Que toute chute de matrice survenue dans l'acte de l'accouchement ou pendant ses suites immédiates est bien un renversement de la matrice;*

2° *Que toute chute de matrice produite en dehors de l'accouchement, qui offre l'orifice utérin à son extrémité inférieure, est bien une descente simple de matrice;*

3° *Que toute chute de matrice produite en dehors de l'accouchement qui ne présente pas l'orifice utérin à son extrémité inférieure ne peut être attribuée qu'à un polype.*

Armés de ce *criterium*, nous pouvons aborder l'étude des textes anciens et affirmer à l'avance que l'inversion utérine et la descente de la matrice n'ont été méconnues ni dans l'antiquité ni dans la période du moyen âge ; et que si les chirurgiens de ces temps reculés n'ont point reconnu les polypes, ils en ont du moins laissé des descriptions inconscientes, dont la science moderne peut encore profiter.

CHAPITRE PREMIER

HISTOIRE DE L'INVERSION UTÉRINE DANS L'ANTIQUITÉ.

ARTICLE Ier

PÉRIODE GRECQUE

Nous commencerons par les textes de la collection Hippocratique.

Nous trouvons d'une part dans le *Traité de la nature de la femme* (1), et d'autre part, dans le *Traité des*

---

(1) Hippocrate, Éd. Littré, t. VII, p. 319 et suiv.

maladies des femmes (1), qui, du moins sur le point qui nous occupe, ne sont que deux versions très peu différentes d'une même leçon, la description de quatre espèces de chute de matrice.

Voici le texte d'Hippocrate (2) :

I. « Si la matrice est très voisine de la vulve, il faut... »

II. « Si la matrice fait saillie hors des parties naturel-
« les, il y a fièvre à la vulve et au siège ; l'urine coule
« goutte à goutte et irrite fortement les parties génitales.
« Cet accident arrive quand la femme, venant d'accou-
« cher, a des rapports avec son mari..... »

III. « Si la matrice est sortie complètement hors des
« parties génitales, elle pend comme un scrotum. La dou-
« leur occupe le bas-ventre, les lombes, les aines ; et
« quand le temps s'est écoulé, elle ne veut plus rentrer
« en place. Cette maladie survient lorsque, dans l'accou-
« chement, la femme éprouve des fatigues telles qu'elles
« atteignent la matrice elle-même (inertie de la ma-
« trice) (3), ou que la femme a des rapports avec son
« mari pendant la période lochiale. »

Cet exposé des causes est complété un peu plus loin (4) :

« Quand une femme, venant d'accoucher, soulève un
« fardeau trop lourd pour elle, ou pile quelque chose, ou

---

(1) Hippocrate, Ed. Littré, t. VIII, p. 315 et suiv.
(2) Nous nous servirons en général, dans ces citations, de la traduction de Littré, en ayant soin de noter les points sur lesquels notre interprétation diffère de la sienne, et les raisons qui nous conduisent à une interprétat on nouvelle.
(3) Ὁκόταν ἐν τόκου ταλαιπωρέῃ ὥστε ψαίρειν τὰς ὑστέρας. Mot à mot : lorsque (par le fait) de l'accouchement (la femme) est tellement fatiguée que (cette fatigue) atteint la matrice. Littré me paraît avoir improprement traduit en mettant : « Quand, à la suite de l'accouchement, la femme « se livre à quelque occupation pénible, de manière que la matrice s'en « ressente ». Il a été mieux inspiré en traduisant le passage similaire du livre de *la Nature de la femme* : « Quand, sortant d'accoucher, la femme « souffre dans les matrices ». La traduction latine de l'édition de Foës cherche d'ailleurs à mettre tout le monde d'accord : « Cum (mulier) recens « a partu laboraret, *aut adeo defatigata fuerit*, ut uteros leniter attigerit ».
(4) Hippocrate, Trad. de Littré, t. 8, p 329.

« casse du bois, ou court, ou fait quelque action de ce
« genre, la matrice est fort exposée à tomber ; quelque-
« fois à l'occasion d'un éternument (1). »

IV. « Parfois l'orifice de la matrice fait issue au dehors
« des parties génitales, ainsi que le col de la matrice qui
« vient se mettre au contact de la vulve et va s'élargis-
« sant. Cet accident arrive le plus ordinairement en
« dehors de l'accouchement et survient presque toujours
« à la suite de fatigues. La femme s'étant fatiguée, la ma-
« trice s'échauffe et fournit d'abondantes sécrétions. L'ori-
« fice de la matrice, y compris le col, se trouvant dans
« un lieu plus lubréfié, plus glissant et plus chaud qu'au-
« paravant, se déplace, et lorsque cet effet se produit,
« l'orifice de la matrice se portant vers la fraîcheur exté-
« rieure se trouve ainsi ramené au dehors. Si la femme est
« soignée à temps, elle guérit ; si elle n'est pas soignée
« à temps, elle devient complètement stérile. L'orifice
« alors reste calleux à l'extérieur. Il s'en écoule une hu-
« meur tantôt visqueuse, tantôt infecte, surtout aux épo-
« ques mensuelles, chez les femmes jeunes et encore ré-
« glées. Avec le temps, cette affection devient incurable,
« et la femme vieillit avec la matrice en dehors (2). »

---

(1) Beaucoup de femmes étaient esclaves alors et pouvaient être soumises, dès les premiers jours de leurs couches, à des travaux pénibles. N'oublions pas d'autre part que, de nos jours encore, beaucoup de matrones impo-
sent aux femmes nouvellement accouchées des efforts analogues, par exemple de souffler violemment dans une bouteille, pour obtenir la délivrance.

(2) L'interprétation que je donne de ce paragraphe diffère dans sa partie
essentielle de celle qui a été donnée par Littré. Voici en effet la traduction
de Littré et le commentaire explicatif dont il l'accompagne :

1° Commentaire : « Ceci paraît être un renversement utérin ; mais il
« diffère de ce qui est décrit sous ce nom dans les livres modernes. Ce
« n'est pas le fond de l'utérus qui, se renversant, vient s'engager dans le
« col ; c'est l'orifice utérin qui s'engage dans le col, et vient sortir par
« l'orifice du col ; car l'auteur distingue ces deux orifices. De plus, il ne
« parle pas de l'accouchement comme condition de renversement, laquelle
« est, comme on sait, à beaucoup près la principale. Il dit même que cet
« accident arrive de préférence chez les femmes qui n'ont pas eu d'enfants.
« Or les cas de renversement observés par les modernes hors de l'accou-
« chement sont très rares. Ajoutons aussi qu'ils sont encore mal expliqués. »

2° Texte : « L'orifice de la matrice fait saillie hors des parties génitales,
« vu que le col utérin est voisin de ces parties et large. Cet accident arrive
« de préférence chez les femmes qui n'ont pas eu d'enfants. Il survient
« surtout à la suite de fatigues. La femme s'étant fatiguée la matrice s'é-

De ces quatre espèces de chute de la matrice, la première n'est pas considérée comme survenant après l'accouchement ; la quatrième est donnée comme arrivant en dehors de l'accouchement et à la suite de fatigues ; elles

---

« chauffe et sue ; l'orifice utérin se trouvant en un lieu plus humide, plus
« glissant et plus chaud que précédemment, se renverse à travers le col.
« Quand cela est arrivé, la matrice se porte vers le frais, et son orifice
« vient au dehors, renversé, etc. »

Je joins à la traduction de Littré le texte grec lui-même, afin d'avoir toutes les pièces à consulter sous les yeux : Ἦν δὲ ἔξω τοῦ αἰδοίου τὸ στόμα τῶν μητρέων ἐκπέσῃ, οἷα τοῦ αὐχένος τῶν πλησίον τοῦ αἰδοίου κειμένου καὶ εὐρέος ἐόντος· γίνεται δὲ τοῦτο μᾶλλον τῇσιν ἀτόκοσι, μάλιστα δὲ γίνεται ἐκ ταλαιπωρίης, ἐπὴν ταλαιπωρήσῃ ἡ γυνὴ καὶ αἱ μήτραι θερμανθέωσι καὶ ἰδρώσωσιν, ἐκτρέπεται τὸ στόμα αὐτέων διὰ τοῦ αὐχένος, ἅτε ἐν ὑγροτέρῳ καὶ ὀλισθηροτέρῳ καὶ θερμοτέρῳ χωρίῳ γενόμενον ἢ ἐν τῷ πρὶν χρόνῳ· καὶ ἐπὴν τοῦτο γένηται, θύουσιν ἔξω πρὸς τὸ ψῦχος, καὶ σφέων τὸ στόμα ἔρχεται ἔξω ἐκτραπέν.

Comme il est facile de le voir, le point essentiel pour que la traduction de Littré fût exacte, serait que les anatomistes anciens eussent reconnu, comme les anatomistes modernes, qu'il existe dans l'utérus un orifice interne de la cavité utérine, une cavité cervicale, et un orifice externe, le premier orifice faisant communiquer la cavité utérine avec la cavité cervicale ; le second orifice faisant communiquer la cavité cervicale avec l'extérieur. D'après Littré, l'*orifice de la matrice* qui apparaît à l'extérieur dans la maladie dont il est question dans ce paragraphe, serait l'*orifice interne* qui, se renversant à travers la cavité cervicale, viendrait apparaître à l'extérieur en sortant par l'*orifice externe*. Mais d'abord cette affection ne se retrouve pas aujourd'hui, et rien d'analogue ne se rencontre dans la pathologie utérine actuelle. D'autre part, si cette affection existait, elle ne pourrait être considérée que comme une chute de la muqueuse utérine analogue à la chute de la muqueuse du rectum, et ce ne serait *pas un orifice qui apparaîtrait à l'extérieur,* ce qui est donné comme le signe pathognomonique de l'affection décrite par Hippocrate, mais une sorte de boursouflure fongueuse en rosette, faisant saillie entre les lèvres du col. Enfin il est impossible de ne pas reconnaître que l'anatomie des anciens était trop peu avancée pour que ces détails minutieux des deux orifices séparés par la cavité cervicale pussent être appréciés par eux. Ce n'est pas au moment où, comme à l'époque d'Hippocrate, la matrice était encore considérée comme double, à l'instar de celle des chiennes, et s'appelait *les matrices* (αἱ μήτραι), que les finesses descriptives pouvaient être reconnues. Si nous n'avons pas de description anatomique de la matrice remontant à Hippocrate, nous avons du moins celle très intacte et très complète que nous a laissée Soranus quelques siècles après, et dans laquelle on ne trouve rien qui puisse être rapporté aux deux orifices. Nous empruntons ce passage de Soranus aux collections d'Oribase (Liv. 24, § 31. Edit. de Bussemaker et Daremberg, t. III, p. 369, Paris, 1858) :
« La figure de la matrice ne présente pas celle d'une spirale, comme chez
« les animaux privés de raison, mais elle ressemble aux ventouses des
« médecins. En effet, commençant par une partie large et arrondie, elle

forment un groupe à part, qui se rapporte bien à la descente ou au prolapsus de la matrice, la première étant le premier degré de cette affection, c'est-à-dire l'abaissement simple de l'utérus; la dernière étant le second de-

« finit en se rétrécissant par *un orifice étroit*... On appelle *orifice* (τὸ στό-
« μιον) la première partie de l'utérus, laquelle est placée à l'extrémité ;
« *col* (τράχηλος), la partie qui vient après ; *collet* (αυχήν) , *nuque* sui-
« vant Daremberg, celle qui vient ensuite ; *portion libre de l'utérus*
« (καυλός), proprement tige d'une plante, *tronc* suivant Daremberg, l'en-
« semble de ces trois parties; *épaules*, les parties latérales qui sont les
« premières à s'élargir après le col (attaches des ligaments ronds qui
« sont comme les bras de l'utérus); *cotés*, les parties suivantes ; *fond*, la
« dernière partie ; *base*, la limite extérieure du fond ; enfin l'ensemble de
« la cavité comprenant le *receptacle* (des semences), lieu où se fait la
« conception (*conceptaculum* des traducteurs latins), *l'ampoule et le*
« *goulot*, τὸ δὲ ολον χώρημα κύτος καὶ γαστρα καὶ κολμος (ce que
« Daremberg me paraît traduire d'une manière peu intelligible par la
« phrase suivante : et *sac*, *tonneau* ou *sinus*, l'ensemble de la cavité).
« L'orifice de l'utérus est situé au milieu du vagin... La distance de l'ori-
« fice aux grandes lèvres est plus ou moins grande suivant l'âge... La
« grandeur de l'orifice diffère aussi... L'orifice de l'utérus se dilate dans
« certaines circonstances...,dans l'orgasme du coït..., pendant la menstrua-
« tion, pendant la grossesse... pendant l'accouchement il s'élargit jusqu'au
« point d'admettre des mains d'adulte... L'orifice de l'utérus est charnu et
« mou avant la défloration... après l'accouchement il devient calleux..... »

Du rapprochement de cette description de Soranus et du texte d'Hippocrate il ressort évidemment :

1° Que, jusqu'à Soranus du moins, le nom d'orifice de l'utérus, το στομα
τῶν μητρεων, το στομιον της υστερης, est exclusivement attribué à cet *orifice
qui se trouve à l'extrémité du col, à une certaine distance de la vulve, qui
s'élargit dans certaines circonstances, qui est mou et charnu, qui devient calleux après l'accouchement* ;

2° Que ni dans le texte d'Hippocrate, quoi qu'en dise Littré, ni dans
celui de Soranus, il n'est fait mention d'un autre orifice de la matrice, d'un
orifice interne, situé au-dessus du précédent, et que même lorsque Soranus,
cet anatomiste si savant pour son époque, établit la division de la cavité
utérine en trois parties, le receptacle, l'ampoule et le goulot (cavité cervicale des modernes), il ne parle en aucune façon de cet orifice qu'il n'eût
pas manqué de décrire entre l'ampoule et le goulot de la matrice, si son
existence eût été reconnue par lui ;

3° Que par conséquent, lorsque Hippocrate dit que *l'orifice de la matrice
fait issue à l'extérieur*, c'est bien de l'orifice de l'extrémité du col qu'il
veut parler, et que dès lors il n'est plus possible de concevoir, comme le
veut Littré, qu'Hippocrate ait jamais pu prétendre que *c'est l'orifice interne de la matrice qui se renverse à travers le col*. Ce qui a trompé Littré,
c'est évidemment la phrase : εκτρεπεται δια του αυχενος το στομα τῶν
μητρεων, qu'il traduit comme je viens de l'indiquer. Mais on peut objecter
à Littré que le verbe εκτρεπειν signifie aussi bien se déplacer, se détour-
ner, se déboîter (il est souvent employé pour exprimer les luxations), que
se retourner et se renverser ; que d'autre part δια του αυχενος veut aussi

gré de cette même maladie, c'est-à-dire le prolapsus utérin, offrant comme signe caractéristique la présence de l'orifice utérin à l'extrémité du col.

Les deux autres forment un autre groupe dont l'auteur de la collection Hippocratique traite isolément et à l'exclusion des deux autres dans le Traité de la nature de la femme, et qui ne font évidemment dans l'esprit de l'auteur que deux degrés de la même maladie.

Cette affection survient « lorsque, à la suite de l'accou-
« chement, la femme éprouvera une fatigue qui atteint la

---

bien dire par le moyen du col ou dans l'étendue du col que au travers du col. Dès lors, le sens devient clair et précis : *l'orifice de la matrice, y compris le col, est déplacé et entraîné vers l'extérieur.* Ce qui me paraît le véritable sens.

D'ailleurs, la tradition ancienne me paraît avoir accepté sans aucun doute cette interprétation, adoptée depuis et propagée par les Arabes. Arétée, en effet, dans un passage célèbre sur l'inversion que nous reproduirons plus loin, et qui n'est évidemment qu'une paraphrase ou au moins un commentaire du texte d'Hippocrate (Arétée, *De causis et signis morb. diut.*, lib. 2, édit. de Boerhaave, Leyde, 1735, p. 65 a), dit formellement : « Προσπιπτή καὶ τέ τὸ σόμιον τῆς ὑστέρης μοῦνον μεσφι τοῦ αυχενος. » « Quelquefois c'est seulement l'orifice de la matrice qui fait procidence « jusqu'au col. » Le sens de la préposition μεσφι du texte d'Arétée, qui n'est pas douteux, paraît fixer irrévocablement celui de la préposition διά dans le paragraphe d'Hippocrate qui nous occupe.

Après Arétée nous trouvons dans le texte latin du viᵉ siècle de la partie des œuvres de Moschion qui ne nous est parvenue que sous cette forme, la phrase suivante (*Gynæceorum*, éd. Thomas Guarinus... Bâle, 1576, p. 162) : « Si vero orificium matricis tantummodo cadit », ce qui veut bien dire : si l'orifice de la matrice fait seul procidence... Rhazès (*Continens*, Venetiis, 1500, lib. 1, cap. 2, p. 190 verso) note également que quelquefois, au dire d'Hippocrate, « unum egreditur collum matricis ad vulvam... Le « col de la matrice peut sortir seul au niveau de la vulve... » Avicenne enfin (*Avicennæ liber canonis*, Basileæ, 1556. Fen. xxi Tract. iii, Lib. iii, p. 732) est plus explicite encore : « La matrice descend quelquefois tout « entière... Quand le doigt constate l'orifice du col, c'est qu'elle n'est pas « renversée, mais qu'elle est seulement descendue le col en avant. » Le rapprochement de ces textes divers ne laisse, il me semble, aucune place à l'équivoque sur la véritable signification de celui d'Hippocrate.

Enfin, pour les personnes qui croiraient encore devoir admettre avec Littré que le verbe εκτρεπειν implique une idée d'inversion, on pourrait ajouter que le déplacement décrit dans ce paragraphe d'Hippocrate est en réalité une sorte d'inversion qui se fait par le col et non par le fond de la matrice. Le vagin représente, en effet, un sac ou doigt de gant dont le fond est occupé par le col : que ce doigt de gant se retourne, et le col avec son orifice utérin vient faire son apparition à l'extérieur, suivi par le vagin, qui subit un véritable mouvement de renversement graduel ou d'inversion.

« matrice elle-même (inertie)... ou lorsqu'elle aura des
« rapports sexuels pendant la durée des lochies (période
« puerpérale)... ou lorsque, venant d'accoucher, elle sou-
« lève un fardeau trop lourd, pile quelque chose, ou casse
« du bois, ou court ou éternue... ».

Ces détails étiologiques peuvent fournir matière à discussion, mais ils n'en concourent pas moins à démontrer
que l'accouchement est considéré par l'auteur comme la
cause exclusive de l'accident qu'il décrit et dont il présente
ici deux formes ou deux degrés. Par conséquent, d'après
la règle que nous avons posée, c'est bien du renversement
de la matrice que l'auteur a voulu parler.

Quelques autres remarques nous permettent d'ailleurs
de confirmer cette assertion.

1° D'après Hippocrate, la matrice sortie complètement
des parties génitales pend à l'extérieur comme un *scrotum*
ou une bourse (οιον οσχη), c'est-à-dire que la tumeur renflée à son extrémité inférieure, sans trace d'orifice, est plus
étroite à sa partie supérieure. Cette description se rapporte
parfaitement à l'inversion et prend une valeur d'autant
grande, lorsqu'on la rapproche de la description, donnée
dans le paragraphe suivant, de cette sorte de chute de
l'utérus, qui est caractérisée par ceci, que « l'orifice de la
« matrice, ainsi que le col, font saillie hors des parties
« génitales et vont s'élargissant vers le haut », et qui se
rapporte évidemment au prolapsus de la matrice.

2° Le mode de traitement proposé par Hippocrate contre
l'affection qu'il vient de décrire mérite également de nous
arrêter. « Les choses étant ainsi... la malade restera
« couchée sur le dos, les pieds élevés, les jambes étendues.
« Puis on appliquera des éponges maintenues par des

Pour les diverses raisons que nous venons de donner, nous avons, je
crois, le droit de conclure, d'après les connaissances anatomiques
d'Hippocrate et de ses successeurs, que dans son texte confronté avec
celui d'Arétée, de Moschion, de Rhazès, d'Avicenne, le paragraphe pré-
cité d'Hippocrate vise d'une manière certaine et exclusive cette affection
de la matrice dans laquelle le col et son orifice sont entraînés et deviennent apparents à l'extérieur, ce qui caractérise absolument la descente
simple, ou le prolapsus de la matrice, sans autre inversion que celle du
vagin qui suit le col utérin dans son mouvement de migration.

« liens fixés aux lombes ;... après sept jours, si de cette
« façon la matrice obéit et rentre, on s'en tiendra là ;
« sinon on oindra la matrice d'un corps gras, puis on atta-
« chera la femme par les pieds à une échelle, avec la tête
« en bas ; on fera la succussion (ce dernier précepte, omis
« dans le livre des maladies des femmes, se trouve dans
« celui de la nature de la femme), puis de la main on
« repoussera la matrice.......... le lendemain on appli-
« quera sur le ventre une grande ventouse qu'on laissera
« appliquée longtemps, etc. » Ce mode de traitement
n'indique-t-il pas d'une manière bien certaine qu'il s'agit
d'un de ces déplacements brusques, comme une hernie ou
un déboîtement, qui offre un danger sérieux, auquel il faut
remédier immédiatement et sans désemparer, d'abord par
des moyens de réduction assez doux, et, s'ils ne réussissent
pas, par les moyens de taxis les plus énergiques ? De tous
les déplacements de la matrice, l'inversion est le seul
auquel un pareil traitement paraisse vraiment applicable.

3° Enfin une observation curieuse que j'ai rencontrée
dans mes recherches me paraît donner encore un appui
sérieux à l'opinion que je viens d'émettre.

Obs. 1re. Castex, 1859 (1). Le docteur Castex, médecin du con-
sulat, à Tanger, fut appelé pour donner ses soins à une femme qui,
à la suite de tractions exagérées sur le cordon, avait un renversement complet de la matrice. Il fit des tentatives vaines de réduction. Après qu'il se fut retiré, une sage-femme mauresque fit
suspendre la malade par les pieds et, après avoir versé sur la
tumeur une bouteille d'huile, réussit à la réduire.

N'est-ce pas, en effet, un argument en faveur de la
connaissance qu'avait Hippocrate de l'inversion utérine ?
On sait comment la tradition hippocratique s'est transmise
des Grecs aux Arabes ; Rhazès et Avicenne reproduisent
presque textuellement le procédé de réduction d'Hippocrate. Cette tradition s'est perpétuée parmi les Arabes, et
vingt-deux siècles après Hippocrate une femme ignorante,
une sage-femme mauresque, mise en présence d'une in-

---

(1) *Gaz. méd. de l'Algérie*, août 1859. — *Gaz. hebdomadaire*, 1859, t. 6,
p. 221.

version, n'hésite pas une minute, elle applique exactement le procédé d'Hippocrate et obtient la réduction. Après une transmission traditionnelle aussi longue, l'identité du traitement ne semble-t-elle pas impliquer d'une manière à peu près certaine l'identité de la maladie ?

En résumé, il ressort du texte d'Hippocrate qu'il a parfaitement distingué et reconnu le *prolapsus* de la matrice dans les §§ I et IV que nous avons rapportés tout au long, et suffisamment indiqué et décrit le renversement de la matrice dans les §§ II et III.

Toutefois, je crois devoir ajouter que la brièveté de l'énumération des causes et des symptômes dans le § II laisse planer un peu d'obscurité sur l'affection décrite dans ce paragraphe, et ne permet pas d'affirmer qu'Hippocrate n'a pas quelquefois confondu le renversement de la matrice avec l'expulsion des polypes hors de la matrice.

Après Hippocrate, il faut venir jusqu'à Arétée de Cappadoce, qui vivait vers le milieu du premier siècle de notre ère, pour trouver quelques notions nouvelles sur la maladie qui nous occupe.

Nous ne pouvons cependant passer sous silence dans cet intervalle, d'une part l'opinion de Themison (1), reprise et développée plus tard par Soranus, et qui indique la possibilité de *l'ablation de la matrice*, quand la gangrène succède à la chute de la matrice ; d'autre part, un passage de Celse, que plusieurs commentateurs ont considéré comme se rapportant au renversement de la matrice. Celse ne traite nulle part de cette affection, mais dans sa préface il raconte le fait suivant (2) :

« Rarement, mais parfois cependant, il se présente « des cas de maladie nouvelle que l'on aurait évidem- « ment tort de ne pas admettre. De nos jours, en effet, une « dame, des parties génitales de laquelle était sortie « une masse charnue et sans liquide, a succombé en quel-

---

(1) Oribase, *Collec. méd.* Daremberg, t. 3, p. 377, Liv. xxiv, p. 27, et in *Artis principes*, éd. Estienne. Lib. xxiv, p. 508. A. 1567.

(2) Cornelii Celsi *De re medica*, préface. Ed. Fr. Didot, 1772, p. 13, et *Artis med. princip.* d'Estienne. Lib. i, p. 9. B. 1567.

« ques heures ; de telle sorte que les médecins les plus
« célèbres n'ont pu découvrir ni la nature de la maladie,
« ni le remède qui lui convenait. J'imagine pour ma
« part qu'ils n'ont osé rien faire, dans la crainte de com-
« mettre une erreur de diagnostic sur une personne haut
« placée et de passer pour l'avoir tuée, s'ils ne parvenaient
« à la sauver. »

En suivant la règle que nous avons donnée, nous devons
reconnaître d'abord qu'il ne s'agit point ici d'un cas de
renversement simple, puisqu'il n'est point question d'accouchement.

Au contraire, tout indique que l'accident décrit par Celse
était imputable à un polype rapidement expulsé à l'extérieur.

Une seule objection se présente, c'est la gravité des
symptômes de sidération qui accompagnent cette expulsion.

Cette gravité insolite ne pourrait trouver son explication que dans une hémorrhagie foudroyante, dont Celse
ne parle pas, ou plus probablement, dans ce fait que le
polype, retenu longtemps dans la matrice, en faisant
irruption à l'extérieur, a entraîné la matrice avec lui et
déterminé un véritable renversement de ses parois.

Ce serait là le premier exemple de ces renversements
occasionnés par des polypes dont nous aurons à faire
l'histoire plus tard.

Voici maintenant le passage d'Arétée (1) :

I. « Quelquefois la matrice tout entière abandonne sa
« place et tombe sur les cuisses ; accident qui semblerait
« incroyable, s'il n'était facile de voir la matrice elle-
« même et de concevoir la cause d'un tel déplacement.
« Cette cause réside dans le relâchement de ces membranes
« appendues aux os des iles, qui servent de ligaments
« fibreux à l'utérus. De ces ligaments, les uns, plus grêles,
« vont du fond de l'organe vers les lombes ; les autres
« partent de chaque côté du col et vont s'attacher aux

---

(1) Arétée, *De causis et signis morb. diut.* Lib. 2, chap. 11. Ed. Boerhaave. Leyde, 1735, p. 64 ; D. et *Artis med. principes* d'Estienne, p. 47, Liv. II. 1567.

« os iliaques. Ils sont plus fibreux, plus larges et tendus
« comme les voiles d'un navire. Tous ces ligaments
« cèdent quand la matrice tombe à l'extérieur. Le plus
« ordinairement, cette chute de la matrice est mor-
« telle ; elle survient par le fait d'un avortement ou de
« grands efforts, ou d'un accouchement opéré par la vio-
« lence ; si la mort ne s'en suit pas, ces femmes traînent
« une triste existence, exposant aux regards les or-
« ganes destinés à rester cachés, obligées de soigner et
« de réchauffer leur matrice devenue extérieure.

« Elle se produit aussi lorsque la tunique (tunique ex-
« terne) qui enveloppe la cavité bicorne de l'utérus (1) est
« violemment détachée des parties contiguës. La double
« membrane (interne) de la matrice est, il est vrai, dis-
« tincte de cette tunique ; et celle-ci peut en être séparée
« lorsque, par suite d'inflammation, d'avortement ou d'ac-
« couchement violent, elle devient adhérente au placenta.
« Si, en effet, le placenta est alors arraché avec violence,
« la tunique de l'utérus est attirée en même temps à l'ex-
« térieur. Si la femme n'en meurt pas, cette même tunique
« peut revenir à sa place et rétablir exactement les con-
« nexions normales de l'utérus ou rester légèrement
« proéminente, effleurant les cuisses de la femme.

II. « Quelquefois c'est l'orifice seul de la matrice jus-
« qu'à la limite du col qui fait saillie à l'extérieur..... Il
« peut se réduire de lui-même.......

III.... « Le plus ordinairement, les mains obstétri-
« cales sont nécessaires pour réduire peu à peu ces dépla-
« cements, en procédant par des pressions douces et gra-
« duelles..... »

Ce texte d'Arétée se divise naturellement en trois paragraphes : le second, composé des quelques lignes qui
forment l'avant-dernier alinéa, n'est que la paraphrase de
ce qu'Hippocrate a écrit sur la descente de la matrice, sur
ce déplacement dans lequel « l'orifice inférieur de la ma-
« trice, y compris le col, fait seul saillie à l'extérieur ».

---

(1) Les anciens, faisant le plus souvent leurs dissections sur des animaux,
considéraient la matrice comme bicorne, à l'exemple de celle des chiennes.

Nous avons vu qu'il nous a été du plus grand secours pour fixer le sens un peu incertain de la phrase d'Hippocrate.

Mais le premier mérite surtout notre attention. Il est d'abord exclusivement consacré à l'inversion. Ici point de confusion avec les polypes, il ne s'agit que des déplacements qui se produisent à la suite de l'accouchement. Le mécanisme de leur production y est analysé avec la plus grande précision. L'inversion peut se produire de deux manières, ou par le fait du relâchement des ligaments qui ne retiennent plus la matrice en place, et qui permettent, dans les accouchements laborieux ou opérés par la force, que la matrice soit entraînée avec le fœtus, ou par le fait des adhérences du placenta, qui font que la matrice cède aux tractions immodérées exercées sur le cordon, et par l'intermédiaire du placenta sur la matrice elle-même. A côté des origines de la maladie, ses deux modes de terminaison soit par une mort rapide, ce qui est le cas le plus ordinaire, soit par un retrait graduel aboutissant à une sorte d'état chronique, s'y trouvent indiqués avec non moins de bonheur.

Cette page d'Arétée est certainement une des plus belles de la littérature médicale ancienne. On peut bien la considérer comme un commentaire du texte d'Hippocrate sur la même matière, mais comme un commentaire lumineux, où la question d'étiologie et la question de pronostic se trouvent traitées avec une grande ampleur et des vues absolument neuves.

La seule tache à ce tableau est ce dédoublement de la tunique utérine dans l'inversion, qui est une erreur et qui sera malheureusement reprise par Soranus, et même plus tard par quelques auteurs modernes, tels que Collomb, par exemple.

ARTICLE II

PÉRIODE GRÉCO-ROMAINE D'ARÉTÉE A GALIEN.

Un siècle environ après Arétée, Soranus d'Ephèse, deuxième du nom, écrivit un *Traité d'anatomie* et un *Traité de chirurgie* dont il ne nous reste que des fragments conservés par les compilateurs d'une époque plus avancée, Oribase et Aétius.

Dans le fragment anatomique que nous devons à Oribase (1), nous trouvons un passage très curieux que je reproduis ici : « La matrice, dit Soranus, dans son ensem-
« ble est formée de deux tuniques, disposées de telle
« sorte qu'elles sont comme deux feuillets d'un livre.
« L'extérieure est plus fibreuse, plus lisse, plus dure, plus
« blanche ; l'intérieure est plus charnue, plus grossière,
« plus molle et plus rouge. Elle est plus vasculaire sur-
« tout vers le fond, où s'agglutinent les semences, et
« d'où émanent les règles. Ces deux tuniques sont unies
« entre elles par des tractus et des filaments grêles, de
« telle sorte que quelquefois ceux-ci venant à s'allonger,
« la matrice tombe à l'extérieur, la tunique nerveuse
« restant en place et la tunique interne seule étant re-
« tournée (inversa). »

Ce passage est évidemment le commentaire d'une idée déjà émise par Arétée.

Quant aux deux tuniques de la matrice, il me paraît difficile de ne pas reconnaître la tunique propre ou fibromusculaire de la matrice dans la première, celle qui est plus fibreuse, plus dure, plus blanche, et la tunique interne, c'est-à-dire la muqueuse, dans la seconde, celle qui est plus charnue, plus grossière, plus molle, plus rouge et plus vasculaire. Dès lors la théorie de Soranus, empruntée du reste à Arétée, est que la membrane interne ou muqueuse de l'utérus, se dégageant de la tunique externe ou membrane propre de l'utérus, se retourne isolément pour former en réalité l'inversion. L'auteur ne donne aucune observation ou description clinique

---

(1) Oribase, *Med. collect.* lib. 25, ch. 21, p. 507, éd. *Artis med. Princ.* d'Estienne, et liv. 24, chap. 31, t. 3, p. 376, édit. de Bussemaker et Daremberg. — Ces derniers auteurs me paraissent commettre une grave erreur en considérant la tunique externe comme constituée par le péritoine seul. Le péritoine se détache très difficilement de la matrice, et l'on ne conçoit guère une affection dans laquelle la matrice, se dégageant de son enveloppe péritonéale, formerait une inversion, le péritoine restant en place. L'interprétation que je donne me paraît rendre plus fidèlement et l'esprit et la lettre de ce passage important.

à l'appui de cette théorie, mais on ne peut nier que la plus grande analogie se retrouve entre ce renversement partiel de la muqueuse utérine qu'il vient de décrire, et l'existence de ces tumeurs polypeuses qui se développent dans l'épaisseur ou dans la doublure immédiate de la muqueuse utérine, la soulèvent graduellement, et toujours enveloppées de cette muqueuse, viennent faire irruption à l'extérieur, à travers l'orifice utérin lui-même. C'est donc sans aucun doute aux polypes utérins que se rapporte cette description. Ce qui me paraît confirmer cette opinion, c'est que Soranus n'évoque point dans ce passage l'accouchement comme point de départ de ce genre d'inversion.

Soranus a côtoyé ainsi une grande découverte, qui ne devait venir au jour que 1700 ans plus tard, à la voix de Levret. Une fausse interprétation l'a détourné du fait qui semblait ressortir de ses observations fort judicieuses. La question de l'inversion, loin d'emprunter une clarté nouvelle aux travaux de Soranus, devenait plus confuse et plus embrouillée, du moment que Soranus, dans sa description de l'inversion, cherchait à comprendre et l'histoire des polypes et celle de l'inversion proprement dite, deux affections qui, dans l'état actuel de la science, offrent des différences si radicales et dans leurs origines et dans leurs effets. Toutefois, grâce au criterium que nous avons établi, il est encore possible dans sa description, fort complète du reste, de distinguer les traits qui se rapportent exclusivement aux polypes, et ceux qui reviennent de droit à l'histoire de l'inversion.

Pour rendre cette distinction très sensible, nous allons, en transcrivant ici le second texte de Soranus, celui dont nous devons la conservation à Aétius (1), mettre en lettres italiques les parties de ce fragment qui peuvent être attribuées à l'histoire des prolapsus et des polypes, et en lettres romaines les parties qui visent plus spécialement l'inversion. La part de celle-ci est encore fort belle et mérite, comme on va le voir, de fixer l'attention.

---

(1). Soranus, dans Aétius, *Tetrab.* IV, sermo IV, cap. 76, p. 817, 818. *Med artis Princip.* d'Estienne. Bâle, 1565...

« Nous disons que la matrice se précipite, lorsqu'elle
« est ainsi retournée qu'elle fait saillie à l'extérieur. Elle
« n'est point alors complètement séparée de ses attaches,
« comme les ignorants paraissent le croire ; car, si cela
« était, elle ne pourrait être remise en place. La partie
« qui fait saillie au dehors est semblable à un œuf d'au-
« truche, un peu plus, un peu moins, suivant le degré de
« l'inversion.

« Les causes de la précipitation sont multiples : *une*
« *femme qui fait une chute de haut sur les os du bassin*
« *peut, après la rupture des membranes et ligaments*
« *qui maintiennent la matrice et la fixent aux parties*
« *voisines, présenter cet accident* (1).

« Elle peut survenir aussi après l'arrachement violent
« du placenta, ce qui arrive surtout dans les avortements.
« En outre, un accouchement maladroit, des efforts pro-
« longés, l'action de soulever un fardeau considérable,
« un coup violent (2), peuvent déterminer la précipitation.
« *Souvent aussi les pertes abondantes ou continues, les*
« *grossesses fréquentes qui amènent la faiblesse et le*
« *relâchement des ligaments ; les émotions profondes,*
« *la nouvelle, par exemple, de la mort d'un enfant, ou*
« *de l'arrivée de l'ennemi ; une navigation périlleuse,*
« *et autres causes semblables qui, amenant la résolution*
« *générale des forces, peuvent aussi conduire à la préci-*
« *pitation de la matrice. Quelquefois aussi, en dehors de*
« *toutes ces causes, les parties peuvent s'affaiblir assez*
« *pour que le relâchement des ligaments et membranes*
« *qui soutiennent l'utérus produise cette affection ; c'est*
« *ce qui arrive surtout par l'effet de l'âge.*

« Au début, grande hémorrhagie ; puis une vive douleur
« dans la région précordiale, les lombes, le bas-ventre et
« les aines. Le danger est que le refroidissement sur-
« vienne, puis les convulsions. Si l'on peut gagner du
« temps, les parties affectées se fortifient et durcissent ;

(1) C'est surtout lorsqu'il existe un polype interne, qu'un choc violent
peut déterminer son issue hors de la matrice et à l'extérieur.
(2) Causes signalées par Hippocrate comme pouvant amener l'inversion,
lorsqu'elles agissent pendant la période puerpérale.

« la douleur et le danger des convulsions disparaissent.

« Si l'affection est récente, il faut s'efforcer d'obtenir
« la réduction de la matrice. Dès le début, en effet, elle
« obéit à la main qui la dirige et reste dans sa place quand
« elle y est ramenée, surtout quand la femme est encore
« dans la vigueur de l'âge. Plus tard elle obéit encore
« aux impulsions qu'on lui donne, mais à la moindre
« occasion le déplacement se reproduit. »

Suit la description des procédés de réduction, empruntés
en grande partie à Hippocrate, et, chose nouvelle, la proposition d'amputer la matrice renversée, quand elle est
devenue gangréneuse.

Soranus émet cette idée avec insistance, il y revient à
deux reprises, et dans le fragment transmis par Oribase
et dans celui que nous devons à Aétius.

« Il ne faut point croire que l'utérus soit indispensable
« à la vie. Non seulement il se précipite à l'extérieur, mais
« même chez quelques femmes il a pu être enlevé sans
« que mort s'en suive, ainsi que Thémison recom-
« mande de le faire. Dans la Galatie, la viande des porcs
« est plus belle et meilleure pour l'alimentation, quand
« elle provient d'animaux à qui la matrice a été en-
« levée (1)...

« Si la partie précipitée, par le progrès du temps et par
« le manque de soin, tombe en putréfaction, ou si par le
« contact continuel de l'urine, ou des dépôts de saleté, elle
« vient à s'ulcérer, on doit l'enlever sans aucune crainte
« de danger. On raconte qu'un utérus ainsi putréfié a pu
« être enlevé en totalité, et que la malade a néanmoins
« survécu (2). »

Comme nous le verrons plus tard, Soranus est sans
aucun doute ici tombé dans l'erreur où tant d'autres sont
tombés après lui ; c'est en général sur de vieux polypes
ulcérés et putréfiés que ces opérations ont été faites, et non
sur la matrice renversée.

---

(1) Oribasius, *Collect.*, lib. XXV, cap. 31, *Med. artis Princip.* d'Estienne, p. 508.

(2) Aétius, *Tetrab.* IV, sermo IV, cap. 76, p. 818. *Med. artis Princip.*
d'Estienne, p. 817, 818.

Telle qu'elle est, et en tenant compte du point de vue où Soranus s'est placé, cette description de l'inversion est fort magistrale; elle devient le thème classique adopté par ses successeurs immédiats et reproduit de siècle en siècle presque jusqu'à nos jours par la plupart des auteurs qui ont traité de cette question.

Nous devons toutefois remarquer que, dans les textes conservés de Soranus, il n'est pas question de cette sorte de chute de matrice dans laquelle l'orifice du col se montre à l'extérieur, et qui a été si nettement établie par Hippocrate et par Arétée. Nous ne croyons pas cependant que Soranus ait ici péché par confusion entre les différentes espèces de précipitation de la matrice ; il est plus probable que cette omission tient à ce fait que l'œuvre entière de Soranus n'a pas été conservée, que nous n'en possédons que des fragments, et que le paragraphe où il était question de l'abaissement proprement dit ne nous a pas été transmis.

Ce qui peut nous confirmer dans cette opinion, c'est que Moschion, qui vient après Soranus et qui s'est manifestement inspiré de cet auteur dans la description qu'il nous a laissée des différentes chutes de l'utérus, revient sur cette apparition de l'orifice du col à l'extérieur.

En effet, entre Soranus et Galien, mais à une époque qu'il est difficile de préciser, nous rencontrons le traité de Moschion sur les accouchements et sur les maladies des femmes. Voici la partie de son texte qui se rapporte à l'inversion (1) :

« La chute de la matrice peut avoir lieu, lorsque par

---

(1) Moschion, *Gynæceorum*, Bâle, 1566. pars posterior, chap. XXX, p. 162. L'existence de Moschion dans la seconde moitié du IIe siècle n'est pas absolument démontrée. Toutefois, Galien cite le traité *De ornatu mulierum* d'un Moschion qui doit être le même qui a écrit sur les maladies des femmes. En plaçant Moschion à cette date, je partage l'opinion de Haller et de Peyrilhe. L'œuvre de Moschion perdue a été retrouvée au VIIe siècle sous la forme d'une traduction latine. Quelques auteurs ont fait vivre Moschion vers cette époque. Mais cette opinion n'est ni acceptée ni acceptable. Il suffit de lire le passage que je transcris pour reconnaître qu'il a été écrit dans la bonne époque et bien avant l'apparition des compilateurs.

« des moyens artificiels on obtient la sortie d'un enfant
« mort, ou lorsque des accoucheuses inexpérimentées
« font des tractions violentes sur le placenta, ou lorsque
« les femmes sont atteintes de quelque coup. Ou bien en-
« core c'est par le relâchement des ligaments qui fixent
« la matrice de tout côté, qu'elle tombe en partie ou en
« totalité. Si c'est le col et son orifice qui seuls font
« issue à l'extérieur, cela s'accompagne de douleur. Si
« c'est la muqueuse tapissant sa cavité qui fait proci-
« dence, on constate un corps bosselé et insensible à
« la pression. Si c'est la matrice retournée (conversa) tout
« entière qui tombe, on la trouve dans le conduit fémi-
« nin tout à fait semblable à un œuf. Lorsqu'elle n'est
« pas complètement renversée (conversa), la matrice
« conserve sa forme et paraît plus volumineuse. Elle est
« saignante et reste sensible quand la chute a lieu par
« le fait de la rupture de ses attaches. Elle est pâle au
« contraire et presque insensible quand c'est par le fait
« de l'affaiblissement des ligaments. » (Suivent les
moyens de réduction et le précepte, si la matrice renversée se gangrène, de réséquer les portions gangrenées, ou
de les cautériser quand la gangrène est partielle, et de réserver l'ablation pour les cas où la gangrène est complète.)

« Si, comme cela arrive souvent, la matrice renversée
« se trouve altérée de telle sorte qu'elle noircisse, il
« faut se servir des mêmes moyens que nous avons l'ha-
« bitude d'employer pour détruire les cancers, même le
« fer pour exciser la partie altérée devenue noire et
« sphacelée. Si la matrice entière est ainsi devenue noire,
« on doit l'enlever dans sa totalité. Il ne faut ni s'étonner
« ni considérer comme hors de croyance, qu'on puisse
« proposer de l'enlever, puisque c'est après qu'elle a été
« peu à peu altérée et frappée de mort par la maladie
« que nous cherchons à l'extirper..... Il nous paraît juste
« d'agir ainsi, puisque, au dire de nos anciens, plusieurs
« femmes ont pu vivre fort longtemps après cette opé-
« ration. »

Ce passage de Moschion offre plusieurs traits remarquables. D'abord l'étiologie, moins compendieuse que dans
Soranus, mais du moins qui laisse à l'accouchement et

aux accidents qui l'accompagnent la première et la principale place.

En second lieu, une classification très nette des différentes espèces de chute de la matrice, savoir : 1° celle dans laquelle le col et son orifice font seuls saillie à l'extérieur, c'est-à-dire l'abaissement de la matrice, tel qu'Hippocrate et Arétée l'avaient établi ; 2° le renversement partiel de l'utérus, c'est-à-dire le renversement de la tunique interne de sa cavité, tel que Soranus l'avait indiqué et qui manifestement représente les polypes ; 3° le renversement total de la matrice, c'est-à-dire de la paroi tout entière, et qui forme l'inversion proprement dite.

En troisième lieu, un essai de diagnostic différentiel fort avancé pour l'époque : ainsi, la présence de l'orifice du col à l'extérieur indique d'une manière certaine le prolapsus par abaissement. L'inversion partielle de Soranus (polypes) présente, de son côté, ce triple caractère que la tumeur qui en est la conséquence est bosselée, n'est point sensible à la pression, et, si volumineuse qu'elle soit, n'altère pas la forme de la matrice. Enfin, l'inversion proprement dite offre l'apparence régulière d'un œuf engagé dans le conduit vaginal, en même temps qu'elle présente un certain degré de sensibilité à la pression, ce qui constitue, comme nous le verrons plus tard, un signe des plus importants.

En dernier lieu, le traitement dans lequel Moschion, après l'exposé des méthodes de taxis déjà indiquées par Hippocrate, Arétée et Soranus, insiste, comme ce dernier, sur la possibilité de l'excision, et non de l'extirpation de la matrice, lorsque celle-ci est atteinte ou menacée de sphacèle. Toutefois nous devons ajouter à propos de Moschion, comme nous l'avons fait à propos de Soranus, que cette audace chirurgicale perd beaucoup de sa valeur, parce qu'elle s'adresse fort probablement plutôt à des polypes qu'à des matrices en état d'inversion.

En résumé, la description de Moschion, moins étendue, moins didactique que celle de Soranus, a du moins l'avantage sur celle-ci d'être plus analytique, de distinguer

mieux qu'on ne l'avait fait jusqu'alors, les différentes espèces de chute de la matrice, et donne un exemple de la
précision à laquelle les idées médicales tendaient à arriver
à cette époque.

C'est Galien qui termine cette période ascendante des
progrès de la médecine et de la chirurgie ; il ne s'est pas
occupé directement du renversement de la matrice, mais
un passage d'une dissertation sur la faculté d'expulser et
la faculté de retenir que possèdent certains organes,
entre autres la matrice, lui donne l'occasion de montrer
que la question de l'inversion de la matrice ne lui était
pas étrangère, et c'est par une comparaison très pitto-
resque qu'il met en relief la vraie nature de cette affection (1):

« Sous l'influence de la faculté d'expulsion, qui est le
« contraire de la faculté de rétention dont nous venons
« de parler, l'orifice de la matrice s'entr'ouvre, et le fond
« tout entier de cet organe se rapprochant, autant que
« possible, de l'orifice, pousse le fœtus au dehors. En
« même temps que le fond de la matrice, les parties qui
« l'entourent (parois abdominales), et qui sont les parois
« externes de l'instrument d'expulsion considéré dans son
« ensemble, poussant à l'action de toutes leurs forces,
« étreignent violemment le fœtus et le projettent tout
« entier à l'extérieur..... Cette partie de l'action, à laquelle
« la femme en travail peut commander elle-même, réside,
« non dans l'utérus, mais dans les muscles de l'abdomen,
« qui viennent à son aide comme ils le font pour l'acte de
« la défécation et pour l'émission des urines (2)..... Aussi,
« chez quelques femmes, quand cette faculté expultrice
« s'exerce d'une manière immodérée, on a pu voir les
« violentes douleurs chasser en même temps au dehors
« l'utérus lui-même. Accident tout à fait comparable à ce
« qui se passe dans une lutte ou dans un combat, lorsque

---

(1) Edit. Froben, Bâle, 1562, classis 1, *De naturalibus facultatibus,*
lib. III, cap. 3, p. 607 D.

(2) Je rapproche cette phrase de la précédente, comme en étant le corollaire explicatif, bien qu'elle en soit séparée par quelques lignes dans le
texte de l'auteur.

« l'un des champions, s'efforçant de renverser et de ter-
« rasser son adversaire, tombe en même temps que lui.
« De même l'utérus, lorsqu'il expulse violemment le
« fœtus, peut lui-même être précipité en même temps au
« dehors, surtout lorsque les ligaments qui le fixent au
« bassin sont relâchés à l'avance. »

Ce texte de Galien, en outre de la netteté très grande
qu'il offre dans la description anatomique de l'affection
qui nous occupe, contient une théorie physiologique de son
mode de production qui n'est pas sans intérêt et sur
laquelle nous aurons à revenir.

ARTICLE III.

PÉRIODE BYZANTINE, DE GALIEN A ACTUARIUS.

Après Galien, c'est-à-dire dès le commencement du
IIIe siècle, la décadence des sciences médicales arrive à pas
rapides ; les vues originales s'effacent, les créations nouvelles disparaissent ; on se contente de compiler d'abord
les faits principaux de la science acquise, et plus tard de
les résumer en les tronquant et en les altérant.

C'est le texte de Soranus qui reste le texte classique ; il
résume en effet à peu près tout ce qui a été dit avant lui ;
il y ajoute quelques traits nouveaux, et s'il n'offre pas les
distinctions subtiles de celui de Moschion, il n'en est que
mieux à la portée de tout le monde. C'est lui qui, d'écho en
écho, va se répercutant jusqu'à notre époque. Les premiers
compilateurs, Oribase(1) dans le quatrième siècle, Aétius(2)
dans le cinquième, reproduisent textuellement la description de Soranus : Oribase, la partie anatomique ; Aétius,
la partie pathologique. C'est même à ces derniers auteurs
que nous devons la conservation du texte qui nous reste,
car la majeure partie des écrits de Soranus a disparu.
Après Oribase et Aétius, nous arrivons à Paul d'Egine(3).

---

(1) Oribase, *Med. artis Princip.* d'Estienne, p. 542, 817, 818.
(2) Aétius, *Med. artis Princip.* d'Estienne, p. 376.
(3) Paul d'Egine, *Med. artis Princip.* d'Estienne. *De re med.* Lib. III,
cap. 72, p. 488.

Bien que ce chirurgien soit recommandable à plusieurs titres et que son apparition au VIIe siècle soit comme un dernier rayon lumineux avant les ténèbres du moyen âge, sa description du renversement utérin est la reproduction presque littérale du texte de Soranus, un peu écourté, et, chose plus grave, non attribué à son véritable auteur, ce qui pourrait bien donner raison aux historiens qui ont avancé que le sixième livre de Paul d'Egine, consacré exclusivement à la chirurgie, n'est qu'un abrégé de la chirurgie de Soranus, dont l'original est perdu et dont les extraits les plus nombreux se trouvaient dans les parties également perdues de la grande collection d'Oribase.

Voici, du reste, le texte de Paul d'Egine, que l'on peut rapprocher de celui de Soranus, ce qui montre bien la réalité de l'opinion que je viens d'émettre. Pour rendre ce rapprochement plus frappant, nous distinguerons de la même façon que nous l'avons fait pour Soranus, les parties de cette description qui se rapportent exclusivement à l'inversion puerpérale et celles qui se rapportent à des causes différentes.

« La matrice se renverse rarement, il est vrai ; toutefois
« cet accident peut être produit par plusieurs causes.
« *La femme peut faire une chute de haut et tomber sur*
« *la région sacrée, ce qui peut déterminer la rupture*
« *des membranes ligamenteuses qui maintiennent la*
« *matrice.*

« L'extraction d'un placenta adhérent à la matrice,
« comme cela se présente dans certains accouchements
« difficiles, l'extraction même du fœtus par des mains
« inhabiles peuvent amener le renversement.

« *De même un coup violent, ou des peines morales,*
« *telles que la perte d'un enfant, l'invasion des ennemis,*
« *une navigation périlleuse, tout ce qui peut amener la*
« *résolution des forces vitales et par suite l'affaiblisse-*
« *ment et la chute de la matrice. Ces causes agissent*
« *surtout au déclin de l'âge.*

« La matrice se renverse en général à travers son
« propre orifice. Quelques-uns prétendent qu'elle peut
« se renverser en entier, ce qui est peu probable, car, dans

« ce cas, comment pourrait-elle être et rester réduite? »

Suivent les moyens de réduction proposés depuis Hippocrate. Paul d'Egine supprime tout le paragraphe relatif aux symptômes, mais termine, comme Soranus, par cette phrase reproduite presque textuellement :

« Si par la durée du temps la matrice renversée vient
« à se gangrener, ce qui arrive quelquefois, il faut l'enle-
« ver, sans s'arrêter à la crainte d'un formidable danger,
« car on a vu et raconté que la matrice entière a pu être
« enlevée, et la vie conservée. »

Le dernier auteur grec qui parle du renversement de l'utérus est Actuarius (1), qui vivait entre le xie et le xiie siècle, et qui se contente de rapporter deux ou trois lambeaux de phrases empruntées au récit de Soranus : « D'autres
« fois l'utérus se renverse à l'extérieur, soit à la suite d'un
« coup sur les reins, soit par le fait d'une chute de haut,
« soit lorsque, dans l'acte de l'accouchement, la femme se
« livre à des efforts exagérés pour expulser le fœtus, soit
« lorsque les muscles auxquels est suspendu l'utérus
« sont rompus, ou les ligaments relâchés. »

CHAPITRE II

HISTOIRE DE L'INVERSION UTÉRINE DANS LE MOYEN AGE.

ARTICLE Ier.

PREMIÈRE PÉRIODE : LES ARABES.

Tandis que l'art médical s'éteignait en Grèce, on le vit renaître au contact de la civilisation des Arabes, et c'est d'elle que l'Occident devait le recevoir un jour par l'intermédiaire des savants auxquels l'histoire a décerné, à cause

---

(1) Actuarius, *De Meth. med.* Lib. ii, cap. 22 *Med. artis princip.* d'Estienne, p. 168.

de cela, le surnom d'*Arabistes*. Rhazès (1), qui vivait dans le xɪe siècle et qui est, à proprement parler, l'initiateur de la grande époque médicale arabe, en parlant de l'affection qui nous occupe, emprunte les traits principaux de sa description à Hippocrate d'abord, puis à Soranus (Aétius), à Moschion, à Galien. Toutefois on peut relever dans son texte deux ou trois phrases qui lui sont personnelles et que nous ne devons pas passer sous silence, parce qu'elles contiennent la première définition précise de l'inversion utérine, et le germe d'un diagnostic différentiel sérieux.

« Le renversement de la matrice (*egressio matricis*) se « reconnaît à ce signe que le corps de l'organe vient s'offrir « directement au toucher. Cela tient à ce fait que cette « affection se produit *lorsque la partie intérieure de la* « *matrice devient extérieure*, et non par suite de la rup- « ture des ligaments. Cet accident survient soit par la « sortie trop rapide du fœtus, soit à la suite d'un saut ou « d'un coup violent, soit par l'extraction sans nul ménage- « ment du placenta. Quand il arrive, il s'accompagne « d'une douleur violente et d'une fièvre intense. »

Avicenne (2), qui vivait dans le siècle suivant, reprend cette idée de Rhazès, la développe et arrive dans son commentaire à éclairer d'une manière définitive et la nature et le diagnostic de l'affection.

« La matrice *descend* quelquefois tout entière ; — quel- « quefois elle est renversée (ou retournée, *conversa*), « — quelquefois même complètement arrachée... On sent « une tumeur arrondie dans la région pelvienne, et à l'ori- « fice de la vulve un corps descendu que le toucher recon- « naît être le fond de la matrice, lorsque celle-ci est com- « plètement renversée, *c'est-à-dire lorsque sa surface* « *intérieure est devenue extérieure.* Si le doigt ne sent « pas l'orifice arrondi du col, on peut en conclure que le « fond de la matrice est retourné ; si le doigt retrouve l'ori- « fice, cela signifie au contraire que la matrice n'est pas

---

(1) Rhazès, *Continens*. Lib. ɪ, cap. ɪɪ, p. 188. Edit. Venetiis, 1500.
(2) Avicennæ *Liber canonis*, feu. XXI, tract. ɪɪɪ, lib. ɪɪɪ. Basileæ, 1556, p. 732.

« renversée, mais qu'elle est simplement descendue le
« col avant. »

ARTICLE II.

DEUXIÈME PÉRIODE : LES ARABISTES.

A peu près dans le temps même où florissaient Rhazès
et Avicenne, du XIᵉ au XIIᵉ siècle, la science des Arabes
commença à être transportée en Occident par les travaux
de Constantin l'Africain et de Gérard de Crémone. Les
écoles arabistes sortirent de là ; mais, de transmission en
transmission, cette science se trouva bientôt altérée et
fort écourtée. Pour la question qui nous occupe, les
premiers chirurgiens arabistes, Roger, Roland, Bruno,
Théodoric (XIIIᵉ siècle), n'en parlent même pas ; et ceux
qui en parlent, Guillaume de Salicette, Lanfranc, et même
dans le XIVᵉ siècle Guy de Chauliac, mentionnent simplement la chute de la matrice, sans aucun détail descriptif,
et uniquement pour donner une liste de remèdes médicaux,
sans aucun précepte chirurgical.

CHAPITRE III

HISTOIRE DE L'INVERSION UTÉRINE DANS LES TEMPS MODERNES.

ARTICLE Iᵉʳ.

PREMIÈRE PÉRIODE : RENAISSANCE.

Il faut arriver au XVᵉ siècle, c'est-à-dire à la Renaissance, pour voir les idées des anciens reprises graduellement, et bientôt agrandies par les modernes. Antoine Benivenius au XVᵉ siècle (1), Bérenger de Carpi au commen-

---

(1) Benivenius, *De abditis nonnullis ac mirandis morborum et sanatio-
num causis*, Florentiæ, 1507, in-4°. — Parisiis, 1528, in-fol.

cement du xvie (1), rappellent et mettent à exécution le précepte de Soranus d'amputer la matrice renversée lorsqu'elle est gangrenée ; mais, comme Soranus, ils ont pris probablement des polypes pour des renversements. Vers le même temps, 1542, un médecin français, Nicolas Roche, publie en latin un Traité des maladies des femmes (2) ; il reprend la version de Soranus avec quelques additions empruntées à Hippocrate et à Moschion, probablement par l'intermédiaire de la traduction latine de Rhazès, et du reste sans aucune idée nouvelle.

Enfin la seconde moitié du xve siècle voit paraître le Traité de chirurgie d'Ambroise Paré (3). Ambroise Paré écrit en langue vulgaire, et son exemple sera désormais souvent suivi. C'est pour l'époque une véritable révolution scientifique. La science qui se sert de la langue vulgaire est en effet obligée de devenir précise dans ses expressions, claire dans ses définitions, afin de se mettre à la portée de tout le monde. C'est ainsi qu'Ambroise Paré, qui confond encore sous les dénominations communes de *perversion* et de *précipitation* tous les déplacements de la matrice, est entraîné par le désir qu'il a d'être bien compris à peser sur sa définition et à prononcer le mot décisif qui met un terme à cette confusion.

« La précipitation ou perversion de la matrice, c'est-à-
« dire tombée ou renversée de son lieu naturel, advient,
« dit-il dans l'édition de 1573, quand elle est hors de
« son propre lieu, comme estant son fond relâché vers
« l'un des flancs et côtés, *ou dedans son col, ou qu'une*
« *grande partie d'icelle sort du tout d'iceluy.* » Peu satisfait de cette première description encore un peu obscure, il ajoute le commentaire suivant dans l'édition de 1585 : « Hippocrate, au *Traité des maladies des femmes*,
« dit qu'on a vu sortir la matrice jusqu'aux cuisses, voire.

---

(1) Berengario di Carpi, *Isagoge in anatomiam*. Bolognâ, 1514. — Langius, *Epist.* Liv. II, ép. 39. Bâle, 1554.

(2) *Gynæceorum collect.* 16, Wolf. Bâle, 1566, p. 397.

(3) Amb. Paré. Edit. Malgaigne. T. II, p. 739. Paris, 1849.— Editions 1573, 1579, 1585.

« selon Aétius (Soranus), aussi grosse qu'un œuf d'au-
« truche, *qui ne peut être le seul col, sans que tout le*
« *corps n'y soit dévallé, renversé et retourné comme un*
« *sac.* »

Le mot de la fin, dans cette description encore embar-
rassée dans son début, est un trait de lumière semblable à
ces rayons qui laissent dans l'ombre le point d'où ils émergent, mais qui projettent une immense clarté sur tout ce qui
est devant eux. Désormais le jour est fait sur cette question du renversement, son caractère anatomique est fixé.

ARTICLE II.

DEUXIÈME PÉRIODE : XVII⁰ ET XVIII⁰ SIÈCLES.

Munie de ce flambeau puissant, la grande école chirurgicale, si éminemment française, qui remplit le XVII⁰ et le XVIII⁰
siècle jusqu'aux derniers jours de l'Académie de chirurgie, reprend l'étude de cette affection et la conduit presqu'aux dernières limites de l'exactitude et de la perfection (1).

Pour bien juger le grand travail accompli dans cette
période de temps, il nous paraît utile de le diviser et de
suivre son histoire en trois paragraphes distincts, au
triple point de vue du *diagnostic,* de l'*étiologie* et du *traitement.*

§ I. — *Histoire du diagnostic de l'inversion
pendant le XVII⁰ et le XVIII⁰ siècle.*

Le diagnostic, dans toute question chirurgicale, est la
base fondamentale sans laquelle on ne peut rien édifier.
Si l'on n'a pas, en effet, les moyens de distinguer une
affection de toutes celles qui ont quelques rapports avec

---

(1) En admettant que la solution de ces questions appartienne pour la
plus grande part à l'école française, nous ne prétendons point nier celle
très légitime qui revient aux chirurgiens étrangers dans leur étude pen-

elle, comment établir ses origines véritables, sa marche réelle, et surtout comment appliquer avec certitude le traitement qui lui convient ?

Or, en parcourant la longue histoire de l'inversion, telle que nous venons de la retracer, on est frappé de ce fait que si depuis les temps les plus reculés cette affection est bien connue, elle est néanmoins restée, jusqu'à l'époque où nous sommes arrivés, c'est-à-dire jusqu'à la fin du XVIᵉ siècle, en grande partie confondue d'une part avec les descentes de matrice, et d'autre part avec les polypes

---

dant cette même période. Nous noterons ici et nous aurons occasion de citer en leur lieu les travaux suivants :

Heister, *Instit. chir.*, part. 2, sect. 2, chap. 7, 1739.
Ruysch, *Thesaurus anat.*, lib. VIII, 1727, et *Observationes*, IX et X, 1737.
M. A. Séverin, chap. 64, p. 265. *Traité de méd. effic.*, 1669.
Varandée, cité par Séverin, *Traité de méd. effic.*, chap. 94, 1669.
Mercurialis. *Maladies des femmes*, liv. IV, chap. 13, 1601, 1618.
Schenckius, *Obs. méd. maladies des femmes* ; et *Obs. rariores*, p. 647, 1600.
Wolf. 2 livres d'obs. publiés par son fils Jean Christian Wolf, 1704.
Ingrassias, *Liv. des tumeurs*, p. 273, 1583.
Haly Rodoam, *Comment. sur le 3ᵉ livre du petit art méd.*
Solingen, *Embryulcia*, etc., Amst. 1673.
Gorter, *Chirur. repurgata*, 1742.
Fab. de Hilden, *Observationes*, Cent. 2, obs. 52, 55, 1641, 1646.
Fréd. Hoffmann, t. III, p. 300, 1740.
Juncker, *Conspectus chirurgiæ*, 1721, p 185.
Jean Marinelli, *De morbis mulierum*, 1574, 1650.
Alex. Penedictus. Vide Sennert, *Op. med.*, t. III, p. 169.
Wepfer, *Ephém. d'Allemagne*, Decur. 2, ann. 5, obs. 150.

Zumger,	*Idem.*	Dec. 1, ann. 2, obs. 150
Segerus,	*Idem.*	Dec. 1, ann. 2, obs. 121.
N.	*Idem.*	Dec. 2, ann 2, obs 186.
N.	*Idem.*	Dec. 1, ann. 2, obs. 79.
N.	*Idem.*	Dec. 2, ann. 7, obs. 73.
N.	*Idem.*	Dec. 1, ann. 1727, obs. 80.
N.	*Idem.*	Dec. 2, ann. 2, obs. 186.
N.	*Idem.*	Dec. 1, ann. 5, obs. 150.
N.	*Idem.*	Dec. 2, ann, 7, obs. 24.
N.	*Idem.*	Dec. 2, ann. 9, obs. 94.

Manget, *Biblioth. med. pract.*, t. III, 1695.
Thomas Bartholin, *Observ.*, Centur. 2, hist. 68, 1661.

Sharp, *Traité opérat. chir.* Trad. franç., 1740. Cheselden, cité par Sharp.
Stalpart van der wiel. Obs. rares. — Et Centuries. Leyde, 1687. — Trad. fr. de Planque, t. I, p. 157, 1758.

utérins, maladie si commune aujourd'hui, et cependant à
peu près complètement méconnue par les anciens.

C'est cette double confusion que les chirurgiens du
XVIIᵉ et du XVIIIᵉ siècle vont s'attacher à faire disparaître :

1º En établissant les caractères qui distinguent l'inversion des descentes de matrice ;

2º En établissant les caractères qui distinguent l'inversion des polypes utérins ;

3º En établissant enfin, pour rendre le diagnostic absolument complet, les différentes formes que l'inversion
utérine peut elle-même présenter.

Sur le premier point, Mauriceau (1), qui écrit moins d'un
siècle après Paré, nous donne déjà pleine satisfaction.
Voici sa description ; le progrès accompli depuis Paré est
considérable :

« De la descente et chute de la matrice.

« — Pour mieux faire entendre la chose, je ferai *deux*
« *sortes de descente ou relaxation, comme aussi deux*
« *sortés de chute ou précipitation,* lesquelles ne diffèrent
« que du plus au moins qu'elle est tombée ; car la des-
« cente est quand la matrice s'abaisse et descend seule-
« ment sans sortir, et la chute est quand elle sort entière-
« ment dehors ; la première sorte de descente est celle dans
« laquelle le corps de la matrice tombe dans le vagin en
« telle sorte qu'en mettant le doigt, on sent l'orifice interne
« fort proche ; la seconde espèce est quand, la matrice étant
« encore plus abaissée, on voit manifestement cet orifice
« interne paraître à l'extérieur de la partie honteuse ».

« La chute est aussi de deux sortes : en la première,
« la matrice tombe tout à fait dehors, sans que son fond
« soit néanmoins renversé et, sans qu'on le puisse voir
« extérieurement ; mais on voit seulement *son orifice qui*
« *paraît à l'extrémité d'une grosse masse charnue qui*
« *compose le corps de la matrice* (2) (voy. fig. 1). *Et l'autre*
« *chute de la matrice, qui est la plus fâcheuse de toutes,*

---

(1) Mauriceau, *Traité des maladies des femmes grosses et accouchées.* —
Paris, 1668, 1675, 1694. Liv. 3, chap. 6, p. 390. 1694.

(2) Les figures 1 et 2 sont tirées des *Observationes anatomicæ* de
Ruysch. Obs. 9 et 10, 1737, p. 11 et 12.

« *est celle* qu'on nomme *renversement ;* pour lors elle est
« non seulement tout à fait tombée dehors, mais son fond
« est aussi renversé de telle façon qu'on le voit *sans*
« *orifice*, à cause qu'il est pareillement retourné. (Voy.
« fig. 2.) La matrice ainsi retournée semble n'être qu'un
« gros morceau de chair sanglante et comme une espèce
« de scrotum qui pend entre les cuisses de la femme ; et
« ce qui est étonnant en cette rencontre est qu'*on voit la*
« *maison de l'enfant, qui est la matrice, sortir par la*
« *porte qui est son orifice externe.* »

Cette page remarquable de Mauriceau contient, comme
on le voit, d'abord une bonne description de la descente de
matrice proprement dite et des trois formes qu'elle peut

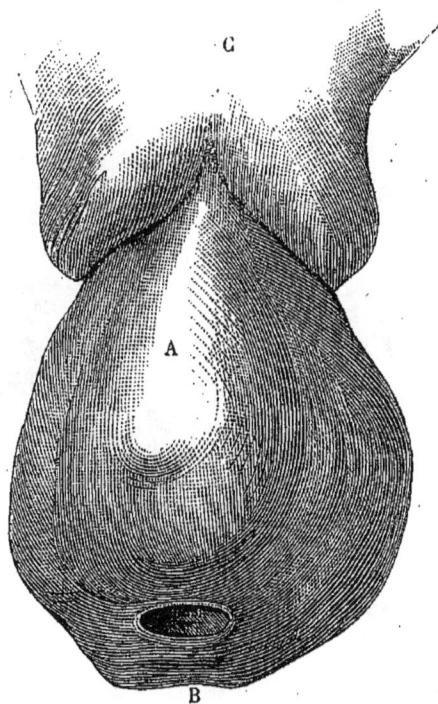

FIG. 1. — Chute de la matrice. — *A* Corps utérin. — *B* Orifice utérin. — *C* Pubis.
(Ruysch.)

revêtir ; en second lieu, une excellente définition du renversement et, en outre, un diagnostic différentiel très
nét entre le renversement et les différents degrés d'abaissement ou de descente. Ce diagnostic, fondé sur la présence

ou l'absence de l'orifice du col à l'extrémité de la tumeur, est sans doute emprunté à Moschion, à Rhazès et à Avicenne ; mais on n'en doit pas moins reconnaître que Mauriceau a le mérite de l'avoir introduit de nouveau dans la chirurgie moderne.

Les successeurs immédiats de Mauriceau, Peu, Amand,

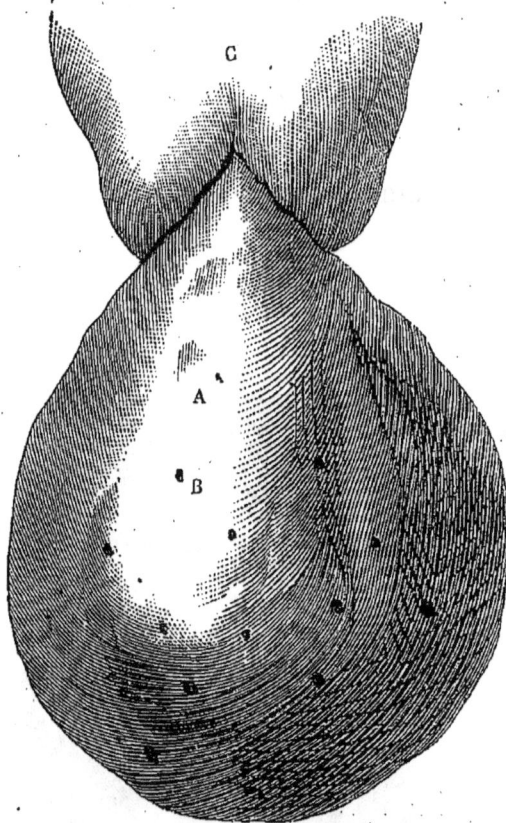

Fig. 2. — Renversement de la matrice. — *A* Utérus renversé. — *BB* Vaisseaux béants à la surface. — *C* Pubis. (Ruysch.)

Viardel, Puzos, n'ont rien ajouté à la description magistrale de Mauriceau. Nous relèverons toutefois la phrase assez incisive de Peu (1) sur la vraie distinction à établir entre l'inversion qu'il nomme *Perversion*, et la descente ou chute simple de la matrice. « La chute proprement

---

(1) Peu, *La pratique des accouchements.* Paris, 1694, p. 582.

« prise est lorsque la relaxation vient à ce point que la
« matrice entièrement déplacée de son lieu naturel soit
« en dehors ; et quand non seulement les ligaments sont
« relâchés ou rompus et la matrice tombée, *mais qu'elle*
« *est de plus attirée du dedans au dehors comme un*
« *bonnet retourné, alors c'est perversion* ».

Levret, qui vers le milieu du XVIIIe siècle tenait le
sceptre de l'obstétrique, comme Mauriceau l'avait tenu
dans le XVIIe, donne les derniers traits de ce diagnostic en
décrivant, avec la dernière précision, les signes caracté-
ristiques de la descente de la matrice, qui ne se retrouvent point dans le renversement.

« Dans la descente incomplète, dit Levret (1), la tumeur
« qui est plus large par en haut que par en bas, faisant
« comme le cul-de-lamp, a une ouverture très visible et
« très profonde à sa partie la plus basse ; dans la descente
« complète, outre que l'on trouve toujours l'orifice au bas
« de la tumeur, et que celle-ci est plus large par en haut
« que par en bas, elle est recouverte du vagin retourné,
« en sorte qu'au dedans de la vulve, le doigt ne trouve
« point de vide pour passer. » (Voyez fig. 3 et 4, et aussi
1 et 2.)

Levret ajoute ailleurs (2) : « Dans ces cas, la vessie doit
« être entraînée en bas, et c'est le sentiment de Ruysch (3),
« à cause des adhérences du col avec le vagin et la ma-
« trice… Le vagin forme une continuité avec la peau des
« grandes lèvres… Le vagin, naturellement ridé, devient
« fort lisse et de la consistance de la peau. »

Dailliez (4), interprète de son maître, Baudelocque,

---

(1) Levret, *Sur les polypes de la matrice et du vagin. Mém. Acad. chir.*
1757, in 4°, t. III, p. 529-530.
(2) Levret, *Obs. sur la cure rad. des polypes*, 1re édit., 1748, 3e édit.,
1771, p. 122-125.
(3) Ruysch, *Thes. Anat.* Lib. 8, n. 102, p. 25, 1727.
(4) Dailliez, Thèse de Paris, tome 42, an XI, 1803, n° 382, p. 76. —
Cette thèse de Dailliez est un reflet très direct, une véritable émanation
des idées et des leçons de Baudelocque. Dailliez le reconnaît lui-même
dans plusieurs passages de sa thèse : « Que mon illustre Patron, *en recon-*
« *naissant dans cet essai ses leçons, le fruit de ses observations et de ses*
« *travaux*, agrée dans mon admiration et mes efforts le gage de ma gra-

reprend et complète encore sur ce point les vues de Mauriceau et de Levret.

« Dans la chute de la matrice, la tumeur est plus
« grosse en haut qu'en bas, et son orifice se découvre
« toujours sur ce dernier point, que la chute soit complète
« ou non. Quand elle est complète, la matrice pendante
« entre les cuisses est comme renfermée dans le vagin
« qu'elle a entraîné dans sa chute et retourné sur lui-

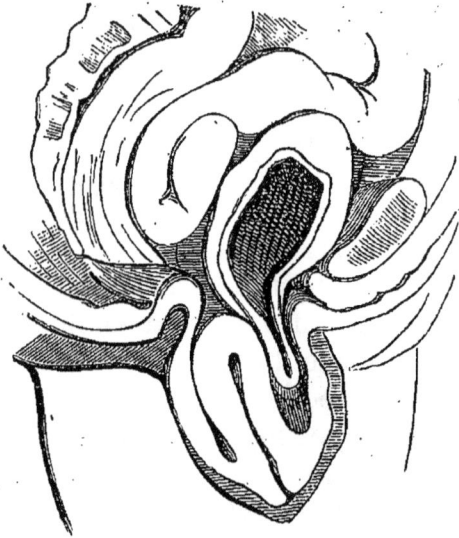

FIG. 3. Prolapsus.   Empruntées à M. Courty,   FIG. 4. Inversion.

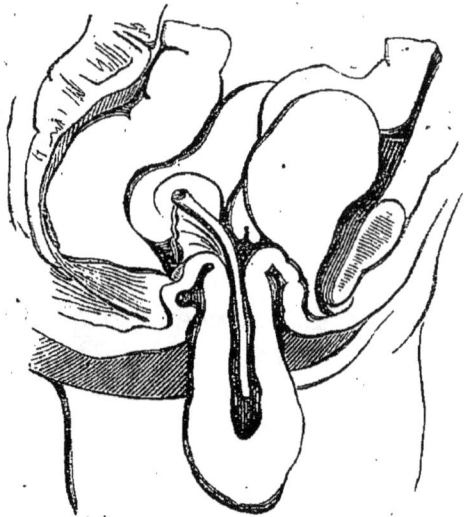

Ces deux figures 3 et 4 mettent en évidence le diagnostic différentiel du prolapsus
et de l'inversion : le premier étant toujours caractérisé par la présence de l'orifice du col
à l'extérieur et le second par l'absence de ce même orifice.

« même ; elle semble attachée par cette gaîne au bord de
« la vulve. Le vagin ainsi renversé contient une partie
« de la vessie et quelquefois une anse d'intestin qui vien-
« nent augmenter la base de la tumeur au point d'en

« titude (dédicace) ». Et plus loin : « aux observations déjà connues, nous
« en joindrons de nouvelles que le professeur Baudelocque a bien voulu
« nous communiquer ; nous aurons occasion de le nommer souvent, ayant
« reçu de lui la *permission de puiser dans son portefeuille presque tous*
« *les matériaux qui ont servi à cet essai* (p. 11).

C'est dans ces conditions que nous avons pris la liberté de citer souvent comme venant directement de Baudelocque les idées et les opinions
émises dans la thèse de Dailliez.

« rendre la réduction impossible. En la palpant, on excite
« le besoin d'uriner... *Le renversement de la matrice,*
« ajoute-t-il fort judicieusement, ne présente aucun de
« ces phénomènes. » (Voy. fig. 3 et 4.)

Ce n'était pas tout que de pouvoir distinguer sûrement
l'inversion de la chute de la matrice. Pour que le diagnostic fût complet, il fallait encore avoir le moyen de ne
plus confondre le renversement avec les polypes de la
matrice.

Les polypes des fosses nasales étaient bien connus des
anciens ; beaucoup moins ceux de la cavité utérine.
Cependant on trouve dans Celse (1), dans Soranus (2), dans
Moschion (3), dans Paul d'Egine (4), quelques passages
qui paraissent se rapporter à cette affection. Ambroise
Paré (5) a certainement décrit une de ses variétés : « Au
« col de la matrice se font des verrues de plusieurs sortes...
« Aucunes nommées Achrochordon, qui sont elles-mêmes
« calleuses, et qui ont la racine grêle et la tête grossette,
« de sorte qu'on dirait estre un nœud de corde pendu à
« un filet... » Mais en réalité c'est Guillemeau (6), le disciple et le contemporain d'Ambroise Paré, qui le premier a
donné la description exacte et incontestable du polype tel
que nous le connaissons aujourd'hui. « Il se trouve, dit-
« il, une autre supercroissance de la chair que l'on peut
« appeler *mole pendante,* qui est lorsque du col intérieur
« de la matrice et même du dedans, il sort une masse de
« chair, laquelle est de son origine où elle est attachée, de
« la grosseur d'un fuseau au doigt, allant toujours en
« grossissant comme une poire ou clochette, laquelle est
« pendante dedans le col extérieur dit *vagina* de la ma-
« trice, occupant tout son orifice dit *pudendum* sortant
« quelquefois hors d'iceluy de la grosseur du poing et

---

(1) Celse, chap. 9, liv. 6. *Add.* Edit. F. Didot, 1772, p. 366 et suiv.
(2) Aétius, liv. 4, ch. 104. Ed. Estienne.
(3) Moschion, *Traité des maladies des femmes,* ch. 1.
(4) Paul d'Egine, liv. 6, chap. 7. Ed. Estienne.
(5) Ambr. Paré. Ed. Malg , t. II, p. 787.
(6) Guillemeau, *Œuvres de chir. L'heureux Accouchement des femmes,*
liv. 1, ch. 4, p. 267, 1598-1612.

« plus ; ce que j'ai vu chez quelques femmes, etc... »

Cette définition si claire, si précise, devait aussi porter des fruits lents et tardifs.

Dionis (1), un demi-siècle après Guillemeau, décrit sous le nom de *Cercosis* « une excrescence de chair qui, sortant « de l'orifice de la matrice, le bouche et le remplit ; elle « est quelquefois si longue, ajoute-t-il, qu'elle ressemble à « une queue de renard ».

Mauriceau (2), vers la fin du XVIIe et le commencement du XVIIIe siècle (1695-1713), parle aussi « de ces « excrescences de chair fongueuses, non engendrées par « la conception, et attachées à la substance intérieure de « la matrice, en manière d'hémorroïdes, que l'on sent « quelquefois se présenter à l'embouchure de son orifice « interne, d'une grosseur fort considérable et qui sont « extirpables par la ligature qu'on y peut faire quand « leur base est petite » ; et plus loin...: « Ce sont des « espèces de *fungus* qui prennent naissance dans « la matrice où ils sont adhérents dans sa partie in-« terne, de sorte que si leur adhérence dans cette partie « n'est pas trop forte, la nature s'en peut quelquefois « dégager d'elle-même (guérison spontanée dont il cite « plusieurs exemples) ; ou bien on l'en peut délivrer « quand on sent manifestement ces sortes de fungus se « présenter à l'orifice interne de la matrice en les extir-« pant par la ligature, quand ils sont si avancés hors de « l'orifice qu'on puisse faire cette opération que j'ai moi-« même faite avec bon succès à plusieurs femmes ».

Vers la même époque, Saviard (3) donne l'observation d'une femme sur laquelle on avait constaté que « l'orifice « de la matrice était dilaté, de la grandeur d'un écu blanc ; « que par cet orifice se présentait l'extrémité d'un corps « charnu de façon que le doigt pouvait tourner au-« tour »..... On fit quelques tentatives inutiles d'extrac-

(1) Dionis, *Cours d'opér.*, p. 282. 6e édition, 1707-1714.
(2) Mauriceau, *Obs. sur la grossesse*, etc., 1694, p. 19, obs. 33 ; p. 76, obs. 145.
(3) Saviard, *Nouveau recueil d'observations chirurgicales*. Paris, in-8°, 1702.

tion. Cette femme mourut, on en fit l'ouverture, et
Saviard dit « qu'il trouva dans la matrice une masse
« charnue adhérente à son fond ; qu'elle était de la gros-
« seur d'un cœur de bœuf et revêtue d'une membrane qui
« semblait être une expansion de la tunique interne de la
« matrice ; que ce corps étranger avait un col qui était
« attaché à la matrice et que ce col était bien moins gros
« que son corps... ».

Chose singulière, malgré ces avertissements répétés, la
question restait obscure pour le monde médical de cette
époque ; et en plein XVIIIe siècle, en 1744, un médecin et
un accoucheur de la valeur de Puzos (1), dans un mémoire
lu à l'Académie de chirurgie, sur lequel nous aurons à revenir plus tard, et qui eut un grand retentissement, confon-
dait encore manifestement certains polypes avec le renversement de la matrice. Vers le même temps, et sous l'em-
pire des mêmes idées, toute une pléiade de praticiens instruits et laborieux, Mellis, Thomas, Decevisse, Hoin le
père, Medan, Collin (2), présentèrent à l'Académie de
chirurgie une série d'observations, dans lesquelles la
matrice renversée avait été extirpée heureusement. Ces
observations passées au crible d'une critique sévère par
Sorbier, par Hévin, par Levret et par Puzos lui-même
(observation de Collin), ne soutinrent pas l'examen. Elles
étaient toutes erronées, et toutes se rapportaient à des
cas de polypes extirpés par ces divers chirurgiens.

C'est qu'en effet, quelques mois à peine après l'apparition
du mémoire de Puzos, les recherches nouvelles et si importantes de Levret sur cette matière avaient imprimé
une direction toute autre à l'esprit des chirurgiens.

Levret, mis en éveil par la lecture de la description de
Mauriceau et de l'observation de Saviard, eut l'occasion,
vers cette époque (1746), d'avoir entre les mains et de pouvoir disséquer lui-même une nouvelle pièce, fort analogue

---

(1) Puzos, *Mémoires sur le renversement de la matrice*, en extrait dans
le *Mercure de France*, 1744, p. 1974.
(2) Levret, *Sur les polypes de la matrice et du vagin. Mém. de l'Acad.
de chir.*, t. III, in 4°, pages 520 et suivantes. 1757.

à celle de Saviard, et qui lui fut communiquée et transmise par Dejean fils, d'Orléans. « Le polype seul avait
« quatre pouces pour son petit diamètre et six pour le
« grand ; il était recouvert extérieurement par une
« expansion de la membrane qui tapisse l'intérieur de
« la matrice. Sur sa superficie on voyait un grand
« nombre de veines variqueuses. La tumeur était en-
« core attachée au fond de la matrice et démontrait
« que les polypes peuvent prendre naissance dans la
« cavité de la matrice, sortir ensuite pour la plus grande
« partie de ce viscère sans se détacher de son fond, et
« enfin se loger dans le vagin, où on les trouve pendants
« par leur pédicule comme une poire lorsqu'elle tient en-
« core à l'arbre où elle a pris naissance. »

Cette observation fut un trait de lumière pour Levret.
« J'étais charmé, s'écrie-t-il, d'avoir en main une pièce
« capable de prouver sans réplique qu'il y a de vrais poly-
« pes utérins, et que ces polypes peuvent avoir leur attache
« intérieurement au fond de la matrice ! »

Cette phrase indique bien le point où en était la question à cette date de 1746, deux ans après le mémoire de
Puzos. Levret vient de crier comme Archimède : ευρεκα, et
il se met immédiatement à l'œuvre. Il observe de nouveau. A un chirurgien de ce mérite et de cette renommée
les cas ne devaient pas manquer: il rencontre trois nouvelles observations, une qu'il doit au chirurgien Boudon
de Paris ; une qui lui est propre ; une qui lui est commune
avec le chirurgien Le Blanc d'Orléans, et en moins de deux
ans il crée de toutes pièces la théorie des polypes utérins ;
il invente son procédé de ligature profonde des polypes de
la matrice, le met avec succès à exécution et publie son
livre intitulé : *Observations sur la cure radicale de
plusieurs polypes de la matrice*, dont la première édition
paraît en 1748. Quelques années plus tard, en 1757 (1),
dans un mémoire critique sur le même sujet, il confirmait
et étendait par de nouvelles observations le résultat de

_____

(1) *Mém. de l'Acad. de chir.* t. III, in-4°, p. 558.

ses premiers travaux. Dans l'un comme dans l'autre de ces deux ouvrages, Levret s'attache à préciser le diagnostic différentiel qui permet de distinguer le polype du renversement de la matrice dans les deux circonstances suivantes : d'une part, lorsque le polype et le renversement sont cachés dans le vagin ; d'autre part, lorsque les deux tumeurs ont franchi la vulve et se trouvent à l'extérieur. Comme nous l'établirons plus tard, la première se rapporte surtout aux inversions anciennes, et la seconde aux inversions récentes ou aux inversions anciennes compliquées de chute du vagin.

« 1° *Renversement intra-vaginal.*—Nous pouvons dire
« présentement (1) que cette maladie diffère essentielle-
« ment du polype utérin caché dans le vagin. La tumeur,
« à la vérité, passé dans l'une et dans l'autre maladie à
« travers de l'orifice propre de la matrice, mais non pas de
« la même manière, car dans le cas de renversement c'est
« la partie la plus large de la tumeur qui y est logée, au
« lieu que dans le cas de polype, c'est la partie la plus
« étroite... D'ailleurs, à solidité égale, le pédicule d'un
« fort gros polype tient l'orifice de la matrice (la cavité du
« col) très peu dilaté et ne lui fait point perdre sa direc-
« tion parallèle avec l'axe longitudinal du corps ; au
« contraire, la portion renversée du fond de la matrice
« écarte considérablement son orifice et le déjette beau-
« coup de côté et d'autre : son bord devient ainsi presque
« transversal et va en s'évasant comme l'ouverture d'une
« cloche, faisant ainsi extérieurement un bourrelet lais-
« sant un vide derrière, c'est-à-dire qu'à l'endroit où le va-
« gin s'insère au col de la matrice, il y a tout autour une
« gouttière... Ajoutons que le renversement souffre plus
« ou moins la réduction, tandis que le polype n'en est
« point du tout susceptible. Enfin l'excrescence utérine a
« un vrai pédicule, et le renversement utérin parvenu à ce
« degré n'en a point et n'en peut avoir ; la tumeur du
« renversement est demi-sphérique, le polype pyriforme.

---

(1) Levret, *Observ. sur les polypes*, 3e édition, p. 135, 136.

« Enfin (caractère important qui se trouve dans le second
« travail et non dans le premier) (1), le polype est ordinai-
« rement *indolent*, au lieu que le fond de la matrice est
« doué *d'un sentiment exquis.*

2° *Renversement extra-vaginal.* — « J'avoue (2) qu'au
« premier aspect une semblable tumeur peut en
« imposer. Je sais que, comme le polype, elle est
« pyriforme..... Je sais encore que cette tumeur n'a
« jamais inférieurement d'orifice qui puisse passer
« pour l'orifice de la matrice. Qu'on ne s'y trompe pas ce-
« pendant, cette espèce de hernie diffère essentiellement
« du polype. En effet, est-il une tumeur polypeuse qu'on
« ait vue ceinte d'un bourrelet? Levret donne lui-même
« l'explication de ce bourrelet à propos d'une pièce ana-
« tomique dont il rapporte le détail. On sentait entre les
« grandes lèvres un bourrelet circulaire peu éminent à
« la vérité, néanmoins assez sensible pour être aperçu.
« Nous le découvrîmes par la dissection. Nous reconnû-
« mes alors que c'était l'orifice de la matrice qui était tota-
« lement supérieur à son fond, et que la partie supérieure
« qui était molle et d'un volume bien moins considérable
« que la tumeur pouvait être le vagin renversé. » Levret
ajoute : « Le vagin ainsi retourné forme les apparences
« d'un pedicule comme un polype, mais ce pédicule est
« creux, de beaucoup moins solide que le reste de la tu-
« meur, au lieu que le pédicule du polype est toujours
« plein et plus solide que la masse qu'il suspend. » Et
ailleurs : « Le polype (3) utérin sorti de la vulve diffère
« du renversement total de la matrice (c'est-à-dire du ren-
« versement du fond du corps et du col lui-même à tra-
« vers son orifice) en ce que la descente parvenue à ce
« degré entraîne la vessie urinaire et le vagin de ma-
« nière à faire ensemble un col (ou pédicule) creux à la
« tumeur, lequel est attaché circulairement à l'entrée
« de la vulve qu'il bouche par continuité, tandis que le

---

(1) Levret, *Obs. sur la cure des polypes.* p. 143.
(2) Levret, *Obs. sur les polypes.* p. 140.
(3) Levret, *Mém. sur les polypes. — Acad de chir.*, t. III, p. 530.

« polype le plus gros n'entraîne jamais la vessie avec lui,
« quoique sorti du vagin, et il a son col isolé dans cette
« gaîne. »

Sabatier (1) qui, vers le même temps, traite le même
sujet, et qui donne les mêmes signes différentiels que Levret, insiste plus spécialement sur quelques-uns d'entre
eux. « Le polype est peu sensible et n'est pas susceptible
« de réduction. La matrice renversée est toujours sensi-
« ble et se réduit plus ou moins facilement. » Il en signale
un nouveau très important : « On sait que lorsque la ma-
« trice est dans sa situation naturelle, elle se présente
« dans la région hypogastrique sous la forme d'une tu-
« meur ronde et circonscrite; mais lorsqu'elle est enfon-
« cée et retournée sur elle-même, cette tumeur ne se re-
« trouve plus, et on ne sent qu'un vide, tandis que le
« toucher fait apercevoir dans le vagin une tumeur
« demi-sphérique, entourée par le col de la matrice comme
« par une espèce de bourrelet autour duquel il est aisé
« de promener le doigt soit du côté de la tumeur, soit du
« côté du vagin. »

Baudelocque enfin, par la plume de Dailliez, résume et
complète les traits de ce tableau.

« Le pédicule du polype (2) est généralement plus
« long et plus grêle que celui de la tumeur formée par
« la matrice renversée. Ce dernier, toujours plus gros et
« plus court, n'est entouré supérieurement que d'un bour-
« relet peu saillant sous lequel le doigt ne *pénètre qu'à*
« *peu de profondeur*. Le pédicule du polype descend de
« l'intérieur de la matrice ou du bord de l'orifice. Dans le
« premier cas, le col utérin lui sert comme de gaîne, on
« peut promener le doigt *sur toute sa circonférence et*
« *souvent à une très grande profondeur*. Dans l'autre
« cas, *l'orifice est à côté du pédicule du polype qui a pris*
« *naissance à l'un des points de son bord.* Quel que soit
« le lieu d'où vienne le polype qui pend dans le vagin,
« *la matrice est au-dessus et la main qui palpe l'hypo-*

---

(1) Sabatier, *Mém. Acad. de chir.*, in-4°, t. III, p. 380, 384. Ann. 1757.
(2) Dailliez, Thèse citée, p. 74.

« *gastre le découvre aisément*, si l'embonpoint de la
« femme n'y met pas obstacle. *La cavité pelvienne sem-*
« *ble vide au contraire*, lorsque là tumeur qui se trouve
« dans le vagin provient de la matrice renversée. »

En même temps que la science arrivait à distinguer
d'une manière presque infaillible l'inversion utérine des
maladies similaires avec lesquelles on l'avait longtemps
confondue, elle établissait les diverses formes que cette
affection peut elle-même revêtir, les caractères que présente chacune de ces formes ou variétés, et complé-
tait ainsi définitivement l'œuvre du diagnostic. (Voy. pour
suivre les détails suivants sur les différents degrés de
l'inversion les figures schématiques 5 à 10, ci-jointes.)

Mauriceau a le premier reconnu et démontré, par une
remarquable observation, une forme nouvelle du renversement, entrevue peut-être par Moschion, mais qui n'était
admise par personne : c'est l'enfoncement du fond de la
matrice *déprimée en dedans comme l'est le cul d'une
fiole de verre*, considérée depuis sous le nom de *dépression utérine* comme le *premier degré* du renversement(1).

Après la découverte de Mauriceau, il existait donc
bien authentiquement deux formes, ou, si l'on veut, deux
degrés du renversement : la dépression utérine, *ou renversement partiel;* l'inversion proprement dite, *ou renversement total.*

Les chirurgiens suivants ne s'en tinrent pas là. Ils
admirent généralement trois degrés dont l'enfoncement
utérin était le premier, et dont l'inversion proprement
dite suivant l'étendue du renversement formait les deux
derniers. Ces vues, probablement déjà courantes dans le
monde chirurgical, furent surtout formulées vers le milieu
du VIIIᵉ siècle.

Puzos (2), dans son mémoire de 1744, les indique de la
manière suivante :

1º « Le renversement au premier degré se nomme *in-*

---

(1) Mauriceau, *Obs. sur la grossesse et l'accouchement.* Paris, 1694, obs.
230, p. 196.
(2) Extrait tiré du *Mercure de France*, 1744, p. 1978.

« *complet*. Dans cette espèce, *l'enfoncement du fond de*
« *la matrice* est quelquefois si léger et si éloigné de son
« orifice, qu'il est très possible d'ignorer ce déplacement
« de partie, si on ne prend pour s'en assurer les précau-
« tions nécessaires. »

2° « Le renversement au second degré est *presque*

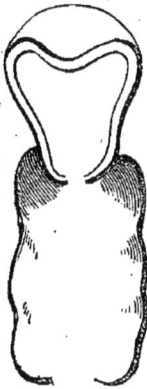

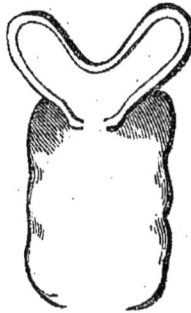

FIG. 5 et 6.

1er *Degré.*   *Dépression.*
Orifice du vagin.
Orifice du col.
Fond de l'utérus plus ou moins déprimé.

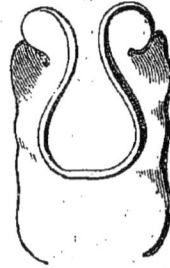

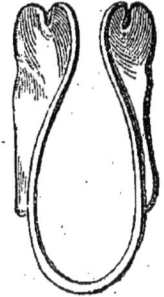

FIG. 7 et 8.

2° *Degré.*   *Inversion incomplète.*
Orifice du vagin.
Orifice du col.
Utérus plus ou moins renversé.

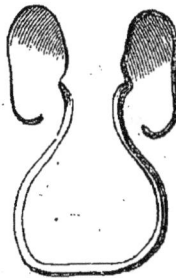

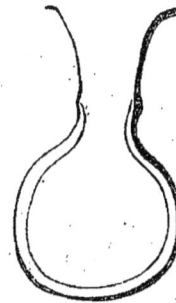

FIG. 9 ET 10.

3e *Degré.*   *Inversion complète.*
Orifice du vagin.
Vagin plus ou moins renversé.
Vestiges du col.
Utérus renversé en totalité.

« *complet*. La tumeur qu'il forme est encore *renfermée*
« *dans le vagin.* »

3° « Enfin le *renversement complet* ou au dernier de-

« gré est lorsque la matrice a été entraînée *hors des par-*
« *ties naturelles ; lorsque, tout à fait retournée, elle re-*
« *présente en dehors la figure qu'elle avait auparavant*
« *au dedans.* »

Levret (1), laissant de côté la dépression utérine, divise le renversement en incomplet et en complet : le premier caractérisé « par le *renversement incomplet du*
« *fond de la matrice par son orifice* » ; le second, « par
« le *renversement total du fond de la matrice, de son*
« *corps et même de son col par son orifice* ».

Sabatier (2) adopte, et dans des termes identiques, la
division de Levret ; il mentionne en outre, et se rapproche
en ceci de Puzos, que le renversement incomplet « se fait
sentir dans le vagin », et que le renversement complet
descend jusqu'entre « les cuisses de la malade ».

Enfin Leroux de Dijon (3), résumant tous ses prédécesseurs, admet « trois espèces de renversement : la dépres-
« sion, le renversement incomplet et le renversement
« complet ».

1º « *La dépression* est *l'enfoncement simple du fond*
« *de la matrice, sans que la partie affaissée se présente à*
« *l'orifice.*

2º « *Le renversement incomplet* existe lorsque *le fond*
« *de la matrice est engagé plus ou moins dans l'orifice*
« *et qu'on le sent dans le vagin.*

3º « Enfin il y a *renversement complet* lorsque *l'uté-*
« *rus est entièrement retourné,* et qu'on le trouve *remplis-*
« *sant totalement le vagin ou pendant entre les cuisses.* »

Voyons maintenant si les faits présentés par ces divers
auteurs correspondent aux divisions qu'ils ont établies.

Ces faits forment trois catégories, suivant qu'ils se rapportent *à la dépression utérine, au renversement incom-*
plet et au renversement complet, et dans chacune d'elles
nous aurons à considérer ceux qui se rapportent à la période même de l'accouchement et ceux qui n'ont été recon-

(1) Levret, *Obs sur la cure des polypes,* p. 124 et 138.
(2) Sabatier, *Mém acad. chir.,* in-4º, t. III, 1757.
(3) Leroux, de Dijon, *Obs. sur les pertes de sang,* 1776, p. 140.

nus qu'à une époque reculée. Nous voyons poindre ainsi une division des inversions en *récentes et anciennes*, qui, comme nous le verrons, prendra plus tard une importance considérable.

1° *Premier degré* (*voir* fig. 11). — Voici d'abord la remarquable observation de Mauriceau.

Obs. 2. Mauriceau, 1695. — « J'ai accouché une femme d'une « habitude fort replète, âgée de 35 ans, de son premier enfant.

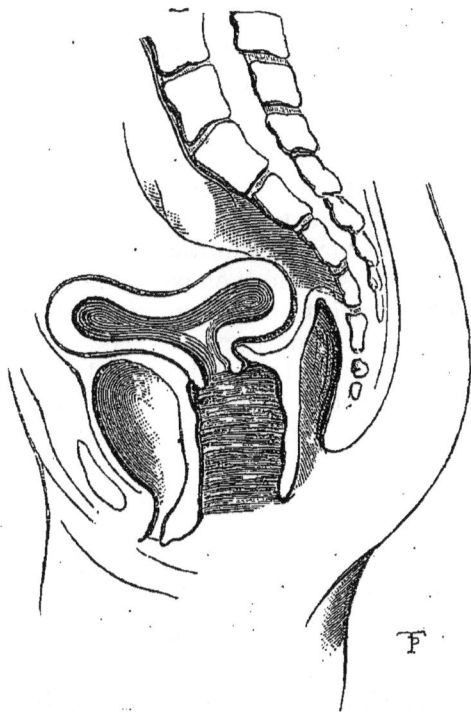

Fig. 11. — Dépression utérine, 1ᵉʳ degré. — On reconnaît facilement sur cette figure l'utérus déprimé, le col, le vagin, la vessie et le rectum.

« Cette femme fut près de deux jours en travail avec de petites « douleurs lentes, après quoi, ses eaux ayant percé par une forte « douleur, elle en eut de très fortes pendant 3 heures entières qui « la firent accoucher aussi heureusement qu'on le pouvait désirer ; « et je la délivrai aussitôt ensuite *avec une grande facilité...* Mais, « chose étonnante, à peine y avait-il un petit quart d'heure qu'elle « était accouchée qu'elle tomba tout à coup en grandes faiblesses « avec oppression de poitrine et une grande agitation de corps

« qui fut aussitôt suivie d'une convulsion causée par une grande
« perte de sang qui la fit mourir un quart d'heure ensuite... Je
« conseillai ses parents de faire faire ouverture de son corps...
« Par cette ouverture, qui fut faite en la présence de plusieurs
« médecins, nous trouvâmes *le fond de la matrice un peu déprimé*
« *en dedans, comme est le cul d'une fiole de verre, au lieu d'avoir*
« *une figure ronde, comme on le voit ordinairement.* »

Cette observation de Mauriceau offre tous les caractères
de l'authenticité la plus complète. Depuis son apparition,
ce premier degré, sous le nom de *dépression* ou d'*enfonce-*
ment de la matrice, a été admis sans contestation par tous
les chirurgiens.

Levret nous en fournit un exemple nouveau qui eut une
issue moins malheureuse. Il est ainsi rapporté par Leroux (1) :

Obs. 3. Levret. 1776. — « Cet homme célèbre termina avec
« le forceps l'accouchement d'une femme dont l'enfant avait la
« tête enclavée. Le cordon ombilical, qui faisait deux tours autour
« du col de l'enfant, se rompit en partie dans l'opération sans qu'on
« s'en aperçût, au point que lorsque Levret voulut faire l'extrac-
« tion du délivre, il (le cordon) lui resta à la main. Comme il y
« avait perte de sang, il introduisit sur-le-champ la main dans la
« matrice pour chercher le placenta... Lorsque le délivre fut tiré,
« il porta de nouveau la main dans la matrice, *il découvrit que son*
« *fond s'était renversé en partie vers son orifice.* Il le replaça, et la
« matrice se contracta sur-le-champ. »

Que devient cette forme de l'inversion abandonnée à elle-
même au bout d'un certain temps? Puzos (2) en décrit
les suites, mais sans observation à l'appui. « Après l'extrac-
« tion du placenta, il est très possible d'ignorer ce déplace-
« ment des parties, de croire au contraire l'opération heu-
« reusement terminée. Or ce renversement ignoré, qui
« forme une maladie à laquelle on remédierait sur
« l'heure avec facilité, si on s'en apercevait, devient dans
« la suite incurable, tant par son accroissement que par
« les adhérences qu'il contracte avec des parties d'où il ne
« serait pas prudent de le séparer. »

---

(1) Leroux, *Pertes de sang*, 1776, p. 59.
(2) Puzos, *Mercure de France*, 1744, p. 1974.

C'est Leroux de Dijon (1) qui, quelques années plus tard, se charge d'apporter la preuve ; son observation me paraît bien se rapporter à la dépression utérine devenue un état permanent.

> Obs. 4. Leroux, 1776. — « La femme attaquée de dépression
> « peut rester sujette à des douleurs dans les lombes, à des pertes
> « blanches et rouges habituelles qu'aucun remède ne peut arrêter
> « et dont les suites peuvent être funestes. J'ai connu une femme
> « attaquée de ces accidents qui est morte dans le marasme. Son
> « chirurgien m'a dit plusieurs fois qu'elle avait un renversement
> « de matrice qui lui était survenu après un accouchement, et qu'il
> « n'avait pas été possible de réduire parce qu'on s'en était aperçu
> « trop tard. J'ai découvert par le détail qu'il m'en a donné que
> « c'était une simple dépression. On touchait, suivant lui, le fond
> « de la matrice en introduisant le doigt dans l'orifice à un demi-
> « pouce de profondeur. »

On pourrait se demander ici s'il ne s'agissait point d'un polype. Toutefois l'observation semble bien se rapporter à une dépression. Et, comme nous le verrons plus tard, la science moderne, confirmant ces vues, a retrouvé et décrit des faits de ce genre sous le nom de *matrice accroupie ou affaissée* (2).

Deuxième degré (fig. 12). — *Renversement incomplet* de la plupart des auteurs caractérisé *par le passage plus ou moins considérable du corps retourné à travers le col.*

Voici bien un exemple de ce degré de renversement reconnu et constaté pendant le travail de l'accouchement. C'est Leroux qui le rapporte.

> Obs. 5. Leroux, de Dijon, 1776 (3). — « Je fus appelé, dit-il, auprès
> « d'une dame qui, accouchée depuis plus d'une heure, n'était pas
> « encore délivrée. Elle éprouvait un état d'angoisse inexprimable
> « avec une grande faiblesse. La perte de sang subsistait. La ma-
> « trice formait au-dessus du pubis une tumeur peu saillante et
> « comme tranchante d'un côté à l'autre. Le placenta était près du
> « bord du vagin. Ne voulant pas faire de tentatives nouvelles sur

---

(1) Leroux, *Pertes de sang*, 1776, p. 141.
(2) Voyez dans la seconde partie de ce travail le mémoire de Rigby, *Med. Times and Gazette*, 1858. — *Gaz. hebdom.*, 1858.
(3) Leroux, *Pertes de sang*, 1776, p. 60.

« le cordon, je portai ma main à plat sur la paroi postérieure du
« vagin. Ce fut alors que je reconnus le renversement...J'achevai
« le décollement du placenta et repoussai sur-le-champ dans sa
« place naturelle le fond de la matrice qui avait été entraîné avec
« le placenta dans le vagin. Mon autre main, appuyée au-dessus
« du pubis, me donna la facilité de sentir le développement de la
« tumeur tranchante que j'avais d'abord trouvée, elle s'éleva
« jusqu'au niveau de l'ombilic. Dès que la matrice fut dans cet
« état, elle se contracta et chassa pour ainsi dire ma main hors
« de sa cavité. »

Nous devons certainement ranger auprès de cette observation la plupart des inversions qui surviennent à la
suite de l'accouchement, qui sont rapportées sans dési-

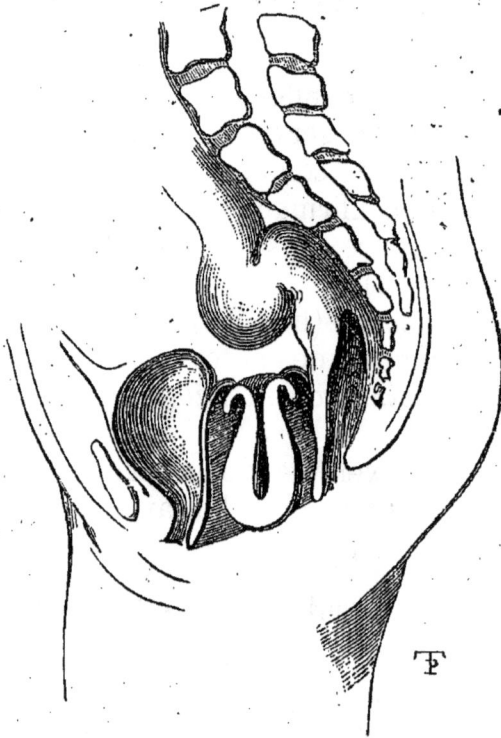

Fig. 12. — On voit, sur cette figure, le col intact, l'utérus renversé à travers le col et
absent de la cavité abdominale ; la vessie et le rectum.

gnations particulières, toutes celles du moins qui ne s'accompagnent pas de délabrement et dans lesquelles, suivant
le signe indiqué par Puzos, par Sabatier, par Leroux, la
matrice retournée reste dans le vagin ou en sort à peine.

Baudelocque, comme nous le verrons par la suite, en fournit plusieurs exemples.

Lorsque ce déplacement incomplet est fixé par le temps, sous quelle forme se retrouve-t-il ? Voici deux observations, l'une de Levret, l'autre de Leroux, qui nous sont présentées par les auteurs comme propres à nous l'indiquer :

Obs. 6. Levret, 1749 (1). — « Je fus appelé, dit Levret, pour voir « une dame qui était extrêmement grasse et âgée de 40 ans ; elle « avait eu dix enfants, il y avait dix ans qu'elle était accouchée « du dernier. Son médecin, lui ayant dit qu'elle avait une descente « de matrice, lui conseilla de se servir d'un pessaire... Le pessaire « ôté, je reconnus bientôt que la tumeur était faite par un renver- « sement incomplet de la matrice à travers son col, car, à en juger « par la partie que le doigt pouvait en toucher, elle était du volume « et de la figure d'un œuf de canne coupé par la moitié suivant « son petit diamètre ; sa consistance était charnue, elle faisait res « sort sous la pression ; du reste elle était lisse dans toute sa cir- « conférence, *sans être néanmoins indolente au tact.* J'en tentai la « réduction, elle se faisait en partie ; mais comme l'orifice de la « matrice restait toujours considérablement béant, la portion ren- « trée ressortait aussitôt..... La tumeur passait exactement à travers « l'orifice de la matrice, et cependant elle n'y était aucunement « adhérente. J'observai même que l'orifice ne la serrait pas beau- « coup. Le bord de l'orifice paraissait presque transversal et allait « s'évasant comme l'ouverture d'une cloche, faisant extérieure- « ment un bourrelet qui avait un vide derrière, c'est-à-dire qu'à « l'endroit où le vagin s'insère au col, il y avait tout autour une « gouttière... Le corps de la matrice ne pouvait passer à travers « son orifice sans le déjeter dans ce même sens. »

La description que donne Leroux offre peut-être moins de détails, mais n'en est pas moins intéressante par les réflexions qui l'accompagnent :

Obs. 7. Leroux, 1776 (2). — « Quelquefois on n'est appelé pour « remédier à cette maladie que longtemps après qu'elle est arri- « vée... *La matrice peut avoir pris comme une nouvelle manière* « *d'être...* Le corps de la matrice renversé et engagé dans son « orifice y est resserré circulairement comme dans un anneau. S'il « reste longtemps dans cette position, le lien comprimé s'affaisse

---

(1) Levret, *Obs. sur les polypes*, p. 131. 1749.
(2) Leroux, *Pertes de sang*, 1776, p. 143.

« par degré, et on y trouve comme une espèce de col qui sépare
« le fond de la matrice en deux portions, dont l'une est en deçà et
« l'autre en delà de l'orifice; c'est la forme que la matrice renver-
« sée depuis plus d'un an avait prise dans une pauvre femme du
« village de Change qui fut examinée par M. Hoin le père... Il
« résulte de là que la portion de la matrice renversée a *pris la*
« *forme d'un champignon qui ne pourra plus changer de figure.* »

Troisième degré (fig. 13). — *Renversement com-*
plet de la plupart des auteurs caractérisé par le renversement *non seulement du corps, mais du col lui-même,*

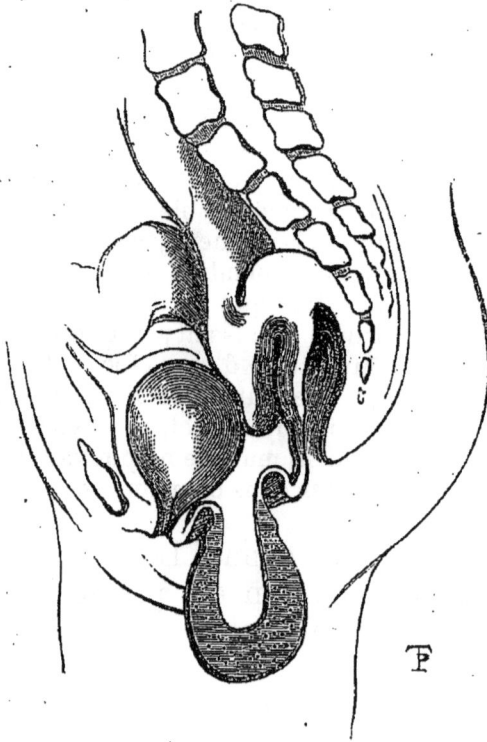

FIG. 13. — On voit, sur cette figure, la matrice entièrement retournée, les vestiges du
col, le vagin en partie retourné, l'ensemble formant une cavité dans laquelle la vessie
et l'intestin sont prêts à se précipiter.

c'est-à-dire dans lequel la matrice retournée entraîne à
sa suite le col retourné lui-même.

Ce degré du renversement s'accompagne en général
de grands désordres. La matrice déplacée forme dans ces

cas une masse pour la plus grande partie sortie du vagin et pendante entre les cuisses (Puzos, Sabatier, Leroux).

Les cas de ce genre dans lesquels la malade survit, quand la réduction n'a pas eu lieu en temps opportun, se-raient, au dire de Puzos, de Levret, de Leroux, extrême-ment rares, sinon absolument impossibles.

Voici cependant une importante observation de Levret qui, manifestement, se rapporte à cette forme du renver-sement devenue chronique.

Obs. 8. Levret, 1749 (1). — « Je me servirai des découvertes que « j'ai faites dans une semblable tumeur que j'eus occasion d'exa-« miner lorsque j'apprenais l'anatomie... La tumeur était grosse « comme la tête d'un enfant nouveau-né et à terme, elle était très « unie, rougeâtre et pendante entre les cuisses du sujet, qui pou-« vait avoir 70 ans. On l'eût pu comparer à une grosse boule « adhérente au fond d'un sac dont la gueule aurait été l'entrée du « vagin. Sa partie inférieure était plus grosse et plus dure que sa « partie supérieure. On sentait entre les grandes lèvres un bour-« relet circulaire, peu éminent à la vérité, néanmoins assez sen-« sible. Nous reconnûmes par la dissection que c'était l'orifice de « la matrice *qui était totalement supérieur à son fond, et que la par-« tie supérieure, qui était molle et d'un volume moins considérable « que la tumeur, pouvait être le vagin renversé.* Nous nous en assu-« râmes par une incision, et nous aperçûmes qu'une partie des « intestins grêles était plongée au fond du bassin. Nous les sen-« tîmes dans cette espèce de sac qui était supérieur à la tumeur... « Ce sac tenait encore par devant à la vessie, par derrière au rec-« tum, et supérieurement à de grandes portions du péritoine logées « dans son intérieur. Ce qui nous détermina à le retourner « peu à peu, d'abord en retirant doucement ce qui y était tombé « des intestins grêles, ensuite la portion du rectum et celle de la « vessie, puis les ovaires, les trompes, les ligaments ronds et « larges, *qui tous étaient entassés au fond du cul-de-sac que for-« maient les dehors de la matrice et les parois extérieures du vagin « ainsi retournées.* La matrice remise dans son sens naturel, nous « détachâmes ensuite la portion du rectum qui avait été entraînée « par la partie postérieure de la matrice, et qui faisait en cet en-« droit un coude assez semblable au cœcum, plein de matières « stercorales. La portion de la vessie qu'on voyait dans le sac était « fort mince et plus ample que celle qui était restée dans le bas-

_____

(1) Levret, *Obs. sur les polypes*, p. 189. 1749.

« sin. L'une et l'autre se joignaient par le moyen d'une troisième
« portion moins spacieuse (en forme de calebasse), la portion qui
« était dans le sac était tapissée d'incrustations pierreuses très
« friables ; l'urèthre enfin, au lieu de se porter vers la région supé-
« rieure, allait en descendant.

De l'examen critique que l'on peut faire des diverses
observations que nous venons de rapporter, on peut tirer
les conclusions suivantes :

Le premier degré, *la dépression*, est authentiquement
démontrée à l'état récent par l'observation de Mauriceau
et par celle de Levret ; à l'état ancien elle est admise par
Puzos et démontrée par l'observation de Leroux. On pourrait à la rigueur contester quelques points de cette dernière observation ; mais les travaux modernes sont venus,
ceux de Rigby en particulier, comme nous l'avons déjà
noté, confirmer sur ce point les vues de Leroux.

Quant au deuxième degré, dans le cas d'inversion récente que nous avons emprunté à Leroux, et dont Baudelocque a fourni plusieurs autres exemples, il faut bien
noter que c'est pendant l'accouchement même, avant la
fin du travail, que le déplacement a été reconnu et réduit
immédiatement. Rien ne prouve que si le travail eût
suivi son cours naturel, ce déplacement ne se fût pas
prononcé davantage, peut-être même complété. Ce degré
peut en effet passer par des nuances insensibles et se
présenter aux yeux de l'observateur sous les formes multiples qui se rapprochent de plus en plus de celle que revêt la forme complète, et qui laissent subsister, faute d'une
ligne de démarcation précise, une certaine confusion en-
tre le 2e et le 3e degré. Levret le reconnaît lui-même.

« Il est inutile d'ajouter, dit Levret (1), qu'il y a quan-
« tité de degrés entre la hernie incomplète de la matrice
« et la hernie complète.... Ce serait multiplier les êtres
« sans raison que de vouloir multiplier les divisions de
« ces maladies ; le plus ou le moins ne changent jamais
« l'essence des choses. »

_____

(1) Levret, *Obs. sur les polypes*, p. 144. 1749.

Paroles fort judicieuses, et qui peuvent servir de guide dans la détermination des différents degrés de l'affection qui nous occupe.

Or cette détermination ne peut avoir lieu qu'à la condition que cette ligne de demarcation qui manque soit découverte ou reconnue.

Si la dépression constitue un degré bien défini et incontesté, c'est que cet enfoncement du fond de la matrice, malgré toutes les nuances qu'il peut présenter, depuis la dépression la plus légère jusqu'à la plus profonde, trouve devant lui une limite anatomique, l'orifice du col, qui, dès qu'il se contracte, devient plus étroit que le fond et lui oppose une barrière qu'il ne dépasse pas.

Mais lorsque, sous l'influence d'une force plus violente ou plus rapide, le fond de la matrice a franchi l'obstacle et a fait irruption à travers l'orifice du col, cela constitue aussi un état spécial qui peut s'accentuer plus ou moins et revêtir également des formes multiples. Trouverons-nous ici, comme dans la dépression, une limite anatomique qui peut arrêter et fixer le déplacement ? Puzos, Sabatier, Leroux ont cherché à placer cette limite dans l'ouverture de la vulve, en donnant comme caractère à ce degré la situation de la matrice dans le vagin. Or cette limite n'offre pas un degré absolu de fixité, comme l'indique la définition même de Leroux. Levret l'avait plus judicieusement cherché dans la constitution même de la matrice, il avait tracé une ligne fictive entre le fond et le corps de la matrice et avait dit : la hernie du fond caractérise le renversement incomplet (2me degré) ; la hernie du fond du corps et du col lui-même, la hernie complète (3me degré); mais cette délimitation est arbitraire, rien ne la fixe, rien ne la précise, et de là une confusion inévitable dans les deux degrés de renversement.

Cette limite importante, c'est Baudelocque (1) qui a le mérite de l'avoir trouvée, et j'insiste d'autant plus sur ce fait important, que beaucoup d'entre les modernes paraissent l'avoir absolument oublié. Je n'en veux pour témoi-

---

(1) Dailliez, Thèse citée, p. 26.

gnage que la discussion soulevée dernièrement au sein de la Société de chirurgie (1) à propos des observations de MM. Jude Hue, Chauvel, Forget et Cazin.

« Tant qu'il y a une portion de la matrice susceptible « de se retourner et qui n'est pas retournée, le renverse- « ment est incomplet ; il n'est complet que quand tout ce « qui peut se retourner est retourné. Une seule portion de « la matrice ne peut se renverser et se retourner, *c'est* « *celle qui est au-dessous de l'insertion du vagin au* « *museau de tanche, conséquemment le museau de tan-* « *che lui-même, qui forme après le renversement le* « *bourrelet souvent peu saillant qui entoure en ma-* « *nière de bague ou d'anneau le pédicule de la tumeur* « *formée par la matrice renversée.* »

Cette limite anatomique, découverte par Baudelocque, me paraît donner la caractéristique du second degré. Ce degré ainsi envisagé comprend tous les renversements dans lesquels le fond de la matrice, en se retournant, s'est engagé dans l'orifice du col qui a conservé sa forme et sa position au fond du vagin. La tumeur ainsi formée est en général, ou au moins pour la plus grande partie, intra-vaginale ; c'est à cette forme que doivent être rattachés la plupart des renversements observés pendant l'accouche-ment chez des femmes jeunes, et qui n'ont pas été sou-mises à des manœuvres inopportunes ou trop violentes.

C'est à cette forme que se rattachent également les premières descriptions de ces renversements anciens jus-qu'alors fort négligés et presque inconnus, appréciés pour la première fois par Levret et par Leroux de Dijon, et qui étaient destinés à devenir dans le siècle suivant l'ob-jet de travaux si remarquables.

Les inversions anciennes du deuxième degré consti-tuent par conséquent une variété très importante et dont l'importance n'a point échappé aux auteurs du XVIIIe siècle. Après Levret, après Leroux, Lauverjat (2), puis Baude-locque (3) en ont fourni de nouvelles observations, et Bau-

(1) *Bulletin de la Soc. de chirurgie*, 1879, p. 349, 522, 786.
(2 et 3) Dalliez, Thèse citée, p. 71 et suiv.

delocque en a laissé une description magistrale que les modernes n'ont point surpassée :

« La matrice dont on a méconnu le renversement ou
« qu'on n'a pas réduite diminue de volume à mesure que
« son tissu se dégorge, comme on l'observe à la suite
« d'un accouchement ordinaire, mais beaucoup plus len-
« tement que dans ce dernier cas, en sorte qu'elle n'offre
« souvent après les 5 ou 6 premiers mois, ou plus tard
« encore, que la grosseur qui convient à une matrice
« saine qui ne serait pas renversée; quelquefois même elle
« se réduit davantage et semble plus petite... On la trouve
« alors sous la forme d'une poire, un peu plus arrondie
« dans son corps qu'une matrice ne l'est dans son état
« habituel ou de vacuité ; son col, également moins
« aplati, est un peu plus court et entouré supérieurement
« d'un bourrelet peu saillant, sous lequel le doigt pénè-
« tre à une profondeur de plusieurs lignes. On la pren-
« drait pour un polype de moyenne grosseur, si on se
« bornait à ces premières recherches. »

La théorie récente de l'*involution*, sur laquelle les chirurgiens anglais ont tant appuyé, se retrouve, comme on
le voit, tout entière dans ces quelques lignes de Baudelocque.

Le troisième degré, d'après la définition même qu'en
donne Levret et que paraît accepter Leroux, comprend
les cas dans lesquels il y a renversement *total du fond,
du corps, même du col* de la matrice à travers son orifice.
Or, d'après la remarque judicieuse de Baudelocque, le col
ne peut se renverser à cause de l'insertion qu'il donne au
vagin. Pour qu'il suive le mouvement d'inversion, il faut que
le vagin se renverse lui-même. L'on peut donc dire que les
renversements du 3me degré sont ceux qui entraînent avec
eux un certain degré de renversement du vagin; ce renversement a également sa limite anatomique qui est bien cette
fois l'orifice de la vulve, c'est-à-dire l'insertion même du vagin aux parties molles qui forment la vulve et par leur intermédiaire aux branches du pubis. Cette forme peut exister
dans les grands désastres d'accouchements accomplis par
des mains inhabiles. Elle détermine l'issue à l'extérieur

entre les cuisses de la malade de l'utérus entier retourné, et d'une portion plus ou moins grande du vagin.

Il faut convenir cependant que c'est là une forme extrême qui ne se rencontre pas ordinairement, surtout chez les femmes qui survivent à leur inversion. Le renversement du vagin rencontre en effet une résistance considérable dans les ligaments latéraux de la matrice ; dès que la partie supérieure du vagin vient à se renverser, ces ligaments se tendent et servent pour ainsi dire de frein à ce mouvement de descente de la matrice suivie par le vagin. Lorsque le vagin est en partie renversé, il forme comme une sorte de tube suspenseur auquel la matrice renversée est appendue. Le col, dans ce cas, s'efface ; ses lèvres, de verticales ou d'inclinées qu'elles étaient, deviennent horizontales et forment comme un simple bourrelet à la jonction de la matrice renversée et du vagin ; les tensions en largeur et en hauteur auxquelles ce bourrelet est soumis peuvent même le faire disparaître complètement, ou n'en laisser subsister que quelques vestiges. comme nous le verrons plus tard dans les observations de Forget, de Cazin, etc. La matrice renversée dans ces cas-là prend exactement la forme d'une fiole à goulot évasé, et dont le pédicule ou la partie rétrécie qui est au niveau du col utérin se continue à peu près directement avec le vagin qui forme la partie évasée du goulot. C'est dans ces conditions que Levret a pu dire : que ce degré était caractérisé « *par le* « *renversement total du fond de la matrice, de son corps* « *et même de son col* », et Leroux, que ce degré existe « lorsque l'utérus est *entièrement retourné*, et qu'on le « trouve remplissant totalement le vagin ou pendant entre « les cuisses ».

On le comprend maintenant : lorsqu'une femme atteinte d'une telle inversion guérit, la matrice même, après avoir subi son mouvement de retrait, reste comme un poids suspendu à l'extrémité du vagin, qui tend graduellement à augmenter le mouvement d'inversion du vagin et peut arriver ainsi à produire l'ensemble des phénomènes et la disposition anatomique exagérée relatés dans la remarquable observation de Levret.

En résumé, du XVIIe au XVIIIe siècle, la question de diagnostic a fait un pas immense, et les quatre noms de Mauriceau, de Levret, de Leroux et de Baudelocque se rattachent glorieusement à ce progrès considérable.

Mauriceau découvre les lois du diagnostic différentiel entre le renversement et la chute de la matrice ;

Levret, celles du diagnostic différentiel entre le renversement et les polypes.

Mauriceau découvre la dépression utérine ; Levret, Leroux et Baudelocque arrivent à la détermination exacte des autres variétés, et séparent pour la première fois l'étude des inversions anciennes, si riches d'avenir, de celle des inversions récentes qu'ils viennent d'arracher aux obscurités du passé.

§ II.

Histoire de l'étiologie de l'inversion pendant le XVIIe *et le* XVIIIe *siècle.*

L'étiologie, c'est-à-dire la connaissance exacte des causes qui peuvent occasionner le renversement de la matrice, fait pendant la même période de temps des progrès parallèles à ceux du diagnostic.

Les écoles anciennes, qui confondaient sous la dénomination commune de renversement ou de précipitation de la matrice plusieurs affections fort différentes, reproduisaient nécessairement la même confusion dans l'appréciation des causes qu'ils attribuaient à cette maladie. L'énumération banale donnée par Soranus se répète à travers les siècles, et de transmission en transmission arrive à peu près tout entière jusqu'à Ambroise Paré, dans l'œuvre duquel nous la retrouvons encore.

Lorsque Mauriceau eut définitivement séparé la chute de la matrice de son renversement, la plupart des causes indiquées par Soranus durent être écartées. Mauriceau, ses contemporains et ses successeurs immédiats, Ruysch, Peu, Amand, Viardel, de La Motte, admettent que le renversement de la matrice ne peut avoir lieu que pendant l'accouchement ou à sa suite ; et, rétrécissant encore le champ de l'étiologie, ils pensent que les tractions exagérées du placenta sont la cause à peu près exclusive de ce déplacement.

C'est à ce moment que des conceptions nouvelles sur ce point important commencèrent à se faire jour.

Il est certain, en effet, que des renversements peuvent se produire, pendant l'action puerpérale, en dehors des tractions placentaires et par le seul effet des contractions musculaires. On les a désignés depuis sous le nom plus ou moins approprié d'*inversions spontanées*.

Voici quelles sont, suivant les auteurs du dix-huitième siècle, les différentes espèces de contractions musculaires qui peuvent donner naissance à ces inversions.

1° *Les contractions isolées du muscle utérin.* Ces contractions, suivant Astruc (1), peuvent suffire à produire l'inversion lorsqu'à la suite d'un accouchement qui a exigé de pénibles efforts, elles persistent un moment sous la forme d'agitations convulsives et irrégulières. Cette théorie, appelée à avoir un certain retentissement dans les écoles du siècle suivant, a été formellement émise et défendue pour la première fois dans les livres d'Astruc sur les accouchements et sur les maladies des femmes. « Le « renversement vient quelquefois des agitations convul- « sives de la matrice, après un accouchement laborieux, « qui en poussent le fond par l'orifice encore ouvert, à « peu près comme les contractions entrecoupées des « intestins, dans les violentes coliques, poussent une « partie de l'intestin dans l'autre, tantôt la partie supé- « rieure dans l'inférieure, tantôt l'inférieure dans la su- « périeure. Ce qui donne lieu à *la passion iliaque.* »

La théorie d'Astruc pourra être un jour contestée, attaquée; mais, comme nous le verrons par la suite, il en restera certainement quelque chose.

2° *Les contractions des muscles de la paroi de l'ab-domen.* — Cette théorie des pressions intra-abdominales

---

(1) Astruc, *L'Art d'accoucher réduit à ses principes*, in-16°,1766, p.277. — *Maladies des femmes,* t. 4, p. 21.

transmises à l'utérus par l'action de totalité des muscles qui composent les parois du ventre, si largement développée autrefois par Galien (1), et qui était tombée dans un oubli presque complet, a été remise en pleine lumière, sous une forme très magistrale, par Leroux de Dijon (2).

Leroux s'inscrit d'abord en faux contre la théorie d'Astruc :

« Les dispositions de la matrice font douter, avec
« raison, de la possibilité du *renversement produit par*
« *l'action propre de ce viscère ;* quand il arrive, il y a
« lieu de supposer qu'il dépend de causes étrangères, et
« que la nature n'y contribue que par le peu de résis-
« tance que sa faiblesse (inertie de la matrice) leur
« oppose dans certaines circonstances.

« Supposons un accouchement précipité, la dernière
« douleur expulse l'enfant. Dans ce temps, la matrice,
« qui n'a éprouvé que peu de contractions, n'a pas eu le
« temps de raffermir assez ses parois pour qu'elles puis-
« sent résister à l'action continue des muscles du bas-
« ventre et à l'abaissement du diaphragme. Ces puis-
« sances, lorsque l'enfant est sorti, agissent encore
« pendant quelque temps, elles pressent violemment
« les intestins sur le fond de la matrice qui, à cause de
« son peu d'épaisseur et de son étendue, offre peu de
« résistance ; il cède à l'effort des parties qui le compri-
« ment, *et s'enfonce comme la forme d'un chapeau qu'on*
« *pousse avec le poing*. L'effort continu des muscles du
« bas-ventre et du diaphragme, lorsque celui de la ma-
« trice a cessé, est donc une cause évidente de renverse-
« ment de ce viscère. »

Leroux fait en outre observer que le renversement qui en résulte peut être plus ou moins complet, et le premier il fait ressortir ce fait important que le renversement ainsi produit peut rester incomplet pendant quelques heures, même pendant quelques jours, et devenir complet après un laps de temps variable ; ce qui donne l'explication de

---

(1) Voy. le texte de Galien, p. 22 de cet ouvrage.
(2) Leroux, *Observations sur les pertes de sang*. Dijon, 1776, p. 56.

certains *renversements tardifs* qui n'arrivent que quelques jours après l'accouchement :

« La simple dépression peut être arrivée dans les mêmes
« circonstances, par la même cause, sans qu'on s'en soit
« aperçu. Cette dépression s'est quelquefois augmentée
« peu à peu par l'expulsion des viscères du bas-ventre,
« au point de produire avec le temps le renversement
« complet. »

La théorie des pressions abdominales implique, d'après Leroux, un certain degré d'*inertie de la matrice*, et il complète sa démonstration par une observation très importante, reprise depuis et développée, comme nous le verrons plus tard, par les physiologistes modernes, à savoir « que le lieu où s'attache le délivre est celui qui
« acquiert le moins d'épaisseur dans les contractions
« utérines ; c'est le lieu le plus faible après la sortie de
« l'enfant, celui qui est le plus disposé à se renverser, et
« effectivement celui qui se renverse toujours (1) ».

Baudelocque (2) ajoute quelques traits à cette théorie des contractions abdominales développée par Leroux :
« On observerait plus rarement ce renversement, si les
« femmes, plus dociles aux conseils qu'on leur donne, pou-
« vaient, au moment des dernières douleurs de l'accou-
« chement, faire usage de leur raison... Mais, dans le
« délire des dernières douleurs, elles ne connaissent,
« elles ne sentent que le besoin d'accoucher ; elles appel-
« lent la mort à grands cris ; leurs efforts sont ceux du
« désespoir et ne paraissent plus subordonnés à leur
« volonté, elles les redoublent et les prolongent, au lieu
« de les modérer à mesure que l'enfant se dégage, de
« manière que la sortie de celui-ci est bien moins l'effet
« de la contraction de la matrice que de l'action des mus-
« cles abdominaux et du diaphragme. Les intestins, pres-
« sés sur le fond de la matrice qui ne peut se resserrer
« aussi vite qu'elle s'évacue, le dépriment, le renversent
« et le poussent à travers l'orifice avec une promptitude

---

(1) Leroux, *Pertes de sang*, p. 63.
(2) Dailliez, *loc. cit.*, p. 43.

« telle que l'accoucheur, occupé des soins de l'enfant, ne
« s'aperçoit de ce renversement que lorsqu'il n'est plus
« en son pouvoir de le prévenir ».

En comparant les deux textes de Leroux et de Baudelocque, bien que leurs descriptions se rapportent à des
faits analogues, on voit poindre en germe deux théories
bien distinctes de l'inversion utérine spontanée : celle des
inversions passives, dans laquelle la matrice frappée
d'inertie cède aux pressions abdominales ; celle des *inversions actives*, dans laquelle la matrice, ne cessant pas de
se contracter, mais associant à sa propre action l'action
exagérée des efforts abdominaux, peut être entraînée par
ceux-ci, mais ne cesse pas de prendre une part active à la
production de l'inversion. Nous aurons à reprendre et à
compléter plus tard l'histoire de ces deux formes de l'inversion spontanée, en étudiant l'étiologie de l'inversion
utérine à notre époque.

Pendant que la science chirurgicale du XVIII° siècle
recherchait ainsi et proclamait les diverses origines que
le renversement peut présenter à la suite de l'accouchement, elle cherchait d'un autre côté, par une sorte de
retour à des traditions surannées, mais toujours persistantes, s'il n'existait pas des circonstances spéciales dans
lesquelles, en dehors de l'accouchement, l'inversion pût se
produire.

En 1744, Puzos (1), accoucheur et praticien du plus
grand mérite, se fit, dans un mémoire important, le
champion de cette idée, et chercha à lui donner une couleur scientifique.

Il reconnaît en effet dans son mémoire (2) que l'inversion de la matrice peut être produite par deux ordres de
causes : « le renversement de *cause externe*, c'est-à-dire
« celui qui se produit dans l'extraction forcée du placenta
« adhérent au fond de la matrice ; le renversement de

---

(1) *Mémoire sur l'inversion de la matrice*, lu dans la séance publique de
l'Académie de chirurgie en 1744, et dont un extrait est reproduit dans le
Mercure de France, septembre 1744, p. 1974.

(2) Les principaux traits de ce paragraphe paraissent dans l'extrait du
Mercure de France, empruntés textuellement au mémoire de Puzos.

« *cause interne*, cause inconnue jusqu'ici et tellement
« indépendante de l'accouchement, que la maladie qu'elle
« produit a été reconnue à des filles hors de tout soupçon,
« à des femmes qui n'avaient jamais eu d'enfants, à d'au-
« tres qui, depuis quinze ou vingt ans qu'elles étaient accou-
« chées, n'avaient senti aucune incommodité, si ce n'est vers
« le temps où la maladie avait commencé à prendre nais-
« sance..... Ces renversements, reconnus pour être de
« cause interne, ne se sont déclarés qu'à l'âge critique
« des femmes, qu'à des personnes extrêmement grasses
« et à qui l'exercice ou le marcher coûtaient beaucoup de
« peine.... C'est la graisse énorme et le poids considéra-
« ble des viscères du bas-ventre qui, portant perpendicu-
« lairement sur le fond de la matrice, principalement
« dans le temps de son affaissement, l'enfonce peu à peu
« et fait passer le fond de la matrice au travers de l'ori-
« fice, en forme de hernie par succession de temps ».

Le mémoire de Puzos contient, comme on le voit, deux
choses bien distinctes, une théorie et un fait pratique. La
théorie fort contestable, fort contestée de la pression exercée sur la matrice par les organes viscéraux chargés de
graisse et capables de produire l'inversion, a pu, comme
nous le verrons plus tard, conserver quelques adeptes
jusqu'à nos jours ; mais elle ne tient guère devant les
recherches expérimentales qui ont démontré que la matrice, même après l'âge critique, reste un organe très dur,
à parois épaisses, à cavité étroite, et dont le fond, même
sous des pressions considérables, ne peut être ni déprimé
ni enfoncé dans sa cavité.

Le fait pratique, qui est la découverte des inversions
dites de causes internes ou étrangères à l'accouchement, a
au contraire été depuis Puzos universellement accepté, et
est resté une conquête pathologique originale et sérieuse.

Toutefois, il faut bien le reconnaître, sous la forte impulsion de Levret, les idées sur ces inversions étrangères à
l'accouchement allaient prendre un tout autre cours.

En effet, la grande découverte de Levret sur les polypes
utérins n'avait pas encore paru, lorsque Puzos écrivit son
mémoire, et il est fort probable que si, malgré la haute position de son auteur, son œuvre, qui eut un si grand éclat à

son apparition, n'a été publié ni de son vivant, ni après sa mort, lorsque l'Académie confia à Gervais (1) le soin de le faire, c'est que les observations sur lesquelles il appuyait sa démonstration avaient perdu de leur valeur depuis l'apparition du livre de Levret, et que, suivant toutes les probabilités, beaucoup d'entre elles se rapportaient à des polypes.

Du reste, nous ne connaissons pas les observations de Puzos, mais ne perdons pas de vue qu'elles étaient encore tenues en honneur et par Levret (2) lui-même et par Sabatier (3) ; nous sommes par cela seul assurés que quelques-unes d'entre elles pouvaient et devaient avoir un côté intéressant, et que parmi ces cas d'inversion survenant, comme le dit Puzos lui-même, « sur des filles hors de « tout soupçon, à des femmes qui n'avaient jamais eu « d'enfants, ou qui ne se sont déclarés qu'à l'âge cri- « tique des femmes », il en est certainement bon nombre que la science moderne n'eût point désavoués.

Supposons, en effet, qu'en dehors de l'accouchement la matrice ait été dilatée par une production intérieure quelconque, par un polype, par exemple. La matrice ne représentant plus un organe dur, compacte, à cavité étroite, mais devenue une poche à parois minces comme dans la grossesse, peut très bien, au moment où le polype est chassé, soit par son poids, soit par des tractions extérieures, soit par son développement naturel, être déprimée au point où le polype s'attache à sa paroi, et sous l'influence des pressions abdominales, cette dépression peut rapidement se transformer en inversion réelle. Un renversement ainsi produit ne rentrerait-il pas dans la théorie de Puzos ?

Or, cette supposition est une réalité, l'observation existe. Elle est antérieure à l'œuvre de Puzos ; elle appartient à Gaulard, et a été insérée dans les *Mémoires de l'Académie royale des Sciences*, dès 1732, c'est-à-dire 12 ans

---

(1) Sabatier, *sur les déplacements de la matrice.* (*Ac. chir.* t. III, in-4°, p. 380.)

(2) Levret, *loc. cit.*, p. 132.

(3) Sabatier, *loc. cit.*, p. 180.

avant la publication de Puzos. Elle ne devait point être inconnue à Puzos, et peut-être figurait-elle au nombre des observations sur lesquelles reposait son travail.

Voici cette observation, telle qu'elle a été reproduite par Sabatier :

Obs. 9. Gaulard, 1732 (1). — « Une femme qui, ayant eu treize
« enfants, avait cessé d'en avoir à 40 ans et avait perdu ses règles
« à 45, sentit à environ soixante et dix ans des douleurs plus vi-
« ves que celles qu'elle avait ressenties à toutes ses grossesses,
« et enfin elle accoucha pour ainsi dire naturellement et pres-
« que sans secours d'une grosse masse de chair qu'on eût pu
« prendre pour une môle. Elle était du poids de quatre livres,
« composée de fibres charnues et d'un lacis d'un grand nombre
« de vaisseaux. La malade, depuis son dernier accouchement,
« avait toujours joui d'une parfaite santé, à quelques chaleurs et
« quelques ardeurs près dans le bas-ventre et dans les reins. *Elle*
« *était fort replète*, et quand elle avait vu son ventre grossir, elle
« avait cru engraisser encore. Le lendemain qu'elle se fût délivrée,
« il se trouva qu'elle ne l'était pas tout à fait. Une sage-femme
« ayant introduit sa main dans la matrice *y sentit un corps* qu'elle
« ne put tirer et auquel elle ne voulut pas faire de violence ;
« mais il vint ensuite se présenter de lui-même, hors du vagin,
« en partie. Il était très dur, de la grosseur du poing, et des dé-
« chirures de fibres marquaient que le premier corps avait été
« attaché à ce second. M. Gaulard crut que *ce second corps était*
« *la matrice qui se renversait.* Tous les autres médecins et chirur-
« giens que la singularité du fait attira, furent d'avis que c'était
« encore un corps étranger ; M. Gaulard demeurait seul de son
« parti, et cela l'ébranlait un peu. Pendant plusieurs jours le
« second corps s'allongea de deux doigts hors du vagin, soit natu-
« rellement, soit plutôt parce que diverses personnes l'avaient ti-
« raillé. Quand il fut à ce point d'allongement, il n'y eut qu'une
« voix pour en faire la ligature qu'on serrerait tous les jours
« un peu plus. Il est remarquable que de tout cela il n'arriva au-
« cun accident, et que le pouls de la malade ne sortit presque
« pas de son état naturel. Elle vécut 17 à 18 jours après la liga-
« ture ; mais, comme elle avait un dégoût invincible pour tous
« les aliments, elle tomba dans un extrême affaissement et mou-
« rut le 37ᵉ jour de sa maladie. M. Le Dran l'ouvrit, et la ques-
« tion sur ce second corps fut décidée par la dissection exacte
« qui en fut faite en particulier. C'était sûrement la matrice,
« et selon toutes les apparences une excroissance polypeuse

---

(1) *Mémoires de l'Acad. des Sciences*, 1732, p. 30. — Sabatier, *Mém. de l'Acad. de Chir.*, in-4°, t. III, p. 377.

« avait été la première cause du renversement, aidée ensuite par
« la compression réitérée des muscles du bas-ventre. »

Cette observation très importante rentre certainement
dans le cadre de Puzos. Mais c'est un cas spécial, et dont
Sabatier, qui fut lui-même un contemporain de Puzos (1),
me paraît avoir le premier saisi la véritable signification.
« On peut mettre, dit-il, les polypes utérins au rang de
« ces causes internes (indiquées par Puzos) ; comme leur
« pédicule est implanté vers le fond de la matrice et qu'ils
« y sont fort adhérents, lorsque ce viscère se trouve d'une
« contexture lâche et délicate, ils l'entraînent avec une
« facilité d'autant plus grande, que l'action qu'ils exercent
« sur lui, et qui dépend de leur pesanteur, est constante
« et uniforme » ; et il ajoute plus loin, en parlant de l'observation précédente : « Selon toutes les apparences,
« l'excroissance polypeuse formée dans la matrice avait
« été la première cause du renversement, aidée ensuite
« par la compression réitérée des muscles du bas-ven-
« tre ».

C'est donc un fait acquis ; au nombre de ces causes pré-
sumées qui en dehors de l'accouchement peuvent amener
l'inversion, il en est une au moins qui paraît mise hors de
doute, c'est l'existence d'un polype dans la matrice. Voyons
maintenant si cet exemple n'est pas unique, si, dans les
temps antérieurs et postérieurs à la publication de l'observation de Gaulard, on ne trouve pas d'autres faits analogues qui viennent confirmer l'interprétation qu'en a donnée
Sabatier. Nous avons déjà noté le fait curieux rapporté
par Celse (2), dont la signification a semblé douteuse jusqu'à présent, et qui me paraît bien se rapporter à un cas de
ce genre.

Suivant toutes les probabilités, comme nous le démontrerons plus loin, l'observation d'ablation de la matrice
pratiquée par Ambroise Paré, en 1575, se rapporte à un
cas du même genre.

---

(1) *Mém. Acad. Chir.*, t. III, in-4°, p. 380 et suivantes.
(2) *De re medica.* Edit. Fr. Didot, 1772, rapporté déjà dans ce travail,
p. 13.

Voici, du reste, cette observation curieuse à bien des titres.

Obs. 10. Ambroise Paré, 1575 (1). — « Une femme âgée de 25
« à trente ans, saine et bien réglée de ses purgations utérines,
« et reputée fort honnête et de bonne vie, se maria pour la se-
« conde fois, en 1571. Peu après la copulation eut signe de con-
« ception. Toutefois avec progrès de temps se sentant une
« pesanteur ès parties basses si facheuse pour la douleur, réten-
« tion d'urine et autres accidents qu'elle ne la pouvait plus
« endurer, s'en découvrit à un barbier chirurgien, son voisin et
« amy, nommé Christofle Mombeau... Cependant cette pesanteur
« ne se perdait point, ains s'augmentait et vint à telle consé-
« quence que l'an 1573 et les autres en-suivants, si la malade
« se voulait tourner au lit, ne le pouvait aisément sans met-
« tre les mains au ventre pour aider à supporter ce faix du côté
« qu'elle se voulait tourner... Debout ou assise ne pouvait uriner
« n'aller à ses affaires sans soulever avec ses mains vers le dia-
« phragme le dit faix. Marchant avait grande difficulté de mou-
« voir les jambes et pensait avoir toujours quelque chose entre
« deux qui l'empêchait. Tant fut qu'enfin vaincue de mal d'impa-
« tience, le vingt sept décembre dernier (1574), fut persuadée par
« une femme empirique de prendre de l'antimoine. Dont la vio-
« lence fut telle, qu'après avoir plusieurs fois vomi avec grands
« efforts, sentit (ce pensait-elle) son fondement relasché. Visitée
« par une sienne amie, fut conseillée d'appeler l'aide des chirur-
« giens, parce que ce qui sortait ne lui semblait être le boyau
« cullier, mais autre chose partant de sa nature ; je fus donc ap-
« pelé, et M. Jacques Guillemeau, ensemble M. Antoine de Vieu,
« et après avoir tous bien considéré, advisames pour le meilleur
« qu'il fallait extirper ce qui paraissait, attendu la couleur noire,
« puanteur et autres signes de substance pourrie (sphacèle). Si
« commençames à tirer par deux divers jours, le jour des roys
« (6 janvier 1575) sans douleur un corps qui fut jugé de Mes-
« sieurs Alexis Gaudin médecin du roy, Le Feure aussi médecin
« du roy, de Violaines docteur de l'Université de Paris estre le
« corps de la matrice à raison que fut trouvé le corps d'un testi-
« cule et une grosse membrane. Après l'extirpation de cette
« partie la malade se trouva mieux et resta fort bien par l'espace
« de 3 mois au bout desquels lui survint une pleurésie dont elle
« mourut. Etant averti qu'elle était décédée on fit ouverture : ou
« n'ay trouvé la matrice, ains en son lieu une callosité dure
« que nature avait machiné durant les trois mois, de si peu qui
« en restait pour refaire ce qui était perdu. »

(1) Ambroise Paré. Edit. Malgaigne, t. 2, p. 745.

Cette observation ne se rapporte pas à un renversement simple. La maladie n'a aucun rapport avec un accouchement ; elle a une évolution de quatre ou cinq années ; la tumeur est restée longtemps accessible à la main dans la région hypogastrique ; elle a fait irruption tout à coup à l'extérieur à la suite d'efforts violents ; en un mot elle paraît s'être comportée comme un polype. La tumeur devenue extérieure n'a pu guère être jugée par Ambroise Paré, puisqu'elle tombait en sphacèle. Elle a été enlevée par fragments et en plusieurs séances, mais dans un de ces débris se trouvait *un ovaire* (un testicule, comme dit Paré). Pour que cela fût ainsi, il fallait de toute nécessité que la matrice fût renversée à la suite du polype, et que ses parois atteintes par la gangrène ou par les instruments de chirurgie aient été assez largement et assez profondément entamées pour donner issue à l'ovaire logé dans le cul-de-sac péritonéal qui avait suivi la matrice renversée. L'autopsie, du reste, a démontré que la matrice était absente et remplacée par un simple moignon utérin formé aux dépens des portions restantes de la matrice. Après ces remarques, il me paraît difficile de ne pas admettre qu'il s'agissait bien, dans ce cas, d'un polype resté longtemps intra-utérin ou intra-vaginal, et qui à la suite d'efforts violents a fait irruption à l'extérieur, entraînant le renversement consécutif de la matrice. Nous verrons plus tard, en faisant l'historique du traitement, une observation de Vieussens, datant de la fin du xviie siècle (obs. ultérieure 23), et qui offre, quant à son origine, la plus grande analogie avec celle de Paré.

Vers le milieu du xviiie siècle, la grande découverte des polypes utérins faite par Levret, le diagnostic rétrospectif, infligé dans le sein de l'Académie de chirurgie elle-même par Sorbier, par Hevin et par Puzos lui-même, aux divers cas d'inversion utérine traités par l'extirpation (observations de Mellis, de Thomas, de Decevisse, d'Hoin le père, de Médan, de Collin), et qui les ramenait au modeste rôle de simples polypes enlevés par ces chirurgiens, contribuèrent au moins autant que le commentaire de Sabatier sur l'observation de Gaulard, à mettre l'esprit des chirurgiens en éveil sur cette question. Ceux-ci ne tardèrent pas en effet à découvrir et à relater plusieurs cas fort analogues à celui de Gaulard, et revêtus cette fois de toute l'authenticité que peuvent donner les investigations de la science moderne.

En 1784, Laumonier de Rouen, en 1787, Desault et Baudelocque, en 1797, Bardol d'Antibes, en 1799, Allan et Piet, en 1881, Baudelocque donnent cinq nouvelles observations qui se trouvent toutes consignées dans le Mémoire de Daïlliez (1). De ces cinq cas, les trois premiers ont été traités par la ligature et l'amputation, la ligature et l'amputation portant sur le corps même de la matrice ; une seule malade a survécu, celle de Desault. Dans ces trois cas, la dissection de la tumeur, et dans les deux qui se sont terminés par la mort, l'ouverture du corps ont démontré l'existence simultanée du polype et du renversement. Dans le quatrième et dans le cinquième, le diagnostic bien établi a permis de porter la ligature sur la limite exacte du polype et du fond de la matrice, c'est-à-dire sur le pédicule vrai du polype. Celui-ci est tombé, et après sa chute, le fond de la matrice a pu remonter et reprendre sa place.

Les chirurgiens du dix-huitième siècle ont eu par conséquent encore le mérite de découvrir et de bien établir cette nouvelle variété des renversements de la matrice, et de laisser les matériaux suffisants pour en édifier l'histoire.

En dehors des polypes, n'y a-t-il pas d'autres conditions pathologiques qui puissent expliquer la production des inversions étrangères à l'accouchement ?

Le Blanc d'Orléans, et avec lui Sabatier (2), présumaient que « *les pertes de sang* peuvent aussi produire « la même maladie (le renversement), tant parce qu'elles « relâchent le tissu de la matrice, que parce qu'elles « sont ordinairement accompagnées de douleurs bien « vives qui déterminent le diaphragme et les muscles du

---

(1) Daïlliez, thèse citée, p. 57 et suiv.
(2) Sabatier, *Mém. Acad. de Chir.*, in-4°, t. III, p. 379.

« bas-ventre à se contracter et à agir avec toute la force
« dont ils sont capables. »

C'est, comme on le voit, encore une nouvelle forme de
la théorie de Puzos.

Le Blanc d'Orléans a fourni deux observations qui lui
paraissent, ainsi qu'à Sabatier qui les relate, venir à
l'appui de cette opinion.

Obs. 11. Le Blanc d'Orléans, 1734 (1). — « Au mois de janvier
« 1734, on vint me chercher pour la femme de François Bouchet
« de Saint-Denis-en-Val, que l'on me dit être en mal d'enfant, dont
« la tête était passée sans pouvoir accoucher. Y étant arrivé, cette
« femme me dit que ses règles lui avaient manqué depuis trois
« mois, et que ressentant depuis quatre heures de vives tran-
« chées, il lui était survenu une perte de sang considérable ; que
« dans une violente douleur la tête de son enfant était sortie, et
« que ce qui la surprenait le plus, c'était d'avoir à trois mois un
« enfant si gros, dont les épaules ne pouvaient passer. En la tou-
« chant je m'aperçus bientôt que ce n'était point la tête d'un en-
« fant. Je crus d'abord que c'était une chute de matrice, mais
« l'ayant examinée avec une lumière et n'y trouvant point l'orifice
« de la matrice tel qu'il se remarque ordinairement dans la chute,
« surtout dans une chute aussi récente, je fus convaincu que cette
« masse qui était grosse comme la tête d'un enfant né à six ou
« sept mois était proprement le corps de la matrice renversé. Je
« la réduisis selon l'art. Je visitai ensuite tous les linges qu'on
« avait mis sous la malade pour recevoir le sang, afin de voir si
« elle n'avait pas rendu de corps solide : je ne trouvai autre chose
« que des caillots de sang. Cette femme s'est parfaitement rétablie
« depuis et a eu plusieurs enfants.

Obs. 12. Le Blanc d'Orléans, 1757. — « Une autre personne,
« après être accouchée fort heureusement, ressentit le 10ᵉ jour
« une douleur de colique qui fut suivie d'une perte abondante et
« d'un renversement de matrice... ; il est vrai qu'elle avait eu dix
« jours auparavant un pareil renversement lors de l'extraction
« du placenta, etc. (2) »

Ces deux observations sont loin d'être probantes. Nous
avons vu d'une part qu'il n'était pas possible d'admettre
qu'une matrice à l'état de vacuité pût se renverser sous
l'impulsion d'une force quelconque. La théorie de Le Blanc

---

(1) Le Blanc, *Précis d'opérations de chirurgie*, tome I, p. 359. — Sabatier, *Mém. Acad. Chir.*, in-4", t III, p. 379.
(2) Dailliez, thèse citée, p. 38.

ne serait donc acceptable qu'à la condition d'admettre que
le sang peut s'accumuler assez dans la matrice pour la
dilater considérablement et ramener ses parois à l'état
d'une membrane mince et molle sur laquelle, par l'impulsion de forces expultrices violentes mises en jeu par la
plénitude même de la cavité utérine, les contractions abdominales seraient susceptibles d'entraîner le renversement. Nous aurons à voir plus tard si la science fouillée
par l'observation moderne fournit des matériaux à l'appui
de la théorie de Le Blanc. L'école du XVIIIᵉ siècle m'a
semblé laisser la question en suspens. Et pour les observateurs modernes, les deux observations de Le Blanc sont
passibles de certaines critiques.

Dans la première nous trouvons une suppression des
règles de trois mois, puis une perte de sang abondante,
puis des douleurs de matrice violentes ; il a donc pu se
produire, comme la malade le soupçonnait elle-même,
une fausse couche, après trois mois de grossesse ; le corps
du fœtus, il est vrai, n'a pas été retrouvé, mais il a pu échapper, se perdre dans les caillots ; le renversement peut donc,
à la rigueur, être rapporté au travail qui a accompagné un
avortement.

Cette observation à ce titre serait encore du reste très
intéressante. Elle serait la première en date qui prouvât
que l'inversion peut succéder à une grossesse de 3 à 4
mois ; nous en retrouverons plusieurs exemples dans la
suite. Quant à la seconde observation, elle ne prouve
qu'une chose proclamée depuis par Leroux, c'est qu'une
inversion produite au moment de l'accouchement peut, si
elle n'est pas réduite complètement, si la main du chirurgien, par exemple, a laissé subsister une dépression du fond
de la matrice, se reproduire ou s'accentuer au bout de quelques jours sous l'influence d'un effort quelconque. Cette
observation a donc aussi son importance. Elle a en effet
le mérite d'être la première en date qui démontre l'existence de ces récidives ou répétitions qui peuvent survenir
quelques jours après une première inversion réduite, en
même temps qu'elle donne l'explication de ces *inversions
tardives* qui se montrent seulement quelques jours après
les couches, et qui tiennent, comme les précédentes, ainsi

que cela ressort des observations et des travaux de Leroux et Baudelocque, à l'existence d'une dépression qui s'est produite et qui est restée méconnue au moment de l'accouchement.

En somme, l'opinion de Le Blanc sur les inversions produites par les pertes de sang n'a été ni acceptée ni repoussée par ses successeurs. La question reste donc en suspens. Dans tous les cas, ses deux observations restent le point de départ de deux ordres de faits qui jouent un rôle considérable dans les théories de l'évolution de l'inversion que nous aurons à étudier plus tard.

Enfin, en continuant cette étude sur les renversements qui peuvent se présenter en dehors de la grossesse et de l'accouchement, nous trouvons un dernier fait présenté cette fois par Baudelocque.

Obs. 13. Baudelocque, 1790 (1). — « Le professeur Baudelocque, « dit Dailliez à qui nous devons cette observation, fut consulté « en 1790 pour une jeune fille de 15 ans qui avait une perte habi- « tuelle depuis le commencement de l'hiver 1788-1789, et qui « n'était survenue qu'à la suite d'un rhume. Cette perte, pendant « 7 à 8 mois, avait été précédée d'une menstruation régulière. « Cette jeune fille était maigre, d'une pâleur extrême et menacée « de succomber incessamment à l'hémorrhagie.....Le professeur « Baudelocque trouva dans le vagin, dont l'entrée était encore « bordée de la membrane hymen, un corps de figure ovoïde, du « volume d'un petit œuf de poule, plus gros en bas que vers son « attache à la voûte supérieure de ce canal. Ce corps avait la soli- « dité d'une matrice saine, il était douloureux au toucher et lais- « sait échapper du sang à la moindre pression. La membrane qui « le recouvrait semblait se réfléchir de son pédicule sur le vagin « même et former sa membrane muqueuse. La base de cette tu- « meur était appuyée sur le périnée, et sa longueur paraissait de « 5 à 6 centimètres. Toutes les recherches possibles pour décou- « vrir le museau de tanche, son orifice, le corps même de la ma- « trice, furent inutiles. Le vagin formait à son union avec le pédi- « cule de la tumeur un cul-de-sac circulaire. La région hypogas- « trique molle et flexible sous l'une des mains permettait de tou- « cher partout, à travers les enveloppes abdominales, le doigt « qu'on promenait autour de la tumeur, sans être arrêté par quel- « que chose qui pût faire soupçonner l'existence d'une matrice. « L'idée d'un polype s'était présentée. Celle d'une matrice ren-

_____

(1) Dailliez, thèse citée, p. 38.

« versée parut mieux fondée ; et c'est celle sur laquelle s'arrêta
« le professeur Baudelocque ; mais il regarda ce renversement
« comme un vice de conformation de l'organe. »

Cette opinion venant d'un homme comme Baudelocque
a bien son poids ; elle trouve, du reste, sa confirmation
dans un fait semblable que nous rapporterons ultérieurement.

En résumé, au point de vue de l'étiologie, l'école du
dix-huitième siècle a reconnu que le renversement utérin pouvait tenir à deux ordres de cause.

Le plus communément, il procède de l'accouchement,
tantôt par le fait des tractions directes exercées sur le
placenta, tantôt par le fait des contractions utérines propres, ou par celui des contractions péri-abdominales ; et
l'on peut inférer de quelques-unes de ses observations,
que le renversement peut se produire dès le troisième
mois de la grossesse, à la suite de l'avortement ; qu'il
peut se reproduire au bout d'un certain temps, quand il a
existé au moment des couches (inversions récidivées), ou
même se produire de toutes pièces quelques jours après
l'accouchement, par le fait, et à la suite d'une dépression
méconnue (inversions tardives).

Mais l'école du dix-huitième siècle a constaté, d'autre
part, et bien établi que des causes autres que l'accouchement pouvaient amener l'inversion. Elle a démontré que
la plus importante de ces causes est l'existence des polypes qui se développent dans la matrice, et qui peuvent
produire le renversement lorsqu'ils sont expulsés à l'extérieur.

Elle a soulevé, sans la résoudre complètement, la double question de savoir si les accumulations de graisse
autour de la matrice, ou de sang dans son intérieur, peuvent contribuer à la production des renversements.

Enfin elle a noté que, dans des circonstances rares, le
renversement pouvait être le résultat d'un vice de conformation, d'une sorte d'ectopie utérine.

Les noms de Puzos, de Levret, de Sabatier, de Le
Blanc, de Leroux, de Baudelocque, se rattachent surtout à cette partie de l'historique de l'inversion.

§ III. — *Historique du traitement de l'inversion dans le* XVIIᵉ *et le* XVIIIᵉ *siècle.*

Les découvertes faites au sujet du diagnostic et des origines de l'inversion exercèrent une grande influence sur son traitement.

Ce traitement, du reste, a été ramené de tout temps à ces deux termes : réduire quand on peut et, quand on ne peut pas, supprimer la tumeur. Dès la plus haute antiquité, les règles de la réduction ont été posées par Hippocrate. On n'a ajouté, jusqu'au XVIIIᵉ siècle, que des modifications de détail aux règles qu'il avait posées.

Dès l'antiquité également, Themison, au dire de Soranus, avait établi la possibilité de l'ablation de la matrice, et il en cite des exemples sur les animaux.

Soranus, plus tard Moschion et Paul d'Egine, la préconisent à la suite de l'inversion non réduite et donnant lieu à des accidents graves, tels que la gangrène (Voy. p. 18, 20, 25 de ce travail).

A l'époque de la Renaissance, dès le XVᵉ siècle, Gattinara avait pratiqué l'amputation de la matrice en se conformant au précepte de Soranus et de Paul d'Egine(1). Benivieni suit la même pratique (2). Bérenger de Carpi, au commencement du XVIᵉ siècle, rapporte qu'il a assisté à trois opérations de ce genre ; les deux premières furent faites par son père et par lui-même pour des cas de matrice descendue avec complication de gangrène, la troisième par son neveu Damianus (3).

Dans le courant du XVIᵉ siècle, Schenck de Grafenberg (4) et Bauhin (5) rapportent des exemples analo-

---

(1) Marci Gatenariæ, *De curis ægritudinum.* Lyon, 1532.
(2) Ant. Benivienus, *De abditis morborum causis,* 1507.
(3) Berengario di Carpi, *Isagogæ breves perlucidæ ac uberrimæ in anat.,* Bon. 1523. — Malgaigne, *Intr. aux œuvres* d'A. Paré, t. I, p. CLXXXVI.
(4) Schenckius, *Obs. méd.* Francfort, 1600.
(5) Bauhin, *Appendice* à l'ouvrage de Rousset. Francfort, 1601.

gues. Dans le XVIIe siècle, Georges Wedel (1) soutient encore que l'utérus a été extirpé plusieurs fois, et Molinetti (2) prétend avoir pratiqué lui-même plusieurs fois cette opération. Je n'ai qu'une confiance très limitée dans ces faits ; dans plusieurs d'entre eux les règles auraient reparu, et même, dans l'un d'eux, une grossesse ultérieure aurait pu être constatée.

D'ailleurs, en présence des cas analogues et nombreux rapportés à l'Académie de chirurgie, en plein XVIIIe siècle, comme autant de cas d'extirpation de la matrice (3), et que la sagacité des Levret, des Puzos, des Sorbier, des Sabatier, a démontré n'être que des ablations de polypes, nous nous croyons autorisés à penser que, suivant toutes les probabilités, les chirurgiens du XVe et du XVIe siècle n'avaient comme eux enlevé que des polypes.

Toutefois, dès ce même XVIe siècle, A. Paré avait aussi pratiqué à son tour une opération d'extirpation de la matrice. Nous avons vu dans un des paragraphes précédents (obs. 10) que, plus heureux que ses devanciers, il avait réellement enlevé au moins une portion de l'utérus ; mais en somme son opération, s'adressant à un cas de polype compliqué de renversement, avait été à peu près inconsciente.

Voilà où en étaient les choses lorsque survint dans l'histoire de cette maladie la révolution diagnostique commencée sans doute par Ambroise Paré lui-même et par Guillemeau, mais continuée surtout par Mauriceau et par Levret.

Dès lors le renversement ne pouvant plus être confondu avec les abaissements et avec les polypes, le traitement dut être ramené à des règles d'une exactitude scientifique rigoureuse, tant dans la *réduction* que dans l'*ablation* de la matrice renversée.

Réduction. — La réduction des renversements récents ne subit guère que des modifications de détail, sur lesquelles nous reviendrons plus tard.

---

(1) Morgagni, *Rech. Anat. sur le siège et les causes des maladies*, t. 7, p. 169, trad. fr. 1822.
(2) *Ibid.*
(3) Levret, *Mém. acad. chir.*, in-4°, t. III, p. 530.

Mais les renversements anciens venaient d'être mis en lumière, et l'idée de les réduire ne pouvait manquer de venir à l'esprit des chirurgiens.

Obs. 14.—En 1716, Genselius (1), au dire de Morgagni, a pu réduire une inversion de l'utérus plusieurs jours après sa production.

Obs. 15. — En 1746, Hoin (2), en présence d'un renversement compliqué de phénomènes inflammatoires, n'hésite pas à combattre ceux-ci avant toute tentative de réduction et ne pratique celle-ci que le 4ᵉ jour.

Obs. 16. — En 1775, dans des circonstances analogues, et même avec des menaces sérieuses de gangrène, Lauverjat ne craignit pas de réduire une matrice renversée depuis 12 jours (3).

Obs. 17 et 18.— Chopart (4) et Ané (5), en 1779, tinrent une conduite semblable, le premier en présence d'une inversion datant de 8 jours, et le second en présence d'une inversion datant de 5 jours.

Mais là ne s'arrêtèrent pas les efforts tentés par les chirurgiens.

Obs. 19. — Vers 1749, Levret (6) essaya également de réduire un renversement qui remontait à 5 ans environ. « La réduction se « faisait en partie ; mais comme l'orifice de la matrice restait « toujours considérablement béant, la portion rentrée ressortait aussitôt que je retirais le doigt. Je me vis obligé de re- « mettre le pessaire. »

Obs. 20. — En 1771, Hoin (7) fit des tentatives de réduction sur un renversement datant d'une année.

Obs. 21. — « Quelques années plus tard, suivant Dailliez, Lau- « verjat (8) entretenait souvent l'Académie de chirurgie d'une « dame dont la matrice renversée depuis huit ou dix mois aurait « été liée par plusieurs chirurgiens célèbres de Paris, s'il n'eût

---

(1) Morgagni, *Siège et causes de maladies*, 45ᵉ lettre. Trad. fr., t. 7, p. 177, 1882 ; — et *Act. erud. Lips.*, ann. 1716, mens. maj.
(2) Dailliez, thèse citée, p. 97; et *Mém. Acad. chir.*, in-4°, t. III, p. 382.
(3) Dailliez, *ibid.*, p. 96; — et Lauverjat, *Nouv. Méth. de pratiquer l'opér. césar.*
(4-5) Dailliez, *ibid.*, p. 86.
(6) Levret, *Obs. sur les polypes*, 1749, p. 133.
(7) Leroux, *Pertes de sang*, 1776, p. 143.
(8) Dailliez, thèse citée, p. 72.

« pas dissipé leur erreur. *Il ajoutait qu'avec plus de hardiesse il*
« *aurait pu réduire cette matrice, puisqu'il la repoussait de plus*
« *de moitié à travers son col,* mais que la douleur s'opposa chaque
« fois à ce qu'il poussât plus loin ses efforts. »... « Cette dame,
« ajoute Dailliez, dont le professeur Baudelocque a beaucoup
« connu la famille, mourut un an après. Avec moins de timidité,
« peut-être, M. Lauverjat l'aurait-il conservée ? »

De son côté, Baudelocque, connaissant les tentatives
de Lauverjat, connaissant d'autre part le fait très remarquable de la réduction spontanée d'un renversement
ancien, observé par de la Barre sur sa propre femme
et présenté, vingt ans auparavant, à l'Académie de chirurgie, se trouva, en 1790, en présence d'une dame Boucharlate atteinte de renversement de la matrice depuis 8 ans
environ. Il fit une première tentative de réduction dont
nous trouvons le compte-rendu dans l'inépuisable thèse
de Dailliez.

Obs. 22. Baudelocque, 1790 (1). — « En fixant cette tumeur de la
« main qui était à l'extérieur (sur la région hypogastrique), tandis
« que de deux doigts de l'autre il en repoussait la base pour la
« réduire, le professeur Baudelocque s'aperçut qu'elle perdait au
« moins la moitié de sa longueur ; que la profondeur de la gaine
« qui formait le col de la matrice autour du pédicule s'en aug-
« mentait d'autant ; en un mot, qu'on refoulait le fond de cette
« matrice renversée au niveau du bord de l'orifice externe ; que
« la réduction s'en faisait à demi, mais que les parties revenaient
« à leur premier état aussitôt qu'on cessait d'agir. La faiblesse de
« la femme, les douleurs qu'elle éprouvait pendant ces tentati-
« ves, ne permirent pas de les pousser plus loin. Mais on se pro-
« mit de les recommencer quelques jours après, quoiqu'on n'osât
« se flatter d'aucun succès, tant on croyait alors qu'il était impos-
« sible d'en obtenir. »
C'est la veille du jour fixé pour ces nouvelles tentatives que la
dame Boucharlate fit une chute sur le bassin, qui suffit pour
amener la réduction si désirée de son renversement.

Trois points importants ressortent de ces dernières observations.

1° Levret dès 1749, plus tard Hoin, Lauverjat et Bau-

---

(1) Dailliez, thèse citée, p. 107.

delocque, ont réellement proposé et tenté *la réduction des inversions anciennes*.

2° Ils ont accompli le premier temps de cette réduction, celui dans lequel on fait remonter la matrice dans le canal cervical. Ce fait intéressant a été repris de nos jours et donné comme une nouveauté par Withe, par Sims et quelques chirurgiens américains.

3° Si Lauverjat et Baudelocque n'ont pu accomplir le second temps de la réduction, du moins Lauverjat a donné la réussite comme possible ; Baudelocque, après le fait de De la Barre, comme très probable ; et Dailliez, après le fait de Baudelocque, comme à peu près assurée dans l'avenir.

Ablation. — Pendant que la question de la réduction des inversions anciennes était ainsi étudiée et poursuivie presque jusqu'aux limites du succès, la question de l'ablation de la matrice suivait une ligne parallèle qui, comme la précédente, n'aboutit point encore à des résultats définitifs, mais préparait la voie qui devait y conduire prochainement.

Les faits que l'on peut recueillir dans la période de temps qui nous occupe et qui se rapportent à l'extirpation de la matrice, en laissant, bien entendu, de côté les cas nombreux dans lesquels les chirurgiens, croyant amputer la matrice, n'ont enlevé que des polypes, peuvent être divisés en deux catégories :

1° Ceux dans lesquels on a excisé à la fois une portion de la matrice et le polype qui en avait amené le renversement ;

2° Ceux dans lesquels on a exclusivement enlevé la matrice renversée à la suite d'un accouchement.

Nous allons passer successivement en revue les observations qui rentrent dans ces deux ordres de faits.

I. Nous mettrons en première ligne l'observation d'A. Paré, qui remonte à la fin du xvie siècle, et que nous avons déjà rapportée tout au long (Obs. 10).

II. Voici maintenant une observation importante de Vieussens, qui date de la fin du xviie siècle, et qui est certainement la première dans laquelle la ligature ait été employée pour pratiquer l'ablation de la matrice.

Obs. 23. Vieussens et Dumas de Montpellier, vers 1685 (1). —
« Il y a vingt ans que la matrice, trop abreuvée sans doute des
« sucs humides, de Jeanne Bergogneuse, blanchisseuse, âgée de
« 30 ans et d'une très forte constitution, se relâcha si fort, peu à
« peu, par les fréquents efforts qu'elle faisait soit en portant de
« trop gros fardeaux sur la tête, soit en portant du linge, qu'enfin
« ce viscère sortit de son corps par la vulve, sous la forme d'une
« tumeur ronde, rougeâtre, et grosse à peu près comme les deux
« poings. Et parce que cette malade était pauvre, on la fit porter à
« l'Hôtel-Dieu de Montpellier, où je fus bientôt appelé avec les
« sieurs Germain et Dumas, maîtres chirurgiens, pour la délivrer
« d'un mal si pressant et si dangereux. Après avoir examiné fort
« attentivement la grosseur et la surface entière de cette tumeur,
« je crus que c'était le corps de la matrice renversé de dedans en
« dehors. Ce cas m'ayant paru fort extraordinaire, je fis appeler
« feu M. Barbeyrac et quelques autres médecins pour entendre
« leur avis sur un fait si particulier. Ils furent tous d'abord d'un
« sentiment contraire au mien et assurèrent par plusieurs raisons
« qui semblaient fort convaincantes qu'il n'était pas possible que
« la matrice se renversât de dedans en dehors, et que cette tumeur
« n'était pas autre chose que le vagin extraordinairement relâ-
« ché, gonflé et retourné de dedans en dehors. Cette différence
« d'avis n'empêcha pas qu'il ne fût unanimement convenu qu'il
« fallait lier la tumeur le plus haut qu'il serait possible et la cou-
« per un peu au-dessous de la ligature, parce que sa grosseur
« extraordinaire et son extrême sensibilité empêchaient qu'on
« pût la remettre dans le corps. On la lia donc et on la coupa en-
« suite. J'en fis la dissection en présence des médecins et chirur-
« giens qui avaient été appelés, et pour lors ils furent convaincus
« aussi bien que moi, que ce n'était autre chose que la matrice ren-
« versée de dedans en dehors, extraordinairement gonflée et sortie
« hors du corps par son trop grand relâchement.
    « Avant que le sieur Dumas coupât cette matrice, et après
« l'avoir coupée, il saigna cette malade du bras. Il fit d'abord des
« injections vulnéraires dans le vagin ; il y introduisit deux fois
« chaque jour une tente d'une grosseur et d'une souplesse con-
« venables, dont le bout était enduit de baume d'Arcœus, et la liga-
« ture qui avait été faite étant tombée, il se servit de l'eau des
« bains de Balaruc tiède pour nettoyer et fortifier le vagin. Par ces
« remèdes, par des lavements détersifs doux, par des purgations
« avec la rhubarbe, le casse et la manne et un bon régime de vivre,
« la malade fut rétablie en santé dans deux mois. Depuis l'âge de

---

(1) *Œuvres françaises* de Vieussens, Toulouse, 1715, t. II, p. 379 ;
Traité des liqueurs du corps humain, chap. dernier: *Du Couloir des menstrues.*

« quatorze ans jusqu'à la chute de sa matrice, elle avait été par-
« faitement bien réglée, mais après qu'on l'eut retranchée de son
« corps, ses règles furent entièrement supprimées pendant neuf ou
« dix mois. Ensuite elle fut aussi bien réglée pendant quatre ou
« cinq ans qu'elle l'avait été avant que sa matrice se relâchât.
« Comme elle ne pouvait éviter de travailler beaucoup pour se
« gagner du pain et à sa famille, les violents exercices qu'elle faisait
« chaque jour ruinèrent insensiblement sa santé, de sorte qu'elle
« tomba dans un épuisement de forces de manière à ne pouvoir
« plus agir. Ce malheureux état l'obligea de se faire porter une se-
« conde fois dans l'Hôtel-Dieu de Montpellier, où elle mourut d'une
« inflammation d'entrailles Le lendemain de sa mort, j'ouvris
« son cadavre en présence des médecins et chirurgiens avec qui
« j'avais consulté pour elle neuf ou dix ans avant qu'elle mourût.
« et ils virent comme moi *que la plaie qu'on avait faite à la matrice,*
« *lorsqu'on la coupa, avait été parfaitement bien cicatrisée, et qu'il*
« *n'était resté dans le corps qu'un morceau du petit col de ce vis-*
« *cère, lequel était fort dur et calleux.* Quoique cette observation
« si rare et si curieuse puisse suffire pour faire voir démonstrati-
« vement que c'est le vagin qui est le véritable couloir des mens-
« trues des femmes, puisque Jeanne Bergogneuse les eut réguliè-
« rement pendant quelques années après que la matrice eût été
« retranchée de son corps, je ne laisserai pas de confirmer cette
« opinion, pour ne pas dire cette démonstration, par d'autres
« observations qu'on pourra lire dans le chapitre 20e du premier
« livre de *la Nature de l'homme,* par M. Bergerus, que je vais rap-
« porter principalement pour y faire des réflexions qui me parais-
« sent être de quelque conséquence. »

Quelle est la vraie signification de cette observation? Il
s'agit bien d'un renversement, l'examen de la tumeur, l'ouverture du corps 10 ans après ne laissant aucun doute à
cet égard.

Mais, d'une part, il n'est nullement question d'accouchement. De l'autre, la tumeur, qui semble avoir apparu
après des travaux pénibles, c'est-à-dire après des efforts
considérables et répétés, était *d'une grosseur extraordi-*
naire, de la grosseur des deux poings, et si après la mort
elle parut bien constituée par la matrice renversée de
dedans en dehors, du moins celle-ci *parut extrêmement*
gonflée. Un polype seul peut se montrer dans de pareilles circonstances ; il y avait donc à la fois polype et
inversion, et l'observation de Vieussens, comme celle d'A.
Paré, comme celle de Gaulard, appartenait à ce genre
hybride sur lequel nous avons déjà insisté.

Vers la même époque, nous trouvons également une troisième observation.

III. Obs. 24. — Slevogt, 1700 (1), « pensant, au dire de Morgagni,
« qu'un grand corps qu'il venait d'exciser aux parties génitales
« d'une femme était une excroissance (polype), trouva, contre son
« attente, en le nettoyant, qu'il contenait comme une gaîne épaisse
« l'utérus dans l'état naturel avec le reste des trompes ; ce dont
« furent témoins les professeurs d'Iena, un grand nombre d'autres
« médecins et cent étudiants. Du reste, cette femme se rétablit
« heureusement. »

IV. Puis vient l'observation de Gaulard, 1732, que nous avons déjà rapportée (obs. 9). Je rappelle ici que l'opération fut faite par la ligature, et que la malade ne mourut que 18 jours après, sans accident appréciable, et par le seul fait d'une faiblesse extrême qu'elle ne put surmonter.

Nous rencontrons ensuite une observation de Laumonier, de Rouen, qui se place vers l'année 1784.

V. Obs. 25. Laumonier de Rouen, 1784 (2). — « Une femme de
« 57 ans était incommodée depuis l'âge de 20 ans d'une descente
« de matrice, qu'elle repoussait et faisait rentrer aisément. —
« Plus de 28 ans après l'apparition de cette descente, la malade
« s'aperçut que le corps qu'elle avait tant de fois réduit n'avait
« plus la même forme, et qu'*au lieu de présenter une pointe per-
« cée*, il offrait une tumeur arrondie et sans orifice. Dès lors, la
« sortie devint plus difficile et moins complète, sa rentrée moins
« facile. Des douleurs déchirantes se firent sentir dans les han-
« ches et vers les reins... Le 16 avril 1784, la femme, ne pouvant
« uriner, se livra à de grands efforts et expulsa la tumeur...; elle
« crut que toutes ses entrailles s'échappaient du ventre... La tu-
« meur était plus grosse et plus longue qu'à l'ordinaire et était
« soutenue par un pédicule. Elle paraissait produite par la matrice
« et le vagin renversé. On y remarquait une escharre gangréneuse
« d'un pouce carré. La réduction ne fut pas jugée possible. Lau-

---

(1) Slevogt, *Dissertatio de utero per sarcoma ex corpore extracto post-modum resecto*, Iena 1700, et *in* Morgagni, éd. française, lettre 45, t. 7, p. 170, 1822.

(2) *Journal des découvertes de Foureroy*, 4e volume, p. 33. Cette observation est aussi rapportée avec détail dans un rapport très important de Baudelocque sur une observation analogue de Bardol. *Rec. périodique de la Soc. de méd. de Paris*, t. 4e, an v (1798), p. 115.

« monier proposa l'ablation de la tumeur. Les citoyens Marchand,
« Read, Robillard, appelés en consultation, après quelques hési-
« tations, consentirent à l'opération, et elle fut faite.

« On commença par une incision circulaire sur le col de la
« tumeur au-dessus de la tache gangréneuse, puis on fit deux inci-
« sions latérales sur le côté du dessus de la circulaire à laquelle
« elles aboutissaient, espérant ouvrir le vagin et découvrir, dans
« cette gaîne renversée, le paquet des vaisseaux dont les pulsa-
« tions se faisaient sentir, et les lier ensuite. Mais la maladie avait
« tout changé : le vagin n'était plus qu'un cylindre plein, dur,
« criant sous l'instrument comme une substance crayeuse...
« ...On fit une ligature dans l'incision circulaire et on amputa
« deux travers de doigt au-dessous... Le moignon devint noir et
« tomba le 7e jour, ne laissant qu'un petit noyau dans la partie
« moyenne qui n'avait pu être mortifiée par la ligature. La ma-
« lade quitta le lit au bout d'un mois et on la jugea guérie... gué-
« rie à une incommodité près. En effet, la portion de la tumeur
« qui s'était conservée malgré la ligature et dont le volume était
« assez gros pour gêner la malade lorsqu'elle marchait, était
« mouillée continuellement par les urines qui s'y entretenaient
« des excoriations cuisantes. Laumonier se décida à en faire en-
« core la ligature. La chute de ce nouveau moignon se fit attendre
« plus longtemps (3 semaines environ). Après cela, la cicatrice se
« retira dans le bassin, le vagin formant alors une cavité en forme
« de cul-de-sac de la profondeur d'un pouce 1/2. La femme parut
« ensuite jouir d'une santé passable jusqu'au mois suivant qu'elle
« mourut. On trouva à l'ouverture, dans la cavité du ventre, du
« pus qui sortait d'un foyer considérable situé dans l'épaisseur
« de l'épiploon, entre l'estomac et l'arc du côlon... Le vagin for-
« mait, comme nous l'avons dit, un enfoncement d'un pouce 1/2, et
« vers l'intérieur du ventre une voûte saillante fermée par une
« cicatrice de l'épaisseur d'un demi-pouce; mais on ne trouva plus
« de vestige de la matrice. Les trompes, les ovaires étaient dans
« l'état ordinaire, soudés par leur extrémité au milieu de la cica-
« trice. »

La pièce anatomique obtenue par la section pratiquée au-dessous de la ligature, dans la première opération, a été soumise à
l'Académie de chirurgie. Piet et Desault, chargés de l'examiner, en
ont fait leur rapport dans les termes suivants : « On voit que la
« tumeur d'en bas est un polype qui a pris naissance au fond de
« la matrice ; que le pédicule qui est entre la vulve et ce polype
« est le corps de la matrice renversé ; que la section est faite à
« peu près dans le milieu de la matrice et non dans le vagin.
« Cette pièce imite assez bien une bouteille. La partie la plus
« grosse est bosselée et lisse comme les polypes. Divisée en 4, elle
« ne présente aucune cavité... La partie supérieure est cylindri-
« que et se confond avec le fond d'une cavité, à l'endroit où elle
« a été séparée du reste du pédicule. »

Malgré ce jugement motivé sur ces faits précis révélés par l'autopsie, Laumonier n'en persista pas moins à soutenir qu'il avait enlevé toute la matrice, et l'Académie de chirurgie, par la voix de son secrétaire, parut lui donner raison.

Mais Baudelocque, qui analyse cette observation, fait observer fort judicieusement :

« 1° Qu'ayant examiné cette pièce lui-même, il a jugé,
« comme les citoyens Piet et Desault, que ce n'était qu'un
« polype et une partie du fond de la matrice, et qu'on
« n'avait pas enlevé la moitié de la matrice en y compre-
« nant ce que la ligature avait fait tomber en mortification ;

« 2° Que les incisions faites d'abord n'ont pas été
« faites sur le vagin, comme le croyait l'auteur ; que cette
« substance incisée, qui résistait à l'instrument comme
« une surface crayeuse, était celle de la matrice ;

« 3° Que l'on n'a trouvé, il est vrai, aucun vestige du
« corps de la matrice après la mort de la femme. Mais
« était-ce bien dans la première opération que l'on avait
« enlevé la totalité de ce viscère, ou par celle qu'on a
« faite quelques semaines après ? L'examen de la pièce
« n'a montré qu'une petite partie de ce viscère. La liga-
« ture en a fait tomber une autre portion en pourriture, et
« le reste a formé le moignon, assez gros pour gêner la
« malade en marchant, et qu'on crut devoir lier de nou-
« veau six semaines après. Le moignon dont il s'agit
« était le corps et le col de la matrice renversés. Nous
« pensons qu'on aurait pu se dispenser de retrancher
« ce moignon, et qu'il suffisait de le repousser au delà de
« la vulve et de le soulever au moyen d'un pessaire. »

J'ai insisté sur cette observation, mise dans son vrai jour par Baudelocque, d'abord parce qu'elle est en général fort mal interprétée dans les ouvrages classiques qui traitent de ces matières ; ensuite parce qu'elle montre bien dans quelles obscurités se mouvait encore le sujet qui nous occupe, avant les clartés que cet illustre accoucheur devait jeter sur lui ; enfin parce qu'elle a donné en réalité, malgré l'assertion générale des auteurs, un véritable succès qui malheureusement a été compromis, quelque temps après, par l'erreur et l'imprudence du chirurgien.

En 1787, apparaît une nouvelle observation due, cette fois, à Desault et à Baudelocque. J'en emprunte les traits principaux à Baudelocque.

VI. Obs. 26. Desault et Baudelocque, 1787 (1). — « Une
« femme de 45 ans portait un pessaire depuis 10 à 12
« ans, pour contenir une descente de matrice... Epuisée par
« d'abondantes pertes de sang, elle consulta le citoyen Desault
« (février 1787)... Desault reconnut une tumeur qui commençait
« à paraître à travers le col de la matrice et à descendre dans le
« vagin. Il assura que c'était un polype et engagea la femme,
« malgré son extrême faiblesse, de quitter le lit et de marcher un
« peu afin de faire descendre ce polype et d'en rendre la ligature
« plus facile. Une tumeur volumineuse parut bientôt au dehors.
« Sa sortie précipitée donna lieu à de grandes douleurs et à de
« fréquentes défaillances... Je la vis le lendemain matin : la tu-
« meur était grosse comme la tête d'un enfant... On distinguait
« aisément ce qui appartenait au polype d'avec la matrice ren-
« versée, qui en formait le pédicule. La faiblesse de la femme
« était des plus grandes, le pouls était petit, les défaillances fré-
« quentes... Je la pressai de revoir Desault... Nous la vîmes en-
« semble... Elle nous parut si près de terminer sa carrière, que
« nous résolûmes d'abord de ne rien faire... Elle nous força pour
« ainsi dire la main. Nous commençâmes par une ligature qu'on
« pouvait enlever à volonté, si les accidents augmentaient. On se
« servit de deux grosses fiches de laiton longues de 5 à 6 pouces,
« terminées en crochets. On les plaça sur les côtés du pédicule
« de la tumeur, assez près de la vulve, parallèlement aux gran-
« des lèvres ; on agraffa leurs extrémités en arrière de la tumeur,
« près le périnée, et en avant du côté du pubis, en les liant au
« moyen d'un cordonnet de fil, de manière à aplatir les parties
« comprises entre ces fiches. Cette espèce de ligature répondait à
« peu près au tiers de la longueur de la matrice renversée, de
« sorte qu'elle ne comprenait avec le polype que le fond de ce vis-
« cère... Le surlendemain on résolut d'amputer la tumeur, parce
« que tout ce qui appartenait au polype paraissait très mortifié...
« On passa à travers le pédicule, dans l'impression faite par les
« fiches, une aiguille à séton munie de deux cordonnets de fils
« cirés. On lia ce pédicule en deux parties, et on amputa à deux
« travers de doigt au-dessous de ces nouvelles ligatures... La

_____

(1) Desault, *Journal de Médecine*, 1788 ; et Baudelocque, *Rec. pério-dique de la Soc. de méd. de Paris*, 1798, p. 128.

« masse ainsi détachée, qui pesait de 4 à 5 livres, a été présentée à
« l'Académie de chirurgie. On découvrait sur son sommet, près
« de la section, comme sur la pièce amputée par le citoyen Lau-
« monier, le fond de la cavité de la matrice renversée, tapissée
« de son péritoine... Le moignon chargé de la double ligature
« s'est retiré presque aussitôt en s'enfonçant dans le bassin ; le
« moignon, déjà frappé de gangrène, s'est détruit promptement,
« car, peu de jours après, on a trouvé les fils dans les linges qui
« garnissaient le lit. Dès l'instant de l'amputation, tous les acci-
« dents disparurent : le succès fut tel, qu'au bout de quatre à cinq
« semaines la femme vaquait aux affaires de sa maison. Le moi-
« gnon, qui était encore assez gros après la chute des ligatures, a
« diminué insensiblement en s'enfonçant de plus en plus dans
« l'orifice de la matrice, où il se présentait, quelque temps après
« la guérison, comme un gland dans son chaton, n'offrant plus
« alors que la grosseur d'une moyenne noix. Il n'avait rien perdu
« de ce volume au bout d'un an, et la femme, que je revis alors
« bien portante, m'assura que, depuis le retour de ses forces, ses
« règles paraissaient tous les mois comme avant sa prétendue
« descente, mais en plus petite quantité. Elle est morte plusieurs
« années ensuite d'une maladie aiguë (1). »

Cette observation nous fournit un nouveau cas de succès et en même temps un nouveau mode de ligature dont
nous aurons plus tard à apprécier la valeur ; c'est la
première d'ailleurs dans laquelle les chirurgiens qui
opéraient l'aient fait en toute connaissance de cause, et
sachant bien qu'ils avaient affaire à la fois à un polype et
à un renversement consécutif de la matrice.

En 1788, une septième observation fut présentée à la
Société de médecine de Paris par Bardol, d'Antibes. Elle
appartient en réalité à Beaufils, de Saint-Flour. Bardol n'a
été que l'assistant et le narrateur de l'opération.

VII. Obs. 27. Beaufils et Bardol, 1788 (2). — « Une blanchisseuse
« de 45 ans avait des pertes de sang abondantes et de plus une
« chute de la matrice qui se réduisait assez facilement. Le 17 octo-
« bre 1788, la réduction tentée ne fut pas possible. Beaufils, chi-

---

(1) Cette observation est fort mal interprétée dans l'article du Dict.
en 60 vol., t. 31, p. 221. Elle a été évidemment écrite de souvenir et confondue en partie avec l'observation de Laumonier, en partie avec une
autre observation de ligature de polype par Baudelocque, rapportée dans
le même *Recueil de la Société de médecine de Paris*, 1798, p. 138.

(2) *Recueil périodique de la Société de médecine de Paris*, floréal an VI

« rurgien de Saint-Flour, trouva la matrice non seulement dehors
« mais renversée; il essaya inutilement de la réduire par tous les
« moyens connus... La fièvre devint plus grande, les douleurs
« plus aiguës, et bientôt la gangrène se manifesta... Beaufils forma
« le projet d'amputer la matrice, car il croyait fermement que
« c'était elle qui constituait la tumeur... Il commença par lier
« celle-ci le plus près de la vulve, et fit appeler deux chirurgiens
« et deux médecins en consultation, ainsi que le citoyen Bardol.
« La tumeur était livide, noire, et offrait partout des marques de
« sphacèle. On en fit l'amputation et on l'examina ensuite atten-
« tivement. L'ayant coupée dans tous les sens, on crut reconnaitre
« partout la contexture d'un corps organisé, et on n'y découvrit
« pas la moindre trace d'une cavité, ce qui fit croire à Bardol que
« c'était une excroissance et non un renversement; les autres
« consultants ne furent pas de son avis. La malade mourut le
« 10e jour après la ligature. A l'ouverture du cadavre, on observa
« que la matrice avait été réellement et totalement emportée, que
« ses ligaments s'enfonçaient dans la cavité du vagin, qu'ils
« étaient un peu tiraillés... »

Baudelocque ajoute à cette observation les réflexions
suivantes :

« L'existence d'un polype nous paraît bien démontrée...
« Mais a-t-on réellement amputé la totalité de la matrice ?
« Si cela était, et on aurait compris dans la ligature une
« partie du vagin, on n'aurait pas retrouvé ce canal
« membraneux sous forme de gaîne à l'ouverture du
« cadavre ; on aurait trouvé dans la partie de la tumeur
« qui avoisinait le lieu de la section une cavité , car
« celle de la matrice renversée récemment ne s'ef-
« face pas. Cette cavité qu'on a prise pour celle du vagin,
« et dans laquelle s'enfonçaient un peu les ligaments, était
« celle de la matrice renversée. Loin de penser qu'on a
« amputé la totalité de ce viscère, nous sommes per-
« suadé, au contraire, qu'on n'en a retranché qu'une très
« petite partie. »

Cette observation, venant un an après celles de Desault
et Baudelocque, nous montre la distance qui existait à
cette époque entre les maîtres de l'art et ce qu'on pourrait appeler le commun des chirurgiens. Elle est le reflet
exact de ce qu'était précisément la science avant qu'elle
eût reçu les rayons d'en haut.

« Nous pensons, ajoute Baudelocque, comme le

« citoyen Bardol, que cettte observation est intéres-
« sante, curieuse, non par sa rareté et les circonstances
« qui l'ont suivie, comme il l'avance, mais parce qu'elle
« fait connaître *le peu de progrès* que nous avons fait
« en général dans la connaissance de la maladie qui en
« fait le sujet, depuis la naissance de l'art. »

En commentateur véridique, nous devons ajouter qu'elle
est surtout intéressante *parce qu'elle fait connaître au
contraire l'immense progrès que les derniers travaux
des grands maîtres de ce temps-là, et de Baudelocque en
particulier, venaient de faire faire à la connaissance de
cette affection.*

VIII et IX. A ces sept observations nous pouvons
ajouter deux observations de Collomb qui ont été présentées par leur auteur avec une tout autre interprétation, et que nous rapporterons tout au long un peu
plus loin (obs. 37 et 37 *bis*). Soumis aux lois de la critique moderne, ces deux cas ne peuvent être considérés
aujourd'hui que comme des cas d'inversions, suite de polypes, traités heureusement par la ligature.

Sur les neuf observations que nous venons de mentionner, nous en trouvons six suivies de guérison : ce sont
celles de Paré, de Vieussens, de Slevogt, de Baudelocque
et Desault, et de Collomb. Nous devons même reconnaître que, parmi les trois cas de mort, l'un, qui appartient à
Laumonier, pourrait être considéré à la rigueur comme
un succès ; car, comme nous l'avons montré, la malade
était bien guérie, quand il eut l'imprudente fantaisie de
chercher à perfectionner son œuvre par une nouvelle opération absolument inutile.

Nous devons noter aussi que, dans l'observation de Gaulard, la mort n'est survenue que le 18e jour, sans accident
et par suite de la faiblesse extrême dans laquelle se trouvait la malade au moment de l'opération. Dès lors, il est
juste de conclure que, dans les conditions que nous venons
d'indiquer, l'ablation de la matrice offre des chances de
réussite que la chirurgie moderne ne doit point dédaigner.

Nous ajoutons que, sur ces neuf cas, sept cnt été opérés
par la ligature, qui atténue considérablement les accidents
redoutables que peut entraîner cette opération, et qui, dès

la fin du dix-septième siècle, tend à se substituer à l'excision simple. Nous signalons aussi ce double fait, que Vieussens est sans aucun doute le premier qui ait en réalité appliqué la ligature sur la matrice elle-même, pour obtenir la chute d'une portion plus ou moins étendue de cet organe, et que Desault a proposé et appliqué des modifications ingénieuses de cette ligature, en établissant la ligature double et la ligature en plusieurs temps, qui deviendront plus tard, comme on le verra, l'origine de plusieurs des procédés modernes.

Nous notons enfin que l'état de *maladie chronique* dans lequel se trouvent les malades atteints depuis longtemps d'un polype, que l'absence de cette disposition aux accidents aigus et inflammatoires que comporte le travail de l'accouchement, a contribué certainement pour une grande part au succès relatif de ces opérations.

Les faits de la seconde catégorie, c'est-à-dire ceux qui succèdent non plus à des polypes, mais au travail de l'accouchement, sont à peu près aussi nombreux. Nous allons également les analyser dans l'ordre chronologique, en appuyant sur les plus importants.

I. Obs. 28.—Mauquest de Lamotte(1) raconte qu'en 1678 Arnoult, chirurgien de l'Hôtel-Dieu de Paris, amputa une matrice renversée à la suite de l'accouchement. La mort s'ensuivit.

II. Obs. 29. — Stalpart Van der Viel, 1687 (2), rapporte un cas de renversement de la matrice à la suite d'un accouchement, et dans lequel la sage-femme qui soignait la malade ne craignit pas d'exciser la matrice renversée. La mort fut le résultat de cette opération.

III. Obs. 30.— Ruysch, 1694 (3), rapporte l'histoire analogue d'une femme chez laquelle le renversement de la matrice étant survenu à la fin de l'accouchement, le praticien (médicaster) qui l'assistait se décida à exciser la tumeur. La malade succomba très rapidement par le fait d'une violente hémorrhagie.

---

(1) *Traité d'accouchement*, Paris, 1715, 1722, 1765, p. 186.
(2) *Obs. rariores med. anat. et chir.* Leyde, 1687.
(3) *Obs. anat. chir. centuria.* Obs. XXVI. Amstelodami, 1691, 1737, p. 24.

IV. Obs. 31. — Anselin, chirurgien à Amiens, 1764 (1), fut amené à pratiquer l'opération suivante : « La femme qui fait le sujet « de cette opération était âgée de 42 ans, grosse de son 12e en- « fant parfaitement à terme. La sage-femme, voyant sortir brus- « quement une tumeur considérable dans les efforts de l'ac- « couchement, fit appeler M. Anselin, qui reconnut que c'était la « matrice... Il la réduisit après en avoir détaché le placenta. Les « trois premiers jours se passèrent sans accident... Il s'établit « ensuite une suppuration abondante et fétide... Au 9e jour, « un lambeau de matrice gangrénée, se détacha, et au 15e jour le « reste de ce viscère. Le vagin se renversa totalement et *formait* « *une tumeur grosse comme un œuf de poule d'Inde* pendant entre « les cuisses, plus volumineuse à sa partie inférieure qu'à sa par- « tie supérieure.... M. Anselin fit la ligature de cette tumeur « vaginale et *carcinomateuse*..., et 7 jours ensuite, il l'amputa sans « effusion de sang. La malade fut entièrement guérie après sept « semaines. »

Quequet (2), qui commente cette observation, arrive à cette conclusion que ce n'est point le vagin mais la ma- trice qui a été amputée. Il est évident, en effet, que les parties qui se sont détachées spontanément sont ou un reste de placenta négligé par l'accoucheur, et cela est fort probable, ou des escharres plus ou moins profondes de la surface interne de la matrice, mais non la matrice elle- même, qui était bien cette tumeur grosse comme un œuf de poule pendant entre les cuisses, plus volumineuse en bas qu'en haut, etc., qui s'est renversée une seconde fois, ainsi que la possibilité en a été démontrée, parce qu'elle était réduite imparfaitement, ou qui a entraîné le vagin, et que c'est bien cette matrice renversée qui a été liée et amputée avec bonheur par Anselin.

V. Obs. 32. — Faivre, chirurgien de Vesoul, 1767 (3), rapporte une observation analogue, plus correcte dans son diagnostic, plus consciente dans l'application du traitement, et suivie du même succès.

« Une femme de 19 ans accoucha le 1er avril 1767... La sage- « femme ignorante qui reçut son enfant, trouvant de la résistance,

---

(1) *Journal de Médecine*, t. 25, p. 458. — Dailliez, thèse citée, p. 102.
(2) Quequet, *Journ. de Méd.*, t. 27, p. 72.
(3) Faivre, *Journal. de Méd.*, t. 68, p. 201.

« tira avec la plus grande violence pour le séparer de la matrice.
« L'accouchée se plaignit d'une vive douleur, puis d'un poids
« énorme à la région de la matrice ; et en se présentant pour uri-
« ner, elle aperçut avec effroi sur les bords de la vulve un corps
« gros comme le poing. La sage-femme a recours à une manœu-
« vre plus barbare encore que la première en travaillant de toutes
« ses forces à arracher cette tumeur, qui, loin de céder, avait aug-
« menté de volume entre ses mains. Elle me fit prier de venir à son
« secours. Je trouvai la tumeur grosse comme la tête d'un enfant,
« et ne pus méconnaître qu'elle était formée par la matrice ren-
« versée... je fis en vain quelques tentatives pour en opérer la réduc-
« tion..... A ma seconde visite chez la malade, j'y trouvai un méde-
« cin qui, jugeant ainsi que moi que ce cas était un renversement
« de matrice, me proposa d'en faire sur-le-champ la ligature. Cette
« entreprise me parut prématurée... Mais déjà, sur la fin de la jour-
« née, l'odeur qui s'exhalait de la tumeur annonçait la gangrène...
« La gangrène de la matrice me paraissait un coup mortel ; la
« ligature en pouvait être un second, et c'était cependant le seul
« qui pût être employé... Je fis transporter la malade à l'hôpital,
« et une heure après son arrivée je fis la ligature, après avoir
« préalablement engagé une sonde dans le méat urinaire pour
« dégager et préserver ce canal... Je ne dissimulerai pas que
« l'état de la malade ne fut plus qu'une alternative de vomisse-
« ments, de convulsions, de tiraillements au bas-ventre, accom-
« pagnés de fièvre, de dévoiement, d'œdème des extrémités, etc., jus-
« qu'à la chute de la matrice, qui ne se fit que le 27e jour à comp-
« ter de la ligature... Après un mois de suppuration fétide, la plaie
« se cicatrisa. Cette femme reprit des forces avec une promptitude
« étonnante, et sa santé s'est soutenue avec vigueur. »

Cette observation avec celle d'Anselin sont les deux
premières dans lesquelles la ligature est appliquée au
renversement de la matrice consécutif à l'accouchement.
Celle de Faivre, en outre, est la première où nous voyons
la ligature employée exclusivement et sans l'excision immédiate au-dessous de la ligature, comme cela se pratique
communément.

VI. Obs. 33. — Deleurye, en 1778 (1), pratiqua également une
extirpation de matrice dans une inversion consécutive à un
accouchement. L'observation n'a point été publiée. Les seuls
renseignements que nous ayons sont ceux qui ont été donnés
par Dailliez : « M. Deleurye, appelé, dans le cours de l'année
« 1778, auprès d'une femme dont la matrice avait été renver-

---

(1) Dailliez, thèse citée, p. 103-104.

« sée au moment de la délivrance et sans doute tiraillée
« par la sage-femme, ne pouvant en obtenir la réduction, se
« décida à *l'amputer, et le fit sur-le-champ.* Tout ce qu'on a pu
« connaître des suites de cette entreprise, c'est qu'elle n'a point
« sauvé la femme, qui est morte le troisième jour de l'opération.
« Ce fait serait encore ignoré si un instant d'espoir n'avait aveu-
« glé son auteur au point de lui faire confier son secret à des
« hommes incapables de le garder. »

Cette observation hasardeuse est un retour à l'ancienne
pratique de l'amputation directe et un retour malheureux.
La réflexion philosophique dont Dailliez l'accompagne
est un indice du peu de fond que l'on doit faire sur la
statistique en pareille matière ; Dailliez trouve très naturel que le chirurgien couvre d'un voile son insuccès. Que
de faits malheureux ont dû être ainsi plongés dans une
profonde obscurité, à côté des quelques cas heureux qui
sont publiés à grand bruit !

VII. Obs. 34. — « Wrisberg, en 1787 (1), rapporte qu'une sage-
« femme, voulant extraire l'arrière-faix d'une jeune paysanne
« accouchée pour la première fois, s'y prit avec tant de violence
« et si maladroitement, qu'elle causa un renversement de la ma-
« trice, qu'elle eut même la témérité de couper avec un couteau.
« Il s'écoula aussitôt des torrents de sang de la plaie. Cependant
« la malade étant tombée en faiblesse, l'hémorrhagie s'arrêta
« spontanément. La femme resta sans secours pendant deux jours,
« au bout desquels on fit appeler un chirurgien du voisinage, qui
« fit sur-le-champ déterrer la matrice et l'arrière-faix, que la sage-
« femme avait cachés en terre, les apporta à M. Wrisberg et lui
« demanda la conduite qu'il y avait à tenir. Wrisberg vint la voir
« le 3e jour. Au moyen d'un examen très ménagé des parties géni-
« tales, il reconnut une ouverture de deux pouces qui conduisait
« dans l'abdomen ; mais cette ouverture était presque fermée par
« la vessie remplie d'urine... L'état de la malade s'améliora de
« jour en jour, et au bout de trois mois elle put aller voir
« M. Wrisberg. Les règles ne reparurent pas... »

Cette observation prouve que, dans quelques cas rares,
l'amputation directe a pu amener la guérison.

---

(1) Wrisberg, *Commentatio de uteri mox post partum naturalem resec-
tione non lethali,* in-4°, Goettingen, 1787, reproduit par la *Gazette salutaire,* n. 29, juillet 1788, et dans le *Dict. en 60,* t. 31, p. 22, d'où j'extrais
le résumé de l'observation.

Ces sept observations d'ablation de la matrice renversée à la suite de l'accouchement donnent les résultats suivants : trois cas de guérison, ceux d'Anselin, de Faivre, de Wrisberg, les deux premiers traités par la ligature ; quatre cas de mort, ceux d'Arnoult, de Stalpart Van der Viel, de Ruysch, de Deleurye, tous traités par l'excision.

D'où nous pouvons conclure que, dans ces nouvelles conditions, l'opération paraît plus grave que lorsque le renversement succède à un polype ; que cependant elle semble offrir encore, dans des cas exceptionnels, une ressource précieuse ; et qu'en tout état de cause la méthode de la ligature est supérieure à celle de l'excision directe, puisque nous avons deux guérisons sur deux ligatures, et une seule guérison sur cinq excisions.

Voilà où en était la question du traitement vers la fin du xviiie siècle.

La possibilité de l'excision de la matrice, celle surtout de la guérison après cette opération, était bien démontrée. Mais dans quelle condition était-il légitime de la proposer ? Suivant quelles indications devait-on la pratiquer ? Le dernier mot sur cette question n'était pas dit. On l'attendait de Baudelocque.

« Depuis longtemps, dit Dailliez (p. 104), le professeur
« Baudelocque a réuni les matériaux d'un mémoire sur
« l'amputation de la matrice. Espérons qu'un jour sa pra-
« tique, resserrée dans un cercle moins étendu, lui per-
« mettra de mettre la dernière main à ce travail important ;
« *mais disons, puisqu'il nous y autorise, qu'il ne saurait*
« *admettre l'amputation de la matrice renversée à la*
« *suite de l'accouchement.. »*

Ce jugement de Baudelocque, si nettement formulé, peut paraître sévère quand on le rapproche des résultats obtenus par les chirurgiens qui ont osé tenter cette opération.

Mais n'oublions pas que, d'une part, l'école du xviiie siècle, que Baudelocque surtout, avaient tellement perfectionné les moyens de réduction opposés à ces renversements, que l'éminent accoucheur a bien pu se croire autorisé à penser et à professer que la réduction tentée en temps opportun devait à peu près constamment réussir.

D'un autre côté, il paraissait établi, d'après les observations de Levret, de Leroux, de Lauverjat et de Baudelocque lui-même, que les inversions non réduites n'étaient pas toujours mortelles, qu'elles pouvaient revêtir une forme chronique compatible jusqu'à un certain point avec l'existence. Dès lors Baudelocque pouvait admettre que, dans les cas exceptionnels où l'on ne peut obtenir la réduction, il valait mieux courir encore les chances de la non-réduction et de la forme chronique que celles de l'extirpation de la matrice. Toutefois les termes mêmes dont se sert Dailliez semblent impliquer l'admission de l'amputation de la matrice pour les cas de renversement qu'on rencontre en dehors de l'accouchement.

La participation de Baudelocque à l'opération de Desault donne d'abord à penser que l'exception qu'il fait se trouve en faveur des inversions produites par des polypes, dans lesquelles, comme nous l'avons vu d'ailleurs, l'opération est réellement moins grave.

Telle n'était point cependant l'opinion de Baudelocque. Dès 1798, après avoir rapporté et commenté les observations de Bardol, de Laumonier, de Desault, bien loin d'être grisé par le succès obtenu avec son concours par Desault, il ajoute (1) : « Ceux qui sont versés dans la « connaissance des polypes utérins demanderont s'il est « indispensable d'amputer une partie de la matrice avec « le polype, qui en a opéré le renversement, et s'il ne « vaudrait pas mieux ne la dépouiller que de cette masse « et la réduire ensuite, soit en la retournant de nouveau « sur elle-même, soit en la refoulant seulement dans le « bassin, quand on ne peut faire autrement. »

Cette idée éminemment chirurgicale devait porter ses fruits, et il était réservé à Baudelocque lui-même d'émettre la proposition et d'en donner la démonstration.

Nous devons, en effet, à Baudelocque la relation de deux observations remarquables, une qui lui est commune

---

(1) *Recueil périodique*, t. 4, an VI, p. 136.

avec Allan et Piet, l'autre qui lui est personnelle. Ces deux observations ont trop d'importance, dans le sujet qui nous occupe, pour ne pas mériter d'être rapportées ici.

I. Obs. 35. — MM. Allan et Piet, 1799, 12 messidor an VII (1), « invitèrent le professeur Baudelocque à se concerter avec « eux pour secourir une femme qui avait un renversement com- « plet, disaient-ils, de la matrice... Ce professeur reconnut que « c'était un polype auquel la matrice renversée servait de pédi- « cule... D'après le conseil du professeur Baudelocque, M. Allan « fit de suite la ligature de ce polype, en présence de « ses confrères, MM. Desessarts et Ané. Il la plaça sur la ligne « de démarcation tracée par les nuances de couleur et de struc- « ture qu'offraient les deux parties de la tumeur... Voyant, après « 48 heures, que la tumeur polypeuse commençait à se putréfier, « on en fit l'amputation. On passa l'aiguille, armée d'un double « cordonnet, à travers le pédicule sur la ligne même tracée par « la première ligature, afin de lier en deux portions, et l'on coupa « en dessous. On fit rentrer le moignon dans le vagin... Il se « retira comme de lui-même dans la cavité de la matrice dès le « lendemain. Les ligatures tombèrent peu de jours après, et la « santé de la femme se rétablit promptement. »

II. Obs. 36. Baudelocque, 1801 (2). — « Une femme des environs « de Meaux, épuisée par une perte de sang qui ne discontinuait « pas depuis plusieurs années, se fit transporter à Paris, vers le « milieu de pluviôse an IX, pour y consulter le professeur Baude- « locque. Elle était très pâle, œdématiée... Le professeur Baude- « locque reconnut à l'instant, en l'examinant, qu'il y avait un « polype et un renversement occasionné par celui-ci, et que le « renversement de la matrice n'était qu'incomplet. Dès le lende- « main, le professeur Baudelocque plaça une ligature sur le pédi- « cule de ce polype et le plus près possible du fond de la matrice. « Quarante-huit heures après, il était tellement putréfié qu'il se « détacha. La portion de la matrice renversée se releva aussitôt, « en entraînant à son tour le moignon qu'embrassaient encore la « ligature et le serre-nœud, qui ne tombèrent que le cinquième « jour. La femme se rétablit promptement. »

Après ces deux observations, l'opinion de Baudelocque ne pouvait être douteuse. De même qu'il n'admettait pas l'amputation de la matrice à la suite de l'accouchement,

----

(1) Dailliez, thèse citée, p. 61.
(2) Dailliez, thèse citée, p. 63.

de même il ne pouvait admettre l'amputation de la matrice renversée par le fait d'un polype.

Est-ce à dire que Baudelocque repousse l'amputation dans tous les cas absolument ? Nous ne le pensons pas. La phrase de Dailliez, qui laissait dans l'opinion de Baudelocque pour ainsi dire une porte encore ouverte à l'opération pour certains cas exceptionnels, date de 1803 ; c'est-à-dire qu'elle a été écrite deux ou trois ans après les observations de Baudelocque. L'exception qu'elle implique doit comprendre surtout ces cas de renversement, suite de polype, dans lesquels, soit la composition anatomique, la grosseur du pédicule, par exemple, soit une altération inflammatoire ou gangréneuse des surfaces, ne permettent plus de saisir aucune ligne de démarcation.

Mais ne comprend-elle pas aussi les cas, assez nombreux de nos jours, dans lesquels les inversions, n'ayant pas été réduites et ayant échappé aux accidents primitifs, constituent ces *inversions chroniques* qui peuvent devenir très menaçantes par les accidents hémorrhagiques continus ou répétés, dont elles sont ordinairement accompagnées, et pour lesquelles la science moderne semble avoir exclusivement réservé l'amputation ?

Il faut bien le reconnaître, ni Baudelocque, ni Dailliez, son interprète fidèle, ne l'ont suffisamment indiqué. Mais il faut reconnaître aussi que, s'il n'a point résolu le problème, Baudelocque en a établi tous les éléments avec une précision admirable.

Baudelocque, en premier lieu, reconnaît la possibilité de l'amputation partielle, et il a pris lui-même une part très active à l'opération de Desault qui a été couronnée de succès.

En second lieu, Baudelocque, après Levret, après Leroux, a parfaitement décrit les inversions anciennes, leur mode de formation, leurs symptômes, etc.

Enfin Baudelocque a indiqué très clairement les dangers que comportent ces inversions anciennes, et qui conduisent presque fatalement à une terminaison funeste.

Ces trois points établis semblent conduire naturellement à cette conclusion, que c'est pour ces derniers cas, quand la réduction ne peut être obtenue, qu'il faut réserver l'opération.

Un instant on peut supposer que cette opinion va être formellement énoncée, lorsque Dailliez (1), après avoir dit que Baudelocque « ne saurait admettre l'amputation « de la matrice renversée à la suite de l'accouchement », ajoute : « Lorsqu'on a tout fait inutilement pour réduire « la matrice, les progrès du dépérissement journalier, « occasionné par des hémorrhagies fréquentes, conduisent « la femme tôt ou tard au tombeau ». On s'attend qu'il va faire un appel désespéré à la ressource suprême. Mais non ! il s'arrête ! soit que l'élève n'ose pas livrer la pensée du maître, ou que le maître lui-même ne l'ait pas réellement conçue. A ces accidents formidables qui conduisent fatalement la malade à la mort, Baudelocque n'oppose que la chance exceptionnelle d'une de ces réductions spontanées dont il avait pu réunir deux exemples.

Chose remarquable ! au moment même où le problème était ainsi posé et restait sans solution dans l'œuvre de Baudelocque, cette solution vint d'où on ne l'attendait pas.

C'est dans l'école de chirurgie de Lyon, florissante dès lors, comme elle n'a cessé de l'être depuis, que cette solution fut trouvée et mise en lumière. Les noms de Collomb et de Bouchet père se rattachent à cette importante découverte.

Collomb a publié trois observations qu'il rapporte à une maladie spéciale désignée sous le nom de *renversement de la membrane interne de la matrice*.

C'est là une affection que l'état de nos connaissances anatomiques actuelles ne nous permet guère d'accepter aujourd'hui. Cette théorie de Collomb, d'après laquelle, non pas la muqueuse simple de l'utérus qui est fort mince, ainsi que le démontrent et la dissection et la chute de la caduque, et l'exfoliation dysménorrhéïque de cette muqueuse dans certaines circonstances, mais une portion de la paroi parenchymateuse utérine assez épaisse pour

_____

(1) Dailliez, thèse citée, p. 104.

former une « *tumeur arrondie et compacte* », serait renversée, est absolument fausse. Elle a été empruntée par
Collomb à un passage contestable d'Arétée et à un paragraphe mal interprété d'Hippocrate, sur lesquels nous
avons déjà longuement insisté, pour démontrer le peu de
fondement qu'on peut faire sur eux, et l'inanité des conséquences qui en découlent.

Voici d'abord le résumé des deux premières observations de Collomb.

I. Obs. 37. Collomb, vers 1791 (1). — « Une dame de Franche-Comté,
« âgée de 32 ans, mariée, sans enfants, au lieu du sphincter de
« la matrice, avait une tumeur oblongue, flottant dans le vagin
« depuis 18 mois, dont le corps était de la grosseur d'un œuf de
« pigeon, compacte et uni à sa base. Le col de cette tumeur était
« allongé et souple; on distinguait dans l'épaisseur de ses parois
« un grand nombre de fibres tendineuses et ligamenteuses. La
« tumeur sortait de la vulve lorsque la malade se tenait sur ses
« pieds, elle occasionnait alors des douleurs vives dans le bas-
« ventre, qui cessaient dans la position étendue, ou dans le lit.
« Pertes sanguinolentes, abondantes surtout au moment des
« règles.

« On tenta inutilement de faire la réduction. La malade vint à
« Lyon me consulter. Je la vis avec MM. Pouteau fils et Flurant.
« Mes deux confrères furent d'avis que la tumeur était formée par
« une excrescence polypeuse. Je leur représentai que l'on peut
« passer le doigt entre le polype et les bords de l'orifice de la
« matrice, au lieu que dans cette circonstance il y avait continuité
« de parties et point de sphincter; que la tumeur était irréduc-
« tible, et que l'extirpation était le seul moyen que l'on pût em-
« ployer pour délivrer la malade de cet état pénible et douloureux;
« ils se rendirent à mon avis.

« Je procédai à la ligature avec un fil d'argent souple passé dans
« la double canule de Levret... La malade ressentit alors une
« petite douleur qui se renouvelait toutes les fois que je resserrais
« la ligature après des intervalles d'un ou deux jours. La douleur
« s'étendait dans le bas-ventre et sur la partie latérale des cuis-
« ses, avec des maux de cœur et des mouvements spasmodiques.
« Ces accidents continuèrent jusqu'au 19ᵉ jour, où la tumeur fut
« entièrement extirpée. On ouvrit la tumeur. Mes confrères furent
« convaincus que la partie extirpée n'était pas un polype, mais
« une tumeur formée par le renversement de la membrane interne

(1) *Œuvr. méd. chir.*, par B. Collomb. Lyon, an VI (1798), p. 246 et
suiv.

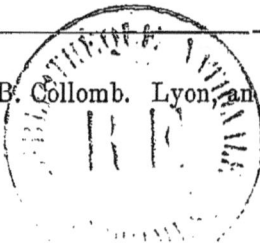

« de la matrice. La malade, rétablie parfaitement, n'eut plus ni
« pertes blanches ni règles. Elle a joui d'une bonne santé. »

II. Obs. 37 bis. Collomb, vers 1791 (1).—« Une dame du Dauphiné,
« mariée depuis 5 ans, mais sans enfants, fut à Aix en Savoie, où
« elle reçut des douches sur les reins et dans l'utérus... Après la
« 12e douche elle s'aperçut de la chute d'une tumeur sur les bords
« de la vulve, avec un poids incommode, des douleurs dans le
« bas-ventre et un malaise général... Peu de jours après, il lui
« survint des pertes blanches et sanguinolentes et des accès de
« vapeurs. Après deux ans de cette existence pénible et doulou-
« reuse, ayant perdu ses forces et son embonpoint, elle se déter-
« mina à venir à Lyon pour consulter sur sa maladie. Je trouvai
« dans le vagin, au lieu du sphincter de la matrice, une tumeur
« oblongue dont la base était de la grosseur d'un œuf de pigeon,
« arrondie, compacte et unie ; le col épais, allongé et souple ; et on
« distinguait sensiblement les filets tendineux et ligamenteux
« dans l'épaisseur de ses parois... Je l'assurai qu'on pouvait ex-
« tirper la tumeur sans aucun danger ; une consultation eut lieu
« avec M. Pouteau père et Garnier.

« Ils reconnurent le renversement de la membrane interne de
« la matrice et l'impossibilité d'en faire la réduction. On convint
« que l'extirpation était indispensable et de la faire par la liga-
« ture selon la méthode de Levret. Je plaçai la ligature comme
« je l'ai rapporté dans la précédente observation. La malade res-
« sentit une douleur violente dans le bas-ventre et sur les cuis-
« ses, avec des maux de cœur et des mouvements convulsifs qui
« se renouvelaient toutes les fois que je resserrais la ligature.
« Dans ces crises de douleurs, elle avait quelquefois le délire ou se
« livrait au désespoir. La connaissance de la marche des acci-
« dents causés par la ligature me servit beaucoup pour la tran-
« quilliser. Le 12e jour, les accidents diminuèrent considérable-
« ment. Le 19e jour, la chute de la tumeur et le calme parfait de la
« malade confirmèrent mon pronostic. La malade se rétablit in-
« sensiblement, et quoiqu'elle n'eût plus ses règles, sa santé n'a
« point été altérée. »

Dans ces deux premières observations de Collomb, il
est facile aujourd'hui, par les moyens de la critique scientifique dont nous disposons, de fixer exactement la nature
de l'affection.

D'une part, il y a bien un renversement de la matrice.
Cette tumeur pédiculée qui sort de l'orifice du col, qui présente dans la portion pédiculée des apparences fibrillai-

---

(1) Collomb, *ibidem*, p. 251.

res et ligamenteuses ; qui a un pédicule large, volumineux, allongé et souple, dont la surface se rattache au pourtour de l'orifice du col par une sorte de rigole demi-circulaire dans laquelle le doigt ne peut nulle part s'engager profondément ; enfin cette sensibilité spéciale, avec ses conséquences nerveuses, qui apparaît dès que ce pédicule est étreint, et après l'opération, la disparition définitive des règles, tout cela prouve surabondamment que ce pédicule fait bien partie d'une matrice renversée ; *je ne dis pas de la paroi interne de la matrice renversée,* parce que, en outre des raisons anatomiques que j'ai énumérées précédemment, les données et les recherches de l'anatomie pathologique moderne ne permettent plus de s'arrêter à une pareille idée.

D'autre part, il est bien évident que cette affection n'appartient pas aux suites d'un accouchement, puisque ces deux malades n'ont pas eu d'enfants.

Dès lors il ne peut être question dans ces deux cas que de tumeurs polypeuses d'un petit volume, descendues du fond de la matrice et ayant entraîné avec elles dans leur évolution ce fond même auquel elles sont adhérentes, et qui, une fois renversé, leur sert de pédicule. L'ouverture qui a été faite de l'une de ces tumeurs ne pouvait pas jeter un grand jour sur leur véritable nature. Les débris d'une cavité ont bien pu prouver à ceux qui croyaient à une *excroissance polypeuse,* qu'il ne s'agissait pas d'un polype simple ; mais si l'on avait cherché, ce qui n'a pas été fait, au-dessous de cette cavité, on aurait sans aucun doute trouvé que le renversement n'était pas simple non plus, et qu'il s'agissait bien d'un polype compliqué de renversement.

La description de la tumeur surtout dans la première observation, où il est dit que la tumeur était très allongée et paraissait hors de la vulve quand la malade était debout, confirme du reste cette opinion.

En somme, ces deux observations de Collomb démontrent en réalité qu'il a extirpé une portion de la matrice de ces deux malades, et avec cette portion, le polype ou le corps fibreux adhérent qui était le point de départ du renversement de la matrice. Collomb nous conduit ainsi au même point où nous avait menés Baudelocque avant que ses derniers travaux lui eussent appris que, dans les cas analogues à ceux de Collomb, on peut ordinairement distinguer l'un de l'autre, et le polype et la matrice, enlever isolément le premier, ce qui, dans quelques circonstances, amène la réduction spontanée de la portion renversée de la matrice, ou rend l'inversion inoffensive.

Nous arrivons à la troisième observation de Collomb (1), qui est de beaucoup la plus importante.

Il s'agit cette fois d'une jeune femme qui, à la suite d'un accouchement laborieux, a vu apparaître dans le vagin une tumeur accompagnée de tous les signes bien connus aujourd'hui de l'inversion utérine. Malade depuis deux ans, elle a consulté bien des médecins, notamment le célèbre Leroux de Dijon, qui a parfaitement reconnu le renversement, mais qui, à l'exemple de Baudelocque, a repoussé toute idée d'intervention chirurgicale. A bout de forces, épuisée, anémique, elle vint une dernière fois demander aide et conseil aux chirurgiens de Lyon.

Elle s'adresse à Collomb et à Bouchet. Collomb, avec ses idées préconçues, porte le diagnostic d'*un renversement de la membrane interne de l'utérus*. Bouchet, se ralliant au diagnostic de Leroux, admet l'inversion pure et simple de la matrice. En présence des symptômes graves de la maladie et de l'imminence d'une mort prochaine, ils acceptent tous deux l'idée de l'extirpation de la tumeur. L'opération est pratiquée par Bouchet avec l'assistance de Collomb. La malade guérit et, 42 ans après l'opération, peut encore en donner les détails à Bouchet fils.

C'est bien là *ce premier cas* d'inversion ancienne de l'utérus traitée heureusement par l'amputation.

Nous l'avons cherché en vain dans l'œuvre de Baudelocque ; c'est à Bouchet et à Collomb, en 1791, avant que le XVIIIᵉ siècle se referme, que nous le devons.

Nous possédons aujourd'hui deux versions de cette

_____

(1) Collomb, *ibid.*, p. 254.

importante observation : l'une qui nous vient d'une manière médiate de Bouchet. Elle a été rédigée par son fils
en 1833, 43 ans après l'opération, probablement sur les
papiers de son père, et publiée par Martin de Lyon en
1835 (1). Une observation faite et publiée après un laps
de temps aussi considérable est sans doute sujette à contestation. Mais elle a pour appuyer son authenticité,
d'abord les renseignements précis que Bouchet fils a pu
puiser auprès de la malade elle-même, survivante et
bien portante, 42 ans après que l'opération a été pratiquée, et en second lieu l'observation même de Collomb.

Cette seconde version, bien qu'écrite, au point de vue
du diagnostic, dans des vues un peu différentes de celles de
Bouchet, a du moins l'avantage d'avoir été publiée en
1798, c'est-à-dire 7 ans après l'opération, et par un des
acteurs de celle-ci ; elle offre d'ailleurs dans ses grandes
lignes une concordance remarquable avec celle de Bouchet fils.

Je crois intéressant de rapprocher ces deux versions,
en les présentant en regard l'une de l'autre, paragraphe
par paragraphe, avec quelques légères interpositions
pour rendre ces concordances plus saillantes.

OBSERVATION 38. BOUCHET ET COLLOMB, 1791.

COLLOMB.	BOUCHET FILS.
Une jeune dame de Bourgo-gne...	*Madame R., de Châlon-sur-Saône,* vint consulter mon père en 1791 et lui donna les rensei-gnements suivants sur la mala-die pour laquelle elle réclamait ses avis.
Accoucha une année après son mariage. L'accouchement fut long et laborieux. Rétablie	Sujette à des pertes utérines depuis son premier accouche-ment qui avait été long et labo-

(1) Martin de Lyon, le jeune, *Mémoires de médecine et de chirurgie pratique, sur plusieurs maladies et accidents graves qui peuvent compliquer la grossesse, la parturition et les couches.* Paris, 1835, p. 22.

BOUCHET FILS.

rieux, et qui datait de deux ans...

Plusieurs chirurgiens reconnurent dans le vagin une tumeur du volume d'un œuf de poule compacte et unie à sa base, suspendue à un col allongé, épais et souple, qui partait d'une espèce de voûte qui terminait le vagin.....

Il exsudait habituellement du sang de la surface de cette tumeur, mélangé parfois à une humeur muqueuse. Mais à chaque période menstruelle, une hémorrhagie abondante se déclarait, qui mit plus d'une fois la vie de cette dame en danger. Cette tumeur fut d'abord considérée comme un polype. Mais comme elle était douloureuse au toucher, et que son apparition dans le vagin et les accidents qui l'avaient accompagnée étaient survenus après l'accouchement.....

Que, depuis cette époque, madame R. avait ressenti un poids incommode à l'entrée de la vulve, et en même temp des douleurs abdominales et des espèces de défaillance.....

Son accoucheur douta de la nature polypeuse et manda en consultation le célèbre Leroux de Dijon, qui reconnut le renversement chronique de la matrice, pour lequel il ne conseilla que des palliatifs.....

L'état fâcheux de cette dame s'aggravant de plus en plus, on

COLLOMB.

de cette couche depuis deux ans.....

On trouvait dans le vagin, à la place du sphincter de la matrice, une tumeur oblongue de la grosseur d'une moyenne noix, compacte et unie à la base ; le col était épais, allongé et souple, tenant au corps de la matrice. On distinguait sensiblement entre ses parois les filets tendineux et ligamenteux qui formaient autrefois le sphincter de la matrice, avant qu'il fût dédoublé.....

Elle avait une perte blanche souvent sanguinolente.....

Elle éprouvait un poids incommode à l'entrée de la vulve lorsqu'elle était quelque temps sur ses pieds.....

Elle consulta plusieurs chirurgiens, ils avaient reconnu le renversement de la matrice et l'impossibilité d'en faire la réduction.....

Il y avait deux ans qu'elle était dans cet état fâcheux, lors-

COLLOMB.

qu'elle vint à Lyon. M. Bouchet
et moi nous fûmes appelés pour
consulter sur cette maladie.....

Nous conclûmes sur la nécessité indispensable d'extirper
cette tumeur.....

La malade déterminée à cette
opération. Monsieur Bouchet
voulut tenter la *ligature à chapelet*; mais cette méthode embarrassante ne put pas réussir.
J'avais la double canule de Levret, garnie d'un fil d'argent
très souple.

Il s'en servit avec succès, et
nous concourûmes ensemble à
la guérison de la malade. Nous
lui annonçâmes ce qu'elle devrait éprouver de la ligature
toutes les fois qu'on la resser-
rerait. La malade ainsi prévenue
supportait ses maux avec patience et courage. D'ailleurs les
accidents, quoique toujours très
douloureux, ne l'étaient pas autant que ceux qu'avait ressentis
la malade citée dans la précédente opération.....

Le terme de la section com-

BOUCHET FILS.

se décida a l'amener à Lyon.
Elle fut confiée aux soins du
célèbre chirurgien Collomb et
de mon père. Ces deux habiles
praticiens, après plusieurs con-
férences, regardant comme impossible la restitution de l'utérus à son état normal, et calcu-
lant que la vie de cette dame
était dans le plus grand danger,
si l'art ne venait promptement
à son secours.....

Décidèrent que l'extirpation
de l'utérus était le seul moyen
de la sauver : craignant avec raison l'hémorrhagie que l'excision
pouvait produire, ils arrêtèrent
qu'on emploierait de préférence
la ligature.

Mon père la pratiqua, et ce fut
à cette occasion qu'il inventa
son ingénieux serre-nœud connu
sous le nom de *chapelet-barillet*,
dont les avantages pour la ligature des polypes rendent cet
instrument si supérieur à tous
ceux qu'on avait proposés jusqu'alors. C'est ce commode
serre-nœud que Sauters a décrit
dans un de ses ouvrages en indiquant le nom de l'auteur.....

Cette opération hardie fut suivie du plus heureux succès. Les
douleurs qu'elle causa à la malade furent très supportables
et les accidents nerveux qu'on
pouvait redouter à peine sensi-
bles.....

La matrice se détacha le

BOUCHET FILS.	COLLOMB.
19ᵉ jour sans hémorrhagie.....	plète s'effectua le 19ᵉ jour, comme nous l'avions annoncé.....
Le rétablissement fut rapide ; deux mois après, l'embonpoint et les forces étaient revenus à la malade. Les pertes rouges et blanches disparurent entièrement, et quoiqu'elle n'ait plus revu ses règles, sa santé n'a point été altérée. Elle vivait encore bien portante en 1833, 42 ans après l'extirpation de sa matrice.	La malade n'eut plus de pertes blanches ni ses règles, et depuis sa guérison elle a joui d'une bonne santé.

Après la lecture de cette observation sous sa double forme, après l'exposé des raisons critiques qui nous font rejeter le renversement isolé de la membrane interne de l'utérus proposé et accepté par Collomb, il nous est difficile de ne pas nous rallier à l'opinion de Leroux sur la nature de la tumeur et de ne pas considérer l'observation de Bouchet comme la première en date, fournissant un exemple de l'extirpation de l'utérus dans l'inversion ancienne.

Chose singulière, en cette même année 1798 où Collomb publiait cette observation, le hasard nous en fait rencontrer une seconde provenant de la même école, malheureusement due à une erreur de diagnostic, et dans laquelle le même traitement fut appliqué. Dans le cours de l'opération, l'erreur de diagnostic ayant été reconnue, l'opération fut abandonnée, mais trop tard. La malade mourut en effet des suites de ce qui avait été tenté.

Obs. 39. Marc-Antoine Petit et Rey, 1798 (1). — « Une femme de 36 « ans accoucha pour la seconde fois. Au 15ᵉ jour elle sent, en fai- « sant un effort pour se lever, un corps étranger qui se déplace et « tombe dans le vagin. Il s'établit des pertes sanguines... La ma- « lade, trois mois après, entre à l'hôpital, dans le service de Marc- « Ant. Petit. Petit, soupçonnant un corps étranger, pratique le tou- « cher et croit reconnaître un polype. Rey, depuis chirurgien de

---

(1) Marc-Ant. Petit, *Actes de la Société de santé de Lyon*, 1798, repro-duit au *Journ. gén. de médecine*, t. 56, p. 128.

« l'Hôtel-Dieu de Lyon, et quatre autres médecins ou chirurgiens
« appelés en consultation, portent le même diagnostic et sont
« d'avis d'en faire la ligature. Rey se charge de l'opération. Au
« moment où le chirurgien serre la ligature, la femme pousse un
« cri violent, qui fut pour les consultants un trait de lumière.
« Arrêtez, dit Desgranges, nous nous sommes trompés, je soup-
« çonne un renversement de matrice. Les ligatures ayant été
« ôtées, la malade n'en éprouva pas moins des coliques très vio-
« lentes qu'on ne put calmer. Elle périt le 5e jour; l'autopsie mon-
« tra qu'il y avait réellement renversement de matrice. »

Il est d'autant plus fâcheux pour la science que
Desgranges ait ainsi arrêté l'opération, que la ligature
maintenue créait en réalité moins de danger pour la vie
de la malade que la sorte de contusion que son retrait
dut laisser sur le péritoine, et que le succès, fort possible
d'ailleurs, comme le fait de Bouchet et Collomb l'avait
déjà démontré, n'eût pas manqué, en corroborant celui-
ci, de donner une forme plus accusée aux aspirations
encore vagues et imparfaites que nous trouvons dans
l'œuvre de Baudelocque.

En résumé, l'école du XVIIe et du XVIIIe siècle admet
la possibilité de l'amputation de la matrice et fournit
plusieurs exemples de réussite. Toutefois, procédant par
voie d'élimination, Baudelocque, l'un des derniers et des
plus illustres représentants de cette école, est conduit à
repousser l'opération d'une manière générale dans les
inversions qui suivent l'accouchement, et à l'écarter dans
la majorité de celles qui succèdent à des polypes. Il ne
l'exclut pas absolument et semble la réserver pour des
cas exceptionnels.

Il ne mentionne point parmi ces derniers les inversions
anciennes, rebelles à toute réduction, et qui par une succession d'hémorrhagies mettent souvent la vie en péril.
Mais cette conclusion qui lui échappe ressort tellement
de sa doctrine; il s'est tellement approché du but, que
sur ce point, aussi bien que sur celui de la réduction de
ces mêmes inversions, on peut le considérer à juste titre
comme le grand initiateur des progrès et des découvertes importantes qui allaient bientôt surgir de toutes
parts.

Ajoutons toutefois, pour être justes et complets, qu'a-

vant même que le xviiie siècle fût clos, et du vivant de
Baudelocque, la première de ces conquêtes, celle qui rendait les inversions anciennes justiciables de la chirurgie
régulière, venait d'être faite, grâce encore à deux chirurgiens français, Collomb et Bouchet de Lyon.

Le dix-neuvième siècle aura pour mission de faire pour
le traitement de l'inversion ce que le xviie et le xviiie ont
fait pour le diagnostic, c'est-à-dire de le conduire aux
limites mêmes de la perfection.

L'école chirurgicale du xixe siècle, en effet, après
avoir encore éclairé le diagnostie, fouillé l'étiologie, créé
presque de toute pièce l'anatomie pathologique de cette
affection, portera son effort principal sur les moyens de
traitement qui lui sont applicables. Elle établira d'abord
la réalité de la réduction des inversions anciennes ; c'est
encore un chirurgien français, Valentin, de Vitry-le-Français, qui obtiendra, le chloroforme aidant, la première
réduction ; d'autres bientôt imiteront son exemple, imagi-
nant les procédés les plus variés et les plus ingénieux pour
arriver à ce résultat.

D'autre part, ce fait important que l'extirpation de la
matrice doit être exclusivement réservée aux inversions
anciennes sortira lui-même de la pratique des chirurgiens
de cette nouvelle époque. L'influence de Baudelocque
qui, à la fin du xviiie siècle, a pris l'un des derniers la
parole sur cette question, a été telle que, bien qu'il ne l'ait
pas résolue définitivement, tous ceux qui lui ont succédé,
se conformant à ses préceptes qu'il ne fallait plus pratiquer cette opération ni dans les inversions récentes, ni
dans les inversions succédant aux polypes, l'ont exclusivement réservée pour les inversions anciennes, lorsqu'elles
ont été réfractaires à tout effort de réduction. C'est, comme
nous l'avons vu, Collomb et Bouchet de Lyon qui, entrant
les premiers dans ce courant d'idée, ont exécuté la première opération scientifique et consciente de ce genre.

Les chirurgiens du xixe siècle qui vinrent après eux,
rivalisant de zèle pour inventer les ressources les plus
subtiles et l'outillage le plus parfait qui se puisse voir,
sont parvenus à conjurer, en grande partie du moins,
les accidents redoutables qui jusqu'alors avaient déprécié

cette grande opération, et l'avaient maintenue hors des cadres de la chirurgie régulière.

Nous nous empressons d'ajouter que dans ce grand travail de l'école chirurgicale du xixe siècle, et sans médire des écoles française, allemande et italienne qui n'ont cessé d'y prendre une part active, c'est à l'école anglaise d'abord et plus tard à l'école anglo-américaine que revient le rôle principal.

Voilà, esquissée à grands traits, l'œuvre de l'école du xixe siècle. Nous ne descendrons point pour le moment dans les détails historiques, comme nous l'avons fait pour les époques précédentes. La science moderne s'est faite autour de nous, en partie même avec nous. Ici les noms sont trop entièrement liés aux choses pour qu'il soit possible de les disjoindre et de ne pas les confondre dans un même récit.

Nous préférons donc aborder immédiatement la partie clinique de notre sujet. Seulement, à mesure que les faits se dérouleront, nous aurons soin d'établir les discussions critiques, de présenter les recherches bibliographiques que chacun d'eux comporte. Nous éviterons ainsi les doubles emplois et les répétitions, et nous donnerons aux faits leur valeur tout entière, sans laisser échapper l'occasion de rendre à chacun ce qui lui appartient.

PARTIE CLINIQUE

Dans cette seconde partie de notre travail, nous allons reprendre au point de vue clinique, et avec toutes les clartés nouvelles que peut fournir la science moderne, la description entière de l'inversion utérine. Elle comprendra les quatre chapitres suivants :

1º L'étiologie de l'inversion ;

2º L'anatomie pathologique;

3º La symptomatologie avec ses deux dépendances : le diagnostic et le pronostic ;

4º Le traitement.

CHAPITRE PREMIER

ÉTIOLOGIE ET MÉCANISME DE L'INVERSION.

ARTICLE Ier.

DÉTERMINATION DES DIVERSES ORIGINES DE L'INVERSION.

Dans quelles conditions l'inversion peut-elle se produire ?

Dans la première partie de ce travail, en faisant l'inventaire des travaux du xviiie siècle, nous avons déjà répondu en partie à cette question. Dans le chapitre actuel, nous devrons résumer les points déjà acquis et insister de préférence sur ceux qui doivent quelques développements nouveaux aux recherches de la science moderne.

Dans l'état de vacuité de l'utérus, l'étroitesse de la cavité, l'épaisseur de ses parois rendent bien difficile, pour ne pas dire impossible, le renversement de cet organe. Les plus grands efforts, même sur une table de laboratoire, ne peuvent réussir à donner à l'utérus la disposition qu'il présente dans cette affection.

Celle-ci, pour se produire, semble exiger des conditions tout à fait spéciales, qui peuvent se résumer dans la proposition suivante : *Il faut que l'utérus soit transformé en une poche à parois minces par le développement graduel d'un produit intérieur, et que cette poche se vide subitement de son contenu.*

Ces conditions, comme nous l'avons déjà noté, ne se rencontrent que dans les circonstances suivantes :

1° Dans la grossesse au moment de l'expulsion du fœtus ;

2° Dans les cas où des tumeurs, telles que des polypes, après s'être lentement développées dans la matrice, sont brusquement chassées de la cavité utérine.

En dehors de ces conditions, il est difficile de concevoir que l'inversion utérine puisse se rencontrer.

Notons toutefois que quelques auteurs pensent encore que les inversions peuvent également se produire par le fait d'une accumulation de sang dans la matrice, par celui d'une accumulation de sérosité dans le même organe (hydrométrie), enfin par celui d'une accumulation de graisse dans son voisinage immédiat et dans son propre tissu.

Les inversions à la suite de l'accouchement et à la suite des polypes sont, comme nous l'avons dit dans la partie historique de ce travail, mises aujourd'hui hors de doute et acceptées de tout le monde ; il n'en est pas de même pour celles qui succéderaient à une accumulation de sang ou de sérosité, ou à une accumulation de graisse ; celles-ci méritent d'êtres discutées de nouveau et passées au crible de la critique moderne.

Les observations de Leblanc, obs. 11 et 12 de ce travail, semblaient avoir laissé en suspens la question de la possibilité du renversement à la suite d'une accumulation de sang dans l'utérus, et par conséquent à la suite d'une dilatation de sa cavité avec amincissement des parois.

Ces renversements pourraient ainsi rentrer à la rigueur dans la règle que nous avons posée précédemment.

Les observations de Leblanc n'étant pas définitivement probantes, comme nous l'avons établi, nous avons dû rechercher s'il n'existait pas, dans quelques circonstances démontrées par l'observation moderne, des conditions particulières pouvant amener le résultat indiqué.

Ces conditions ne pourraient se rencontrer que dans deux cas :

1º Par suite de l'imperforation du vagin, lorsque le sang qui ne trouve pas d'issue à l'extérieur à l'époque de l'apparition des règles s'accumule d'abord dans le vagin, puis dans la matrice elle-même, ce qui détermine des douleurs expultrices assez violentes ;

2º Par suite du rétrécissement ou de l'oblitération de l'orifice du col, lorsque le sang, ne pouvant sortir facilement, s'accumule sous forme de caillots ou de dépôt dans la matrice et occasionne les vives douleurs de la dysménorrhée atrésique.

Examinons ces deux cas. J'ai vu pour ma part deux faits d'imperforation de l'hymen que je vais rapporter sommairement.

I. Obs. 40. Personnelle, 1850. — « Une jeune malade d'une vingtaine d'années était entrée dans le service de Michon, à la Pitié, « où j'étais alors interne. Elle avait le ventre très volumineux. « On constatait une tumeur considérable dans la région hypo- « gastrique. Cette tumeur remontait jusqu'au delà de l'ombilic « et présentait toutes les apparences d'une grossesse au 6e mois. « La malade éprouvait souvent des douleurs violentes de forme « expultrice. Elle n'avait jamais été réglée ; et la tumeur parais- « sait à la palpation présenter une sorte de fluctuation. L'examen « des parties sexuelles permet de constater que la vulve était « obturée par l'hymen qui formait un diaphragme complet ; que « ce diaphragme était bombé en avant, produisant ainsi une sorte « de tumeur saillante à l'extérieur, et qu'un doigt placé à ce ni- « veau percevait le choc du flot liquide lorsque l'autre main « frappait sur la tumeur du bas-ventre. Le diagnostic, dès lors, « était évident. Le liquide des règles s'était accumulé en arrière

« de l'hymen et avait successivement rempli et dilaté la cavité du
« vagin, celle du col et celle du corps de la matrice. La ponction
« fut faite et amena l'issue de trois litres environ d'un liquide
« noir poisseux qui n'était autre que du sang altéré. L'hymen fut
« incisé ; les règles se rétablirent normales dès la première
« menstruation, et la malade guérit parfaitement. »

II. Obs. 41. Personnelle, 1874. — « J'ai vu un cas fort analogue
« il y a quelques années ; seulement l'accumulation était moins
« ancienne, le liquide moins abondant, et la matrice ne faisait
« guère au-dessus du pubis qu'une saillie de la grosseur du
« poing. Mais déjà la malade, qui n'avait que quinze ans, éprou-
« vait des douleurs semblables à celles que nous avons signalées
« dans la dernière opération. L'incision de l'hymen suffit pour ame-
« ner l'issue d'un peu moins d'un litre de liquide et la guérison. »

J'ai trouvé quelques observations analogues dans la
science.

D'abord une observation curieuse de Mauriceau.

III. Obs. 42. Mauriceau, 1687 (1). — « Le 21 juillet 1687, je vis
« une femme âgée de 25 ans, qui me témoigna ingénuement qu'elle
« avait soupçon d'être grosse, à cause d'une tumeur qui lui
« paraissait au bas-ventre... Ayant visité cette femme, elle n'était
« aucunement perforée... Une autre tumeur poussait jusqu'à l'ex-
« térieur ; elle paraissait au-dessous du conduit de l'urine. Ayant
« fait ouverture de cette tumeur avec la lancette, il en sortit aus-
« sitôt plus de deux à trois pintes d'une matière semblable en
« couleur à la lie de gros vin, de consistance visqueuse. Cette
« femme, avant cela, ressentait de temps en temps des douleurs
« insupportables dans le ventre, avec des efforts plus violents
« que si elle eût été dans les plus grandes douleurs de l'enfante-
« ment..... Aussitôt que je lui ai fait cette opération, elle ne sentit
« plus aucune douleur... Elle devint grosse deux mois après. »

Viennent ensuite quelques observations modernes.

IV. Obs. 43. Roberts, 1873 (2). — LLoyd Roberts rapporte
l'exemple d'une jeune fille qui, dans des conditions analogues,
fut évacuée par la ponction de 300 gr. de liquide menstruel.

V. Obs. 44. Burrouys, 1876 (3). — Burrouys rapporte deux cas
d'hymen imperforé chez des jeunes filles qui n'avaient point leurs
règles, et qui souffraient beaucoup et fréquemment de douleurs
analogues à celles de la parturition. Elles guérirent par la ponction.

---

(1) *Obs. sur la grossesse et l'accouch.* Paris, 1694.
(2) *British med. journ.*, 18 octobre 1873.
(3) *American suppl. to the obstetric journ.*, décembre 1876.

VI. Obs. 45. Clay, 1878 (1). — Enfin Clay signale une jeune fille de 15 ans qui, dans des circonstances analogues, présenta une tumeur abdominale, montant jusqu'à l'ombilic. Cette tumeur occasionnait de fréquentes douleurs, et la ponction de l'hymen donna issue à 750 gr. de sang menstruel altéré.

On conçoit que si le mal n'était pas arrêté par la ponction de la matrice, la matrice se développant davantage, les douleurs expultrices pourraient prendre une grande intensité, devenir presque convulsives et faire éclater l'hymen. « Il est vraisemblable, dit Boyer , bien qu'on « n'ait pas de faits authentiques à cet égard, que dans « quelques cas la membrane qui bouche le vagin s'est « rompue spontanément. » Dans ces conditions, l'*inversion serait certainement possible.*

Mais hâtons-nous d'ajouter que la science n'a jusqu'à présent enregistré aucun cas de renversement de ce genre.

L'inversion par le fait de l'atrésie du col, qui peut déterminer l'accumulation de caillots de sang plus ou moins volumineux dans l'utérus et les douleurs de la dysménorrhée, *n'est point non plus impossible*, et si, dans une observation comme celle de Leblanc, il était bien démontré, ainsi que Leblanc l'a avancé, que l'œuf et le fœtus n'ont pas existé, il n'y aurait pas d'autre moyen d'expliquer l'inversion.

L'atrésie de l'orifice du col peut aller jusqu'à l'occlusion complète. Morgagni (2), Amand (3), Franck (4), Cathral (5), Gauthier (6), Willeaume (7), Hervez de Chégoin (8), Delpech (9), Desgranges (10), en ont observé des cas. Cette occlusion, qu'on appelle aussi atré-

---

(1) *The Lancet*, vol. 1, p. 829, 1878.
(2) *Recherches sur le siège et les causes des maladies.* Lettre XLVII, t. VII, trad. fr. 1821.
(3) Amand, *Nouvelles obs. sur la pratique des acc.* 1713, 1715.
(4) J. P. Franck, *De retentionibus*, t. II, p. 39.
(5) *Ann. litt. méd. étrang.*, t. II, p. 484.
(6) *Nouv. Journ. de méd.,* t. VII, p. 30.
(7) Séance acad. méd., 23 mai 1826.
(8) *Id.* 24 novemb. 1829.
(9) *Mémorial du Midi*, mars 1830.
(10) *Id.* août 1830.

tisme utérin, est d'autant plus dangereuse, que dans ces cas on peut croire que la femme est dans l'état de grossesse, et laisser les accidents marcher très loin avant d'y porter remède,

Benevoli, chirurgien de Florence, rapporte un cas de ce genre fort remarquable.

Obs. 46. Benevoli (obs. rapportée par Colombat) (1) fut consulté par une fille affectée d'une suppression d'urine, accompagnée de tous les accidents qui en sont la suite ordinaire. Ayant essayé inutilement d'introduire la sonde dans le canal de l'urèthre, il ne put la faire parvenir jusqu'à la vessie, parce que la distension de la matrice avait allongé le canal de l'urèthre. Il en était résulté un coude formé dans ce canal par le corps de la vessie poussée en avant et au-dessus des os du pubis par l'utérus, en sorte que l'ouverture de ce viscère ne correspondait plus à l'extrémité du canal de l'urèthre. Benevoli, n'ayant pu vider la vessie le premier jour, attendit au lendemain pour pratiquer de nouveau le cathétérisme. Au lieu d'introduire la sonde dans l'urèthre, il la plaça dans le vagin, sans s'apercevoir de la fausse route qu'il avait suivie. L'instrument porté vers l'orifice de la matrice n'ayant pu pénétrer dans la cavité de ce viscère, l'opérateur, pensant que le sphincter de la vessie fortement contracté pourrait être dilaté par une forte impulsion, poussa la sonde plus fortement et l'enfonça dans l'utérus. Il s'échappa aussitôt une grande quantité de liquide d'une couleur brunâtre semblable à de la lie de vin, qui fut prise d'abord pour de l'urine sanguinolente. Mais quand la collection menstruelle fut évacuée, l'urine s'écoula avec force par le canal de l'urèthre, et c'est ce phénomène qui fit reconnaître à Benevoli qu'il avait introduit le cathéter dans la matrice et non dans la vessie. La malade, qui depuis 3 ans voyait s'accroître son ventre tous les mois, éprouva au même instant un grand soulagement et vit s'effacer tout à coup l'énorme développement occasionné per l'accumulation du sang menstruel dans la matrice. Benevoli estima à 32 livres la quantité de ce fluide qui s'échappa après l'opération ; il s'empressa de faire connaître avec candeur sa faute et son succès.

Colombat de l'Isère a introduit dans l'étiologie de cette affection une nouvelle cause dont ses prédécesseurs n'avaient pas parlé. « Cette affection, dit-il (2), peut en« core avoir lieu à la suite de la distension de la matrice

---

(1) Colombat de l'Isère, *Traité complet des maladies des femmes.* Paris, 1843, t. 1er, p. 194.
(2) Colombat de l'Isère, *ibidem*, t. 1er, p. 318.

« causée par une hydropisie (hydrométrie) accumulée
« (comme le sang d'après la théorie de Leblanc) dans cet
« organe, dont les parois relâchées, amincies et affai-
« blies, cèdent facilement à l'impulsion des intestins
« et aux contractions des muscles abdominaux, aussitôt
« que les corps étrangers qui les soutenaient se sont
« échappés brusquement de la cavité utérine. Tous
« ces cas peuvent être jusqu'à un certain point com-
« parés à ceux qui ont lieu à l'époque de la déli-
« vrance, car les parois de la matrice, se trouvant à
« peu près dans les mêmes conditions que pendant la
« grossesse, sont par cela même disposées à céder à la
« plus légère impulsion et au plus petit effort. »

Dans les cas d'accumulation de sérosité dans la matrice d'après la théorie de Colombat, l'inversion serait
donc encore possible, comme dans les cas d'accumulation
de sang.

Nous pouvons ajouter toutefois que la science n'a jusqu'à présent enregistré aucun cas authentique d'inversion
de matrice, occasionné par l'une ou l'autre de ces causes.

L'observation suivante mérite cependant d'être rapprochée de la théorie émise par Colombat.

Obs.47. Thatcher, avant 1847 (1), a mentionné, suivant Crosse, un
cas dans lequel l'utérus s'étant trouvé dilaté non point par un amas
de sérosité accumulée dans sa cavité, mais par *un amas de kystes
hydaliques*, l'expulsion de ces derniers a pu déterminer la production d'une inversion. L'inversion a eu lieu en effet, et a été guérie
par l'ablation de l'organe au moyen de la ligature. West (2), qui a
emprunté ce cas à l'essai de Crosse sur l'inversion, ajoute fort judicieusement : « L'agrandissement de la cavité utérine et une cause
« capable d'exciter la contraction de ses fibres, telles sont les
« conditions essentielles à l'inversion de l'organe. Lorsqu'elles
« coexistent, comme dans le cas rapporté par le docteur Thatcher,
« il faut reconnaître que l'inversion peut se produire. »

En récapitulant ce que nous venons de dire sur les

_____

(1) Crosse, *An Essay Litterary and practical of inversion uteri*. (*Transactions of the provincial med. and surg. association*), vol. XIII, London,
1844, et vol. XV, London, 1847.
(2) West, *Leçon sur les maladies des femmes*, trad. fr. 1870, p. 280.

faits d'accumulation de liquides dans la cavité de la matrice, on pourrait peut-être dire, en étendant la pensée de West, que celles qui ne s'accompagnent pas de la présence d'une tumeur solide sont peu propres à produire l'inversion (occlusion vaginale et utérine, hydropisie de la matrice) ; que celles au contraire qui constituent une sorte de corps étranger solide, comme la tumeur hydahide de Thatcher, et peut-être les amas de caillots de Leblanc, sont à peu près exclusivement aptes à la déterminer. Quoi qu'il en soit, l'observation problématique de Leblanc et l'observation unique de Thatcher doivent, jusqu'à plus ample informé, rester à l'état des faits exceptionnels.

Quant aux inversions produites par l'accumulation et le poids de la graisse sur la matrice des femmes obèses, ce qui est la théorie pure de Puzos, elle n'est point non plus encore absolument repoussée par tous les auteurs modernes.

Voici ce que dit Boyer à ce sujet (1) : « Nous avons « partagé l'opinion générale sur les causes prédisposantes « du renversement de la matrice, et nous avons pensé « qu'il ne pouvait avoir lieu sans une distension préa- « lable de cet organe jusqu'au moment où nous avons « trouvé l'utérus renversé chez une femme qui n'avait « point eu d'enfant depuis 15 ans, et dont la matrice ne « contenait aucun corps étranger. »

Obs. 48. Boyer, 1825. — « Cette femme était âgée de 44 à 45 « ans, d'une grande stature et d'un embonpoint considérable, sans « être excessif. Elle était bien réglée et mère de 3 enfants. « (Le dernier accouchement datait de 15 ans.) Elle n'avait « jamais eu de pertes de sang ni de flueurs blanches. Après « avoir éprouvé pendant longtemps un sentiment de gêne « et de pesanteur dans le bassin et de tiraillement dans la région « des lombes, surtout lorsqu'elle avait marché ou qu'elle s'était « tenue debout pendant un certains temps, il se présenta à l'en- « trée du vagin une tumeur qu'elle sentait avec le doigt, mais « pour laquelle elle ne consulta personne. Cependant la tumeur « devint de plus en plus apparente, finit par s'échapper du vagin

(1) Boyer, *Traité des malad. chir.*, t. x, p. 489, 1825.

« et se présenta entre les grandes lèvres, qu'elle ne tarda pas à
« dépasser. Alors les symptômes que la malade éprouvait étant
« devenus plus intenses, elle consulta deux personnes de l'art,
« qui regardèrent la tumeur comme un polype et en proposèrent
« la ligature. Je fus consulté. Dans l'examen que je fis, j'aperçus
« entre les grandes lèvres une tumeur qui les dépassait d'environ
« 8 à 10 lignes. Cette tumeur était *un peu plus grosse* que la ma-
« trice dans son état naturel ; elle avait une figure pyriforme.
« Son pédicule gros et court était entouré d'un bourrelet sous
« lequel le doigt pouvait pénétrer à la profondeur de quelques
« lignes ; un gros stylet boutonné ne pénétrait pas plus avant.
« Cette tumeur était un peu douloureuse au toucher ; sa couleur
« était grisâtre ; sa *surface un peu inégale* et comme villeuse ;
« elle présentait en quelques points des ulcérations superficielles.
« On voyait à chaque époque des règles le sang sortir par exsu-
« dation de la surface de la tumeur... Hors le temps des règles,
« cette même surface fournissait une espèce de mucus jaunâtre
« assez abondant. Lorsqu'on pressait cette tumeur de bas en haut,
« on la faisait remonter au-dessus des grandes lèvres, et même
« jusque dans le vagin. Mais aussitôt qu'on cessait de la presser,
« elle ressortait. La réunion de tous ces phénomènes ne laissait
« aucun doute sur la nature de cette tumeur. Je fis différentes
« tentatives pour la réduire. Elles furent inutiles. Désespérant
« d'en obtenir la réduction, je dis à la malade qu'il n'y avait d'au-
« tre parti à prendre que d'en faire la ligature ou de l'abandon-
« ner à elle-même. Cette femme se serait soumise volontiers à la
« ligature ; mais je n'osai l'entreprendre par la crainte des acci-
« dents funestes auxquels elle a presque toujours donné lieu. »

Gaillard Thomas a publié également l'observation suivante, qui offre quelque analogie avec celle de Boyer.

Obs. 49. Willard Parcker, 187. (1). — Le professeur Willard
Parcker m'a rapporté le fait suivant : « Une jeune femme qui avait
« eu un enfant sept ans auparavant, et n'avait jamais souffert
« d'aucune affection utérine, éprouva tout à coup une sensation
« étrange et très douloureuse de l'abdomen à la suite d'un vio-
« lent effort. Appelé peu de temps après cet accident, M. Parker
« accepta l'opinion émise par le médecin traitant, et attribua l'ac-
« cident à l'expulsion d'un polype qui faisait saillie dans le vagin.
« On décida l'ablation de la tumeur, et le chirurgien fut ensuite
« fort surpris de reconnaître qu'il avait enlevé l'utérus inversé
« avec ses trompes et ses ligaments. La malade guérit sans com-
« plication, et la menstruation continua régulièrement. »

---

(1) Gaillard Thomas, *Traité clin. des malad. des femmes*, trad. fr. 1879,
p. 380.

Une troisième observation, publiée récemment, offre de grandes analogies avec les deux précédentes : elle a été publiée en 1881 par M. Chavarnac d'Aix ; mais elle remonte à l'année 1867.

Obs. 50. Chavarnac, 1867 (1).— Le 10 juillet 1867, on vint me chercher à l'hôpital pour une femme de 58 ans atteinte d'une perte de sang considérable.

Son médecin me dit avoir diagnostiqué un volumineux polype de l'utérus, et en présence des hémorrhagies qui, par leur fréquence, minaient la santé de sa malade, il avait jugé la ligature nécessaire. L'opération fut pratiquée le 9 juillet, à 4 heures du soir.

La tumeur, saisie par des griffes de Museux, fut entraînée au dehors, ce qui occasionna de violentes douleurs lombaires. Une ligature en fil écru ciré fut jetée sur le pédicule et serrée avec un serre-nœud. Les douleurs devinrent plus vives et la femme, qui n'avait pas été anesthésiée, demanda à grands cris qu'on cessât la constriction. Des nausées et des vomissements se manifestèrent aussitôt.

Accédant à sa demande, le médecin relâcha la ligature et refoula la tumeur dans le vagin. Une potion opiacée fut prescrite.

A 11 heures du soir, une hémorrhagie se déclara et alla en augmentant jusqu'à trois heures du matin. L'opérateur, effrayé de la gravité des symptômes, demanda une consultation. Je fus appelé, 12 heures environ après l'opération.

Je trouvai la femme pâle, affaiblie, les yeux hagards, les lèvres violacées; la respiration était rapide, saccadée, le pouls petit, filiforme, la peau froide inondée d'une sueur profuse. La malade poussait des cris déchirants et se plaignait de vives douleurs dans la jambe et la cuisse gauche : ce membre était devenu complètement paralysé à la suite de la ligature. La tumeur était ressortie du vagin. Elle était grosse comme le poing et faisait une saillie de 7 à 8 centimètres hors du vagin. Elle était saignante, turgescente, d'un rouge lie de vin. Pratiquant le toucher, j'arrivai aisément sur le col de l'utérus; je le suivis dans toute sa circonférence, mais lorsque je voulus pénétrer dans la cavité utérine, je fus arrêté par un obstacle qui formait une véritable gouttière circulaire ; j'acquis alors la certitude que je me trouvais en face d'un renversement de l'utérus. La main sur le bas-ventre, l'index dans le rectum, ne trouvèrent point l'utérus à sa place habituelle.

La malade nous raconta qu'à l'âge de 28 ans elle avait fait son

_____

(1) Chavarnac, *Bull. soc. chir.* 1881. — *Etude clinique sur l'inversion de l'utérus.* Marseille, 1882.

dernier accouchement ; que les tractions pour la délivrance avaient été très douloureuses et suivies d'une violente hémorrhagie. A ce moment, elle avait cru faire un second enfant et avait éprouvé une sensation de plénitude dans le vagin. Chaque époque catéméniale fut dans la suite accompagnée d'hémorrhagies profuses qui avaient altéré sa santé, sans l'empêcher toutefois de vaquer aux occupations de son ménage.

Tout cela me confirma dans l'idée d'une inversion de la matrice. Mon confrère persista dans son opinion de polype utérin. L'hémorrhagie devenant inquiétante, l'heure n'était pas aux discussions. Nous convînmes d'enlever la ligature (la resserrer eût été facile, mais il eût fallu employer le chloroforme, et l'état général le contre-indiquait formellement), de faire rentrer la tumeur et de pratiquer le tamponnement ; une potion cordiale fut ensuite administrée. Ces premiers soins amenèrent un calme relatif, mais l'état général ne s'amenda pas. A 4 heures du soir, la respiration était stertoreuse, le pouls insensible, le ventre se ballonnait de plus en plus, un hoquet incessant torturait la malade, une sueur froide couvrait la peau, etc. A 10 heures du soir, trente heures après l'opération, la malade rendait le dernier soupir.

J'obtins de la famille d'extraire la tumeur, et je pus me convaincre que je me trouvais effectivement en présence d'un renversement de l'utérus ; cet organe était à son sommet le siège d'une meurtrissure ecchymotique due à l'action des griffes de Museux. En cet endroit, la muqueuse utérine était déchiquetée, morcelée, noire ; il me fut impossible d'y retrouver l'orifice des trompes.

Ces trois cas d'inversion offrent ce point commun qu'ils ont été observés en dehors de l'accouchement, ou du moins fort longtemps après, 15 ans dans celui de Boyer, 7 ans dans celui de Parcker, 32 ans dans celui de Chavarnac ; ce qui prouve que leur relation avec l'accouchement était au moins indirecte. Tous trois ont été pris pour des polypes par plusieurs praticiens, et l'existence de l'inversion n'a été reconnue qu'ultérieurement, ce qui indique qu'ils avaient au moins l'apparence extérieure des polypes. En outre de ces particularités, nous noterons que, dans l'observation de Boyer, le volume de la tumeur était plus considérable que celui des inversions ordinaires, et que sa surface était inégale ; que dans celle de Parcker la ressemblance avec un polype était telle que tous les chirurgiens qui avaient examiné la malade, l'opérateur en tête, furent fort étonnés, après l'ablation de la tumeur, de trouver dans son intérieur les trompes et les ligaments.

Dans l'observation de M. Chavarnac, l'équivoque n'offre pas moins de probabilité.

Sans doute la douleur violente produite par la ligature ne pouvait laisser aucun doute sur la présence du tissu utérin lui-même compris dans la constriction.

Toutefois, même après la lecture de l'observation détaillée donnée par M. Chavarnac, l'esprit n'est pas absolument satisfait. Il est impossible de ne pas admettre que c'est bien l'utérus renversé qui a été lié ; mais n'y avait-il pas en même temps un polype à l'extrémité de cet utérus ? N'oublions pas le volume indiqué de la tumeur ; celui du poing est déjà bien considérable pour un utérus simplement renversé et ayant subi le travail ordinaire de retrait des inversions chroniques. N'oublions pas que le dernier accouchement de cette femme remontait à trente ans, et surtout qu'elle était arrivée à l'âge de 58 ans, alors que la période de la ménopause devait être arrivée. N'oublions pas que M. Chavarnac lui-même a constaté ce tissu meurtri, déchiqueté, morcelé, noir, qui était à l'extrémité de la tumeur et dont la description semble bien plus se rapporter à un tissu de polype saisi et éraillé par les pinces de Museux qu'au tissu même de la matrice. N'oublions pas que sur cette extrémité même il a été impossible de *retrouver les orifices des trompes*, et enfin que la vraie description anatomique de la cavité péritonéale, et de son épaisseur à l'extrémité inférieure, a été absolument passée sous silence.

Ces diverses raisons laissent plus que du doute dans l'esprit du chirurgien impartial ; elles témoignent de la possibilité, disons mieux, presque de la certitude de la présence d'un produit de nouvelle formation ou fibro-myôme, ayant compliqué et probablement entraîné l'inversion utérine.

La figure même que donne Chavarnac d'après une photographie, et que je reproduis ici, fig. 14, me paraît démontrer absolument la présence d'une tumeur · dans l'extrémité inférieure gauche de l'inversion, et il est vraiment difficile d'accepter que les simples *déchirures* produites *sur le tissu utérin* par les tractions des érignes et des pinces de Museux aient pu produire une pareille déformation du fond de l'utérus.

L'analyse de ces trois observations confirme bien cette opinion que dans les trois cas il y avait inversion, que cette inversion n'était point sous l'influence immédiate de l'accouchement, et elles n'éloignent pas l'idée d'un polype

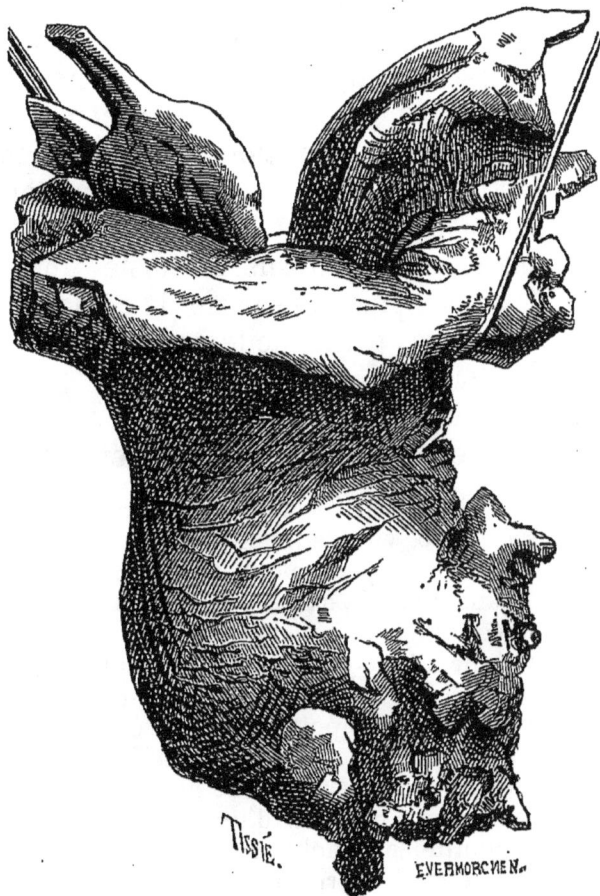

FIG. 14. — Renversement de l'utérus, d'après Chavarnac.

de forme spéciale ayant pu contribuer à produire l'inversion.

Or, ces polypes de forme spéciale, nous les connaissons déjà; Baudelocque les a parfaitement décrits, comme le montrent l'observation d'Allan et Piet et sa propre observation (obs. 35ᵉ et 36ᵉ). Ce sont ceux qui font corps avec le fond de l'utérus, qui ne s'en distinguent pas par un pédicule, qui se confondent avec lui par une large base, de telle sorte que par la vue et le toucher on peut à peine reconnaître les deux tissus, et qu'en définitive, comme nous le verrons plus tard, on ne peut les distinguer que par leur différence de sensibilité.

Ces corps fibreux restent pour ainsi dire encastrés dans le tissu utérin, ils émanent de fibro-myômes interstitiels, soulevant à peine la muqueuse utérine et ne présentant point de pédicule. On pourrait les désigner sous le nom de polypes *sessiles*, par opposition aux polypes *pédiculés*. Quand ces polypes sessiles du fond de l'utérus ont amené l'inversion par un mécanisme que nous apprécierons plus tard, ils forment avec l'utérus retourné une seule et même tumeur, à peu près sans ligne de démarcation sensible, qui peut être prise facilement pour une grosse matrice en inversion.

Voici une nouvelle observation qui m'est personnelle et qui me paraît lever tous les doutes à cet égard.

Obs. 51, personnelle, 1879. — « Dans le courant de janvier 1879, « je fus appelé à Abzac, village près de Coutras, par M. le doc- « teur Granier de Cassagnac, pour opérer une de ses clien- « tes âgée de 44 ans, dont la santé était fort altérée par des hé- « morrhagies fréquentes et considérables et qui lui paraissait « atteinte de polype. Arrivé auprès de la malade, je constatai « par le toucher une tumeur intra-viginale de la grosseur du « poing à peu près, n'offrant point d'inégalité, et aboutissant su- « périeurement à un pédicule assez volumineux. Désireux, pour « diminuer le danger de l'opération, de ne point attirer le polype « à l'extérieur, je ne pus explorer d'une manière aussi complète « que je l'aurais voulu les attaches et les connexions du pédicule. « Je me contentai de m'assurer que la tumeur n'offrait aucune « sensibilité spéciale. Je fis cette recherche sur la portion de la « tumeur la plus accessible aux explorations chirurgicales, c'est- « à-dire à son extrémité inférieure, sur laquelle je pus appliquer « sans déterminer aucune douleur une pince de Museux. J'enga- « geai assez facilement la chaîne d'un écraseur autour du pédi- « cule, et me mis en devoir de commencer l'opération. Dès que « l'instrument eut amené un premier effort de constriction sur le « pédicule, la malade poussa un cri de douleur qui arrêta ma « main. Un pédicule de polype n'offre pas une semblable sensi- « bilité. Je dégageai immédiatement l'instrument, et attirant « à l'extérieur très doucement la tumeur déjà saisie par la pince « de Museux, je me trouvai en présence d'une tumeur ovoïde, « très égale à sa surface, ne présentant aucun étranglement pou-

« vant faire supposer qu'elle était composée de deux parties dis-
« tinctes. Mais par la pression des doigts je pus constater que la
« moitié inférieure de la tumeur était insensible, que dans la
« moitié supérieure cette même pression réveillait la douleur
« spéciale que donne le tissu de la matrice; en exerçant alors une
« douce traction sur la partie inférieure, je pus produire un très
« léger sillon au point même où se trouvait la limite de cette
« sensibilité, et apercevoir un léger tractus blanc qui était cer-
« tainement la ligne d'adhérence, sans pédicule réel, de la tumeur
« et du fond de la matrice. C'est un peu au-dessous de ce point
« que j'appliquai une seconde fois la chaîne de l'écraseur en la
« serrant très graduellement. La douleur ne se renouvela plus,
« et l'opération marcha sans incident jusqu'à la fin. Le polype
« était peu volumineux, la portion de la matrice peu volumineuse
« aussi. Après la contusion légère que j'avais dû produire sur le
« pédicule de la matrice, je jugeai prudent de ne point tenter la
« réduction.

« Les hémorrhagies persistèrent encore quelque temps, puis dis-
« parurent un jour. L'examen de la malade (juin 1882) permit
« alors de constater que la réduction s'était accomplie sponta-
« nément, mais probablement avec lenteur. »

Des considérations dans lesquelles nous venons d'entrer et des observations que nous avons rapportées à
l'appui, il me paraît résulter, sous forme de conclusion,
*qu'il existe une forme particulière de polype sessile ou
sans pédicule, qui, lorsqu'il est inséré au fond de la
matrice, peut déterminer le renversement de cet organe;
dans ces conditions, le polype ne paraît former avec la
matrice qu'une seule tumeur, sans ligne de démarcation
apparente, et ressemble de tous points à une inversion
simple survenue sur un utérus un peu plus volumineux
qu'à l'ordinaire.*

Telle est l'explication réelle de ces inversions développées en dehors de l'accouchement, et sans la présence
apparente d'un polype. Mais, loin de nous ramener à la
théorie de Puzos par les pressions graisseuses, comme
sembleraient l'insinuer Boyer et Gaillard Thomas, elles
confirment au contraire cette opinion aujourd'hui généralement admise, *qu'il n'y a que deux origines bien démontrées de l'inversion : l'accouchement et les polypes.*

Seule, l'observation d'inversion congénitale de la matrice donnée par Baudelocque et que nous avons déjà
rapportée (obs. 13e de ce travail) crée une exception d'au-

tant plus importante que la science moderne fournit une seconde observation qui présente une grande ressemblance avec celle de Baudelocque. Nous la devons à M. Williaume (de Metz).

Obs. 52. Williaume de Metz, 1843 (1), lit à l'Académie une note sur un cas d'aberration d'organisation des parties sexuelles chez une jeune fille. Il s'agit d'une inversion de l'utérus telle que le corps de cet organe, ayant son fond dirigé en bas, formait une tumeur insolite à droite dans le vagin, et que son col, inaccessible au doigt, était dirigé en haut. L'exploration par l'hypogastre et par le rectum ne faisait rien sentir dans la région habituellement occupée par cet organe. La disposition est congénitale ; la jeune fille chez laquelle elle a été observée est vierge. Habituée à une vie sédentaire, elle n'a jamais fait aucun effort qui eût pu produire un pareil déplacement. Elle est régulièrement menstruée, ce qui éloigne toute idée d'occlusion ; mais les règles ne s'écoulent qu'avec peine et d'une manière incomplète. A l'époque de leur cours, elles s'accumulent en partie dans l'utérus, qu'elles distendent, et on est obligé d'exercer sur cet organe une certaine pression à l'aide de laquelle on parvient à le vider complètement et à le ramener à son volume primitif. Le sang menstruel est toujours mêlé à un liquide leucorrhéique abondant. Une consultation a eu lieu avec plusieurs médecins de Metz; ceux-ci, s'appuyant sur l'origine congénitale de cette disposition et sur l'immobilité de l'utérus, qu'aucun effort ne peut parvenir à faire dévier de sa situation anormale, ont été d'avis d'interdire le mariage, la conception pouvant avoir lieu, mais l'accouchement devant être, suivant toute apparence, impossible. L'introduction du plus petit spéculum est impraticable.

Cette observation offre la plus grande analogie avec celle que nous avons citée de Baudelocque (obs. 35e de ce travail). Dans les deux cas, la matrice se montre sous la forme d'une tumeur ovoïde, dont la grosse extrémité est tournée vers le bas, et l'extrémité plus grêle vers le haut. Ce corps était très solide et fixe dans les deux observations. Dans les deux observations, l'utérus ne se trouve pas à sa place habituelle, l'écoulement du sang des règles est facilité ou augmenté par la pression exercée sur la tumeur. Dans les deux observations, la maladie paraît

---

(1) Williaume, *Gazette med.*, 1843, p. 618. *Bullet. de l'acad. de médecine*, 1843.

congénitale et la malade vierge, comme l'atteste la présence de la membrane hymen.

Les deux faits se rapprochent donc beaucoup et ont été pris par les deux observateurs pour une inversion congénitale de la matrice.

A tous les deux on peut faire la même objection : Si la matrice est retournée, le sang devrait provenir exclusivement de la surface extérieure de l'utérus. Comment la pression peut-elle l'exprimer avec plus d'abondance, comme s'il était contenu dans une poche que l'on vide ?

Il reste donc une certaine obscurité sur la véritable signification de cette anomalie que l'on peut désigner plutôt sous le nom d'*ectopie congénitale* que sous celui d'*inversion congénitale de la matrice.*

Nous laisserons pour le moment de côté et ces deux cas exceptionnels et, faute de démonstration suffisante, ceux qui ont été attribués à des accumulations de sang ou d'humeur dans la matrice et de graisse autour d'elle, et nous nous occuperons exclusivement des inversions consécutives aux accouchements, et des inversions consécutives aux polypes, en nous proposant d'étudier le mécanisme de production des unes et des autres.

ARTICLE II.

INVERSIONS CONSÉCUTIVES A L'ACCOUCHEMENT OU PUERPÉRALES.

Crosse (1) a fourni des chiffres statistiques très intéressants sur la fréquence relative de l'inversion à la suite de l'accouchement. Suivant lui, l'inversion se présente une fois sur 140,000 accouchements, et sur 400 cas d'inversion, il en est 350 qui sont la conséquence de la grossesse.

Du reste, ce n'est pas seulement dans la grossesse à terme que l'on rencontre l'inversion. Dans l'observation

---

(1) Crosse, *An Essay litterary and practical of inversion uteri. Transactions of the provincial med. and surg. association,* vol. XIII. London, 1844, et vol. XV. London, 1847. Ouvrage malheureusement inachevé.

de Leblanc (obs. 14ᵉ de ce travail), où l'inversion succéda à une hémorrhagie survenue après trois mois de suppression des règles, il s'agit probablement d'une fausse couche. On trouve d'autres observations plus explicites encore : une observation de Skal (1) et une observation de Woodson (2) au 4ᵉ mois ; deux observations de Spaë (3) et de J. Brady (4) au 5ᵉ mois ; une observation de Brown (5) au 6ᵉ mois.

Voyons maintenant de quelle manière l'inversion peut s'effectuer dans l'accouchement, qu'il soit à terme ou prématuré.

Trois ordres de causes nous paraissent seuls pouvoir être invoqués :

I. Les tractions exercées sur le fond de l'utérus par sa face interne.

II. Les pressions exercées sur le fond de l'utérus par sa face externe.

III. Les contractions du muscle utérin lui-même.

§ Iᵉʳ. — *Inversions par tractions intra-utérines.*

Ces tractions se produisent souvent dans les derniers temps de l'accouchement. Elles ont pour intermédiaire le plus habituel le placenta qui d'ordinaire s'insère vers la partie culminante de la cavité utérine et le cordon qui le relie au fœtus. Ces tractions peuvent avoir lieu dans plusieurs circonstances :

1° Notons avant tout les tractions exercées sur le cordon pour obtenir la délivrance. Les tractions prématurées ou trop prolongées pour hâter le décollement du placenta, les tractions trop énergiques ou mal dirigées pour vaincre ses adhérences, quand elles existent, sont en général et surtout entre des mains inexpérimentées la cause la plus

---

(1) Skal, *Edimb journal*, 1849.
(2) Woodson, *American journ. of the med. sc.*, octobre 1860.
(3) Spaë, *Northern, Journ. of med.*, juillet 1845.
(4) Brady, *New-York med. Times*, févr 1856.
(5) Brown, *Gaz. méd.* 1855.

fréquente de l'inversion utérine. Cette cause , Arétée le premier l'a signalée, et tous les auteurs venus après lui, aussi bien dans l'antiquité que dans les temps modernes, la mettent en première ligne. Cette origine de l'inversion est si généralement admise, qu'il serait oiseux de citer des observations de ce genre. Je ne puis me défendre toutefois de rapporter un exemple où la violence de ces tractions pratiquées par des mains ignorantes a amené l'inversion dans un cas exceptionnel par l'âge de la grossesse, à une époque où les parois de la matrice conservent encore assez d'épaisseur et de résistance pour rendre difficile à concevoir la production d'un pareil déplacement.

Obs. 53. Woodson, du Kentucky, 1860 (1), a rapporté l'histoire de « cette fille de 27 ans, grosse de 4 mois, qui, se sentant surprise dans un bain par les douleurs de l'enfantement, saisit et « enleva violemment le fœtus, ce qui amena l'utérus au dehors « et produisit une inversion complète. »

En dehors de ces violences produites par des mains inhabiles, les tractions très légitimes que nécessite souvent la délivrance peuvent avoir une action sur le point de la matrice où s'insère le placenta, et déterminer sinon le renversement, au moins la dépression du fond de cet organe. L'observation de Mauriceau (2e obs. de ce travail), célèbre parce qu'elle établit d'une manière positive la réalité de ces dépressions, me paraît un exemple de ce genre, puisque c'est immédiatement après l'extraction du placenta accomplie avec la plus grande facilité que les accidents se produisirent. Or, dès que la dépression existe, elle peut se compléter et se transformer en inversion réelle, sous l'œil même du chirurgien, sans nouvelle traction et sous l'influence du second ordre de causes que nous aurons à étudier tout à l'heure.

2° Lorsque l'accouchée se trouvant dans une position insolite, debout, par exemple, ou assise sur le bord d'une table ou d'une chaise, l'enfant, à sa naissance, reste sus-

---

(1) Woodson, *American journ. of the med. sc.*, octobre 1860, et Marion Sims, *Notes cliniques sur la chirurgie utérine*. Paris, 1866.

pendu par le cordon et tire de tout son poids sur le placenta et sur le fond de l'utérus. Dailliez rapporte deux observations de ce genre.

I. Obs. 54. Levret, 177. (1).—« Une femme pour laquelle il avait été « appelé venait d'accoucher debout... L'enfant s'était tué en « tombant sur le carreau, après avoir entraîné son placenta et la « matrice et avoir rompu le cordon ombilical. Levret détacha « l'arrière-fait encore adhérent et réduisit la matrice. »

II. Obs. 55. Canolle, 177. (2). — « Une fille de 18 ans, enceinte et « près d'accoucher, chassée de la maison paternelle, se retira « chez une amie et ne tarda pas à ressentir les douleurs de l'en- « fantement. Un accoucheur juge que ces douleurs sont fausses, « se retire, et à son retour il voit la femme expirante, la matrice « complètement renversée et pendante entre les cuisses; il ap- « prend que cette infortunée est accouchée debout, les coudes « appuyés sur le dos d'une chaise, que l'enfant est sorti brusque- « ment et que le cordon s'est rompu. La femme meurt, etc. »

Dans ces deux cas, l'accouchement debout a entraîné le renversement de la matrice, la rupture du cordon, et dans l'un d'eux au moins la mort de l'enfant précipité sur le sol.

Dès que les grandes douleurs arrivent, il est donc prudent de faire étendre les femmes en travail et de les empêcher de se lever à tout instant et de se promener, comme souvent elles cherchent à le faire, avec l'espoir d'échapper à la souffrance qu'elles éprouvent.

3° Lorsque le cordon est naturellement court ou rendu court par son enroulement autour du fœtus ou sur lui-même, l'expulsion même du fœtus transmet par l'intermédiaire du cordon et du placenta une traction sur le fond de l'utérus qui peut être assez énergique pour déterminer le renversement. Dailliez rapporte encore deux observations de Baudelocque qui confirment cette manière de voir.

---

(1) Dailliez, thèse citée, p. 51-52.
(2) Canolle, *Journ. gén. de méd.*, t. 4, p. 40. — Dailliez, *loc. cit.*, p. 52. Obs. xv. — *Recueil périodique de la Soc. de méd. de Paris*, germinal an VI.

I. Obs. 56. Baudelocque, 1770 (1). — « L'enfant sortit brusque-
« ment, entraînant le placenta et le fond de la matrice jusqu'à la
« vulve, le cordon ombilical n'ayant au plus que sept pouces de
« long (21 centim. environ). »

II. Obs. 57. Baudelocque, 178. (2). — « Dans la seconde, l'accou-
« chement se passa d'une façon analogue et amena également
« l'inversion de la matrice. Le cordon formait deux circulaires
« sur le col, trois sur l'une des jambes, et un autre sur l'un des
« bras. »

Cette cause d'inversion, la brièveté du cordon, a été
signalée par bien des auteurs. Des exemples en ont été
fournis par Ruysch (3), par Levret (4), par Laborde (5),
par King (6), par Herr (7). Bockendahl (8) rapporte enfin un cas d'enroulement du cordon devenu tellement court que le forceps, qu'il avait été obligé
d'appliquer, ramena du même coup le fœtus avec le
placenta et la matrice renversée.

Il faut avouer, toutefois, que dans bien des cas le cordon a été trouvé très court sans qu'il y ait pour cela renversement de la matrice. Cette cause, d'ailleurs, d'après la
longueur même du cordon (ceux de 20 à 25 centimètres,
7 à 8 pouces, sont les plus courts qui aient été rencontrés),
ne peut guère par elle-même déterminer autre chose
qu'une simple dépression de la matrice, et suivant toute
probabilité, c'est par l'intervention d'une seconde cause,
soit une traction directe exercée sur le cordon après la
sortie naturelle de l'enfant, soit une pression extérieure
exercée sur la matrice, par les contractions abdominales,
que le renversement se complète.

Voici à l'appui de ce que je viens de dire une observa-

(1) Dailliez, thèse citée, p. 49. Obs. XIII.
(2) Dailliez, ibid., p. 45. Obs. IX.
(3) Ruysch, Obs. anat. chir. centuria. Amsterdam, 1721. Obs. XI.
(4) Levret, Suite des observations de M. Levret sur plusieurs polypes,
1759, 18e observ., p. 187 et suivantes.
(5) Laborde in thèse de Bollet. Paris, 1818.
(6) King, Glasgow Journal. Vol. 1.
(7) Herr, Gaz méd. de Strasbourg, juill. 1861.
(8) Bockendahl, Deutsche Klinik, 1860.

tion de Levret citée par Leroux (1), dans laquelle la brièveté du cordon, il est vrai, était due à un enroulement, et dans laquelle le renversement se borna à une dépression.

Obs. 58. Levret, 17... — « M. Levret termina avec le forceps « l'accouchement..... Le cordon ombilical, qui faisait deux tours « autour du col de l'enfant, *se rompit en partie dans l'opération*, « et quand M. Levret voulut faire l'extraction du délivre, le cor- « don lui resta à la main..... Il introduisit sur-le-champ la main « dans la matrice pour chercher le placenta, qu'il eut grande « peine à distinguer... Lorsque le délivre fut tiré, il porta de nou- « veau la main dans la matrice pour reconnaître son état ; alors « il découvrit que *son fond s'était renversé en partie vers son ori-* « *fice;* il le replaça, et la matrice se contracta sur-le-champ. »

4° Quelquefois le cordon, soit parce qu'il est mince ou fragile, soit parce que les tractions ont été trop violentes, se brise entre les mains de l'accoucheur. Quelquefois aussi, malgré les tractions les plus opportunes et les plus soutenues, le placenta ne vient pas parce qu'il est *adhé-rent*. Dans ces différents cas, le chirurgien est obligé d'aller avec la main à la recherche du placenta dans la matrice et de le décoller de ses adhérences. Si cette opération est bien faite, elle n'entraîne pas ordinairement le renversement, parce que la main soutient la matrice en même temps qu'elle décolle le placenta. Mais lorsque l'opération est faite par des mains inhabiles, ou lorsque le placenta est absolument adhérent, l'utérus peut suivre les tractions qui sont exercées sur celui-ci et l'inversion se produire.

§ II. — *Inversion par pression extra-utérine.*

L'utérus se trouve dans le bas-fond de l'abdomen, soumis par conséquent à ces pressions continues et redoublées à chaque effort, que les muscles puissants qui circonscrivent la cavité abdominale, diaphragme et muscles

---

(1) Leroux, *Obs. sur les pertes de sang*, p. 59. 1776.

abdominaux, exercent sur les points faibles de ses parois et qui produisent les hernies. Or la matrice, transformée par la grossesse en un organe à parois minces, devient un de ces points faibles, susceptibles de céder devant la poussée abdominale et de former ainsi une sorte de hernie dont la poche utérine repoussée et retournée serait le sac. Il est facile de comprendre, en effet, qu'au moment de l'expulsion du fœtus il se fait un vide virtuel entre le corps de l'enfant et les parois de la matrice vide, que tendent incessamment à combler les contractions abdominales qui poussent la masse intestinale contre ces parois. Si la résistance du muscle utérin n'est pas supérieure à la force des pressions abdominales, les parois de la matrice se dépriment et suivent en se retournant le fœtus dans son mouvement d'expulsion.

Cette dernière théorie de l'inversion, admirablement conçue et décrite par Galien, dans une page remarquable que nous avons citée plus haut (p. 22), était tombée dans l'oubli. Elle a été entrevue de nouveau par Puzos et par Astruc (1), puis développée avec beaucoup de justesse et de précision par Leroux de Dijon (2) : « Sup-« posons un accouchement précipité, la dernière douleur « expulse l'enfant ; pendant ce temps la matrice, qui n'a « éprouvé que peu de contractions, n'a pas eu le temps « de raffermir assez ses parois pour qu'elles puissent « résister à l'action des muscles du bas-ventre et à « l'abaissement du diaphragme. Ces puissances, lorsque « l'enfant est sorti, agissent encore pendant quelque « temps ; elles poussent violemment les intestins sur le « fond de la matrice qui, à cause de son peu d'épaisseur « et de son étendue, offre peu de résistance ; il cède à « l'effort des parties qui le compriment et s'enfonce comme « la forme d'un chapeau qu'on pousse avec le poing. »

Le caractère essentiel de ces inversions est qu'elles se produisent pendant le travail, avant toute tentative de

---

(1) Puzos, *loc. citato.* — Astruc, *Traité des maladies des femmes*, t. 4, p. 21, et *Traité des acc.*, p. 276.
(2) Leroux, *Obs. sur les pertes de sang*, p. 56, 57. Dijon, 1776.

délivrance, et qu'au moment même où le fœtus est expulsé, la matrice apparaît à l'extérieur renversée et munie encore de son placenta. Elles partagent, il est vrai, ce caractère avec les inversions produites par la brièveté ou l'enroulement du cordon, mais cela ne doit pas nous étonner, puisque, comme nous l'avons vu, celles-ci n'arrivent point d'emblée à l'état d'inversion complète et ont besoin pour se compléter de l'intervention des pressions abdominales.

Ce sont ces inversions qui se produisent pendant l'accouchement, au moment même de l'expulsion du fœtus, sans traction extérieure exercée sur le placenta, qui ont été désignées par la plupart des accoucheurs sous le nom d'*inversions spontanées*.

Elles se montrent dans deux circonstances bien distinctes :

1° Lorsque la matrice faible par complexion ou fatiguée par des efforts répétés et impuissants tombe dans un état d'*inertie* et que ses contractions qui font défaut sont à peu près exclusivement remplacées par les contractions volontaires des muscles abdominaux ;

2° Lorsqu'au contraire les contractions de la matrice en pleine *activité* deviennent presque convulsives et entraînent le concours synergique des muscles abdominaux, qui déploient alors une puissance d'autant plus considérable que la volonté ne les règle plus.

Nous avons vu les germes de cette distinction importante dans les travaux de Leroux et de Baudelocque.

Examinons successivement ce qui se passe dans ces deux cas.

I. *L'inertie* de la matrice est, comme nous l'avons dit, cet état dans lequel cet organe se trouve à peu près dépourvu de sa puissance de contractilité. Elle survient, d'une part, chez les personnes faibles, délicates ; chez celles qui ont naturellement les parois de la matrice très minces et très faibles ; chez celles qui ont eu beaucoup d'enfants, qui ont eu des pertes de sang très abondantes et qui sont plus ou moins anémiques ; chez celles qui sont épuisées par des maladies chroniques. Dans tous ces cas, suivant la remarque de Baudelocque : « Les femmes accouchent

« ordinairement sans grandes douleurs et presque d'un
« seul effort. »

Elle se produit, d'autre part, chez les accouchées qui
ont éprouvé une distension exagérée de la matrice, soit
par l'accumulation d'une abondance anormale des eaux,
soit par le fait d'une grossesse gémellaire.

On la retrouve enfin chez celles qui, par suite de l'é-
troitesse du bassin ou de la résistance des parties molles
du périnée, ont un accouchement laborieux, qui finit par
épuiser la puissance contractile de la matrice.

Quelle que soit l'origine de l'inertie de la matrice, la
patiente qui sent le travail s'arrêter, s'efforce de suppléer
aux contractions utérines qui lui font défaut, par les contractions abdominales auxquelles elle commande ; et
quand l'accouchement a lieu, les pressions abdominales, ne
rencontrant plus, au moment de la sortie du fœtus, que la
membrane flasque et sans résistance du fond de la matrice, la dépriment et l'enfoncent à la suite de l'enfant.

Une observation de Baudelocque nous offre un exemple
remarquable d'une inversion produite dans ces conditions
d'atonie et d'inertie de la matrice.

Obs. 59. Baudelocque, 178... (1). — « Il s'agit d'une femme d'une cons-
« titution extrêmement faible. Baudelocque avait remarqué, dans
« le cours du travail, que les parois de la matrice avaient très peu
« d'épaisseur, et les parties saillantes du fœtus, dans le moment des
« contractions, paraissaient faire comme un relief à la main et à la vue
« Cette femme, qui était sourde, fit, malgré les recommandations
« de l'accoucheur, des efforts très violents, et expulsa l'enfant
« avec promptitude... Le placenta suivit en entraînant jusqu'à
« l'entrée du vagin la partie postérieure et supérieure de la ma-
« trice. Le professeur Baudelocque s'en aperçut presque aussitôt,
« ayant la main sur le ventre, et reconnut distinctement cette
« espèce de cul-de-lampe que présente la matrice à demi ren-
« versée. Pendant qu'il sollicitait l'action contractile de cette
« matrice à demi renversée et *très flasque* sous la main, un autre
« effort de la femme acheva le renversement. Le fond de la ma-
« trice couvert de l'arrière-faix *parut au dehors*. »

---

1) Dailliez, thèse citée, p. 43.

Un second fait fort analogue, du même accoucheur (1) complète quelques détails du premier :

« Une femme, beaucoup plus faible que la précédente,
« accoucha pour la 4e fois, presque sans la participation
« des contractions de la matrice et par les seuls efforts
« des muscles abdominaux. Le renversement commença
« par la partie postérieure de la matrice. Le professeur
« Baudelocque, qui le reconnut à l'instant, s'occupa pen-
« dant plus d'une demi-heure des soins propres à faire
« contracter *cette matrice molle et sans action ;* mais,
« voyant qu'au lieu de reprendre son état naturel elle
« continuait à se renverser, il en détacha le placenta et
« réduisit la portion renversée, qui comprenait plus de la
« moitié de ce viscère. »

Dans ces deux observations, deux points importants me paraissent à noter. D'abord, comme on a pu le remarquer, le renversement s'opère en deux temps. Dès que le fœtus est sorti, il y a un temps d'arrêt dans le mouvement d'inversion, qui reprend un instant après et se complète sous une nouvelle poussée des pressions abdominales.

En second lieu, il est digne de remarque que la matrice renversée dans ces conditions reste *molle sans action,* *très flasque sous la main,* et qu'elle vient en général se montrer et faire saillie au dehors du vagin.

Ce sont là en effet les caractères de ces inversions amenées par l'inertie de la matrice, et nous verrons plus loin combien sous ces deux rapports en diffèrent celles qui surviennent alors que la matrice est à l'état de contraction active.

Après avoir rappelé les travaux si remarquables de Leroux et de Baudelocque sur l'inertie de la matrice, nous ne devons pas passer sous silence ceux qui sont venus depuis les compléter : ceux de Nauche (1), de

---

(1) Dailliez, thèse citée, p. 47.
(2) Nauche, *Maladies propres aux femmes.* Paris, 1829, vol. 1, p. 131.

Capuron (1), de Meissner (2), de Van Siebold (3), de Boivin et Dugès (4), de Crosse (5), de Lazzati (6).

Outre l'inertie générale de la matrice dont nous venons de montrer les résultats, il peut exister des inerties partielles de l'organe qui, de leur côté et par un mécanisme spécial, concourent à la formation des inversions.

Nous avons déjà vu combien Leroux avait insisté sur l'inertie partielle qui atteint en général la portion de l'utérus où s'insère le placenta (7) : « J'ai avancé dans ma « dissertation sur le déchirement de la matrice, que le « lien où s'attache le délivre est celui qui acquiert le « moins d'épaisseur dans les contractions utérines ; c'est « le lien le plus faible après la sortie de l'enfant, celui « qui est le plus disposé à se renverser dans une douleur « du 3ᵉ genre ou par la traction prématurée du placenta, « et c'est celui qui se renverse toujours. »

Ce passage ne laisse aucun doute sur la priorité réelle qui appartient à Leroux dans cette question reprise avec insistance par les modernes.

Crosse (8), en effet, émet nettement cette opinion « que « la condition la plus activement prédisposante à un « commencement d'inversion (dépression), sans laquelle « les degrés plus avancés ne peuvent se produire, est « l'inertie partielle de l'utérus. »

Rokitansky (9) développe les idées de Leroux et de Crosse et donne une grande netteté à la théorie qui en découle : « Nous devons mentionner une circonstance « bien singulière qui présente une certaine importance

---

(1) J. Capuron, *Traité des maladies des femmes*. Paris, 1812, p. 494.

(2) Meis ner, *Die dislocationen der Gebärmutter und der Mutterscheide.* Leipzig, 1821.

(3) Van Siebold, *Handbuch zur Kenntniss und Heilung der Frauenzimmerkrankheiten*, vol. III, p. 365. 1822.

(4) Boivin et Dugès, *Traité pratique des maladies des femmes*. Paris, 1833, t. I, p. 223.

(5) Crosse, *An Essay litterary and pract. on inversion*. London, 1844-47.

(6) Lazzati, *Annali universali di med.*, 1865, p. 301.

(7) Leroux, *Obs. sur les pertes de sang*, p. 63. 1776.

(8) Crosse, *An Essay litterary and practical on inversion uteri*. 1847.

(9) *In* Gaillard Thomas, trad. fr., p. 378.

« à cause du danger qu'elle peut faire naître. C'est une
« paralysie de la portion placentaire qui se manifeste au
« moment où les autres parties de l'organe subissent la
« réduction. Cet accident donne lieu à un phénomène
« particulier. La partie placentaire paralysée est chassée
« dans la cavité utérine par la contraction des parties
« voisines ; il en résulte une tumeur intra-utérine qui
« correspond à une dépression sur la paroi externe de
« l'utérus. Cette tumeur présente la plus grande ana-
« logie avec un polype utérin, et le diagnostic ne peut
« être établi qu'après un examen approfondi. »

Si l'on ajoute à ces faits bien établis aujourd'hui après
les travaux de Leroux, de Crosse, de Rokitansky, que le
placenta se forme et s'implante en général vers le fond
de l'utérus, *au voisinage de la trompe* d'où l'œuf est
sorti, on sera très disposé à admettre la théorie professée
par Kiwisch et par Oldham (1), d'après laquelle l'inversion
commence d'abord par une corne et se continue par le
fond, jusqu'à ce que la totalité de l'organe soit renversé.

En résumé, il ressort de ces faits aujourd'hui bien
établis :

1º Qu'il peut exister un état d'inertie partielle de la
matrice (Leroux) ;

2º Que cette inertie partielle a pour siège ordinaire la
région placentaire (Leroux et Rokitansky), et se trouve
en général au voisinage de l'une des cornes (Kiwisch,
Oldham) ;

3º Que, sous l'influence des contractions abdominales,
il se forme sur ce point faible une dépression utérine ou
inversion partielle de la matrice, qui peut devenir le
point de départ d'une inversion complète (2).

---

(1) Voy. Gaillard Thomas, *ibidem*, p. 377.
(2) Cette même inertie partielle de la portion placentaire de l'utérus,
qui explique d'une manière si satisfaisante la formation des dépressions
utérines quand le placenta est attiré en bas ou détaché rapidement,
explique d'une manière non moins satisfaisante l'enchatonnement du
placenta lorsque la partie non paralysée de l'utérus, se contractant rapidement avant la séparation du placenta, laisse celui-ci renfermé dans la
partie paralysée de la paroi utérine, comme dans une sorte de sac herniaire qui

II. L'inversion utérine par pressions abdominales peut se produire aussi dans les cas où, *loin d'être en état d'inertie*, la matrice est en état de *contraction active*.

Quelle explication peut-on donner de ces faits ?

Voici celle que je propose, et qui me paraît le plus acceptable :

Les contractions actives de l'utérus ont évidemment pour résultat, surtout après la rupture de la poche des eaux, d'appliquer, de mouler pour ainsi dire la paroi de la cavité de la matrice sur son contenu, c'est-à-dire sur le corps du fœtus, créant ainsi une sorte d'adhérence de l'une avec l'autre difficile à vaincre ; le col, et le segment utérin inférieur jouant le rôle de sphincter, restent contraires ou relâchés à ce même moment.

Qu'il survienne alors un de ces efforts convulsifs qui éclatent chez certaines femmes, comme un besoin impérieux de mettre toutes les forces dont elles disposent au service de l'acte qu'elles accomplissent et qui entraînent la contraction synergique et sans mesure de tous les muscles de l'abdomen ; alors la paroi utérine poussant le fœtus qu'elle étreint, poussée elle-même par la masse intestinale qui lui transmet l'impulsion irrésistible des contractions abdominales, est entraînée à l'extérieur avec le fœtus lui-même, le suit dans son mouvement d'expulsion, et ne s'en sépare, lorsque le fœtus franchit le col, qu'en se retournant ainsi que le fait un doigt de gant trop étroitement appliqué sur le doigt qu'il recouvre, lorsqu'on cherche à le retirer.

C'est bien le lieu de répéter ici cette phrase si expressive de Galien : « accident tout à fait comparable à ce qui « se passe dans une lutte ou dans un combat, lorsque l'un « des champions, s'efforçant de renverser et de terrasser « son adversaire, tombe en même temps que lui ».

Ces inversions se produisent surtout dans les accouchements précipités, chez les personnes jeunes, robustes,

---

l'enveloppe, constituant une tumeur en projection externe sur l'utérus. Voy. le travail d'Herrgott, *Revue médicale de l'Est*, n° 1 janvier 1882, reproduit dans les *Annales de gynécologie*, t. XVII, mars 1882, p. 209.

d'un caractère impatient, et qui exagèrent leurs douleurs mal supportées pour en finir plus vite.

Baudelocque, par l'intermédiaire de Dailliez (1), a donné un tableau saisissant de ces inversions et de leur mode de production. Bien qu'il ait déjà trouvé sa place dans notre partie historique, nous ne pouvons nous dispenser d'en retracer les principaux traits, tant il se trouve dans son vrai cadre ici, et tant il éclaire la question qui nous occupe en ce moment.

« On observerait plus rarement cet accident, si les « femmes, plus douces aux conseils qu'on leur donne, pou- « vaient, au moment des dernières douleurs, faire usage « de leur raison. Mais, dans le délire de ces dernières « douleurs, elles ne connaissent, elles ne sentent que le « besoin d'accoucher, elles appellent la mort à grands « cris. Leurs efforts sont ceux du désespoir et ne parais- « sent plus subordonnés à leur volonté ; elles les redou- « blent et les prolongent, au lieu de les modérer à mesure « que l'enfant se dégage, de manière que la sortie de « celui-ci est bien moins l'effet de la contraction de la « matrice que de l'action des muscles abdominaux et du « diaphragme. Les intestins pressés sur le fond de la « matrice, qui ne peut se resserrer aussi vite qu'elle s'é- « vacue, le dépriment, le renversent et le poussent à tra- « vers l'orifice avec une promptitude telle que l'accou- « cheur ne s'aperçoit de ce renversement, en quelque « sorte *spontané*, que quand il n'est plus en son pouvoir de « le prévenir. »

Puis il cite un certain nombre d'observations à l'appui de cette théorie. D'abord une observation de Levret, déjà publiée par Leroux :

Obs. 60. Levret, 176. (2). — « Levret fut appelé pour aller secourir « une jeune dame; les douleurs étaient expulsives et très fortes. « Peu de temps après son arrivée, elle accoucha dans une vio- « lente douleur. Après avoir fait la ligature du cordon, il porta la « main pour délivrer la femme, mais il fut très surpris de trou- « ver hors de la vulve une tumeur énorme..... Il reconnut que

---

(1) Dailliez, thèse citée, p. 45.
(2) Dalliez, *loc. cit.,* p. 44 ; et Leroux, *Pertes de sang,* p, 57.

» c'était la matrice renversée. Le placenta s'en détacha facile-
« ment, après quoi, il repoussa la matrice dans sa situation natu-
« relle. »

Puis des observations propres à Baudelocque.

Obs. 61. Baudelocque, 1790 (1). — « Le 9 mars 1790, une jeune
« femme impatiente de mettre un terme à ses douleurs, lors-
« qu'elle sentit la tête au passage, au lieu de modérer ses efforts
« et de n'en faire que pendant les contractions de la matrice,
« comme le lui recommandait le professeur Baudelocque, en fit
« de plus grands et de plus prolongés, qui jetèrent rapidement
« l'enfant sur le lit et avec le placenta, le fond de la matrice dans
« le vagin..... Le cordon, il est vrai, dans ce cas, était enroulé et
« raccourci et avait pu, pour sa part, contribuer au premier temps
« de l'inversion. »

Obs. 62. Baudelocque, 1799 (2). — « Une autre femme, d'une
« forte constitution, accoucha de son second enfant le 12 frimaire
« an VII, au moyen de dix à douze douleurs au plus... La femme
« ne pouvant contenir son impatience ni résister, disait-elle, au
« besoin qu'elle avait de pousser, fit un effort plus grand encore,
« expulsa le fœtus et avec lui le placenta qui parut à la vulve et
« avait entraîné la partie postérieure et supérieure de la matrice...
« En peu d'instants, le renversement devint complet. L'utérus,
« sans sortir, forma une tumeur ronde, bientôt assez dure... La
« matrice, quoique renversée, formait dans le bassin une tumeur
« ronde d'une moyenne solidité, dont le sommet s'élevait
« au-dessus du pubis assez pour faire croire à celui qui n'aurait
« pas suivi les progrès de ce renversement, que ce viscère était
« dans l'état naturel. »

Deux points sont à noter dans ces observations :

D'abord, que le renversement se fait dans ces cas-là
ordinairement en deux temps. Dans le premier temps, la
pression abdominale pousse à la fois le fond de la matrice
et le fœtus, et quand celui-ci se dégage du fond de la matrice retourné, la pression abdominale qui n'a pas cessé
achève l'inversion. Cette circonstance, notée dans presque
tous les cas, me paraît très conforme à la théorie que
nous présentons ici.

D'autre part, cette situation de la matrice renversée,
qui reste dans le vagin, sous forme d'une tumeur ronde
demi solide, que l'on sent au-dessus du pubis, me paraît

---

(1) Dailliez, thèse citée, p. 45.
(2) Dailliez, loc. cit., p. 46.

bien convenir à cette espèce d'inversion dans laquelle la matrice, surprise et renversée pendant sa contraction même, reste encore contractée, ferme et presque remontée immédiatement après l'accident.

§ III. — *Inversion par la contraction propre du muscle utérin.*

L'inversion spontanée a été attribuée quelquefois à une troisième cause, qui est la contraction propre du *muscle utérin.*

Cette cause, comme nous l'avons vu dans notre partie historique, a pour initiateur Astruc (1). Nous rappellerons ici ses propres paroles, parce qu'elles sont très significatives :

« Le renversement vient quelquefois des *agitations* « *convulsives* de la matrice après un accouchement la- « borieux qui en poussent le fond par l'orifice encore « ouvert, à peu près comme les contractions entrecou- « pées des intestins, dans les violentes coliques, poussent « une partie de l'intestin dans l'autre, tantôt la partie su- « périeure dans l'inférieure, et tantôt l'inférieure dans la « supérieure, ce qui donne lieu à la passion iliaque. »

Cette théorie d'Astruc a été acceptée par beaucoup de chirurgiens du siècle suivant, notamment par l'école anglaise et l'école américaine.

Les noms de Denman (2), de Saxtorph (3), de Waller (4), de Grillo (5), de Radfort (6), de Paul Dubois (7),

---

(1) Astruc, *Accouchements,* p. 276. — *Traité des maladies des femmes,* t. IV, p. 21

(2) Denman, *Introd. to the pract. in Midwifery,* 1787 à 1801 ; 1806 ; 1816, p. 244.

(3) Saxtorph. *Gesammelte Shriften,* 1804.

(4) Waller, *In* Denman, *Midwifery,* p. 244.

(5) Grillo, *Gaz. méd.,* 1834, p. 9 ; —Severino, *Gaz. méd. ch.* 1833.

(6) Radfort, *Dublin journal,* 1837, sept. et nov.

(7) Paul Dubois, *Gaz. hôp.,* 1855, p. 105.

de Crosse (1), de Tyler Smith (2), de Klob, de Taylor (3), s'attachent surtout à cette théorie. Les premiers, y compris Radfort et Paul Dubois, donnent à la contraction utérine, dans la production de l'inversion, le rôle principal, je dirai mieux, le rôle exclusif.

Ils attribuent en effet, dans ces cas, l'inversion à des contractions irrégulières et convulsives du fond de l'utérus coexistant avec le relâchement du col.

Je rapporterai avec détail l'exposé de la doctrine de Radfort sur ce point, et l'on verra qu'elle n'est en réalité qu'une paraphrase un peu diffuse de la théorie d'Astruc :

« La douleur de l'utérus, la diminution de son volume,
« la dureté, la résistance au toucher, la formation sou-
« daine et rapide de l'inversion conduisent à cette conclu-
« sion, que le fond et le corps de l'utérus, loin de se trou-
« ver dans un état d'inertie ou de relâchement, sont en
« réalité dans un état anormal d'excitation et d'action.
« Mais tel n'est point le cas de l'orifice du col ; au con-
« traire, il est mou et relâché, puisqu'il n'oppose aucun
« obstacle au passage de la tumeur qui fait une irruption
« violente et rapide. S'il en est ainsi, il est évident que le
« fond et l'orifice du col sont dans des dispositions abso-
« lument opposées, le premier étant dans un état de
« violente contraction, et le dernier dans un état de relâ-
« chement, et que cette différence entre les deux portions
« de l'organe est absolument nécessaire pour que l'inver-
« sion puisse se produire.

« Dans le travail naturel, l'issue des eaux de l'amnios
« s'accompagne d'une contraction permanente et générale
« de l'utérus sur l'enfant, et qui va croissant jusqu'à l'ex-
« pulsion complète de celui-ci.

« Pendant ce temps-là, le fond et le corps de la ma-
« trice se contractent puissamment, jusqu'à ce que l'ori-
« fice utérin soit entièrement dilaté et effacé. Mais lors-
« que l'enfant est expulsé, l'ouverture se referme d'elle-

---

(1) Crosse. *An Essay litterary and practical on inv.* 1847.
(2) *Med. and phys. journ.*, vol. VI, p. 503.
(3) Klob, Taylor, *In* Gaillard Thomas, trad. fr., p. 1378.

« même, ses lèvres apparaissent de nouveau molles et
« saillantes ; ce changement est surtout appréciable dans
« les accouchements doubles, lorsque un second enfant,
« succédant au premier, rencontre de nouveau une grande
« résistance de la part du col, ainsi que dans l'expulsion
« du placenta, dont le passage à travers l'ouverture du
« col occasionne souvent de la gêne, du malaise et des
« douleurs.

« Quelquefois, les contractions régulières et uniformes
« ne suivent pas leur marche habituelle pour des causes
« que nous ne connaissons pas, et il en résulte un certain
« nombre d'accidents. Il y a plusieurs variétés de con-
« tractions irrégulières, et dans chacune d'elles une por-
« tion de l'organe est dans un état d'inertie, lorsque
« l'autre portion est dans celui d'une grande excitation
« contractile. L'utérus, pendant un certain temps, est
« ainsi divisé en deux compartiments. Dans le supérieur
« se trouve ordinairement le placenta. Une contraction
« peut s'emparer du corps et du col de la matrice, lais-
« sant vers le fond de l'organe une chambre où se trouve
« toujours le placenta. Il peut y avoir au contraire des
« contractions dans le col de l'utérus avec défaut d'action
« dans le corps ou dans le fond. Dans ces conditions, il
« peut survenir une rétention du placenta, et dans quel-
« ques cas, si celui-ci vient à se détacher, une forte hémor-
« rhagie interne. Il est certains états de l'utérus dans
« lesquels telle ou telle portion de l'utérus se contracte
« avec plus de force que le reste de l'organe.

« Il semble à l'auteur que l'inversion peut être encore
« un résultat de ces contractions irrégulières, de celles
« dans lesquelles le fond se contracte puissamment, tandis
« que le col et l'orifice du col sont dans un état d'inertie.
« *Il est facile de comprendre que si le fond et le corps*
« *de la matrice continuent* à se contracter après l'ex-
« pulsion de l'enfant et avant que le col et l'ouverture du
« col aient repris leur propre puissance contractile, une
« inversion peut se produire. Nous trouvons des exemples
« analogues dans d'autres organes. La puissance d'ex-
« pulsion s'accroît en raison du relâchement des sphinc-

« ters ; certains états de la vessie et du rectum en offrent
« le témoignage. »

En 1855, Paul Dubois (1), représentant très autorisé et
très accrédité de l'école française, professe exactement
les mêmes idées qu'Astruc et que l'école anglaise : « Cette
« cause, quelle est-elle (inversions produites en dehors
« des tractions placentaires) ? C'est une invagination. Le
« renversement se produit d'après un mécanisme sem-
« blable à celui qui préside à la production des invagi-
« nations intestinales, c'est-à-dire par une sorte de spasme
« ou d'action contractile irrégulière... ».

Cette théorie de certaines inversions spontanées se
résume donc pour Radfort, comme pour Paul Dubois,
comme pour Astruc, dans les trois termes suivants :
1º excitation et contractilité spasmodique ou irrégulière
du corps de l'utérus ; 2º relâchement concomitant du col ;
3º inversion du corps de l'utérus sous l'influence de ces
contractions irrégulières à travers le col relâché. Elle est
inacceptable et en contradiction avec les données anatomiques que nous possédons sur la structure de l'utérus
et avec les données les plus élémentaires de la géométrie.

L'utérus, en effet, lorsque le col et le segment inférieur de
l'utérus au moment du passage de l'enfant sont dilatés et
relâchés comme un sphincter, offre par son segment supérieur à peu près l'aspect d'une calotte hémisphérique en
état de contraction énergique.

Représentons par un dessin schématique et cette demi-
calotte et les trois ordres de fibres pouvant composer sa
structure : fibres longitudinales ou en anses ; fibres circulaires ; fibres obliques ou en hélice. Le cercle inférieur
serait le col de cet utérus (Voy. fig. 15). Maintenant que
par la pensée on suppose la contraction la plus énergique
de toutes ces fibres, on comprendrait à la rigueur que,
par leur raccourcissement exagéré, la calotte disparût et
se transformât en un diaphragme tendu sur l'orifice du
col ou sur le cercle inférieur. Mais on ne peut pas concevoir

---

(1) P. Dubois, *Gaz. hôp.*, 1855, p. 105.

que ce diaphragme puisse devenir, par ses seules contractions, convexe au-dessous du col et concave au-dessus.

Cette objection capitale n'avait échappé ni à Denman (1), ni à Crosse (2). « Si, dit Denman, la première

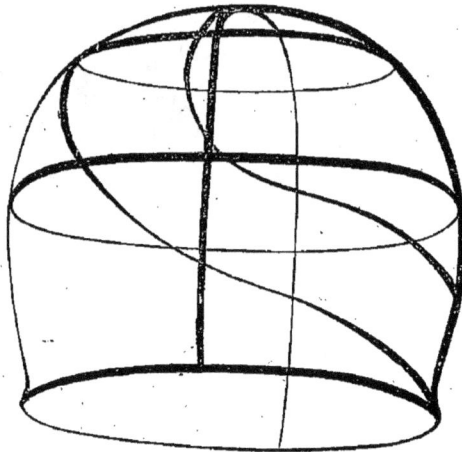

FIG. 15. — Schema des fibres de l'utérus.

« impulsion a été donnée à l'inversion par la force qu'on
« a employée pour arracher le placenta, l'action de l'utérus
« peut la compléter. »

Crosse, dans un passage remarquable, reprend la même idée, la développe avec une grande clarté et y ajoute un correctif très important : « Je ne conçois pas que l'organe
« ait en lui-même la puissance de commencer le déplace-
« ment et de produire la simple dépression. Mais quand
« l'inversion a débuté, quand le fond marche vers l'intro-
« version et arrive à être saisi par le corps qui n'est pas
« encore renversé, l'organe, irrité, traite la partie ren-
« versée comme un corps étranger et cherche à l'expul-
« ser par ses contractions (Voy. fig. 16) ; le col se prête
« à cette expulsion comme il fait dans l'accouchement
« naturel (loi de balancement entre le segment supérieur

---

(1) Denman, *Practice in Midwifery*, 1816, p. 144.
(2) Crosse, *An Essay litterary and practical on inversion*. 1847.

« et l'inférieur). Ainsi une partie de l'utérus agit sur le
« reste et amène le déplacement à la *perversio extrema*.
« Le *nisus depressorius* des parois abdominales s'éveille
« et aide à l'expulsion. »

Crosse, comme on le voit, reconnaît que l'inversion *à
principio* ne peut être produite par la contraction exclusive
du muscle utérin, et qu'une cause quelconque doit préalablement avoir amené une dépression et une dépression
assez avancée, pour que la partie du muscle utérin qui
reste active puisse agir sur la partie inversée devenue
passive et la chasser à l'extérieur comme un corps étranger. Avec ces réserves exprimées par Denman et par
Crosse, la théorie des contractions utérines me paraît pou-

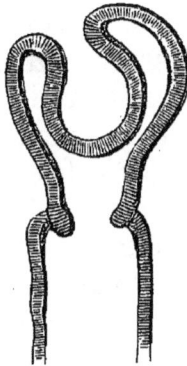

FIG. 16. — Dépression formant projection interne, empr. à G. Thomas.

voir être acceptée, et trouvera, comme nous le démontrerons plus loin, un nouvel appui dans le mécanisme
même de la production des inversions survenues à la
suite des polypes.

Ce que Denman et Crosse viennent de reconnaître
pour les dépressions produites mécaniquement par les
tractions placentaires, telles que Mauriceau les avait découvertes et décrites, Tyler Smith l'a également établi
pour les inversions partielles survenant, comme l'a indiqué Leroux de Dijon, et après lui Rokitansky, sous la forme
de *projection interne* dans les points précis où s'insère le
placenta, et qui deviennent si facilement le siège d'une

paralysie partielle. Ces points affaiblis de la paroi utérine, situés en général au voisinage de l'une des cornes (théorie de Kiwisch et d'Oldham), forment, en cédant aux pressions abdominales, de véritables inversions analogues à celles qui succèdent aux inversions placentaires. La poche ainsi produite et devenue saillante dans la cavité utérine agit à la façon du placenta, de la main de l'accoucheur ou d'un polype, en excitant des efforts expulsifs qui peuvent chasser le fond de l'organe à travers l'orifice et changer ainsi l'inversion partielle en inversion totale (1).

Des travaux mêmes de Leroux, de Rokytanski, de Tyler Smith, il ressort un autre fait important. C'est que même les *dépressions* produites par les tractions intra-utérines ne persistent que par le fait de l'inertie partielle qui frappe la région placentaire des parois utérines. Sans cela elles se redresseraient à mesure que la contraction générale de l'utérus se produit. Dès lors, ces dépressions, celles qu'avait découvertes Mauriceau, celles qu'avait visées Crosse dans sa théorie des inversions par contraction utérine, tombent sous la même loi que les dépressions par paralysie partielle, si bien décrites par Tyler Smith, et se confondent dans une théorie commune qui donne la clé de leur transformation en inversion.

En somme, la théorie exclusive d'Astruc sur l'action du muscle utérin dans la production de l'inversion a été acceptée d'abord dans son entier par l'école anglaise, et notamment par Radfort, puis amoindrie par Crosse et par Tyler Smith, qui ne la considèrent plus comme possible que

---

(1) Des théories analogues à celle de Tyler Smith, mais moins nettement exprimées et moins correctement interprétées, ont été émises par Klob et par Taylor (voy. Gaillard Thomas, trad. fr., p. 378). Suivant Klob, « une catégorie remarquable d'inversion est celle dans laquelle, sans « cause apparente, le col subit *un prolapsus*, et entraîne les autres par- « ties de l'utérus de manière à former dans le vagin une tumeur présen- « tant l'aspect d'un polype ». Suivant Taylor, la maladie débuterait au col, qui subit une sorte de *prolapsus*, lequel arrive, à la longue, à produire une inversion complète de l'utérus. Que veut dire ce mot *prolapsus* ? Ne se rapporte-t-il pas à ce moment précis de l'évolution des inversions par- tielles, *où la dépression utérine*, poussée par les pressions abdominales ou utérines, franchit l'orifice du col et se transforme graduellement en inver- sion incomplète appréciable dans le vagin entre les lèvres du col ?

par l'intermédiaire d'une dépression préexistante, devenue assez considérable pour constituer une sorte de corps étranger saillant dans la cavité utérine, et sur lequel la contraction utérine s'exerce pour le chasser à l'extérieur, en appelant le plus ordinairement à son aide, comme le fait observer Crosse, le *nisus depressorius abdominalis*, qui reste certainement la cause la plus puissante, la plus incontestée des inversions utérines spontanées.

En analysant, en effet, quelques observations d'inversion spontanée données par les auteurs comme produites par les contractions utérines, il est facile de reconnaître que la théorie des pressions abdominales ne laisse pas de jouer un grand rôle dans le mécanisme de leur formation.

Nous rapporterons quelques observations de ce genre.

I. Obs. 63. — Williams de Guidfort Street, 1839 (1), assistait une dame dans un quatrième accouchement. Le bassin était ample. L'enfant fut rapidement expulsé. Le cordon fut lié, l'enfant séparé. Aussitôt après, il y eut une longue *contraction expulsive* qui, suivant Williams, devait avoir détaché et expulsé le placenta. En examinant la patiente, il constata une énorme tumeur faisant saillie hors du vagin, et qui n'était autre chose que l'utérus retourné sur lui-même à l'état d'inversion. L'organe en même temps que le placenta fut réduit, et les choses marchèrent favorablement.

Le professeur Grillo, de Naples, a rapporté, de son côté, l'observation que voici :

II. Obs. 64. — Grillo, 1833 (2). — Ce cas eut lieu chez une femme âgée de 32 ans, mère de plusieurs enfants, à la suite d'un accouchement brusquement terminé et suivi d'une expulsion aussi brusque de l'arrière-faix. Survint le renversement de la matrice au 3° degré, qui s'accompagna aussitôt d'une forte métrorrhagie. Le docteur d'El Sole s'efforça inutilement de réduire l'organe déplacé, et la femme se trouvait dans le plus grand péril, non seule-

(1) Cité par Waller dans Denman, *Midwifery*, p. 244, note. — Churchill, *Traité des maladies des femmes*, p. 593.
(2) *Mémoire sur le Renv. de la matrice par les efforts de l'accouchement*, lu à l'Acad. méd. chir. de Naples, 23 février 1833. — *Il Severino, giornale med. chir.*, 1833. — *Gaz. méd.*, Paris, 1833, p. 9.

ment par les progrès de la métrorrhagie, mais encore par l'inflammation intense qui se développait dans l'utérus déjà étranglé par la tuméfaction des grandes lèvres de la vulve, lorsque le professeur Grillo arriva. Il appliqua d'abord en vain la neige et les styptiques, et, après avoir fait de vains efforts de réduction, il fut obligé de pratiquer diverses incisions avec le bistouri boutonné, dirigé sur le doigt indicateur, pour obtenir le débridement de l'entrée du vagin, après quoi la réduction se fit avec la plus grande facilité.

Radfort cite également, à l'appui de la même théorie, un certain nombre d'observations qui se ressemblent beaucoup par les faits suivants :

L'inversion se produit sans traction du cordon et avant que le placenta soit détaché. La matrice, adhérente encore à son placenta, se retourne sous l'influence des contractions expulsives qui la poussent, et vient naturellement faire issue à l'extérieur.

Voici une de ces observations, celle qui me paraît la plus complète parmi les autres :

III. Obs. 65. — Radfort et Mann, 1826 (1). — Le sujet de cette observation, empruntée du reste au docteur Mann, est une jeune femme bien conformée, d'une excellente santé, et accouchant pour la troisième fois. Appelé près d'elle le 17 mai 1826, dit M. Mann, je la trouvai se promenant dans sa chambre et éprouvant de vives douleurs. Un instant après, s'étant placée sur le bord du lit, elle accoucha très normalement d'un petit garçon. L'enfant ayant été enlevé, elle se mit dans son lit. Au bout de quelques minutes, elle éprouva *une ou deux grandes douleurs*.

Elle exprima quelques craintes sur l'adhérence possible du placenta, mais l'examen du vagin me permit de reconnaître directement l'insertion du cordon au placenta et me permit de rassurer la malade sur la rétention anormale du placenta qu'elle redoutait. Je m'efforçais de la persuader que tout allait se terminer bientôt, quand elle fut *prise soudainement d'une violente douleur*. En faisant une dernière investigation, je crus reconnaître que ce que je sentais en ce moment était le placenta chassé à l'extérieur par la tête d'un second enfant. Mais, en ayant recours à l'examen *de visu*, je fus ramené à cette opinion qu'il s'agissait de l'utérus inversé qui avait franchi l'orifice extérieur du vagin, portant le placenta attaché à sa surface. J'éprouvai de grandes inquiétudes

---

(1) Radfort. *The Dublin journal of med*. Sc. 1838, n 34, p. 10.

sur le sort de ma malade ; je commençai par détacher le placenta du fond de l'utérus et, saisissant dans ma main la partie expulsée, je n'eus pas de peine à la faire rentrer à travers l'orifice du vagin d'abord, puis à travers celui de l'utérus... Je l'accompagnai de la main, et le maintins jusqu'à ce que j'eusse éprouvé un mouvement de contraction. Dans un examen subséquent, je trouvai tout en place. Je fus rappelé bientôt par la garde pour voir l'état de ma malade, qui paraissait fort alarmant. Sa figure était devenue pâle tout à coup et couverte d'une sueur froide. Son pouls était rapide et très faible, il y avait une grande prostration des forces, et une menace sérieuse de convulsion et de mort. De l'eau-de-vie et du laudanum furent immédiatement administrés à forte dose, des flanelles et des frictions appliquées sur les extrémités, etc. Je restai plus de deux heures avant de pouvoir considérer ma malade comme hors de danger ; elle se remit très bien après quelques jours, et depuis a eu d'autres enfants.

« Le cas précédent, ajoute Radfort, est le seul de ce « genre que j'aie rencontré dans ma pratique. Je ferai re- « marquer d'abord que l'inversion était absolument *spon-* « *tanée*, car je n'avais pas touché au cordon avant qu'elle « se fût produite : je mentionne ce fait, parce qu'il est « ordinairement admis que l'inversion a pour cause la trac- « tion du cordon ; en second lieu, qu'il n'y eut point d'hé- « morrhagie et que la rétropulsion de l'utérus fut effec- « tuée en quelques secondes et sans difficultés, ce qui rend « difficile pour moi l'explication d'une semblable et si « soudaine dépression des forces très voisines de l'anéan- « tissement. »

En résumé, les inversions utérines émanent de trois causes primordiales : les tractions directes sur le cordon ou le placenta ; — les contractions abdominales ; — les contractions utérines combinées avec différents degrés d'inertie de l'utérus, soit totale, soit partielle.

D'une manière générale, on peut dire qu'il existe deux espèces principales d'inversion.

La première, occasionnée par l'intervention obstétricale, c'est-à-dire due à des tractions intra-utérines, exercées soit sur le fœtus, soit sur le cordon, soit sur le placenta. — Elles forment la classe des inversions *mécaniques* ou *obstétricales*.

La seconde, produite par *les contractions abdominales*

ou *pressions extra-utérines*, combinées le plus ordinairement avec *l'inertie totale ou partielle* de la matrice.

Ces dernières composent la classe des *inversions spontanées*, et celles-ci offrent deux variétés.

Dans *la première variété*, il n'est pas nécessaire que l'inertie de la matrice soit complète ; il suffit que les contractions abdominales soient plus énergiques que les contractions utérines pour arriver à produire l'inversion ; celle-ci peut ainsi se présenter dans cette variété sous la forme passive et sous la forme active.

Dans *la seconde variété*, les contractions utérines ne sont jamais seules appelées à produire l'inversion ; les contractions abdominales sont d'abord nécessaires pour amener une dépression suffisante dans la première période de leur évolution ; et, dans la seconde période de cette évolution, elles sont souvent appelées à prêter aux contractions utérines un concours synergique.

Ajoutons que, dans la première de ces variétés, on ne rencontre guère que des *inversions rapides ou immédiates*, qui se produisent pendant le travail même de l'accouchement, et dont nous avons déjà parlé suffisamment pour n'avoir pas à y revenir ;

Que, dans la seconde, on assiste souvent, au contraire, à *des inversions de marche lente ou tardives*, dont le caractère singulier est de ne se produire qu'un certain temps après l'accouchement.

Ces *inversions tardives* méritent de nous arrêter un instant.

Supposons en effet que, par suite de cette demi-paralysie, si bien décrite par Leroux et depuis par Rokytanski et par Tyler Smith, qui frappe la portion placentaire de la paroi utérine, et par l'action même des contractions abdominales sur cette portion de paroi frappée d'inertie, il se soit produit une inversion partielle, une dépression utérine qui ne se relève pas sous l'action de la contraction générale de l'utérus, et qui persiste au contraire un certain temps. Que va-t-il advenir ?

La concavité que cette dépression présente du côté du

péritoine forme comme un réceptacle d'appel pour les pressions intestinales.

Ces pressions, agissant comme dans les hernies, enfoncent la dépression, augmentent son étendue et sa profondeur, et arrivent ainsi à déterminer de véritables inversions secondaires. C'est ainsi que l'on peut expliquer ces inversions qui surviennent quelques jours, quelques semaines, même quelques mois ou quelques années après l'accouchement.

Ces *inversions tardives* peuvent se produire de plusieurs manières. Tantôt les pressions intestinales, agissant d'une manière continue, amènent *graduellement* l'inversion ; tantôt, au contraire, c'est tout à coup, et sous l'influence d'un *effort brusque* et accidentel, ou d'*efforts successifs* et renouvelés que l'inversion s'accomplit.

Nous les étudierons sous leurs diverses formes.

I. Les *inversions tardives graduelles* ne doivent pas être confondues avec ces cas assez nombreux dans lesquels, par suite de l'inattention des observateurs ou de la tolérance exceptionnelle des malades, la maladie a passé inaperçue dans les premiers temps et n'a été reconnue que quelques mois après l'accouchement. West (1) signale plusieurs exemples de ce genre ; j'en présenterai moi-même un analogue à la fin de ce travail. Les inversions tardives graduelles existent réellement, et une observation intéressante de Leroux et Robert ne laisse aucun doute à leur égard.

Obs. 66. Leroux et Robert, 17... (2). — « Une jeune femme de « Châlons-sur-Saône, âgée de 18 ans, accoucha sans peine... La « matrice se contracta de suite et parut sous forme de tumeur « dure et ronde au-dessus du pubis. M. Robert n'entreprit de la « délivrer qu'au bout d'un quart d'heure, et n'y procéda qu'avec « la plus grande attention... Quelques instants s'étaient à peine « écoulés, qu'on la vit pâlir, se trouver mal et qu'on s'aperçut « qu'elle avait perdu beaucoup de sang. La matrice était molle, « sans action, mais *elle se contracta et se durcit de nouveau au*

---

(1) West, *Leçons sur les maladies des femmes*, Trad. de Mauriac, 1870, p. 281.
(2) Le Roux, de Dijon, thèse de Dailliez, p. 34.

« moyen des excitants...; il survint de fortes tranchées... La
« matrice se découvrait encore au-dessus du pubis ; elle était
« ferme, ronde. Ayant porté le doigt dans le vagin, il la trouva
« également telle de ce côté ; vers le 7e jour, la garde-malade
« aperçut dans le vagin un corps qu'elle prit pour un caillot...
« L'accoucheur présuma un renversement incomplet de la ma-
« trice. M. Leroux, de Dijon, appelé le 22e jour, parut de l'opi-
« nion que c'était un polype... Le 24e jour, ce corps sortit du vagin
« et parut au-dessous de la vulve, long de 3 à 4 pouces. Le 29e
« jour, le chirurgien de Dijon reconnut que ce qu'il avait pris
« pour un polype était un renversement de la matrice. »

II. Les *inversions tardives brusques* se produisent en
général dans les 15 premiers jours des couches ; elles
peuvent même survenir beaucoup plus tard, au 80e jour,
par exemple, et même, dans un cas, au bout d'une année.
Elles sont toujours précédées d'une dépression partielle et
apparaissent dans un effort que fait la malade soit pour
se lever, soit pour aller à la garde-robe, soit par suite d'un
grand saisissement. Les exemples n'en sont pas rares ;
on peut consulter à cet égard, d'abord et avant tout, une
observation très instructive de Baudelocque.

Obs. 67. Ané et Baudelocque, 1802 (1). — « Une femme de 22
« ans, parvenue au 12e jour de ses couches, pressée par le besoin
« d'aller à la garde-robe, se fit asseoir sur un grand pot de nuit
« et maintenir par deux personnes, afin de faire plus d'efforts.
« Mais à peine en eut-elle fait quelques-uns, qu'elle s'aperçut
« qu'un corps volumineux s'échappait par la vulve..... M. Ané,
« s'étant assuré, une heure après, que ce corps était la matrice
« complètement renversée, envoya chercher le professeur Baude-
« locque, qui réduisit le viscère sans beaucoup de peine. »

Il importe de bien noter la succession des faits dans
cette observation. Le jour de l'accouchement, il y avait
eu une hémorrhagie considérable ; le 3e jour, la malade se
lève et se met sur un fauteuil. Nouvelles syncopes, nouvelle perte encore très abondante, et le 12e jour éclate
l'accident relaté plus haut.

Dailliez, toujours interprète de Baudelocque, ajoute

_____

(1) Baudelocque, *in* Dailliez, Thèse, p. 38, et *Rec. périod. de la Soc.
de Méd. de Paris.* Germinal an V.

très judicieusement en forme de commentaire : « Si ce
« renversement n'a pas existé dès le moment de la déli-
« vrance, *d'une manière incomplète*, comme cependant
« on doit le présumer, il a dû commencer au moins le
« 3e jour et demeurer incomplet jusqu'au 12e ».

D'autres observations sont venues se joindre à celles-ci :
1° une seconde observation d'Ané et Baudelocque (1),
l'inversion a lieu le 13e jour ; 2° une observation de M. A.
Petit (2), le 15e jour ; 3° une observation de Tealier (3),
le 10e jour ; 4° une observation remarquable à cause du
temps très long, 80 jours, qui sépare l'accouchement de
l'inversion de Cowan de Melrose (4) ; enfin une observation de Foujeu d'Etampes (5), plus curieuse encore,
puisque l'inversion ne survient qu'un an après les dernières couches. Cette dernière observation mérite d'être
résumée ici.

Obs. 68 Foujeu d'Etampes, 1860. — « Une femme de 25 ans,
« lymphatique mais bien réglée, eut deux couches suivies d'hé-
« morrhagies graves. A la seconde, le chirurgien fut obligé de
« pratiquer le tamponnement. Deux mois après, le flux mens-
« truel reparaît, et de mois en mois devient de plus en plus abon-
« dant. Le chirurgien redoute une tumeur fibreuse, mais le tou-
« cher vaginal ne décèle rien de semblable; le toucher rectal
« prouve que l'utérus occupe sa place ordinaire. Un an seule-
« ment après les secondes couches, la malade éprouve une
« grande frayeur et tombe à la renverse. Elle appelle au se-
« cours et crie que ses entrailles sortent du corps ; on la relève
« baignée dans le sang et en syncope. Les règles avaient reparu
« depuis la veille. L'accoucheur constate l'inversion...
« L'ébranlement de la chute, un effort violent pour se retenir,
« ont dû certainement avoir une part plus grande à l'accident que
« la frayeur même. D'autre part, les hémorrhagies incessantes
« témoignent d'un état spécial conservé par l'utérus depuis les
« dernières couches. »

---

(1) Ané et Baudelocque, thèse de Dailliez, p. 30.
(2) M. A. Petit, *Journ. gén. de Méd.*, t. 56, p. 128.
(3) Tealier, *Journ. de Soc. Méd.*, t. 32.
(4) Cowan de Melrose, *Edinburgh Med. journ.*, 1862.
(5) Foujeu, *Gaz. des Hôp.*, 1860, et *in* Weiss, 1860, thèse de Paris,
1873, p. 28.

III. C'est dans ce même ordre d'idées que nous trouvons l'explication d'un autre genre de faits ; je veux parler de ces cas d'*inversion à répétition* qui ont été observés après une première réduction chirurgicalement constatée. Le Blanc, chirurgien d'Orléans, en a fait connaître un exemple.

Obs. 69. Le Blanc, d'Orléans, 17...(1).— « La matrice, renversée « au moment de l'extraction de l'arrière-faix, avait été réduite « aussitôt avec facilité ; mais le dixième jour des couches, elle se « renversa de nouveau. Cet accident s'annonça par une douleur « de colique assez vive et une perte de sang abondante ; on n'en « obtint la réduction, cette fois, qu'avec beaucoup de peine. »

Obs. 70. Belin, de Colmar, 1866 (2), a publié également une observation qui offre la plus grande analogie avec celle-ci. Une inversion survient par le fait de la délivrance, on la réduit ; sept semaines après, elle se reproduit à la suite d'hémorrhagies fréquentes. Cette fois, on ne put la réduire qu'après plusieurs tentatives.

Voici l'interprétation qu'on peut donner de ces faits. Des observations incontestables, notamment celles de Tarnier (3) et de Courty (4), prouvent que dans les réductions, lorsque l'on obtient la rentrée de l'utérus dans l'abdomen, il reste très souvent une dépression du fond de l'utérus, et qu'il est nécessaire de repousser par un effort complémentaire ce fond de l'utérus, afin d'obtenir la restitution complète de l'organe dans sa situation et dans sa forme. On conçoit dès lors que, si par négligence ou ignorance on laisse les choses en cet état, l'utérus se trouve, après la réduction, dans les dispositions que nous avons signalées précédemment, et que, sous l'influence de la poussée abdominale, soit brusque, soit continue, l'inversion peut se reproduire. Ces *répétitions* de l'inversion ne sont donc qu'une forme de l'inversion tardive, et, comme elle la conséquence d'une inversion partielle méconnue.

(1) Le Blanc, *in* Sabatier. *Ac. chir.*, t. III, p. 379.
(2) Belin, *Gaz. Méd.* Strasbourg, 1866, et *in* Weiss, p. 28.
(3) Tarnier *in* Weiss. *Des réductions de l'inversion utérine*. Thèse de Paris, 1873, p. 35.
(4) Courty, id. *in* Weiss, p. 47.

IV. Du reste, ces conséquences des dépressions utérines ne se bornent pas là ; non seulement elles peuvent, comme les hernies, augmenter graduellement ou subitement sous la pression abdominale, mais comme les hernies aussi, quand cette pression fait défaut, elles peuvent subir, sous des influences extérieures diverses, une sorte de retrait qui les fait diminuer et même disparaître au moins en apparence. Nous reviendrons sur ces faits à propos des réductions spontanées, mais nous tenions à établir ici ces sortes de fluctuations propres aux inversions partielles, et qui peuvent amener successivement et l'inversion tardive, et sa disparition et sa réapparition, constituant ainsi de véritables *inversions intermittentes*.

Déjà l'observation de Leroux et Robert, que nous avons rapportée plus haut, semble présenter un fait de ce genre. En effet, en rendant compte d'un examen fait, quelques mois après, sur la femme qui fait le sujet de cette observation, Robert écrit : « Ce qu'il y a de singulier, c'est « que la tumeur est totalement rentrée, que la femme « vient d'avoir ses règles comme à l'ordinaire, qu'en in- « troduisant le doigt très loin dans le vagin, on n'y décou- « vrait rien ».

Une observation curieuse de M. Castara, de Lunéville, reprise et complétée par M. Labrevoit, offre un nouvel exemple plus remarquable de ces variations.

Obs. 71. Castara et Labrevoit, 1855-1865 (1). — Une femme de 35 ans a un accouchement laborieux qui nécessite la version et entraîne une péritonite. Echappée après trois mois à ces premiers accidents, elle reprend ses occupations, et pendant sept mois n'éprouve d'autre symptôme qu'une menstruation un peu douloureuse. Au bout de ce temps, elle sent un jour, tout à coup, une douleur dans le bas-ventre et dans les reins qui l'empêche de se redresser et la force à marcher courbée. Ces symptômes se calment; toutefois, l'hypogastre reste doulou-reux et les règles plus abondantes; 15 mois après, la malade éprouve de nouveau des symptômes singuliers, des douleurs

(1) Labrevoit, thèse de Strasbourg, 1865, p. 25.

expulsives très vives, semblables à celles de l'enfantement, avec sensation d'un corps étranger qui veut sortir par le vagin. M. Castara fait un examen et constate l'existence d'un renversement complet de la matrice : il tente inutilement la réduction, mais ayant l'occasion de revoir la malade cinq mois après, il trouva l'inversion réduite, le col libre dans le vagin, le corps de l'utérus perceptible par l'hypogastre. M. Labrevoit rencontra cette même femme, 10 ans plus tard. L'inversion s'était manifestement reproduite. M. Labrevoit fait suivre cette observation des réflexions suivantes, qui rentrent complètement dans la théorie que j'ai émise : « Les sept mois de parfaite santé de la femme X...,
« avant l'apparition des premières douleurs, ne nous empêchent
« pas de penser que les débuts de la lésion remontent à l'accou-
« chement, d'autant plus que la malade nous a dit avoir éprouvé,
« la nuit même qui suivit cet accouchement, une sensation ana-
« logue à celle d'un nouvel enfant qui aurait voulu sortir. L'in-
« version, d'abord partielle, se serait pour ainsi dire consolidée
« pendant les trois mois du repos nécessité par les accidents
« puerpéraux, et n'aurait repris son évolution qu'à la suite de
« fatigues excessives ».

Les retours d'inversion dont nous venons de nous occuper, et qui ne sont que des inversions tardives renouvelées après leur réduction spontanée, ne doivent pas être confondus avec ces *récidives vraies* signalées par les auteurs, et constatées sur les mêmes personnes dans des accouchements successifs. Ces dernières récidives attestent que l'inversion, une fois produite, crée dans l'utérus une disposition à des inversions futures et dont il faut tenir compte dans les accouchements ultérieurs.

Telles sont les observations rapportées par Amand (1), par Hoin (2), par Kuhlbrand (3), par Crosse (4), par Windsor (5), par Chevreul (6); observations que l'on peut consulter, mais sur lesquelles il me paraît inutile d'insister.

---

(1) Amand, *Nouv. obs. prat. d'accouchements*, p. 35.
(2) Hoin, *Mém. Acad. chir.*, t. III, p. 376.
(3) Kuhlbrand, *Gaz. Médicale*, octobre 1839.
(4) Crosse, *Arch. gén. Méd.*, février 1848.
(5) Windsor, *Med. chir. Transact.*, t. IX.
(6) Chevreul, *in* Labrevoit, p. 19.

ARTICLE III.

INVERSIONS CONSÉCUTIVES A L'EXPULSION DES TUMEURS INTRA-UTÉRINES.

Ces tumeurs peuvent être de diverses espèces ; nous avons déjà parlé des kystes, des hydropisies enkystées, des hydatides ; mais, comme nous l'avons vu, à part l'observation exceptionnelle de Tatcher, on ne trouve pas d'observation réelle se rapportant à de pareilles causes.

Les tumeurs cancéreuses et les tumeurs fibreuses, ou polypes, sont les seules que l'on puisse légitimement considérer comme susceptibles d'amener l'inversion, lorsqu'elles sont expulsées de la cavité utérine.

Nous avons vu, d'après la statistique de Crosse, que sur 400 cas d'inversions, 50 cas pouvaient être attribués à des causes autres que l'accouchement, c'est-à-dire qu'ils sont dans la proportion de 12 0[0 environ. Le cancer joue un rôle très restreint dans cette étiologie. Dans les notes que j'ai réunies en faisant ce travail, je trouve pour l'ensemble de l'étiologie de l'inversion, sur 100 cas, 88 cas imputables à l'accouchement, 11 cas imputables à des productions polypeuses, 1 cas seulement imputable à des productions cancéreuses.

En dehors de l'accouchement, c'est donc surtout par le fait de l'évolution et de l'expulsion des polypes que l'inversion utérine peut survenir.

Baudelocque (1) a démontré en effet que, lorsque le polype par son volume avait déterminé des mouvements de contraction expulsive dans la matrice, le polype était rejeté à l'extérieur par une sorte d'accouchement, et qu'il pouvait entraîner avec lui, par le fait de son poids souvent considérable, la partie de l'utérus à laquelle il était attaché par un pédicule toujours très court.

Ferrand (2) a complété cette théorie en faisant obser--

---

(1) Baudelocque, *Rec. périod. soc. méd. de Paris*, t. 4, p. 108.
(2) Ferrand, thèse de Paris, 1828.

ver que les manœuvres chirurgicales exercées pour attirer le polype à l'extérieur peuvent contribuer pour une grande part à la production de l'inversion. Les tractions ainsi pratiquées peuvent, en effet, déprimer le fond de l'utérus, dont les parois sont devenues minces et affaiblies par le développement même de la tumeur, et produire ainsi l'inversion par un mécanisme très analogue à celui que nous avons décrit dans les inversions consécutives aux tractions sur le placenta après l'accouchement.

J'ajouterai qu'une condition peut-être indispensable de la production de ces inversions, dans tous les cas très pro-

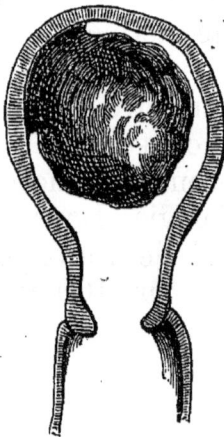

FIG. 17. — Polype développé dans le segment supérieur de l'utérus. — (Gaillard Thomas.)

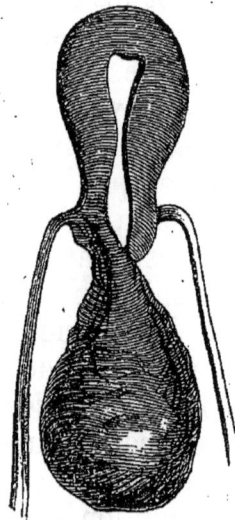

FIG. 18. — Polype du segment intérieur de l'utérus. — (Gaillard Thomas.)

pre à la faciliter, est l'insertion du polype dans les deux tiers supérieurs du fond de l'utérus (voy. fig. 17). On conçoit en effet que, si le polype est inséré sur un point de la cavité du col ou de la partie inférieure de l'utérus (voy. fig. 18), son expulsion naturelle, les tractions exercées sur lui tendent surtout à amener un abaissement de la totalité de l'organe, et tout au plus une légère dépression latérale ; que si, au contraire, il est inséré sur le fond de l'utérus, les mêmes tractions amèneront d'abord et très facilement la dépression des parois au point d'insertion, et, si elles continuent, une véritable inversion (voy. fig. 19).

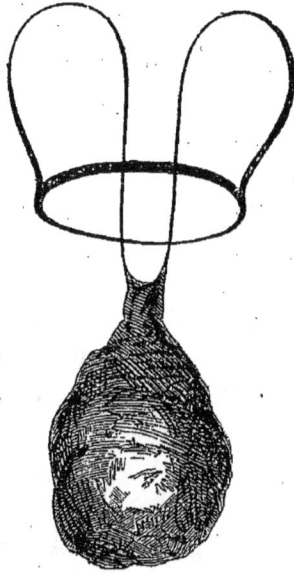

Fig. 19. — Schema d'une inversion produite par un polype.

Hunter (1) a minutieusement décrit le mécanisme de l'inversion produite par les polypes. « L'utérus, dit-il, « peut se renverser sous l'influence de deux causes : d'a- « bord immédiatement après l'accouchement... La seconde « cause est l'expulsion d'un corps étranger d'une espèce « différente (différente du fœtus), et à une autre moment « du développement de l'organe. L'inversion commence « quand l'utérus est encore petit, mais assez grand, par « le fait de la maladie, pour subir l'inversion... Dans « ce cas, le renversement est graduel... En se dévelop- « pant, le polype remplit la cavité utérine, et l'utérus « s'efforce constammeut de le chasser. L'action de l'u- « térus s'exerce de haut en bas ; le polype est graduelle-

---

(1) Barnes, *Traité des maladies des femmes*, p. 607. Le traducteur attribue ce passage à John Hunter. Mais il ne se trouve pas dans la tra- duction française des œuvres de J. Hunter par Richelot, et me paraît devoir être plutôt attribué à William Hunter, qui s'est occupé de cette question.

« ment amené vers la partie inférieure ; le fond des-
« cend petit à petit dans sa propre cavité en suivant le
« polype. Quand le polype est dans le vagin, s'il n'a pas
« de pédicule, le fond utérin est au niveau du museau de
« tanche ; la moitié supérieure de l'utérus remplit exacte-
« ment la moitié inférieure ; je ne crois pas que ce mou-
« vement puisse s'arrêter là ; la partie renversée devient
« pour son contenant un corps étranger, l'utérus continue
« son action pour se débarrasser de la portion investie,
« comme cela se passe dans l'intususceptio intestinale. »
(Voy. fig. 17.)

Hunter, comme on le voit dans ce passage, insiste
beaucoup sur la théorie anglaise du renversement de l'u-
térus par les contractions même de l'utérus, que nous
acceptons sans doute quand la dépression est déjà formée
ou le polype assez volumineux pour faire corps étranger,
mais il néglige complètement l'intervention des pressions
abdominales contre le fond de l'utérus, qui sont souvent
un appoint à peu près indispensable pour que l'inversion
puisse s'effectuer.

Dans les inversions causées par des polypes, l'inversion peut s'arrêter au premier degré et n'occasionner
qu'une dépression, suivant la description même que vient
d'en donner Hunter.

Ces dépressions sont importantes à noter, car, dans les
cas où le pédicule du polype est très court, la matrice
déprimée forme une espèce de cornet (voy. fig. 19) d'autant plus mince qu'il est plus tiraillé, et qui se confond
sensiblement avec le pédicule. Quelquefois la connaissance de cette disposition peut rendre de grands services ;
dans les opérations que l'on pratique sur les polypes, elle
permet d'éviter, de prévoir et tout au moins d'expliquer
certains accidents redoutables qui peuvent accompagner
les opérations.

Voici deux observations qui me sont propres et qui
me paraissent présenter deux degrés de cette affection.

I. Obs. 72. Personnelle, 1874. — Madame X., âgée de 35 ans
environ, avait des hémorrhagies utérines, d'abord limitées au
moment des époques, mais qui peu à peu prirent beaucoup d'in-

tensité, devinrent irrégulières et conduisirent la malade au dernier degré de l'anémie. Appelé à donner des soins à cette dame,
je constatai la présence d'un polype intra-utérin qui venait faire
saillie entre les lèvres du col. J'essayai à deux reprises, à l'aide du
seigle ergoté, d'imprimer des contractions énergiques à la matrice.
Après avoir, la première fois, dilaté le col avec des pinces et après
l'avoir incisé la seconde fois, je ne pus obtenir la sortie du
polype. Comme le cas était pressant, je me décidai à tenter l'o-
pération. Après avoir appliqué le grand spéculum univalve de
Marion Sims, qui me permit d'agir sur le col sans tirer la matrice
à l'extérieur, je fis deux incisions sur ce même col, je fixai une
pince de Museux sur l'extrémité du polype et fis ainsi, avec beaucoup de précaution, une sorte d'accouchement par les fers, en
maintenant à peu près la matrice à sa place.

Le polype se dégagea; il avait la grosseur d'une petite pomme;
je constatai avec le doigt que le pédicule était très court, et que
la matrice se relevait immédiatement au-dessus de lui en forme
de cornet. Je passai la chaîne d'un petit écraseur autour de ce
pédicule, en m'efforçant de serrer la tumeur au plus près. Pendant l'opération, qui dura une demi-heure environ, la malade
éprouva à plusieurs reprises des douleurs violentes que j'ap-
pellerai volontiers utérines. — Quand elle fut terminée, je constatai, d'après la nature d'apparence musculaire des fibres de la
partie du pédicule restée adhérente à la tumeur, que la chaîne
avait dû mordre sur la paroi même de l'utérus. Je n'ai point
cependant la certitude qu'il y ait eu perforation réelle. Je me
gardai néanmoins de faire aucune injection, aucune manœuvre
dans le conduit utéro-vaginal. Je remis la malade dans son lit et
lui fis prendre une dose d'opium assez élevée. La douleur se
calma. Mais, dès le lendemain, les symptômes de la péritonite
apparurent dans le flanc droit et ne tardèrent pas à se généra-
liser. Je traitai la péritonite par les larges vésicatoires et les injections de morphine sur les points douloureux du ventre. La
malade guérit; elle a conservé depuis ce temps-là une grande sus-
ceptibilité du bas-ventre et des douleurs persistantes quand elle
marche et quand elle se tient debout.

Il est certain que, dans ce cas, les tractions exercées sur le
polype avaient produit une dépression de la matrice, qu'une
portion de celle-ci a été prise dans la chaîne de l'écraseur, et
que, si la paroi utérine n'a pas été complètement perforée,
la plaie a dû pénétrer jusqu'au voisinage du péritoine;
l'inflammation développée sur le lieu même de cette plaie,
se propageant par voie de contiguïté des tissus, a déterminé primitivement la péritonite, qui a mis les jours de la
malade en danger, et secondairement des adhérences

cicatricielles qui depuis entretiennent un état de malaise persistant dans le bas-ventre.

II. Obs. 73. Personnelle. — Vers le mois de mai de l'année 1877, M. le Dr Berchon, inspecteur du Lazaret de Pauillac, amena dans mon cabinet une femme de 45 ans environ; cette femme, depuis quelques années, éprouvait des hémorrhagies qui avaient déterminé chez elle tous les symptômes de l'anémie arrivée aux dernières limites. Elle avait dans le vagin une tumeur grosse comme la tête d'un enfant; le doigt ne pouvait la circonscrire ni atteindre le pédicule. L'ensemble des symptômes me fit néanmoins conclure qu'il s'agissait d'un polype volumineux, et nous décidâmes l'opération, nous réservant de faire, au moment où celle-ci serait pratiquée, les dernières explorations avec la main tout entière.

L'opération en effet a été pratiquée dans le courant du mois de juin. La main introduite dans le vagin permit de circonscrire la tumeur; elle était libre en arrière et la main pouvait la coutourner en entier. En avant, au contraire, elle paraissait adhérente et se confondre en partie avec la lèvre antérieure du col. Je jugeai que le pédicule était très volumineux, et qu'il devait procéder de la partie inférieure et antérieure de la matrice, comme dans la fig. 18, effaçant à peu près la lèvre antérieure du col. Je voulus attirer la tumeur à l'extérieur, mais j'éprouvai une résistance considérable qui, jointe à des douleurs violentes que chaque traction réveillait, me fit renoncer à ces tentatives. Je réussis, non sans quelques difficultés, à porter un fil autour du pédicule; je pus alors constater son diamètre, qui était de deux centimètres environ, l'anse du fil qui l'entourait ayant elle-même six centimètres à peu près. Je remplaçai le fil par la chaîne de l'écraseur et me mis en devoir d'opérer la section. L'opération fut longue, pénible, *extrêmement douloureuse*. Elle dura trois quarts d'heure. Quand la tumeur fut détachée, elle vint facilement à l'extérieur. Elle avait 8 à 10 centimètres de diamètre; elle n'avait pas pour ainsi dire de pédicule; à sa partie antérieure et supérieure, on constatait des lambeaux circulaires de muqueuse, sur lesquels se retrouvait en bas le dessin de l'arbre de vie que l'on voit à la face interne du col: puis une première zone de tissu cellulaire; puis une zone de tissu musculaire, puis une seconde zone de tissu cellulaire assez lâche; enfin, au milieu, une rondelle de séreuse de la largeur d'une pièce de cinq francs, très reconnaissable à sa surface lisse. D'après cet examen, je ne doutais pas qu'il y eût une perforation assez large de la matrice établissant une communication directe avec le péritoine au niveau du cul-de-sac utéro-vesical. J'évitai toute manœuvre intra-vaginale et intra-utérine. Je remis la malade dans son lit, elle était pâle, le pouls était petit. Elle avait des douleurs de bas-ventre très violentes; je lui donnai d'abord une potion cordiale alcoolique avec une dose élevée d'extrait thébaïque et d'alcoolature d'aconit. J'appliquai immédiatement un large vésicatoire sur le bas-ventre, puis j'instituai une série régulière de piqûres hypodermiques de morphine. Les symptômes douloureux cédèrent, le pouls se releva, la péritonite suivit un cours très normal, et les graves symptômes que je redoutais n'éclatèrent que graduellement et fort amoindris. J'ai eu la consolation de voir cette malade échapper aux accidents formidables qui la menaçaient; six semaines après son opération, elle put être transportée de Bordeaux à Lesparre, c'est-à-dire faire 70 kilomètres en voiture. Cette malade, que j'ai revue souvent depuis, et notamment il y a quelques jours (mai 1882), est admirablement guérie et n'éprouve aucun inconvénient ni aucune douleur provenant des suites de son opération.

Dans cette observation, il me paraît extrêmement probable que la maladie avait apparu sous la forme d'un fibrome interstitiel siégeant dans la paroi antérieure de la matrice, à la limite même du col.; que ce fibrome, en se développant, avait soulevé la muqueuse utérine, et s'était fait jour par l'ouverture du col, sans avoir de pédicule à proprement parler. Ce n'est qu'ainsi que je puis m'expliquer et son adhérence extrême et le volume du pédicule étreint par l'instrument. En émigrant ainsi vers le col et vers le vagin, ce fibrome a dû nécessairement attirer à lui la partie de la paroi utérine qui le séparait du péritoine, et former ainsi une forte dépression en cornet de cette paroi utéro péritonéale (voy. fig. 18 et 19). C'est cette dépression elle-même qui est devenue en quelque sorte le pédicule de la tumeur, c'est sur elle que la section a porté, et c'est par son abrasion que le péritoine s'est trouvé largement ouvert dans la partie inférieure de la matrice.

Cette observation nous montre en outre un de ces cas d'insertion des polypes dans le segment inférieur de la matrice, et comme pour justifier les assertions que nous avons avancées, nous voyons que ce polype a pu amener une dépression démontrée par la présence du péritoine dans le pédicule, mais a résisté à des tractions énergiques qui n'ont pu produire une inversion réelle.

ARTICLE IV.

CAUSES PRÉDISPOSANTES QUI PEUVENT PRÉPARER OU RENDRE POSSIBLES LES INVERSIONS.

Nous avons longuement insisté sur le mécanisme suivant lequel peuvent se produire les diverses formes d'inversion, nous nous sommes appesanti sur toutes les causes efficientes ou occasionnelles qui peuvent déterminer leur apparition.

Pour compléter ce tableau étiologique, nous devons, dans ce dernier article, passer en revue les causes prédisposantes qui peuvent les préparer ou les rendre possibles.

Nous étudierons ces causes prédisposantes dans les deux ordres d'inversion que nous avons établis, dans les inversions suite d'accouchement, dans les inversions suite de polype.

§ 1er. — *Inversions suite d'accouchement.*

Les causes prédisposantes qui nous paraissent dignes d'être notées sont les suivantes :

1° L'âge joue un grand rôle parmi ces causes prédisposantes. L'inversion liée à l'accouchement ne peut se produire que dans la période de la menstruation, environ de 15 à 50, et plus spécialement dans la période habituelle de la puerpéralité, de 18 à 40 ans.

2° Les tempéraments faibles, débiles, lymphatiques ; les tempéraments affaiblis et rendus anémiques par de longues maladies, par des chagrins, par des pertes de sang répétées et abondantes, par une alimentation insuffisante, par des grossesses trop nombreuses ou trop fréquentes, par toutes les causes, en un mot, qui enlèvent la force aux organes, peuvent contribuer à produire l'inertie primitive de la matrice et conduisent ainsi à l'inversion.

3° L'induration du col, l'étroitesse du vagin et de la vulve, l'obésité, les petites dimensions des détroits du bassin; les déformations des os qui les composent, les positions vicieuses du fœtus, etc.; toutes les causes en un mot qui rendent l'accouchement pénible et laborieux, entraînent, par l'excès même des contractions de la matrice sans résultat, l'inertie secondaire de cet organe, qui peut avoir aussi l'inversion pour conséquence.

4° Les tempéraments vigoureux, exubérants, les caractères violents, indociles, tout ce qui peut amener des accouchements ou des fins d'accouchements précipités, et ajouter les efforts puissants et exagérés des muscles abdominaux aux efforts déjà énergiques de la matrice.

5° Pendant l'accouchement, la production souvent inaperçue d'une dépression utérine prédispose aux inversions tardives, qui peuvent se présenter plusieurs jours, souvent même quelques semaines ou quelques mois après l'accouchement.

6° Une inversion incomplètement réduite crée une disposition aux inversions à retour ou à répétition exactement comme celles qui, ayant été réduites, se reproduisent au bout de quelque temps.

7° Enfin une première inversion semble, d'après plusieurs observations, ouvrir parfois la porte à de nouvelles inversions dans les accouchements suivants.

§ II. — *Inversions suite de polypes.*

Les causes prédisposantes de ces inversions sont :

1° L'âge. Les polypes, sauf certaines exceptions qu'il ne faut point méconnaître, sont en général une maladie de la dernière période de la menstruation ; ils ne commencent guère que vers l'âge de 35 à 40 ans ; ils n'aboutissent guère avant 45 ou 50 ans à un degré d'évolution qui permette la production de l'accident qui nous occupe. On peut donc dire que les inversions suite de polypes ne se produisent guère que vers l'âge de la ménopause ou après, — ce qui est absolument le contraire de ce qui se passe pour les inversions suite d'accouchement.

2° Une seconde cause prédisposante à noter est le point d'insertion du polype. Comme nous l'avons démontré, seuls les polypes qui s'insèrent dans la moitié supérieure de la cavité utérine peuvent devenir le point de départ d'une inversion. Plus ce point se rapproche du fond même, plus la disposition à l'inversion augmente. On comprend, en effet, que la traction exercée par le polype sur le fond même de l'utérus facilite la formation de la dépression qui devient le point de départ de l'inversion.

3° Le poids du polype contribue pour une part notable à cette disposition. Le polype en effet exerce par son propre poids une traction naturelle et incessante sur le point de la paroi utérine auquel il s'insère ; la station debout, les secousses de la marche, celles surtout de la course, du saut ou d'une chute violente, rendent cette traction beaucoup plus énergique.

4° Le volume du polype devient aussi une cause prédisposante. Par son développement même, le polype dilate la cavité utérine et amincit ses parois ; il devient en outre une sorte de corps étranger qui sollicite la contraction des fibres musculaires, amène comme dans une sorte d'accouchement l'expulsion du polype hors de la matrice et expose plus encore que dans l'accouchement la matrice à l'inversion.

5° La brièveté du pédicule n'est point sans influence sur la prédisposition aux inversions. Supposons un polype de 10 centimètres de diamètre, avec un pédicule d'un centimètre de hauteur. Si l'utérus se contracte au point de chasser le polype de sa cavité, la matrice, qui avant l'expulsion présentait une cavité ayant par conséquent 11 centimètres de hauteur, voit par le fait de l'expulsion cette hauteur réduite à 1 centimètre ; c'est-à-dire qu'elle se trouve soumise à un aplatissement du pôle supérieur au pôle inférieur qui implique une véritable dépression du fond ainsi élargi, et ouvre la voie aux pressions abdominales, qui peuvent changer cette dépression en inversion proprement dite.

6° Les pertes répétées qui accompagnent d'ordinaire les polypes amènent fatalement, au bout d'un certain temps, un appauvrissement de sang et un affaiblissement des organes qui entraînent l'inertie de la matrice, et donnent ainsi une prise nouvelle aux causes efficientes qui peuvent produire l'inversion.

7° Enfin les fatigues habituelles, les travaux corporels continus, qui peuvent entraîner des efforts, des secousses, des chocs répétés, parfois des chutes ou des coups, amènent des tiraillements incessants. Ceux-ci, joints au poids même des polypes, finissent par créer les dispositions les plus propres à la production de l'inversion.

CHAPITRE II.

ANATOMIE PATHOLOGIQUE.

Nous devons examiner dans ce chapitre les caractères anatomiques que présente la matrice atteinte d'inversion dans les différentes formes que revêt cet accident. Nous établirons d'abord deux articles, suivant que nous considérerons l'inversion qui survient à la suite d'un accouchement, *ou inversion puerpérale*, et l'inversion qui succède à l'irruption d'un polype, ou *inversion polypeuse*.

ARTICLE Iᵉʳ.

INVERSION PUERPÉRALE.

Dans ce premier article, nous aurons à distinguer les caractères anatomiques de l'inversion dans chacune des variétés qu'elle présente, variétés qui peuvent tenir soit aux différents degrés de la lésion, soit aux différents aspects sous lesquels elle se montre, suivant les phases mêmes de son évolution.

Dans un premier paragraphe, nous étudierons d'une manière générale les formes diverses que peut ainsi revêtir l'inversion, et dans les paragraphes suivants, les caractères anatomiques qui appartiennent à chacune de ces formes.

§ Ier. — *Des formes diverses de l'inversion puerpérale.*

Pour mettre de l'ordre dans l'étude que comporte ce paragraphe, nous examinerons d'abord les différents degrés d'inversion qui ont été proposés et reconnus par les divers auteurs qui se sont occupés de la question. Nous étudierons en second lieu les modifications que le temps apporte à chacun de ces degrés, notamment le travail de *retrait* ou d'*involution* qui en est la conséquence.

I. *Détermination des différents degrés de l'inversion puerpérale.* — Comme nous l'avons vu dans la partie historique de ce travail, l'inversion présente trois degrés principaux qui ont été fixés par les auteurs du XVIIe et du XVIIIe siècle. Ce travail, auquel se rattachent les noms de Mauriceau, de Puzos, de Levret, de Sabatier, de Leroux et de Baudelocque, nous a paru arrivé à un résultat à peu près définitif.

Toutefois, dans la première moitié de ce siècle, quelques chirurgiens, Gardien (1), Boivin et Dugès (2), Delpech (3), Colombat (4), ont cru devoir apporter quelques modifications à ces résultats, et proposer un quatrième degré, qui consiste dans l'exagération même des signes du troisième, dont il n'est qu'une subdivision. Je crains qu'ils ne se soient pas rendu un compte exact de la précision

---

(1) Gardien, *Traité d'accouchements*. Paris, 1807-1816.
(2) Boivin et Dugès, *Traité prat. des malad. de l'utérus*, t. I, p. 221, 1833.
(3) Delpech, *Précis des malad. rep. chir.*, t. III, p. 576. Paris. 1816.
(4) Colombat, *Traité des maladies des femmes*, t. I, p. 313. 1843.

des faits dus à leurs devanciers et de l'importance des limites anatomiques fixées à ces trois degrés par les recherches et les découvertes successives de l'école du XVIIe et
du XVIIIe siècle.

Ces degrés sont les suivants : *le premier degré* ou
dépression utérine (Mauriceau), dans lequel le fond de la
matrice est plus ou moins enfoncé, comme *le fond de la
calotte d'un chapeau mou*. Sa limite anatomique est

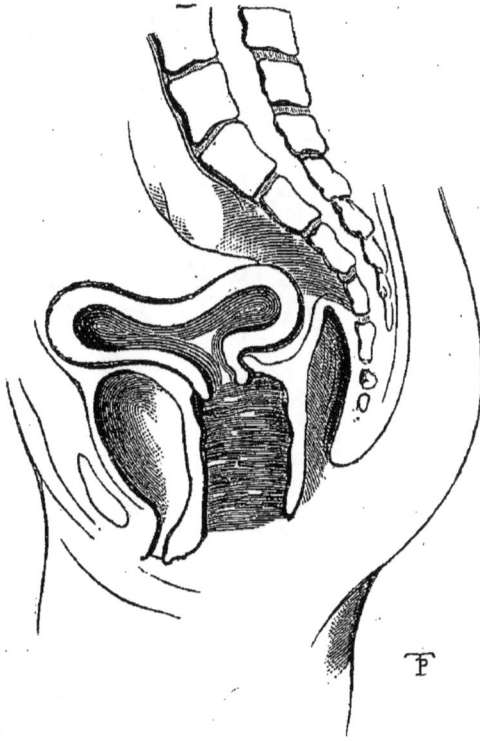

FIG. 21. — Dépression utérine ou 1er degré.

l'orifice même du col que la partie enfoncée peut atteindre,
mais qu'elle n'a point dépassé, s'arrêtant devant la résistance naturelle que cet orifice lui oppose (voy. fig. 21).

*Le deuxième degré ou inversion incomplète de Puzos,
de Levret, de Leroux*, celui dans lequel l'enfoncement
du fond, obéissant à une force supérieure, triomphe de la

résistance du col, et amène ainsi le fond retourné à travers l'orifice du col jusque dans le vagin (fig. 22). Ce retournement du fond de la matrice à travers l'orifice du col

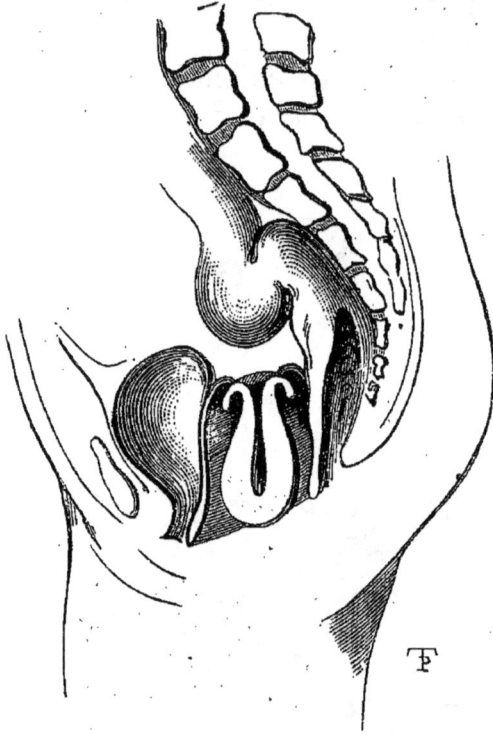

FIG. 22. — Utérus renversé à travers le col intact. 2ᵉ degré.

peut bien s'arrêter, comme le croyaient les derniers auteurs que nous venons de citer, un peu plus haut ou un
peu plus bas, suivant les résistances opposées au déplacement par la tension des ligaments latéraux de l'utérus,
et surtout des ligaments ronds entraînés et tiraillés dans
le mouvement d'inversion.

Dans tous les cas, il s'arrêtera forcément devant une
nouvelle barrière, qu'il franchira difficilement et qui lui
sert de limite anatomique. Cette limite a été indiquée d'une
manière fort précise par Baudelocque : c'est l'*insertion du
vagin autour du col*.

Voici les paroles mêmes de Baudelocque, que beaucoup
d'auteurs modernes me paraissent, et bien à tort, avoir

complètement oubliées ou perdues de vue : « Le renver-
« sement ne deviendra complet que quand tout ce qui peut se
« retourner est retourné. Une seule portion de la matrice
« ne peut se renverser, c'est celle qui est au-dessous de
« l'insertion du vagin au museau de tanche ; conséquem-
« ment le museau de tanche lui-même, qui forme après
« le renversement ce bourrelet souvent peu saillant qui
« entoure, en manière de bague ou d'anneau, le pédicule
« de la tumeur formée par la matrice renversée. »

Le troisième degré, ou inversion complète de Puzos,
de Levret, de Leroux, est celui dans lequel l'inversion de
l'utérus ayant atteint sa limite infranchissable fixée par
Baudelocque, si la force de traction continue à agir, le
vagin lui-même est aussi entraîné et suit l'utérus en se
renversant à son tour (voy. fig. 23) ; de telle sorte que

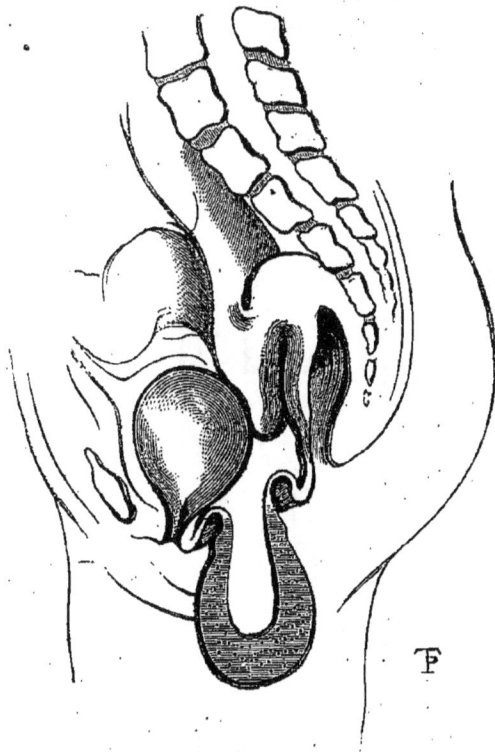

FIG. 23. — Matrice entièrement retournée. Vestiges du col. Renversement plus ou moins complet du vagin.

la tumeur expulsée contient de bas en haut la matrice

retournée, son col réduit à un anneau saillant, puis un pédicule plus ou moins long formé par le vagin retourné en partie ou en totalité. La limite anatomique de ce renversement est l'insertion même du vagin à l'entrée de la vulve. C'est Levret qui a fixé, dans une observation célèbre (1), cette limite anatomique du troisième degré de l'inversion. « La tumeur était comparable à une grosse « boule adhérente au fond d'un sac *dont la gueule aurait* « *été l'entrée du vagin.* » Cette limite extrême est rarement atteinte, comme nous le démontrerons ultérieurement. La résistance et le tiraillement des ligaments utérins, qui peut suspendre à diverses hauteurs l'inversion du fond de l'utérus à travers le col, peut arrêter aussi et à plus forte raison le mouvement d'inversion du vagin.

J'insiste beaucoup sur cette participation de l'inversion du vagin, qui me paraît la *caractéristique* de ce 3e degré que l'on pourrait appeler *l'inversion utéro-vaginale*, par opposition au deuxième degré, auquel resterait le nom *d'inversion utérine.* Je reviendrai, du reste, sur ce point de doctrine avec plus de développement à propos de l'étude anatomique de ce degré de l'inversion.

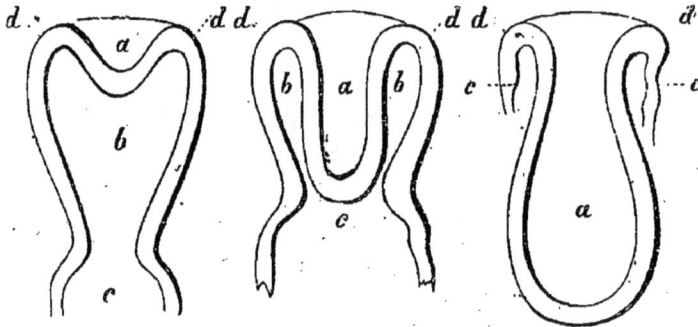

FIG. 24. — Les trois degrés d'inversion, d'après Crosse.
a, fond inverti; *b*, cavité naturelle; *c*, vagin; *d*, *d*, ouverture de la dépression formée par le fond renversé. (Fig. empruntée à Spiegelberg.)

Les chirurgiens anglais, qui ont tant fait dans notre époque pour l'histoire de la maladie qui nous occupe, me paraîs-

(1) Levret, *Obs. sur les polypes*, p. 189. 1749 (notre obs. 8).

sent n'avoir pas donné une précision suffisante à ces différents degrés de l'inversion. Un des auteurs les plus classiques et les plus accrédités sur la matière, Crosse (1), admet
aussi 3 degrés qui diffèrent un peu de ceux que nous
venons d'établir, ou du moins qui paraissent en différer
(voy. fig. 24) :

1° La *dépression* : le fond fait saillie dans la cavité
utérine.

2° L'*introversion* ou *intususception* : la portion du
fond qui est enfoncée est assez considérable pour être
serrée par la partie qui la reçoit ; dans les cas extrêmes,
le fond arrive au niveau de l'orifice utérin, à travers lequel
on le sent comme un polype intra-utérin.

3° La *perversion* : le fond traverse l'orifice.

Cette forme présente elle-même des degrés. Dans les
cas extrêmes, le col et l'orifice sont retournés.

Cette division me paraît beaucoup moins pratique que
celle qui émane des auteurs français et que je viens d'exposer.

Les deux premiers degrés de Crosse ne sont évidemment que les deux nuances extrêmes des mille formes que
la dépression peut revêtir, mais sont toujours des *dépressions*.

Le dernier degré offre au contraire deux états très
distincts, l'un dans lequel le col garde sa position normale ; l'autre dans lequel il est retourné ou au moins
effacé. Ces deux états, qui pour Crosse constituent deux
nuances d'un même fait, nous paraissent au contraire
deux faits fort différents au point de vue anatomique et
pathologique, et constituent nos deux derniers degrés,
l'inversion utérine incomplète, et l'inversion complète ou
utéro-vaginale.

C'est la division que nous croyons devoir conserver.

II. *Modifications apportées par le temps à la forme des
inversions puerpérales*. Si de l'énumération de ces trois
degrés nous passons aux aspects variables que le temps

_____

(1) Crosse, *An essay Litterary and practical on inversio uteri*, 1847.
— Voy. aussi Barnes, trad. fr., p. 603.

et la marche naturelle de l'affection peuvent lui imprimer, nous relevons deux formes très distinctes pour ces
différents degrés de l'inversion. Lorsque l'inversion s'est
accomplie, c'est-à-dire lorsque la matrice distendue s'est
vidée de son contenu en se retournant, les fibres qui composent son tissu, rendues à leur élasticité naturelle, tendent à revenir sur elles-mêmes et à se rétracter graduellement jusqu'à ce que la matrice ait repris à peu près son
volume ordinaire. De là une première période de l'inversion pendant laquelle le volume du corps de la matrice
et ses rapports avec le col et avec les parties voisines
changent d'un jour à l'autre. Cette période peut être
désignée sous le nom de *période de retrait progressif.*

Notons toutefois qu'elle ne correspond pas absolument
pour sa durée à celle du retrait qui suit l'accouchement
naturel. Elle est beaucoup plus longue, et plusieurs auteurs
ont pu constater que, quelques mois après l'accouchement,
la matrice est bien loin d'avoir pris un volume aussi petit
que celui de l'utérus normal. Belcombe (1) a reconnu en
effet que, 12 semaines après les couches, la matrice formait encore une large poche sphérique, et Miller (2), qu'à
la fin du 3ᵉ mois l'organe admettait facilement l'introduction de deux doigts dans sa cavité.

Dans une observation de Cazin (3), que nous rapporterons plus tard, sept mois après l'accouchement, la matrice
offrait encore le volume d'*une grosse poire.* Chose singulière, tandis que, pour arriver à son volume ordinaire après
l'inversion, la matrice met plus de temps que dans l'évolution puerpérale ordinaire, il faut reconnaître, d'autre
part, que dans plusieurs circonstances ce mouvement de
retrait dépasse ses limites ordinaires, et que l'organe renversé, soumis à une sorte de rétraction cicatricielle, peut
prendre des proportions très petites. Tel est le cas qui est
mentionné par West (4) et déposé au musée de San Bar-

---

(1) Belcombe, *Med. gaz. London*, 1841, vol. 7, p. 785.
(2) Miller, *Edinburgh Monthly journ.*, décembre 1851.
(3) Cazin, *Bull. Soc. chir.* 1879, p 786.
(4) West, *Leçons sur les maladies des femmes*, trad. franç., p. 283.

tholomew's Hospital, et dans lequel l'utérus soumis à l'inversion est devenu si petit que l'orifice de la poche qu'il forme n'est pas plus gros qu'une plume, tandis que son tissu est très dense. Telles sont aussi les observations de Michalawski (1), de Velpeau, (2), de Luytgœreus (3), dans lesquelles l'utérus renversé était très réduit, et sa cavité obstruée par des adhérences survenues entre les parois de la cavité et les trompes qu'elle contenait.

Lorsque la matrice, revenant ainsi sur elle-même, a atteint les dernières limites de sa rétraction, son volume devient fixe ; ses rapports avec le col et le vagin ne changent plus. Cette seconde période est caractérisée par l'état stationnaire et la forme fixe définitive que revêt l'utérus ; on peut la désigner sous le nom de *période d'état*.

C'est ce mouvement de retrait que, depuis quelques années, la plupart des chirurgiens anglais, notamment Barnes (4), appellent l'*involution* de l'utérus. « L'inver- « sion, dit Barnes, cesse d'être *aiguë*, quand l'utérus a « *involué*. Dès ce moment elle est *chronique*. Cette dé- « marcation est fondée sur ce fait important que, tant « que l'involution n'est pas complète, les fibres muscu- « laires ont encore quelque activité. L'organe est gros, « le col peu rigide, les tissus assez souples ; la réduction « est comparativement aisée. »

J'insiste pour ma part sur cette division des inversions en *inversion à la période de retrait* ou *d'involution* et en *inversion à la période d'état :* 1° parce que, portant avec elle sa véritable signification, elle fixe les termes un peu vagues d'*inversions aiguës et chroniques* employés précédemment ; 2° parce que la forme qu'elle revêt à la période d'état a été certainement une source fréquente d'erreur de diagnostic, et que, par exemple, dans l'inversion incomplète, qui est la plus commune, ce sont les cas de ce genre dans

---

(1) Michalawski, *Journ. de la Soc. méd. de Montpellier*, 1845. — *Gaz. méd. de Paris*, 1845.
(2) Velpeau *in* Labrevoit, Thèses de Strasbourg, 1865, p. 5.
(3) Luytgœreus, *Ann. Soc. méd. de Gand*, 1839.
(4) Barnes, Article INVERSION du *Dict. de chir.* de Samuel Cooper, édit. de Sam. Laire, et *Traité des maladies des femmes*, éd. française, p. 602.

lesquels, par le retrait même de la matrice, celle-ci, qui
était volumineuse et peu distincte du col au début, se
transforme en une tumeur assez petite remontée vers le
col, qui l'entoure comme une sorte de collerette.

Ces inversions arrivées ainsi à leur forme fixe et définitive ont été longtemps considérées par Puzos, par Levret
et par Leroux, comme le type des *inversions incomplètes*, alors que toutes les inversions récentes, dans
lesquelles le col est effacé ou presque effacé, étaient considérées comme des inversions complètes. Il a fallu l'observation si pénétrante et généralement si juste de Baudelocque pour assigner à ces inversions leur véritable caractère.

Une très belle observation de Boivin et Dugès, avec
figures à l'appui, nous permet de constater, chez une malade atteinte d'inversion, la transformation profonde que
l'utérus a subie dans un espace de 5 années.

Obs. 74. Boivin et Dugès, 1825 (1). — Le 18 août 1825, on apporta
à la maison de santé de l'administration des hôpitaux une femme
avec un renversement de matrice qui existait depuis six jours.
Habitant une ville de province, veuve, mère de 4 enfants, elle
vint à Paris à la fin d'une grossesse qu'elle cherchait à cacher.
Après 5 heures de travail, elle accoucha chez une sage-femme.
Elle perdit beaucoup de sang, et la délivrance offrant de grandes
difficultés, la sage-femme appela un accoucheur. Celui-ci tira sur
le cordon pendant fort longtemps et fut obligé d'aller chercher le
placenta dans la matrice. La malade resta longtemps sans connaissance. Elle se réveilla avec un besoin extrême d'uriner. *En
faisant des efforts pour vider la vessie, elle sentait une boule qui se
présentait à l'entrée du vagin et qu'elle pouvait faire rentrer avec
les doigts* (voy. fig. 25). C'est en repoussant cette boule de chair
que le col de la vessie, devenant plus libre, laissait échapper un
peu d'urine.

La malade fut portée à la maison de santé dans le service de
M. Dubois. Le vagin était occupé par une tumeur de 2 à 3 pouces
de diamètre, dont on ne pouvait atteindre le pédicule.

Le lendemain, la malade put être sondée, elle rendit trois pintes d'urine. En déprimant la paroi abdominale, on put reconnaître
que l'excavation du bassin était vide, et que c'était bien la ma-

_____

(1) Boivin et Dugès, *Traité des malad. de l'utérus.* Paris, 1833, t. I,
p. 245, et Atlas, pl. XII.

trice qui était renversée depuis six jours. On put aussi porter le
doigt autour de l'anneau formé par le museau de tanche, et constater que celui-ci embrassait le col à sept ou huit lignes de profondeur. Les tentatives de réduction faites par MM. Dubois et par
madame Boivin furent sans résultat. Aucun accident n'étant survenu, on résolut de laisser les parties dans l'état où elles étaient.

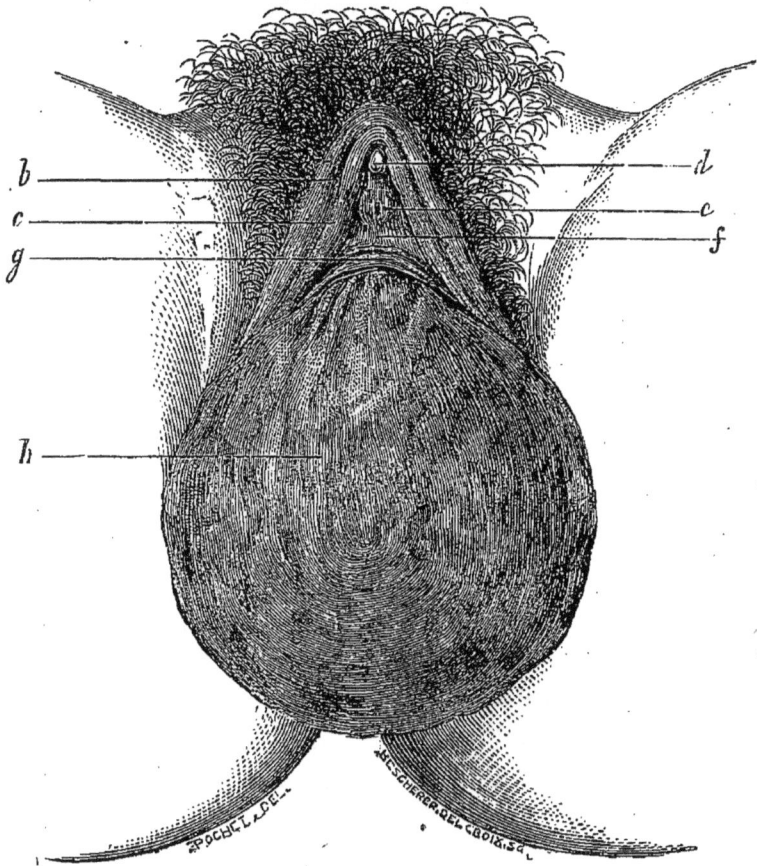

FIG. 25. — *A* Mont de vénus. — *B* Grandes lèvres. — *C* Pètites lèvres. — *D*
Clitoris. — *E* Méat ur. — *F* Bord ant. du vagin. — *G* Col. — *H* Utérus renversé.
(D'après Boivin et Dugès.)

Impatiente de retourner chez elle pour éviter les soupçons, la
malade monta en diligence le 19ᵉ jour de ses couches.

Cinq ans après (1830), nous reçûmes sa visite. Ses règles
n'avaient pas reparu depuis son accouchement ; c'est pour cela
qu'elle venait nous consulter. Elle avait pris un embonpoint qui
la rendait méconnaissable.

Nous pûmes l'examiner. Au toucher, je ne trouvai qu'une tumeur

légèrement aplatie de 15 lignes de largeur sur 8 d'épaisseur ; au
spéculum, sa surface était d'un rouge pâle parsemé de quelques
petits points semblables à des piqûres de puce. Son collet était
étroitement embrassé par le museau de tanche (voy. fig. 26).

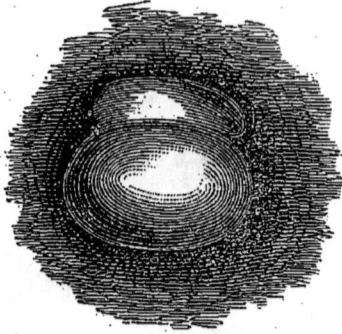

FIG. 26. — Le même utérus, cinq ans après. (D'après Boivin et Dugès.)

Les deux points remarquables de cette observation
sont *la diminution du volume de l'utérus* et *l'absence de
l'écoulement cataménial*. On ne doit pas perdre de vue
que la malade, dont on ne mentionne pas l'âge, avait eu 4
enfants, était veuve, très préoccupée de cacher son état,
et pouvait être fort rapprochée, au moment de l'accident,
de l'époque de la ménopause.

Après cet examen des différents degrés de l'inversion,
et des modifications que le temps leur imprime, il nous
reste à étudier, dans les trois paragraphes suivants, les
différentes formes anatomiques que chacun d'eux peut
présenter.

§ II. — *Inversion de premier degré, ou dépression utérine.*

Nous étudierons dans ce paragraphe, comme dans les
suivants : 1° ce qui se rencontre au moment où l'inversion
vient de se produire ; 2° ce qui se rencontre à la période
d'état après le travail d'involution.

I. *Inversion récente.* — Au moment de l'accou-

chement, l'inversion du premier degré ou dépression est caractérisée par une sorte d'aplatissement
du fond de l'utérus (voy. fig. 21 et fig. 27). La
dépression peut être plus ou moins considérable,

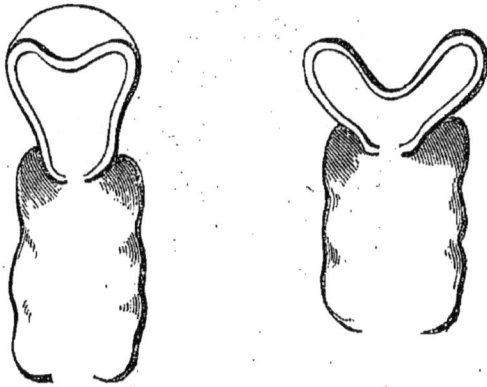

Fig. 27. — Schema de la dépression utérine, ou inversion de premier degré.

plus ou moins profonde. Le plus ordinairement,
elle occupe d'abord la région placentaire, puis gagne le fond tout entier de la matrice. Du côté de la
cavité péritonéale, ce fond forme une large dépression en cuvette, bordée par un bourrelet ; du côté de la
cavité utérine, une surface convexe, qui vient en général
affleurer l'orifice interne du col. Cet orifice étant l'obstacle qui sert de limite à l'inversion partielle, c'est ordinairement au milieu de la distance qui sépare le col du fond de
l'utérus, c'est-à-dire vers le milieu de la hauteur du corps,
que s'arrête la flexion des parois. Ces inversions partielles,
dont l'observation de Mauriceau ne permet pas de mettre
l'existence en doute, se transforment souvent, soit immédiatement (observations de Levret, de Leroux, de Baudelocque), soit après quelques jours, en inversions complètes ou incomplètes, ainsi que nous l'avons démontré pour
les inversions tardives. Parfois aussi elles se réduisent
d'elles-mêmes pendant la période de retrait ou d'involution (réductions spontanées).

II. *Inversion ancienne.* — Dans la plupart des cas,
ces dépressions persistent. La matrice garde la forme que

nous venons d'indiquer, mais son volume diminue graduellement jusqu'à ce que la matrice ait repris à peu près
ses dimensions ordinaires. L'utérus, dont la forme est alors
arrêtée, ressemble à un champignon en godet. Les cas décrits par Rigby (1) sous le nom de *matrice accroupie*
en sont probablement des traces ou des exemples.

D'après Crosse, la dépression serait beaucoup plus fréquente qu'on ne le croit communément. Au dire de Barnes,
Crosse en aurait relevé 400 cas, et les musées renfer-
ment plusieurs exemples de cette inversion partielle.

§ III. — *Inversion de deuxième degré, ou inversion*
incomplète.

I. *Inversion récente.* — Dans l'inversion utérine proprement dite ou incomplète, la matrice retournée (V. fig. 22
et 28) présente, immédiatement après l'accouchement, du

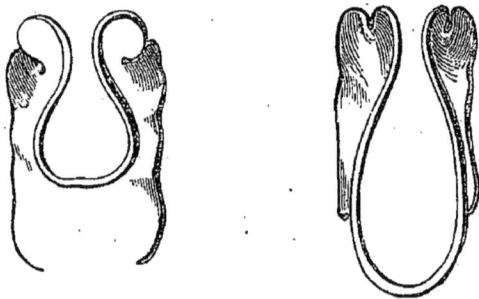

Fig. 28.— Schema de l'utérus renversé à travers le col intact.

côté de la cavité abdominale, une vaste poche qui s'enfonce en entonnoir entre la vessie et le rectum, semblable au cul-de-sac recto-vésical de l'homme profondément exagéré. Cette poche, à peine rétrécie au niveau de

---

(1) Rigby, *Gazette hebdomadaire*, 1858, p. 661. — *Med. Times and
Gazette*, janvier, avril 1858.

la réflexion du corps sur le col de la matrice, attire et contient les ligaments larges, les trompes, les ovaires, quelquefois une partie de la masse intestinale et même de la vessie, ainsi que le démontrent les observations de Stalpart Van der Viel (1), de Baudelocque (2), de Ruysch (3), de Levret (4), de Thouret (5), de Farabeuf (6). Les parois de cette poche sont minces, peu résistantes, presque friables, comme un muscle surmené peut l'être. La surface intra-utérine, devenue extérieure, en contact avec le vagin, quelquefois en partie libre au-dessous de la vulve, est rouge, villeuse, donnant du sang à flots, surtout au niveau de l'insertion placentaire, où elle est comme déchiquetée et peut être prise pour une portion dilacérée du placenta lui-même et arrachée comme telle par des mains inhabiles.

Un point très intéressant à étudier est ce qui se passe au niveau du col lorsque l'inversion s'effectue. Si le fond de l'utérus, dans son mouvement d'inversion, n'est pas arrêté par l'obstacle que lui oppose le col, l'inflexion graduelle des parois se continue jusqu'au niveau de l'insertion du vagin sur ces mêmes parois, à la jonction du corps et du col. Là, ce mouvement s'arrête forcément. Le vagin peut, il est vrai, se retourner à son tour en entraînant la matrice, mais c'est un mouvement de totalité que celle-ci subit alors, et les rapports réciproques des parties qui la composent ne peuvent plus changer. Comme nous l'avons vu, dès que cette inversion vaginale accompagne le mouvement d'inversion utérine qui s'accomplit, celle-ci passe au troisième degré, dont cette inversion vaginale consécutive est le signe caractéristique.

Au moment de l'accouchement, le col, comme on le sait, est aminci et réduit à une simple lamelle. Au moment où

(1) Stalpart Van de Viel, *Obs. rar. Med. anat. chir. Centuria.* Obs. 67, Leyde, 1687.

(2) Baudelocque, *Art des accouchements*, 1781.

(3) Ruysch, *Obs. anat. chir. Centuria.* Obs. x, Amsterdam, 1721.

(4) Levret, *Obs. sur la cure des polypes de la matrice*, 1759, p. 189.

(5) Thouret, Thèses de Paris, 1816.

(6) Farabeuf, *Ann. de Gynécologie*, 1882, juin.

l'inversion atteint ses dernières limites, la surface intra-utérine, devenue extérieure, semble se continuer directement avec la muqueuse du vagin ; à peine distingue-t-on un léger repli annulaire, dernier vestige du col, qui sert de démarcation entre les deux muqueuses.

II. *Inversion ancienne.* — A mesure que le retrait de la matrice s'accomplit, les inversions subissent des modifications importantes, dont il est très utile de bien indiquer les traits principaux. La vaste poche ou *sac utérin* qui formait une sorte de cul-de-sac recto-vésical se rétrécit considérablement. Elle repousse graduellement les parties qu'elle contenait : intestin, ovaire, trompes ; son collet se resserre et devient un simple orifice plus ou moins rétréci, qui sépare la cavité péritonéale de l'abdomen du diverticulum péritonéal appelé à former le sac utérin dans la matrice renversée.

Ces derniers phénomènes ne s'accomplissent pas toujours aussi régulièrement. Le retrait du col peut marcher plus vite ou plus activement que celui du corps de l'utérus. Ce retrait peut prendre la forme de contraction spasmodique, et causer un véritable étranglement des parties contenues dans le sac utérin, notamment des anses intestinales. Ce fait trouve sa confirmation dans l'observation suivante.

Obs. 75. Gérard, de Beauvais, 1843 (1). — Une femme dont la délivrance présentait des difficultés fut opérée par un officier de santé qui amena l'arrière-faix, suivi de la matrice renversée. L'accident fut méconnu. Bientôt après survinrent des nausées, des vomissements, des hoquets, des défaillances, des sueurs froides, et enfin la mort. A l'autopsie judiciaire qui se fit 15 jours après, Gérard constata que la matrice était déprimée en un cul-de-sac profond de 15 cent. et large de 10, dans lequel était engagée et *fortement comprimée par le col* une anse d'intestin grêle d'une longueur de 30 centimètres, présentant une teinte rouge noirâtre, et qu'il eut de la peine à dégager.

Dans quelques cas, cette contraction spasmodique du

---

(1) Gérard, de Beauvais, séance de l'Académie, 14 février 1843 (*Bull. de l'Académie de médecine*. Paris, 1843, t. VIII, p. 672), et Labrevoit, *thèse citée*, p. 14.

col, cette espèce d'étranglement agit sur les vaisseaux mêmes de la matrice invertie, et peut déterminer la gangrène de l'organe.

Chez une malade, Dewès (1) jugea opportun d'achever le renversement pour faire cesser l'étranglement, et Crosse (2) a rapporté plusieurs exemples de sphacèle de l'utérus dus à cette cause.

Le globe utérin, chassé souvent à l'extérieur, rentre à peu près constamment dans le vagin et arrive en quelques mois aux proportions, à peine exagérées, de la matrice saine. Le bourrelet que formait le col s'accentue, devient plus épais, reprend une direction verticale et forme comme une collerette retombante sur la partie du globe utérin rétrécie et qui forme une sorte de pédicule.

L'inversion arrive ainsi à la période d'état et prend une forme anomale définitive. Nous devons étudier *avec le plus grand soin* la disposition qu'elle présente alors.

Les descriptions déjà citées de Levret, de Leroux, de Baudelocque, les observations de Lisfranc (3), de Velpeau (4), de Forbes (5), d'Aran (6), donnent déjà des matériaux suffisants pour établir d'une manière à peu près complète l'anatomie pathologique de ce degré de l'affection après la période d'involution de la matrice.

J'y joindrai cependant une dernière observation qui m'est propre et qui me permettra de combler quelques lacunes.

Obs. 76. Personnelle, 1861. — Une jeune femme de 25 ans entre dans mon service de l'hôpital Saint-André de Bordeaux en 1861. Elle m'était adressée par un confrère comme étant atteinte de polype. Elle n'était pas mariée, elle niait toute grossesse. Elle était depuis deux ans sujette à des hémorrhagies fréquentes et considérables qui avaient amené un état d'anémie absolu et très

---

(1) Dewès, *Midwifery*.
(2) Crosse, *An Essay litterary and practical on inversio uteri.* (*Transact. of the provincial and surg. assoc.* vol. XIII, 1844, et vol. XV, 1847.
(3) Lisfranc, *Clinique*, t. III, p. 379-383.
(4) Velpeau, *Gaz. méd.*, 1842, p. 115.
(5) Forbes, *Trans. med. chir.*, t. XI.
(6) Aran, *Traité des maladies de l'utérus*, p. 919.

menaçant pour la vie. J'examinai la malade ; je constatai une tumeur dure, ovoïde, pédiculée, rougeâtre et saignante, émergeant du col de la matrice, et qui, vu l'absence de grossesse avouée, me parut confirmer le diagnostic déjà porté. L'opération fut décidée et pratiquée à l'aide de l'écraseur linéaire. Elle dura trois quarts d'heure et éveilla des symptômes de douleur insolites qui firent naître des craintes sérieuses dans mon esprit. L'examen de la tumeur vint malheureusement les confirmer. La malade avait une inversion utérine. Elle mourut, 48 heures après l'opération

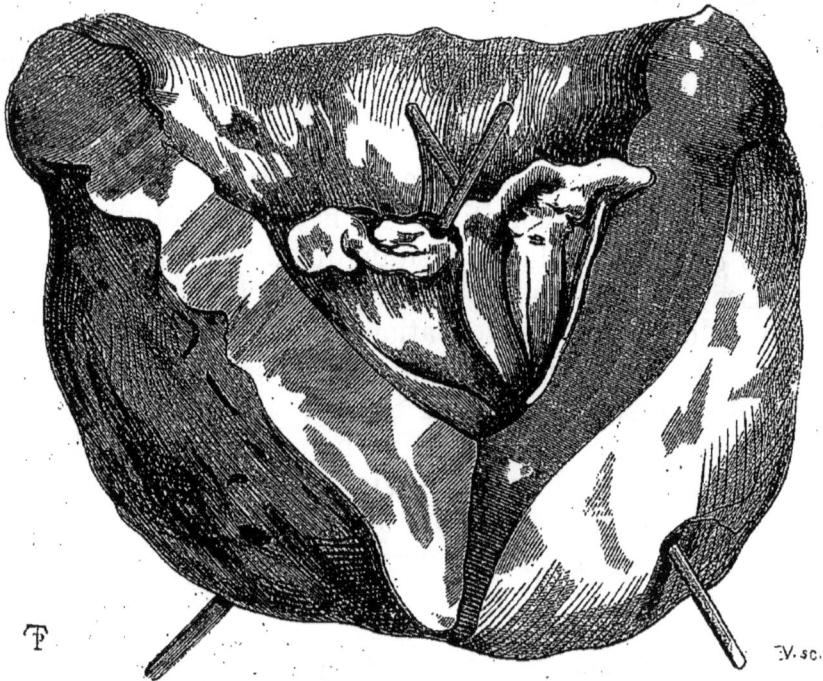

Fig. 29. — Utérus en inversion, enlevé par l'écraseur linéaire (M'Clintock).

d'une péritonite généralisée. A l'autopsie, je trouve toute la surface du péritoine injectée ; sa cavité baignée par un liquide sérosanguinolent louche, peu abondant parce qu'il avait un écoulement naturel. Dans le bas-fond de l'abdomen, entre la vessie et le rectum, on rencontre une saillie en cul de poule, sur l'extrémité de laquelle existe une surface un peu saignante et blafarde, bordant une ouverture de deux centimètres de diamètre, qui fait communiquer la cavité abdominale avec le vagin. Cette saillie est évidemment formée par le pédicule de la tumeur qui, après la section, est remontée en se retournant vers l'abdomen. En appuyant le doigt sur cette saillie, on la fait facilement rentrer dans le vagin ; elle est alors remplacée par un entonnoir à paroi un peu

plissées, au fond duquel la même ouverture paraît un peu plus
resserrée. La marge de l'entonnoir est dure, dense; elle se relève
en avant vers la vessie, en arrière vers le rectum; latéralement
elle se prolonge en une espèce de plate-forme. Du côté du vagin,
on constate l'intégrité du col. Seulement il est très dilaté, et
rejeté circulairement en dehors. Le doigt pénètre facilement entre
ses lèvres, et rencontre à une certaine distance l'ouverture que
nous avons signalée à l'extrémité de l'entonnoir, et qui fait communiquer le vagin avec l'abdomen.

D'autre part, la pièce anatomique détachée par la section est
globuleuse, de la grosseur d'une petite pomme (fig. 29); elle est
d'un tissu dense, blanchâtre, d'une coupe fibreuse. Elle présente

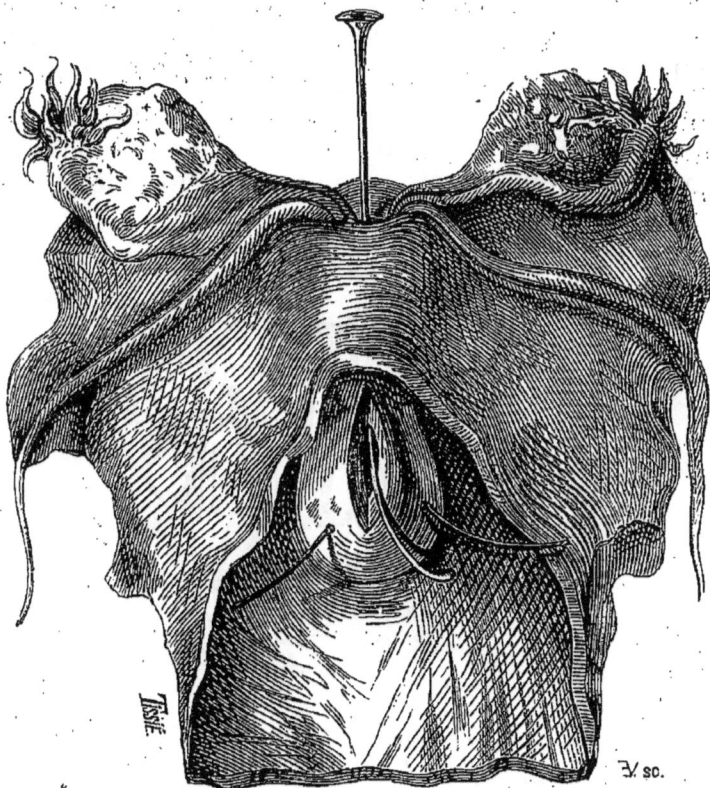

Fig. 30. — On y trouve très nettement indiqués le vagin incisé; le globe utérin mis en
évidence, les ligaments ronds, les trompes utérines, les ovaires. Un stylet passé dans l'ouverture abdominale sort inférieurement par une incision faite au corps de l'utérus renversé. Des soies de sanglier sont passées dans les orifices tubaires. — D'après Morin et
Chaussier. (Thèse de Ségard, 1804.)

extérieurement deux petits orifices, ouvertures des trompes, dans
lesquels on introduit facilement un petit stylet; supérieurement
une coupe assez franche produite par l'instrument; au milieu de

cette coupe, un orifice un peu plissé, dans lequel on peut engager une sonde de femme qui pénètre dans une cavité longue, étroite, mince, à parois adossées et tapissées par le péritoine, sous lequel l'origine des trompes et des ligaments ronds se dessine en relief. (La fig. 29 représente exactement ce que j'ai pu constater dans mon observation, au volume près, qui était moins considérable chez ma malade.)

En rapprochant cette observation de celles que j'ai indiquées précédemment, il est permis d'établir que, dans la période d'état de l'inversion, la matrice présente les dispositions suivantes: elle est revenue sur elle-même et se trouve en général ramenée dans le vagin, où elle forme une sorte de tumeur arrondie assez semblable à un polype, et que l'on a désignée sous le nom de *globe utérin*. Le globe utérin (voy. fig. 30) a le volume et la forme d'une poire moyenne ; sa surface est villeuse, rouge, saignante au moindre attouchement, parfois hémorrhagique

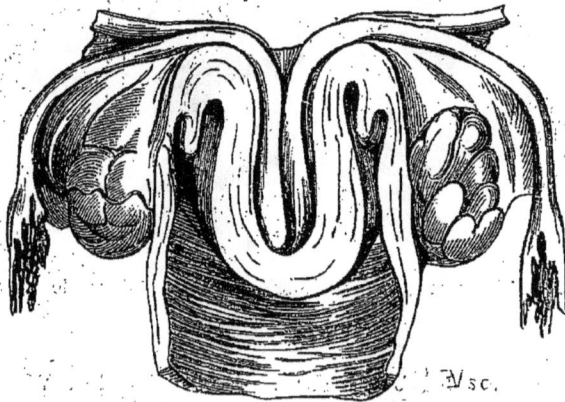

Fig. 31. — On y distingue le vagin incisé. — Le fond de l'utérus renversé. — Le col non renversé.— L'entrée du sac péritonéal utérin: — Les trompes et les ligaments ronds émergents du sac utérin. — Crossé.)

et parsemée de points rouges béants, surtout au moment des règles ; quand l'utérus est séparé du corps, cette surface rouge devient blanche et d'apparence fibreuse. L'extrémité inférieure est renflée et présente les deux orifices des trompes, dans lequels un stylet d'Anel ou une soie de porc pénètre assez facilement. L'extrémité supérieure s'amincit en un pédicule qui reste toujours cependant assez volumineux. Ce pédicule s'engage dans l'ouverture élargie du col et se réfléchit immédiatement pour venir, en forme d'ombelle ou de chapeau de champignon, se continuer avec les lèvres du col, dont il est séparé par une sorte de rainure circulaire fort peu profonde (voy. fig. 31).

Tous ces détails deviennent fort appréciables dans cette figure remarquable, tirée de l'excellent travail de Crosse. De son côté, le col est déjeté en dehors ; cela tient à l'espèce de mouvement de sonnette que les parois de la matrice renversée exercent sur lui, et qui augmente à mesure que la traction communiquée par la matrice inversée est plus forte (fig. 32). Alors, suivant la remarque de

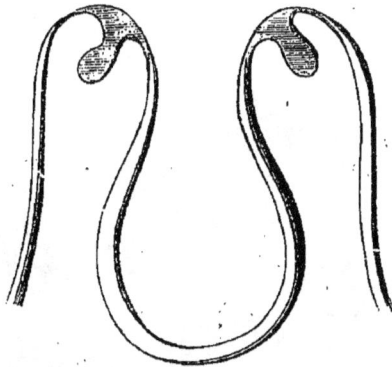

FIG. 32. — Schema de la situation du col dans le 2ᵉ degré de l'inversion.

Levret (1), « il est presque transversal ; il va s'évasant « comme l'ouverture d'une cloche, faisant extérieurement « un bourrelet qui a un vide derrière, c'est-à-dire qu'à « l'endroit où le vagin s'insère au col il y a tout au- « tour une gouttière ».

Comme on le voit sur la figure 32, cette disposition du col fait que ses lèvres forment un anneau saillant compris entre deux gouttières circulaires peu profondes, de 15

_____

(1) Levret, *Obs. sur les polypes*, p. 134. 1759.

millimètres environ de profondeur chacune, l'une en dedans, *cervico-utérine*, entre le col et l'utérus inversé ;
l'autre en dehors,*cervico-vaginale*,entre le col et la paroi
du vagin.

La coupe de l'utérus a de 8 à 10 millimètres d'épaisseur ; elle est blanche, très dense et ressemblant à du
tissu fibreux. Sur le vivant elle est très vasculaire,comme
l'attestent les résultats des opérations faites pour l'excision de la tumeur.

La cavité intérieure, ou *sac utérin*, est tapissée par le
péritoine et communique par un orifice étroit avec la cavité
abdominale. Elle offre en général à peu près les dimensions de la cavité utérine normale. Quelquefois, cependant,
elle est beaucoup plus réduite, ainsi que nous en avons
cité plusieurs exemples.

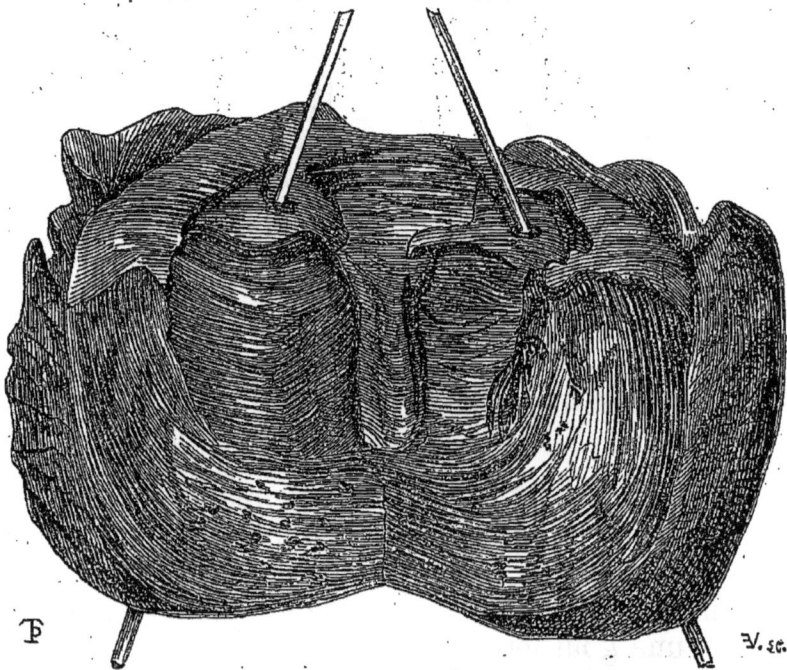

FIG. 33. — Intérieur du sac. — Trompes et saillie des trompes. — Stylets passés
dans l'orifice des trompes. (D'après M'Clintock.)

Les parois *de la cavité* (voyez sur ce sujet une 2ᵉ figure
de Mac Clintock, fig. 33) sont adossées l'une contre l'autre, ne laissant guère entre elles qu'un vide virtuel. Les

origines des trompes et des ligaments ronds soulèvent la membrane péritonéale et se dessinent en relief à sa surface. A cette période de la maladie, le *sac utérin* ne contient plus, comme dans la précédente, des anses intestinales ou même des ovaires. Le retrait graduel de sa cavité tend à repousser en dehors tous les organes flottants, sauf dans quelques cas exceptionnels où ces derniers ont pu contracter des adhérences avec le sac lui-même. Lisfranc (1) rapporte deux cas dans lesquels les intestins et l'épiploon étaient restés adhérents à l'orifice du sac utérin. Velpeau (2) et Luytgœrens (3) ont cité deux observations dans lesquelles le sac lui-même était obstrué par des adhérences contractées entre les parois mêmes, et entre les parois et une partie des trompes.

Coocks (4) rapporte un cas dans lequel, en excisant l'utérus, on avait emporté en même temps les deux trompes et l'ovaire droit.

Slevogt, au dire de Morgagni (5), croyant enlever une excroissance de chair, excisa une matrice renversée qui contenait les deux trompes.

La présence d'un ovaire dans la tumeur enlevée par A. Paré (6) ne laisse aucun doute sur la nature même de cette tumeur, qui, pour une partie au moins, était bien la matrice renversée.

Gilette (7) cite également une observation dans laquelle M. Delens a constaté une disposition anatomique analogue.

L'orifice du sac utérin, ou orifice péritonéal, correspond au pédicule que nous avons décrit; il est très rétréci, froncé comme l'ouverture d'une bourse fermée. Ce resserrement est dû au tassement d'une membrane épaisse repliée sur elle-même et à la rétraction tonique et inces-

---

(1) Lisfranc, *Clinique*, t. III, p. 379-382.
(2) Labrevoit, *Thèses de Strasbourg*, année 1865, p. 5.
(3) Luytgœrens, *Ann. Soc. méd. de Gand*, 1839.
(4) Coocks, *Lancet*, janvier 1836.
(5) Morgagni, *De morb. causis et sedib.* Lettre 45, t. VII, p. 170. Ed. fr. 1822.
(6) A. Paré, Ed. Malgaigne, t. II, p. 745.
(7) Gilette, *Union médicale*, janvier 1875.

sante des fibres musculaires, surtout des fibres circulaires qui composent cette portion de la paroi de l'utérus, et qui, suivant l'expression de Danyau et Robert (1), forment *à cet orifice et dans le pédicule une série d'anneaux rétractés* qui offrent le principal obstacle aux tentatives de réduction. Cet orifice est surmonté d'une espèce d'entonnoir qui va s'élargissant, et dont le bord supérieur correspond au point où la paroi utérine s'est renversée sur elle-même, c'est-à-dire en général au niveau de l'insertion extérieure du vagin et de l'orifice interne du col, ou un peu au-dessus. La marge de l'entonnoir se relève en avant vers la vessie, en arrière vers le rectum. Latéralement, elle se prolonge en une espèce de corde horizontale, dense et résistante, qui se dirige vers la paroi latérale de l'abdomen (voy. fig. 34 et 35). Cette corde correspond, dans sa partie interne, aux ligaments larges dont elle est, pour ainsi dire, le relief, et se termine en éventail à sa partie externe par trois faisceaux : un antérieur, un postérieur et l'autre latéral.

L'antérieur est le ligament rond fibro-musculaire dans sa texture et qui s'insère au pubis ; le postérieur, le ligament utéro-sacré purement fibreux, qui va se fixer au sacrum ; le troisième, plus délicat et moins résistant, va se confondre vers la partie latérale du détroit supérieur avec l'aponévrose iliaque.

Les trompes et les ovaires se détachent de cette corde et flottent en général sur les bords de l'entonnoir, quand ils ne sont pas restés engagés dans le sac utérin lui-même. Nous verrons plus tard que ces cordes latérales résistantes fournissent un point d'appui très important dans certains procédés de réduction. Un détail de leur structure mérite aussi d'être relevé à cause des conséquences pratiques qui en résultent. Les ligaments ronds, d'après les recherches de Baudelocque et plus tard de Deville et de Rouget, sont en partie composés de fibres musculaires qui se continuent directement avec les fibres musculaires de l'utérus, sur lequel ils s'épanouissent

---

(1) *Bull. Acad. méd.* 1852. Rapport sur le travail de Barrier.

en trois faisceaux principaux : un qui remonte directement en haut vers le bord supérieur de l'utérus, les deux
autres qui se dirigent obliquement en haut sur sa face
antérieure et sur sa face postérieure. Il résulte de cette

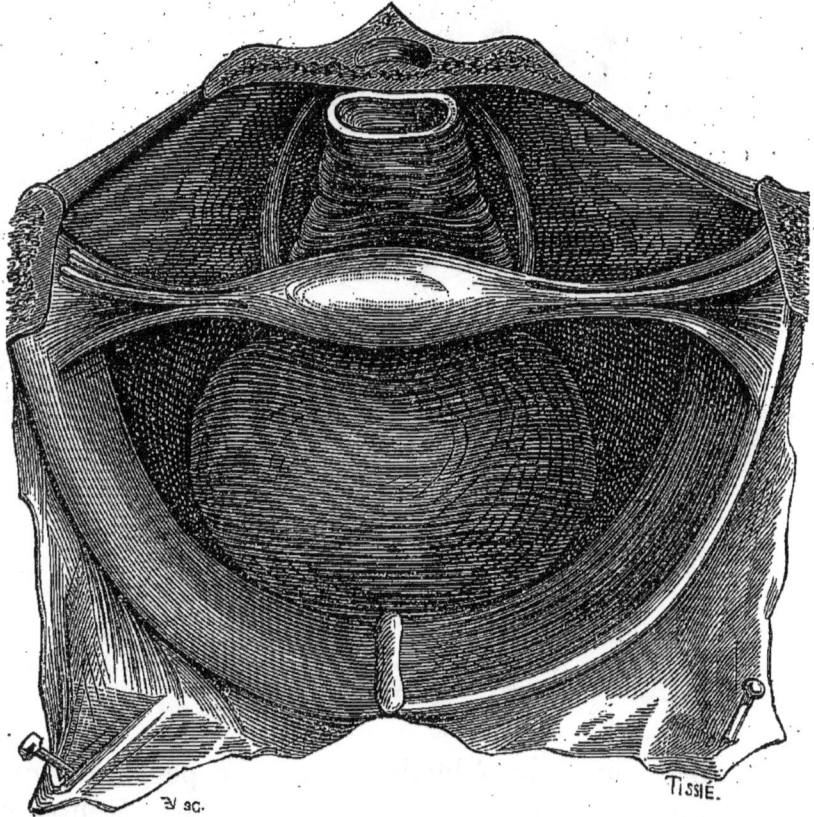

FIG. 34 (1). — Ligaments de l'utérus. — Lig. utéro-sacrés. — Lig. ronds. — Lig. latéraux.

disposition que dans l'inversion ces faisceaux plongent en
sens inverse dans la cavité péritonéale de l'utérus retourné
(voy. fig. 35), et restent dans un état de tension constante, comme un ressort bandé. Cette tension pourra
peut-être donner la clé des cas de réduction spontanée

---

(1) Figure normale donnée par Tillaux, à qui nous l'avons empruntée,
et qui donne nettement la disposition de ces ligaments et des principaux
organes pelviens : utérus, vessie, rectum ; ligaments larges, ligaments
ronds, ligaments utéro-sacrés.

dont nous avons déjà cité quelques exemples, et sur lesquels nous aurons à nous expliquer plus tard. Dans tous les cas, elle permet de concevoir comment, à un

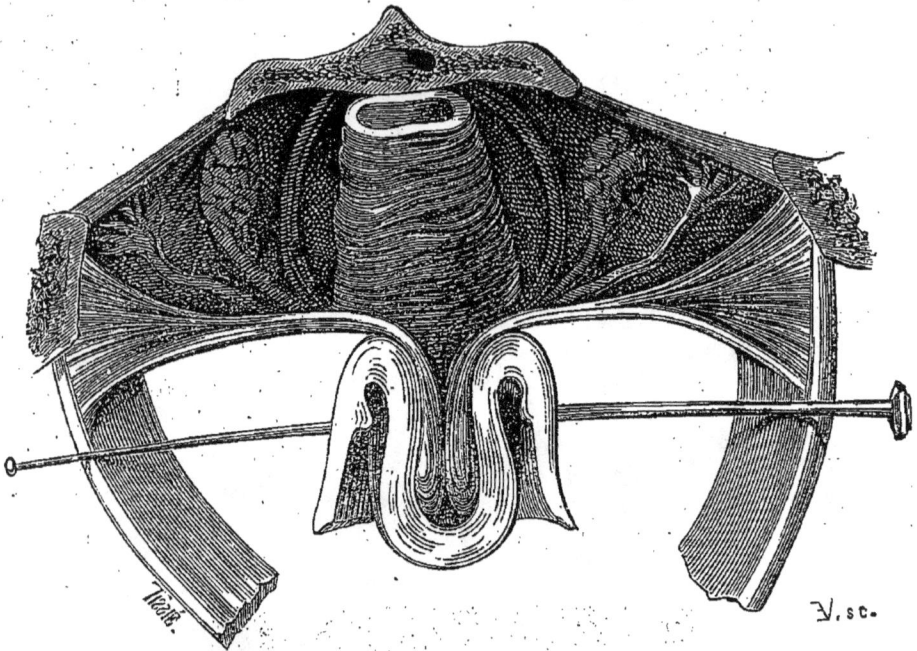

FIG. 35 (1). — Utérus renversé. — Ligaments ronds. — Ligaments latéraux. — Ligam. utéro-sacrés des deux côtés du rectum.

certain moment de la réduction, quand on peut l'obtenir, celle-ci s'achève brusquement comme par une détente, et surtout pourquoi, après la section du pédicule, quand on pratique l'ablation de l'utérus pour un cas d'inversion, l'entonnoir qui est formé par la plicature forcée de la paroi utérine tend à se redresser brusquement vers la cavité péritonéale. Ce fait, que j'avais relevé dans l'autopsie que j'ai faite, et qui a été également observé par

---

(1) Cette figure représente la moitié postérieure de la figure précédente qui est horizontale, et une coupe verticale qui passe par le milieu de la matrice en inversion. La moitié postérieure de la matrice est relevée de manière à devenir horizontale, ce qui rend très évidente la disposition des ligaments ronds et larges à l'égard de la matrice renversée.

Aran (1), offre trois conséquences bien importantes pour le chirurgien. D'abord la surface saignante et plus tard suppurante, laissée par la section, se trouve immédiatement transportée dans la cavité péritonéale ; en second lieu, la perforation ainsi créée ne garde pas les dimensions de l'orifice du sac utérin, mais prend immédiatement celles de la marge de l'entonnoir, et établit ainsi une très large communication entre le vagin et la cavité abdominale ; enfin, quand la cicatrisation s'effectue, il s'établit aux dépens du moignon une sorte de reconstitution de la matrice, dans laquelle ce qui reste du corps forme, en se relevant, une sorte de cavité rudimentaire, et ce qui reste du col débarrassé de la portion du corps qui le taversait en le dilatant et en le déformant, reprend sa forme et ses dimensions ordinaires, de telle sorte que le fond du vagin, examiné par la vue et par le toucher quelque temps (quatre semaines, dans un cas de Mac Clintock) après une opération heureuse, a repris toutes ses apparences normales (voy. fig. 36), et, exploré avec l'hystéromètre,

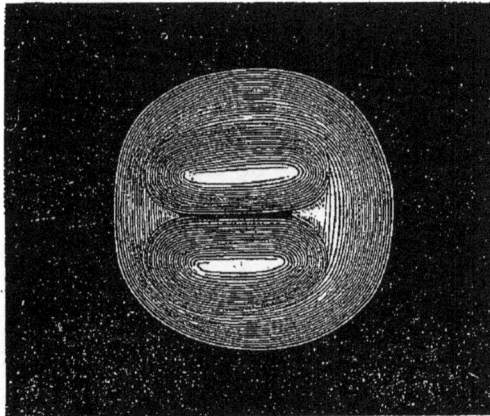

FIG. 36. — Restitution du col. — (Mac Clintock.)

permet de retrouver au fond du col restitué une petite cavité borgne, qui suffit toutefois à expliquer le retour

---

(1) Aran, *Traité des malad. de l'utérus*, p. 919.

possible des règles après une pareille opération. Comme le
dit si bien Ambroise Paré (obs. 10ᵉ), dans un cas de ce genre :
« Nature avoit maschiné durant les trois mois de si peu
« qui en restoit, pour tascher à refaire ce qui étoit perdu ».

§ IV. — *Inversions du troisième degré. — Inversions
complètes.*

I. *Inversions récentes.* — Les renversements qu
offrent la forme exagérée du troisième degré (voy. fig. 37,
38 et 39) ont cette particularité qu'au moment de l'ac-

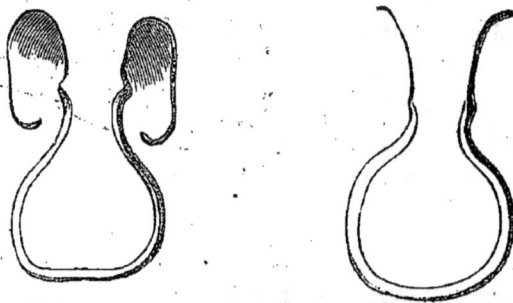

Fɪɢ. 37. — Schema des principales formes de l'inversion complète.

couchement, ils forment à peu près toujours une tumeur
extérieure considérable ; à ce titre, ils rentreraient dans
la classification de Puzos (1), qui considère comme appartenant au 2ᵉ degré les cas dans lesquels la tumeur
produite par le renversement reste dans le vagin, et
comme appartenant au 3ᵉ degré les cas dans lesquels la
matrice a été entraînée hors des voies naturelles.

Il est certain que si le col reste à sa place, pour peu que
la matrice renversée revienne sur elle-même, elle n'apparaîtra pas ou n'apparaîtra que partiellement à l'extérieur.

Si, au contraire, la tumeur appendue entre les cuisses
correspond à la matrice entière retournée, cela ne peut se
faire sans un renversement au moins partiel du vagin, ce
qui, comme nous l'avons vu, constitue en réalité le ren-

_____

(1) Partie hist , p. 44-45.

versement au 3ᵉ degré, et, dans ce cas, la tumeur sort presque toujours largement à l'extérieur.

Nous devons toutefois faire quelques remarques à ce sujet.

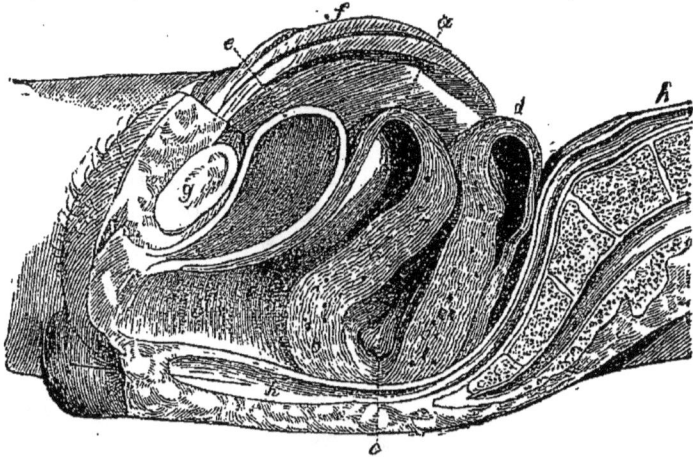

FIG. 38. — Empruntée à Horteloup. — Inversion complète restée intra-vaginale. On y distingue les parties suivantes. — *a a'* Portion invertie du vagin. — *b b'* Portion invertie de l'utérus. — *c* Sac utérin. — *d* Vestige du col. — *e* Vessie. — *f* Partie du vagin restée en place. — *g* Rectum.

Il est fort probable que si, pendant l'accouchement lui-même, le vagin se renversait tout entier et tout d'un coup, à la suite de la matrice, par exemple par le fait de tractions exagérées, cela entraînerait des délabrements considérables, des déchirures péritonéales ou utérines, des ruptures de vaisseaux auxquels la malade ne survivrait pas.

Cependant, si, par hasard, elle survivait, l'observation de Levret (1) serait l'expression réelle de la dernière limite à laquelle un accident semblable peut aboutir.

Mais, le plus ordinairement, le renversement du vagin rencontre une résistance dans la tension même des ligaments latéraux de la matrice, et lorsque ceux-ci ne cèdent pas brusquement, il peut rester borné et n'être que partiel.

Dans ces circonstances, il peut arriver que la matrice renversée ne soit pas tout à fait chassée à l'extérieur, et même qu'elle reste encore confinée dans le vagin, ainsi

(1) Levret, *Observ. sur des polypes*, p. 189. 1749.

qu'en témoigne une figure remarquable empruntée par
Vidal de Cassis à Horteloup, laquelle a été manifestement
prise sur nature dans les premiers jours de la période
puerpérale, comme l'atteste le volume même de la tumeur
utérine, et que nous nous empressons de reproduire ici
(fig. 38).

Que la matrice soit, dans l'origine, repoussée à l'extérieur, ou retenue dans le vagin, l'excavation en forme
d'entonnoir produite par le commencement de renversement du vagin, et dans laquelle se précipitent les organes
contenus dans le bas-ventre, peut augmenter graduellement par le fait des pressions abdominales et, complétant
l'inversion du vagin, ramener les organes à la situation
décrite par Levret (fig. 37 et 39).

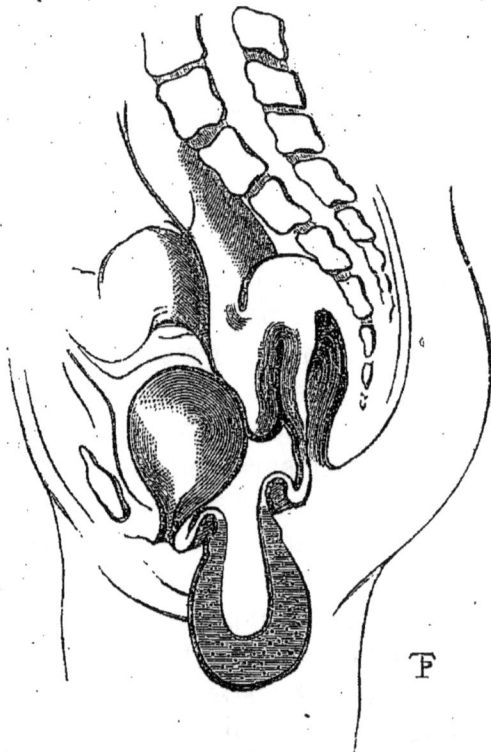

FIG. 39. — Inversion complète extra-vaginale. Vestiges du col. Renversement presque
total du vagin.

Dans ce cas, comme nous le savons, la tumeur présente inférieurement une première partie arrondie dure
qui est la matrice, puis un rétrécissement au niveau

duquel on retrouve soit un bourrelet qui est le col, ou
au moins quelques vestiges de ce bourrelet ; puis un
large évasement ou cornet. Celui-ci, par sa partie inférieure qui est étroite, se continue avec la partie rétrécie,
et par sa partie supérieure et large vient s'adapter au
pourtour de la vulve. Cet évasement est constitué par le
vagin complètement renversé, et contient les organes
abdominaux, intestin, rectum, vessie, etc.

Quelquefois, au contraire, le renversement partiel du
vagin, maintenu par des résistances naturelles ou artifi-
cielles, ne se prononce pas davantage. La tumeur offre
alors pour caractère essentiel que le col, au lieu de former,
comme dans l'inversion du second degré, autour du pédicule une sorte de collerette retombante, circonscrivant à
l'intérieur une gouttière circulaire entre lui et le pédicule,
et, à l'extérieur, une seconde gouttière circulaire entre
lui et le vagin, se transforme (fig. 40) en un simple

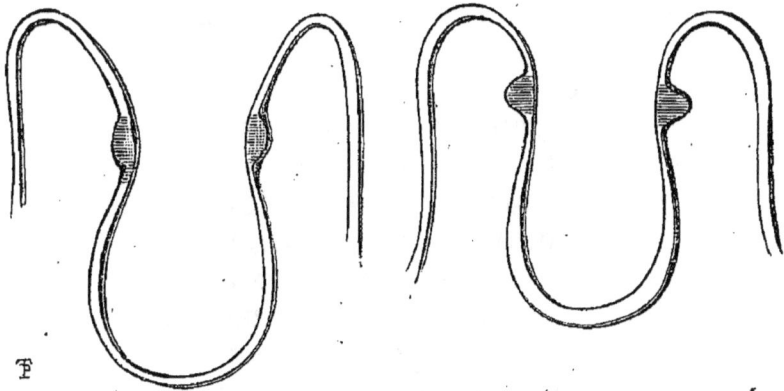

Fig. 40. — Schéma du col au 3ᵉ degré. — Vagin renversé. — Utérus renversé.
— Col plus ou moins effacé
Cette figure doit être rapprochée de la fig. 32, pour l'intelligence complète des faits.

anneau plus ou moins saillant, quelquefois même à peu
près fruste, qui sépare le pédicule ou goulot de la matrice
renversée du tissu du vagin renversé lui-même, celui-ci
formant la partie évasée de ce goulot, sans qu'il reste
aucune trace de gouttière de séparation ni en deçà, ni au
delà de cet anneau, c'est-à-dire du col (fig. 41).

Quand l'anneau est à peu près effacé, il reste encore

une certaine différence de couleur entre la muqueuse de l'utérus renversé, qui est rouge sur le vivant et blanchâtre sur le cadavre, et la muqueuse du vagin, qui conserve sa couleur rose.

II. *Inversions anciennes.* — Les observations récentes de Jude Hue, de Cazin, de Forget, de Poinsot (1), ont beaucoup contribué à éclairer l'étude anatomique de ce troisième degré de l'inversion utérine, arrivé à la période d'état lorsque le travail d'involution est accompli.

Les chirurgiens du xviiie siècle en avaient déjà démontré l'existence. Toutefois la confusion qu'avait jetée dans les esprits la découverte des inversions à la période d'état a pu faire penser un moment que toutes les inversions dans lesquelles le fond de l'utérus a franchi l'ouverture du col étaient complètes au moment de l'accouchement, ne revêtaient la forme incomplète que par suite du travail de retrait progressif qui les ramène à la période d'état, et ne constituaient en réalité qu'un seul et même degré de renversement.

D'autre part, on avait absolument perdu de vue cette lumineuse démonstration de Baudelocque qui prouve que le vagin s'insérant sur le museau de tanche, celui-ci ne peut pas participer à l'inversion du reste de la matrice ; et vouloir, comme le disaient Puzos, Levret, Leroux, que le 3e degré fût caractérisé par l'inversion totale du corps *et même du col* de la matrice, devenait une chose inacceptable, parce qu'elle est impossible. Aussi ce troisième degré de l'inversion n'est point reconnu par beaucoup de chirurgiens, notamment encore par Dailliez (2) et, dans ces derniers temps, par Guéniot (3).

Et cependant rien n'est brutal comme les faits. En dehors de l'observation de Levret, dans laquelle on pouvait ne voir qu'une exception, les observations de Forget, de Cazin, de Jude Hue, de Poinsot, ont démontré d'une manière indéniable qu'il existait une forme spéciale d'in-

---

(1) J. Hue, Cazin, Forget, Poinsot, *Bullet. Soc. chir.*, 1879-1880.
(2) Dailliez, thèse citée.
(3) Guéniot, *Bullet. Soc. chir.*, 1879, rapport sur J. Hue.

version dans laquelle les délabrements étaient plus considérables que dans les inversions du deuxième degré, et surtout dans laquelle la période d'état ne ressemblait plus à celle des inversions du deuxième degré.

Il fallait trouver l'explication et la caractéristique de ces inversions et, pour y arriver, il m'a semblé qu'il n'y avait qu'à suivre la pensée de Baudelocque et achever pour ainsi dire sa phrase laissée incomplète.

« Une seule portion de la matrice, dit-il, ne peut se « renverser et se retourner, c'est celle qui est au-dessous « de l'insertion du vagin, au museau de tanche; consé-« quemment, le museau de tanche lui-même. »

Donc, si la force de traction ou l'effort qui produisent l'inversion se prolongent, ce n'est pas l'extrémité libre du col de la matrice qui se renversera, comme le disaient Levret et Leroux, c'est le fond même du vagin qui suivra le mouvement et se renversera à son tour en formant un tube ou goulot, qui sera la véritable continuation du sac utérin.

Quant à la partie libre du col, qui ne peut se renverser, elle forme sur la limite de la muqueuse utérine, devenue la membrane extérieure du sac utérin, et de la muqueuse vaginale, un anneau en relief qui, par le fait même du poids de la matrice renversée et des tiraillements qui en sont la conséquence, pourra s'effacer quelquefois en partie, quelquefois presque complétement, et devenir fruste, mais qui laissera le plus ordinairement des vestiges apparents, et dans tous les cas marquera sa place par la différence de couleur des deux muqueuses, et conservera profondément sa composition anatomique, ce qui lui permet, après l'ablation du corps de la matrice renversée, de se reconstituer.

Que disent, en effet, les observations de Jude Hue, de Cazin, de Poinsot? que la tumeur a la forme d'un vase à goulot rétréci en un point et évasé au-dessus; que la partie évasée, qui est verticale comme le reste de la tumeur, est formée par le vagin, ce qui implique le *renversement dans une certaine étendue de cet organe;* que la muqueuse de l'utérus renversé se continue avec la muqueuse vaginale, mais qu'elle s'en distingue par une notable dif-

férence de couleur (Poinsot) et par quelques vestiges de
bourrelet qu'on trouve sur les côtés de la partie rétrécie
du goulot (Cazin) ou sur sa partie postérieure (Forget),
et qui, dans tous les cas, se retrouve très manifestement
sur la partie supérieure de la coupe verticale de l'inversion,
dans le dessin de Forget (voy. fig. 42) ; que dans trois cas'
enfin où l'on a pu faire l'examen de la malade guérie
après l'opération de l'amputation de la matrice, dans deux,
celui de Jude. Hue et celui de M. Poinsot, où la section
avait été faite bien au niveau du col, une partie de celui-ci
restant dans le moignon, on a pu constater après quelques
mois, exactement comme dans les inversions du deuxième
degré, la reconstitution de toutes pièces de la partie cervicale de l'utérus, et que si, dans le troisième cas, celui de
Cazin, on a trouvé une cicatrice toute différente, c'est-à-
dire un simple ombilic froncé, c'est que, comme nous le
verrons plus tard, la section n'a pas porté sur le col, mais
sur la portion du vagin retournée qui forme le goulot de
l'inversion.

Etudiée à l'intérieur, la matrice en inversion complète
offre entre la vessie et le rectum non plus une simple
fosse, mais une excavation plus ou moins vaste, en forme
d'entonnoir, tapissée par un prolongement du péritoine,
terminée inférieurement par un rétrécissement en forme
d'anneau, au niveau du pédicule et des restes du col, et
enfin, par une cavité plus petite, tapissée également par
le péritoine, qui correspond à la matrice renversée et qui
est le vrai sac utérin.

Dans cette cavité ainsi divisée en deux loges, on retrouve, dans la loge inférieure, les ligaments ronds, les
trompes et quelquefois les ovaires ; et dans la loge supérieure, souvent une portion d'intestins, comme nous le
verrons plus tard à propos du traitement, dans une observation de Farabœuf, et quelquefois, comme dans
l'observation de Levret (obs. 8, déjà citée, p. 52), une portion notable du rectum et même de la vessie.

En résumé, dans la période d'état de ce troisième
degré de l'inversion, on trouve tantôt encore l'utérus renfermé dans le vagin, tantôt aussi l'utérus appendu en

forme de tumeur entre les cuisses. Sa caractéristique est
le renversement simultané d'une portion du vagin ; ce
qui détermine sa forme de fiole à col rétréci et à goulot
évasé, l'absence de toute cavité utérine réelle , la disparition presque complète du col utérin, et la continuité à
peu près directe de la muqueuse de l'utérus et de la muqueuse du vagin.

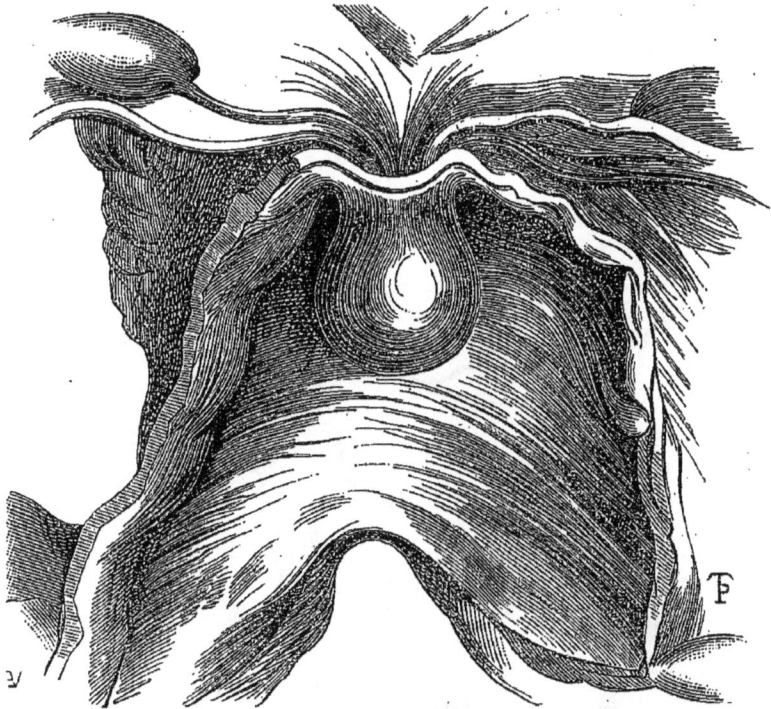

Fig. 41. — On y distingue les parois incisées du vagin ; l'utérus à l'état d'inversion ;
la rainure circulaire au niveau du col ; l'ouverture infundibuliforme du sac utérin.
— Empruntée à Forget.

Nous avons déjà rapporté la belle observation de
Levret, dans laquelle, depuis longues années, l'utérus
était pendant à l'extérieur et le vagin complètement renversé. Nous allons compléter cet article en reproduisant,
avec figures à l'appui, une observation non moins belle
de Forget, dans laquelle l'utérus renversé, tout en restant confiné dans le vagin, a conservé tous les caractères
de l'inversion complète ou au 3ᵉ degré.

Obs. 77. Forget, 1838 (1). — « Une femme de 44 ans entra dans
« le service de Lisfranc en 1838. Accouchée il y a 18 mois, de-
« puis ses couches elle a toujours été souffrante et alitée. Elle a
« eu des pertes très abondantes... Un médecin qui l'examina lui
« dit qu'elle avait un polype et l'adressa à Lisfranc. Lisfranc pra-
« tiqua le toucher vaginal et rectal. Ce ne fut qu'après avoir eu
« recours à ce dernier, qu'il déclara la malade atteinte d'inver-
« sion utérine.

« Le toucher vaginal conduisait sur une tumeur globuleuse
« (fig. 41), dont le sommet en|avant se continuait en forme de pé-
« dicule avec le vagin sans apparence de col utérin, tandis qu'en
« arrière le doigt, arrivé à un point très élevé de la paroi, péné-
« trait dans une sorte de cavité limitée par une bride, qui s'inter-
« posait entre lui et la tumeur. ... .La malade, vu son extrême
« faiblesse, ne fut soumise à aucun acte chirurgical ; elle ne tarda
« pas à succomber.

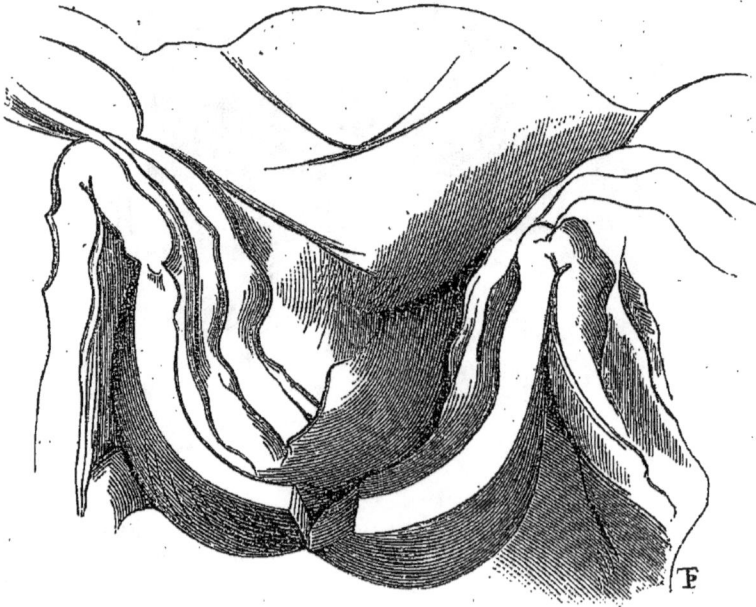

Fig. 42. — Coupe verticale de la paroi antérieure de l'utérus renversé. — Ligament
rond et trompe. — Vestige du col. — (Forget.)

« A l'autopsie, je pus faire dessiner la pièce anatomique par
« mon ami P. Gratiolet. La figure 41 représente le vagin ouvert
« en avant ; les rapports de l'utérus deviennent ainsi très appa-

(1) Forget, *Bullet. Soc. chir. de Paris*, 1879.

« rents. De forme globuleuse, arrondi assez uniformément, l'uté-
« rus présente à sa partie supérieure un resserrement circulaire ;
« un peu au-dessous de ce point, il se continue avec le vagin qui,
« comme on peut le voir, a suivi le col utérin introversé. » (Inversion partielle du vagin.) « L'orifice vaginal du col utérin re-
« garde la cavité péritonéale, il représente un infundibulum dans
« lequel s'introduisent le ligament rond et les conduits ovariens,
« pour se rendre de chaque côté du fond de l'utérus (comme on
« le voit fig. 42). Il faut aussi noter dans l'infundibulum des plis
« rayonnés formés par le péritoine entraîné dans la cavité utérine.
« L'utérus a son volume habituel, son tissu est ferme au tou-
« cher.

    « La figure 42 représente la matrice incisée en avant dans toute
« sa hauteur, la cavité de l'utérus inversé et la présence des
« ligaments ronds et ovariques qui en mesurent toute la hau-
« teur. »

    Je note, à propos de cette observation, sur le haut de
la coupe verticale de la paroi utérine antérieure (fig. 42),
les points où l'on distingue nettement le lieu de jonction
de la partie renversée du vagin avec l'utérus et le bourrelet que forme le col à ce niveau.

ARTICLE II.

INVERSIONS POLYPEUSES.

    Lorsque l'inversion est produite par un polype inséré
dans le segment supérieur de la matrice, la tumeur n'a
plus les formes régulières que nous venons de décrire.

    Nous indiquons dans la figure 43, par une série de
schemas, les phases diverses de l'évolution d'un polype
ainsi placé, jusqu'à la production du renversement complet ou à peu près complet.

    En examinant alors les organes de bas en haut, on
trouve d'abord un renflement variable dans son volume,
dans sa forme et dans sa consistance. Il peut atteindre
des proportions considérables, telles que celles d'une tête
d'adulte ; il est parfois lobulé, et par conséquent assez irrégulier ; il peut être assez mou et quelquefois très dur,
suivant la nature du polype. Au-dessus de ce renflement
on trouve une sorte de rétrécissement, quelquefois un pédicule, quelquefois une simple ligne de démarcation, puis

un second renflement, qui est la matrice renversée et qui
offre la consistance spéciale de l'utérus ; enfin, un second
rétrécissement ou pédicule qui relie l'utérus renversé au
col et au vagin.

L'utérus, lorsqu'il se renverse dans ces conditions, présente ordinairement une forme particulière qu'il est bon
de noter ici.

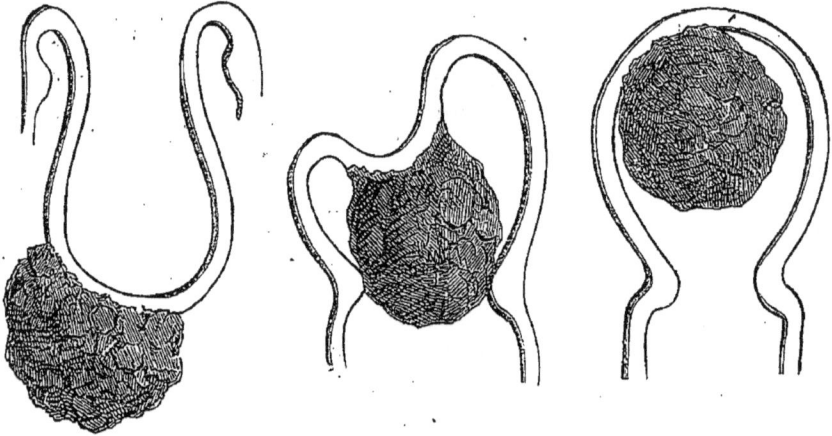

Fig. 43. — Évolution d'une inversion polypeuse.

Dans la majorité des cas, il reste en effet grêle et
allongé. Dans l'évolution des polypes, l'utérus n'est point
soumis en général à ces vastes accroissements de volume
qui accompagnent la grossesse et quelques polypes exceptionnels ; ordinairement il ne prend qu'un volume médiocre, en rapport avec le volume d'un polype moyen qui
varie de celui d'une petite à une grosse pomme.

Dès qu'il fait corps étranger dans la matrice, il sollicite par sa présence le relâchement du col et la contraction du fond. Sous l'influence de cette contraction, le
polype est graduellement exprimé à travers le col, qui
reste assez petit, et qui tend à se resserrer, après son
passage. Mais, à ce moment, la portion de matrice attenant
au polype est atteinte de dépression ; elle fait à son tour
dans l'intérieur de la matrice, comme dit Rokytanski, une
projection interne. Elle sollicite de nouvelles contrac-

tions ; celles-ci poussent à l'extérieur, et, par portions successives, le fond tout entier de cette matrice.

Celle-ci se trouve peu à peu pour ainsi dire passée à la filière à travers le col, se rétrécissant et s'allongeant en conséquence. Elle s'allonge d'autant plus que le poids même du polype établit à l'extrémité inférieure de l'utérus un effort de traction permanent.

On comprend dès lors comment, dans des circonstances semblables, l'utérus renversé prend si souvent la forme d'une sorte de boudin mince et allongé, qui offre l'aspect d'un pédicule de polype, et a été souvent pris pour tel.

On comprend aussi pourquoi, le plus souvent, ces renversements finissent par devenir complets lorsque le polype a entraîné à l'extérieur du col le corps de l'utérus tout entier. La double action du poids du polype qui tire ce col par en bas et les pressions abdominales qui le poussent par en haut amènent alors le renversement progressif du vagin, qui vient se joindre au renversement de l'utérus, et augmente d'autant la longueur du support à l'extrémité duquel se trouve le polype.

On comprend enfin pourquoi, dans ces cas, la tumeur se trouve à peu près constamment sortie du vagin et saillante à l'extérieur.

Nous trouvons dans Mac Clintock deux observations et deux figures fort remarquables d'inversions de ce genre (1).

La première lui est propre. Nous la reproduirons plus tard à propos du traitement qui lui fut appliqué. Voici en quelques mots la description de la tumeur :

« Elle se composait de trois parties. A l'extrémité, un
« polype fibreux séparé du reste de la tumeur par une
« sorte de col (voy. fig. 44). La portion supérieure n'é-
« tait autre que le vagin retourné. La partie intermé-
« diaire était plus grosse que le polype et constamment
« humide, ce qui tenait à une sorte d'ulcération générale.
« Elle correspondait à l'utérus en état d'inversion, ce qui

---

(1) Mac Clintock, *Diseases of Women*, 1863, Dublin, p. 104, fig. 12, t. 13.

« fut confirmé par la découverte des trompes à sa surface
« et le passage d'un petit stylet dans leurs orifices. »

Dans le musée du Collège royal des chirurgiens d'Ir-
lande existe une pièce dont la description offre la plus

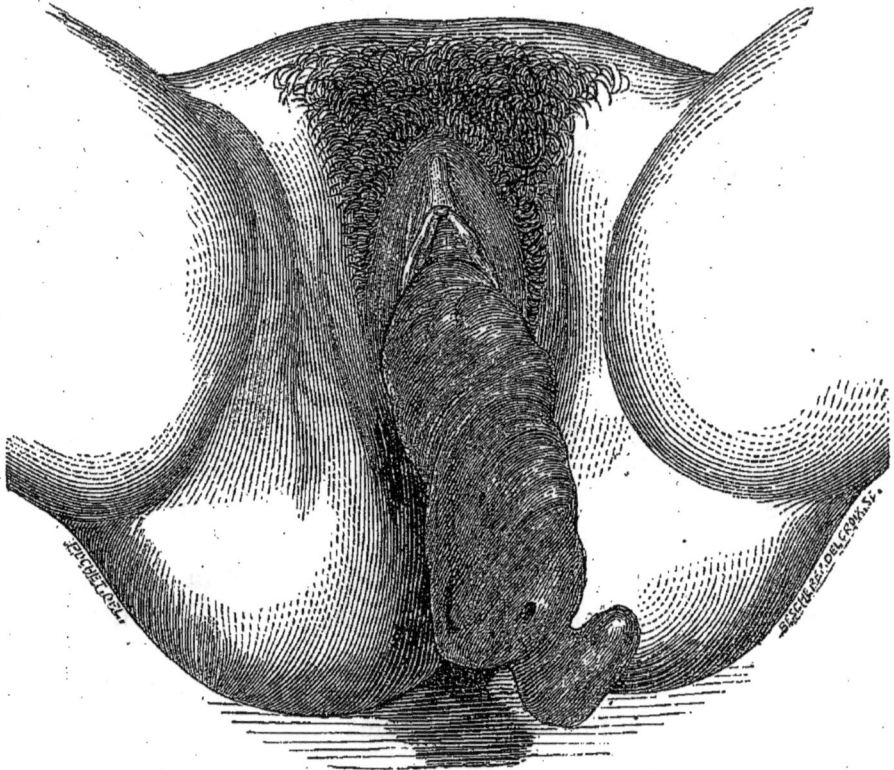

FIG. 44. — Inversion polypeuse. (Mac Clintock.)

grande analogie avec le cas précédent. A la pièce est jointe
une figure (voy. fig. 45) gravée par les soins de Crosse,
et qui montre avec clarté les parties qui composent la
tumeur, le vagin, l'utérus et le polype, ainsi que leurs
rapports réciproques. Voici la description donnée par
Houston et reproduite par Mac Clintock de cette
intéressante préparation.

Obs. 78. Houston et Crosse. — « Inversion complète de l'u-
« térus et du vagin à la suite de l'issue, à l'extérieur, d'un polype

« fixé au fond de l'utérus. Les premiers symptômes éprouvés par
« la malade furent une douleur vers le bas-ventre, une sensation
« de malaise dans la région pelvienne et une impossibilité de se
« mouvoir et de faire le moindre exercice. Ces symptômes furent
« bientôt suivis de pertes blanches abondantes, parfois d'hémor-
« rhagie, et d'une grande irritation de la vessie. La tumeur,

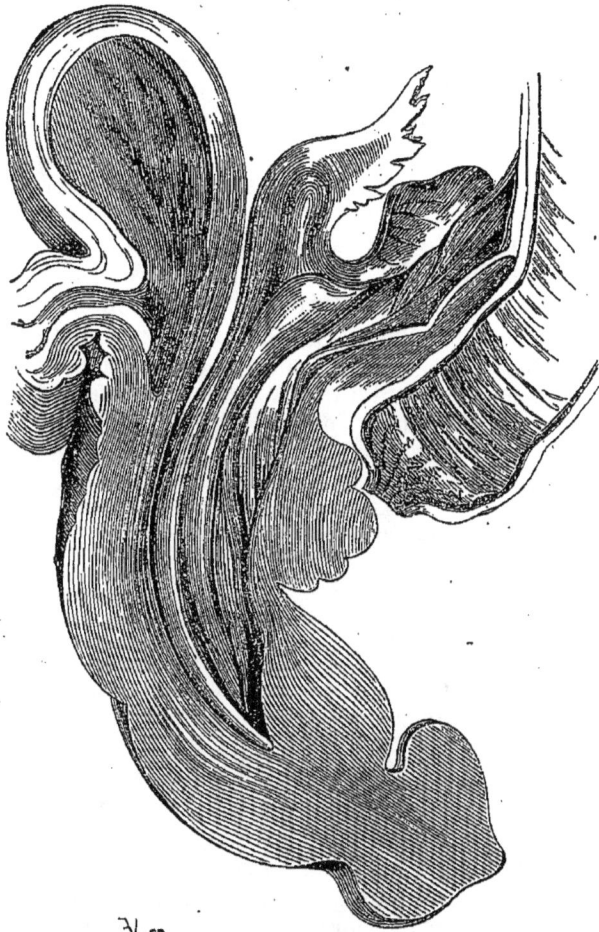

FIG. 45. — Inversion polypeuse. — Figure empruntée à Crosse par Mac Clintock et
publiée par Mac Clintock.

« d'abord confinée dans le vagin, avait graduellement franchi le
« canal et faisait une saillie considérable à l'extérieur. Après avoir
« ainsi souffert pendant 4 ans, la malade fut apportée à Méath
« hôpital, où elle mourut peu de temps après, entièrement épui-
« sée par les souffrances continuelles de son affection. Une moi-
« tié de la tumeur est mise en évidence dans cette préparation

« qui a été obtenue par une section pratiquée exactement sur la
« ligne médiane, et comprenant, avec la moitié de la tumeur, la
« moitié de la vessie et la moitié du rectum conservées dans leurs
« rapports habituels. La saillie de la tumeur forme un renflement
« allongé de six pouces de longueur et comprend les parties
« suivantes, en commençant par son extrémité. D'abord, le polype
« de la grosseur d'un œuf, rugueux et ulcéré à sa surface, atta-
« ché par un pédicule assez étroit ; ensuite, l'utérus dont le fond,
« vers le bas, présente une soie noire de sanglier engagée dans
« le tube de Fallope (l'organe est fixé dans sa position naturelle) ;
« puis une ligne étroite et dentelée qui est le vestige du col et
« qui marque la place du museau de tanche, et au-dessus, à la
« partie supérieure, le vagin renversé, dont la membrane mu-
« queuse présente plusieurs plaques ulcérées. En certains points,
« elle semble même disparaître, se trouvant épaissie et trans-
« formée en une sorte de couche cutanée.

« La poche péritonéale, nécessairement produite par le dépla-
« cement de l'utérus, est extrêmement apparente. Les ovaires et
« les trompes de Fallope se retrouvent dans son intérieur, et en
« outre de ces parties, cette cavité, au moment du premier examen,
« contenait une anse de l'intestin grêle, qui eût été inévitable-
« ment comprise dans une ligature placée autour de la base de
« la tumeur, si cette méthode pour la cure de cette affection eût
« été employée. »

Crosse (1) ajoute quelques détails qui complètent cette
description :

« A partir du méat urinaire, 26 millim. environ du vagin sont
« restés sans se renverser, de sorte que l'angle de réflexion où
« se termine le cul-de-sac circulaire est à 26 mill. de profondeur.
« De là le vagin renversé descend à 52 millimètres, formant un
« canal qui se termine dans l'utérus. *Au point de réunion du*
« *vagin avec l'utérus, on trouve un épaississement ou une proémi-*
« *nence circulaire qui représente le col utérin complètement ren-*
« *versé.* La coupe de la paroi utérine a 26 millimètres d'épais-
« seur ; la poche péritonéale ouverte sur la pièce est fort petite.
« La vessie occupe sa position normale, son fond s'élève dans
« l'abdomen. Vus par derrière, les ovaires sont gros, rapprochés
« l'un de l'autre au bord de la poche péritonéale et relevés der-
« rière la vessie ; la poche péritonéale, quoique étroite, doit avoir
« 104 millimètres de longueur, 52 millimètres pour le vagin ren-
« versé et le reste pour l'utérus complètement inverti. Le corps
« frangé du côté gauche est adhérent, le droit libre et flottant. »

---

(1) Crosse, *An Essay litterary and practical on inversion*, p. 45. — Barnes, p. 608. Ce même cas a été publié par D. D. Davis, *Principles of obstetrics*, t. I, p. 618.

Les dispositions que nous venons de voir se reproduire si fidèlement dans les deux cas cités par Mac Clintock ne sont pas cependant constantes dans les renversements qui succèdent à des polypes.

D'une part, le pédicule peut manquer, et le polype rester *sessile*; il se confond presque alors avec l'utérus, et celui-ci peut prendre les apparences trompeuses d'un pédicule. La tumeur n'est plus simplement pyriforme, comme dans les cas précédents; elle revêt de préférence les formes variées de certains fruits des cucurbitacées. Tantôt alors le polype se confond avec l'utérus transformé en pédicule, et dont il forme un simple renflement donnant à l'ensemble la forme d'une *gourde*, dans laquelle on retrouve même parfois les deux renflements de la gourde du pèlerin. Tantôt le polype, arrivant à un épanouissement plus complet, devient plus gros que la matrice, la déborde de toute part, et ramène celle-ci à des conditions qui la font ressembler à une calebasse dont l'extrémité sphérique est surmontée d'une très longue tige creuse. D'autre part, et pour des raisons variables, mais dépendant surtout de la hauteur de l'insertion du polype dans la cavité utérine, le renversement de la matrice peut s'arrêter quelquefois et rester incomplet, c'est-à-dire garder les caractères du deuxième degré.

Nous trouvons dans Denman (1) une observation très intéressante, complétée par une gravure, et qui rend un compte très exact de ces dernières formes qui peuvent se présenter dans l'inversion utérine suite de polypes. Nous reproduirons ici et la planche de Denman et l'observation qui en fait le sujet, telles qu'elles nous ont été transmises par Segard (2), et avec les commentaires que ce dernier y a joints.

Obs. 79, Denman, traduite par Ségard, 1804.—La femme qui fait le sujet de cette observation avait pendant longtemps caché sa

---

(1) Thom-Denman, *Collection of ingravings tending to illustrate the generation and of parturition of animals and of the human species.* London, 1787 et années suiv.

(2) Ségard, Thèse inaugurale *sur les polypes utérins.* Paris, an XII, 1804. p. 32.

maladie. Ainsi on n'a point le détail exact de son origine, de ses progrès, de ses symptômes successifs. Il paraît seulement, d'après le

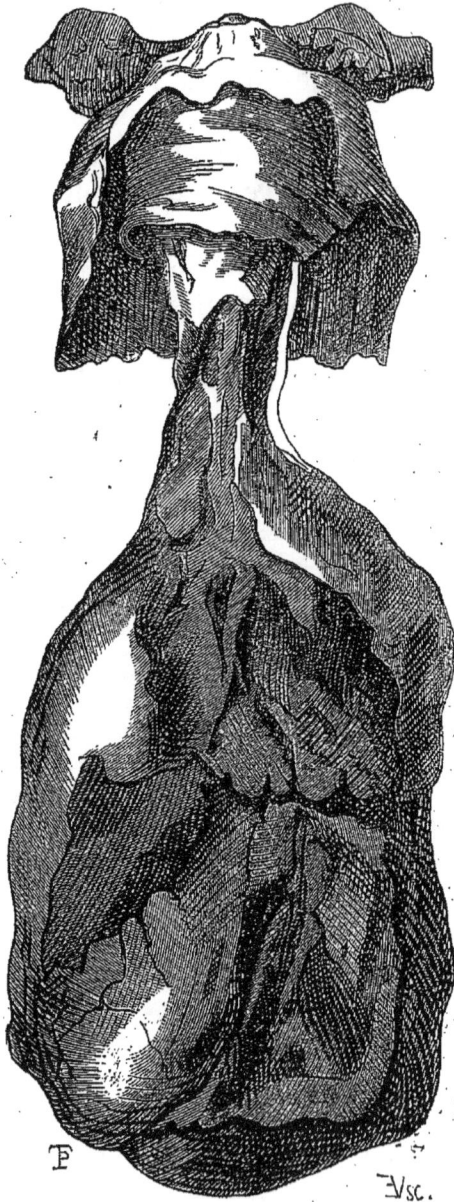

FIG. 46. — Comprenant une portion du vagin ouvert, le col à travers lequel a passé le polype, et à sa suite l'utérus renversé. (Denman et Ségard.)

rapport d'Hamilton, professeur d'anatomie à Glasgow, qui vit la malade dans les derniers moments de sa vie, que la maladie avait commencé trois ans auparavant; que l'excrescence s'était développée dans la cavité de l'utérus, y avait séjourné longtemps, et que, parvenue à un certain volume, elle avait déterminé des contractions, des douleurs semblables à celles de l'accouchement, qui avaient opéré la sortie de la tumeur dans le vagin; qu'alors la tumeur avait continué à prendre de l'accroissement, et qu'*elle avait entraîné par son poids le fond de l'utérus et en avait amené peu à peu l'inversion.*

Ce polype était mou, spongieux; il avait 24 centimètres 1[2 de longueur. Sa circonférence était de 32 centimètres 1[2, et il pesait près de 8 kilogrammes.

En examinant la figure qui nous a été transmise par Denman (fig 46), il paraît que l'inversion de l'utérus n'était pas complète. On aperçoit en effet dans la portion du vagin qui a été conservée, et qui est ici représentée, une sorte de bourrelet ou d'anneau, qui ne peut être autre chose que le col de l'utérus, dont l'orifice dilaté et élargi laisse passer le fond de l'utérus, auquel est implanté le pédicule du polype. Il faut aussi remarquer dans cette figure la manière dont le polype est implanté dans la substance même du fond de l'organe. En examinant attentivement les objets, ce qui se distingue bien mieux encore sur les pièces mêmes, on reconnaît une différence très marquée entre le tissu de l'organe et celui de l'excrescence, on aperçoit une ligne de démarcation entre l'une et l'autre; et dans la figure que nous présentons ici, on voit cette limite ou ligne de démarcation tracée par une scissure oblique, *tandis qu'on aperçoit, d'autre part, la substance même de l'utérus se prolonger obliquement sur un des côtés du pédicule.* Cette disposition, très importante à bien connaître surtout pour les opérations que l'on peut pratiquer, n'a pas échappé à Denman. *Aussi, dit-il, comme l'ont expressément recommandé les chirurgiens français, lorsqu'on porte une ligature sur le pédicule d'un polype, il faut apporter beaucoup d'attention à la sensibilité, à la nature de la douleur qu'éprouve la malade lorsqu'on serre la ligature. En effet, une douleur vive dans l'instant de la constriction de la ligature, qui persiste et s'accroît encore pendant l'opération, indique toujours que la ligature comprend une portion de l'utérus.* Ainsi, dans le cas de l'excrescence polypeuse représentée dans cette figure, si on eût porté une ligature sur son pédicule, on y aurait presque certainement compris une portion de l'utérus, parce que la substance du fond de cet organe se prolongeait sur le pédicule, comme on l'a bien exprimé dans la figure.

J'ajouterai à ce qui vient d'être dit par Denman et par Ségard, que très souvent la surface d'un polype saillant à l'extérieur et de l'utérus qui se renverse à sa suite est sujette à des érosions, à des ulcérations, à des plaques de sphacèles qui se détachent ; que nous en avons vu des exemples dans les observations qui précèdent celle-ci ; que la figure même de cette dernière donne le témoignage irrécusable qu'elles ont également existé sur l'utérus renversé et sur le polype, dans le cas actuel ; et que si les fibres de la matrice se prolongent visiblement sur l'une des faces du pédicule, le côté où elles manquent, et qui a pour limite une scissure oblique bien marquée, en a été dépouillé par une érosion de la surface de ce pédicule en cet endroit. L'ensemble de la tumeur représente donc bien de haut en bas le col de l'utérus non renversé, le fond de l'utérus formant une sorte de pédicule plus ou moins évidé ou décortiqué par des érosions, et le polype présentant des ulcérations sur beaucoup de points. Ces érosions et ulcérations, ces exfoliations gangreneuses sont en effet très communes dans les inversions survenues à la suite des polypes, et nous ne devons pas les passer sous silence dans le chapitre de l'anatomie pathologique.

Comme nous l'avons déjà indiqué, le plus ordinairement, surtout quand les polypes sont volumineux, la tumeur produite par l'issue du polype hors de la matrice et le renversement consécutif de celle-ci font saillie à l'extérieur.

La surface de la tumeur ainsi exposée aux contacts ambiants s'irrite par le fait de la marche, par le frottement des vêtements, par la souillure de l'urine, etc. ; elle devient suppurante, parfois elle tombe partiellement, quelquefois même presque totalement en sphacèle. C'est à des faits de ce genre que doivent être rapportés, outre les cas que nous venons de citer, il n'y a qu'un instant, et l'observation d'Ambroise Paré (obs. 10), et les observations de Rousset (1), sur lesquelles nous aurons à revenir bientôt.

---

(1) Rousset, *Traité nouveau de l'hystérotomotokie ou enfantement césarien*. Paris, 1581.

CHAPITRE III

SYMPTOMATOLOGIE.

Nous suivrons, dans la description des symptômes de l'inversion, l'ordre suivant : nous consacrerons *un premier article aux inversions puerpérales*, en étudiant dans autant de paragraphes les trois degrés qu'elles peuvent présenter. Dans un quatrième , nous présenterons les symptômes généraux qui accompagnent toute inversion.

Dans chacun de ces articles, nous ferons la part des inversions *récentes* et des inversions *chroniques*.

Un deuxième article sera attribué aux *inversions qui succèdent à des polypes*.

Enfin, dans un *troisième* et dans un *quatrième articles*, nous traiterons du *diagnostic* et du *pronostic* des inversions utérines.

ARTICLE Ier.

INVERSIONS PUERPÉRALES.

§ Ier. — *Des dépressions utérines, ou inversions du premier degré.*

I. Les *inversions récentes* du premier degré, ou dépressions utérines (voy. fig. 47), ne sont pas rares à la suite de l'accouchement, comme les observations de Mauriceau, de Levret, de Leroux, de Baudelocque en font foi.

Les travaux de Rokitansky, de Tyler Smith, et, depuis, ceux de Guéniot (1), complétant les premières données,

---

(1) *Arch. gén. méd.* 1868, t. I, p. 385, et Weiss, Thèse de Paris, 1873, 2e tirage, p. 22.

ont démontré la fréquence des inversions partielles qui
apparaissent sur le lieu même de l'insertion placentaire,
presque toujours frappé de parésie.

Elles peuvent, comme nous l'avons vu, offrir bien des
nuances, depuis le plus léger enfoncement jusqu'à la dépression extrême qui se produit lorsque la partie enfoncée se présente au col même de la matrice et s'arrête
devant cette barrière anatomique qu'elle ne franchit pas.

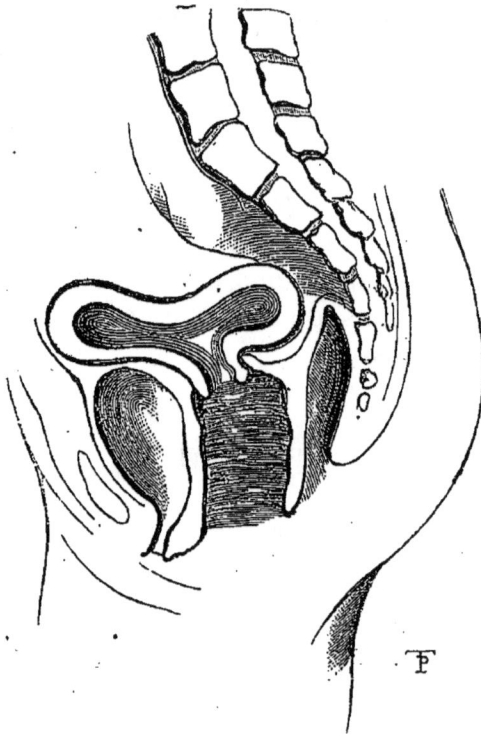

Fig. 47. — Dépression utérine. — Premier degré.

Lorsque la dépression existe à ce degré, on constate
par le palper abdominal que le fond de l'utérus présente,
au lieu d'un globe arrondi, une surface tronquée, creusée
dans son milieu en forme *de cul-de-fiole* (Mauriceau), ou
de cul-de-lampe (Baudelocque), et entourée d'un bourrelet au bord saillant presque tranchant, et facilement
appréciable à travers la paroi abdominale. Cette surface

tronquée est tantôt horizontale, tantôt inclinée en avant,
en arrière et sur les côtés.

En examinant l'utérus par le vagin, on distingue entre
les lèvres du col, quand celui-ci est encore dilaté, une surface convexe, souvent rugueuse et inégale lorsqu'elle correspond à l'insertion placentaire, qui s'évase en s'élevant.
Si le col est refermé, le doigt introduit dans son ouverture
peut encore constater ces mêmes caractères. Les symptômes généraux qui accompagnent cet état sont le plus
ordinairement des hémorrhagies, des menaces de syncope, des douleurs ventrales ou lombaires. Il cède parfois de lui-même au bout de quelques jours par le retrait
naturel, ou les contractions provoquées de l'organe malade.

Je citerai ici une observation très intéressante de
M. Guéniot, qui offre un exemple frappant de ces dernières espèces de dépressions produites sur le lieu même
de l'insertion placentaire.

Obs. 80. Guéniot, 1867 (1). — Le 29 décembre 1867, je fus
appelé en consultation par le Dr Sottas. Il s'agissait d'une dame
de 21 ans, déjà mère de deux enfants, qui venait d'accoucher pour
la troisième fois après un travail normal d'environ 12 heures ;
l'enfant était mort avant l'accouchement et la grossesse avait été
compliquée d'un faible degré d'hydramniose. Des tractions répétées
furent pratiquées pour la délivrance, mais sans grand résultat.
Celle-ci se produisit plus tard d'elle-même, après une douleur et
une contraction très énergiques. Les tranchées, faibles d'abord et
plus tard très violentes, se manifestèrent dans le jour suivant et
devinrent telles, que la malade poussait des cris comme s'il se fût
agi d'un nouveau travail. M. Sottas avait alors reconnu par le toucher l'existence d'une tumeur intra-utérine. L'orifice du col, large
encore comme une pièce de cinq francs, permettait aisément une
exploration profonde. Incertain sur la conduite à tenir, il réclama
mon assistance ; voici dans quel état nous trouvâmes la malade,
36 heures après l'accouchement :

Elle était pâle, et avait éprouvé à plusieurs reprises une sensation de froid : le pouls était à 95. Il existait des tranchées utérines
très douloureuses, et l'abdomen était très sensible, surtout dans
la région sous-ombilicale. L'utérus remontait jusqu'à l'ombilic
par son côté droit et paraissait déprimé sur son côté gauche. Par
le toucher on trouvait le col non encore refermé ; ses bords min-

_____

(1) Weiss, Thèse citée, p. 22.

ces et souples permettaient une exploration facile de la cavité utérine. *Presque immédiatement au-dessus de l'orifice, les doigts rencontraient une tumeur grosse comme un œuf de poule et dépendante de la paroi latérale gauche. Cette tumeur, de forme arrondie, était inégale à sa surface, anfractueuse, composée de saillies et de sillons, et paraissait remonter jusque vers le fond de la cavité. Il ne nous parut pas douteux qu'elle correspondît à la surface d'insertion placentaire.* Sa consistance était demi ferme ; en la pressant entre les doigts, je pus en exprimer des caillots noirs assez gros qui occupaient ses anfractuosités et contribuaient à augmenter son volume. En cherchant à repousser excentriquement ce corps comme pour en réduire la saillie, on n'y parvenait pas ; la cavité se trouvait presque entièrement occupée par lui à gauche, et se présentait à droite sous la forme d'un sillon profond de réception.

En résumé, il nous parut qu'il s'agissait : 1º d'une exubérance de la paroi utérine constituant le placenta maternel ; 2º d'une dépression, conséquence de l'inertie locale de la matrice en ce point. Onze jours plus tard, la dépression, qui avait persisté plusieurs jours très marquée, avait disparu avec le retrait de l'organe, revenu à quelques centimètres au-dessus du pubis. Le col avait repris son épaisseur et était refermé.

Quelquefois, il est vrai, la dépression, au lieu de disparaître avec le retrait et le retour des contractions de l'organe, peut persister, présenter ultérieurement les symptômes de la période d'état et revêtir la forme chronique.

II. Les *dépressions utérines chroniques* ont souvent passé inaperçues. Nous rappellerons toutefois que déjà Leroux les avait reconnues, et en avait donné la première description. « La femme atteinte de dépression « peut rester sujette à des douleurs dans les lombes, à « des pertes qu'aucun remède ne peut arrêter et dont les « suites peuvent être funestes... J'ai connu une femme « qui est morte dans le marasme... On touchait le fond « de la matrice, en introduisant le doigt dans l'orifice du « col à un demi-pouce de profondeur. »

On peut les reconnaître en effet par le toucher vaginal, quand l'ouverture du col est accessible au doigt ; par la dilatation artificielle du col, qui laisse apercevoir la présence d'une saillie arrondie dans la cavité utérine ; par le toucher rectal, qui permet de constater l'aplatissement du fond de l'utérus, et par le procédé d'acupuncture de Guéniot, avec lequel on peut s'assurer si cette saillie offre la consistance et la sensibilité spéciales du tissu utérin.

Un auteur anglais, Rigby (1), a décrit sous le nom de *matrice accroupie ou affaissée* (*squatting uterus*) un état de la matrice qui offre la plus grande ressemblance avec ces dépressions, et qui me paraîtrait sans aucun doute devoir leur être rapporté, si l'auteur n'avait gardé sur ce point un silence qui semble presque intentionnel.

Cette affection, en effet, offre les caractères suivants : le toucher vaginal fait reconnaître que l'utérus est volumineux, sensible, aplati de haut en bas et élargi de telle manière que le corps fait saillie au-devant du col. Celui-ci est dur, sensible, raccourci, souvent effacé. La sonde utérine franchit le col et vient buter presque immédiatement et avec douleur contre la paroi utérine ; celle-ci cependant se laisse soulever, et l'utérus et son col reprennent leur forme normale et deviennent moins douloureux au toucher. A ces signes physiques joignez les symptômes fonctionnels résultant de la compression des organes voisins : ténesme, constipation et gêne de la miction. Les malades éprouvent une douleur hypogastrique vive dans la station, la marche, la défécation. Les digestions se dérangent, le pouls est faible, les règles deviennent de plus en plus abondantes et se transforment en métrorrhagies ; dans l'intervalle de ces hémorrhagies, une leucorrhée plus ou moins abondante continue à affaiblir et à épuiser les malades.

N'est-ce pas un tableau qui semble le développement simple de celui que nous a transmis Leroux, et qui paraît se rapporter de tous points à la dépression de l'utérus devenue chronique?

Ajoutons toutefois que pour Rigby cet état pathologique *paraît tenir à une atonie des parois utérines qui, ne pouvant plus supporter le poids des intestins, s'affaissent et s'engorgent.* Cette théorie est presqu'un retour à celle de Puzos sur la production des inversions par le poids seul de la graisse épiploïque ou des intestins chargés de graisse sur la matrice. Mais, comme cette dernière,

---

(1) Rigby, *Med. Times and Gazette*, 30 janvier et 10 avril 1858.; et *Gaz. hebdom.* 1858, sept., p. 661.

elle est difficilement acceptable. D'après Klob (1), Kiwisch admet également qu'à la suite d'un état inflammatoire il peut se produire des inversions ; que, par exemple, *dans l'endométrite puerpérale*, l'utérus des femmes mortes présente souvent l'empreinte des organes voisins, surtout des intestins, et que ces empreintes peuvent former des excavations profondes, même de véritables intususceptions.

Cette théorie de Kiwisch se rapporte au moins à des phénomènes puerpéraux, et sans aucun doute à ces cas de parésie partielle des parois utérines qui sont une des sources reconnues des dépressions utérines.

Les cas de Rigby doivent avoir une origine analogue. Aucun de ceux dont il parle ne se rapporte à des filles vierges ou à des femmes nullipares, et une dépression inaperçue d'abord, mais remontant à un accouchement ou à un avortement, semble en être la cause probable.

§ II. — *Inversions du 2ᵉ degré, ou inversions incomplètes.*

I. — *Inversions incomplètes récentes* (voy. fig. 48). Très souvent, les dépressions dont nous venons de parler ne sont que la première étape des *inversions incomplètes* ou du deuxième degré. Le passage des unes aux autres se fait même parfois sous l'œil et sous la main du chirurgien.

Dailliez, fidèle écho de Baudelocque, a admirablement décrit (2), avec les observations de son maître à l'appui, les transformations que subit alors l'utérus. Le fond de l'utérus franchit le col et commence à poindre dans le vagin ; le palper abdominal permet alors de reconnaître au-dessus du pubis une saillie qui le dépasse encore de quelques

---

(1) Klob, *Pathologische anat. der weiblichen sexual organe.* Wien, 1864.
— Weiss, Thèse citée, p. 26.
(2) Dailliez, Thèse citée, p. 65 et suivantes.

centimètres. La main, appliquée au-dessus de cette saillie, plonge dans *une fosse*, comme dit Baudelocque, qui s'enfonce profondément. Du côté du vagin, la main circonscrit une tumeur arrondie, volumineuse, à peine pédiculée, qui émerge entre les lèvres élargies du col. Un effort de plus, l'utérus retourné fait irruption à l'extérieur ; la saillie suspubienne disparaît ; elle est remplacée par une

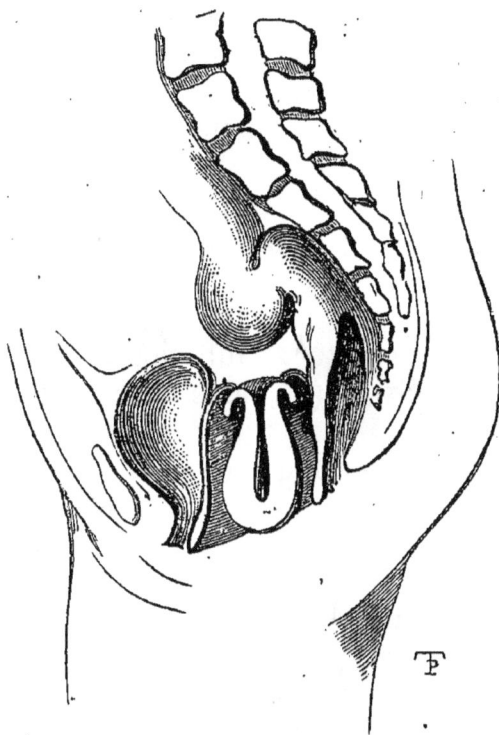

Fig. 48.
Col intact. — Utérus absent de l'abdomen et renversé à travers le col.

large excavation en forme de cuvette ou de *jatte* (Baudelocque), dans laquelle la main plonge tout entière. Le doigt dans le vagin distingue encore les traces du col sous la forme d'un mince bourrelet. La surface est rouge, saignante, parfois encore recouverte en partie par le placenta, et devient alors le siège d'une hémorrhagie, souvent foudroyante, au moment où celui-ci se sépare. En outre de l'hémorrhagie, ces derniers efforts d'inversion s'accompagnent d'une douleur déchirante, qui remonte profondément dans l'abdomen, qui donne aux malades l'idée qu'on arrache leurs entrailles et qui, lorsqu'elle n'est pas le prélude d'une péritonite souvent mortelle, amène, en se joignant à l'hémorrhagie, un trouble profond du système nerveux, une sorte de stupeur, comme celle qui s'observe à la suite des grands traumatismes, et que les Anglais désignent sous le nom de *choc.*

Quelques complications sérieuses peuvent encore à ce moment aggraver la situation des malades. La vessie et l'urètre, quelquefois comprimés, sont frappés de rétention d'urine, symptôme très fréquent à cette période de l'affection et quelquefois fort difficile à vaincre. Le col subit parfois aussi une rétraction trop rapide qui, dans certains cas, peut produire, soit l'étranglement de certains organes, tels que l'intestin (Gérard de Beauvais, obs. 75), soit l'étranglement de l'utérus lui-même et la gangrène consécutive de cet organe. Rousset (1), Peu (2), Levret (3), Bardol (4), Saxtorph (5), Duborieux (6), Radfort (7), Clemensen (8), Swett (9), nous offrent des exemples de ce genre.

Quand les malades échappent à ces premiers accidents, nous avons vu les modifications successives que subit la matrice par son retrait naturel. Les symptômes généraux présentent des modifications analogues. La douleur violente, aiguë, fait place graduellement à ces douleurs contuses qui accompagnent les déplacements de la matrice. L'hémorrhagie s'arrête momentanément, quelquefois même assez longtemps, quand la malade se livre à la lactation, mais pour reparaître avec la première époque. On a eu un moment de répit ; mais le mal ne perd pas ses

---

(1) Rousset, *Traité nouveau de l'Hystérotomotokie ou enfantement césarien.* Paris, 1581.
(2) Peu, *La pratique des acc.* Paris, 1694.
(3) Levret, *Obs. sur la cure des polypes,* 1749, 1759, 1771, an VI.
(4) Bardol, *Rec. périod. Soc. méd.* Paris, floréal an VI.
(5) Saxtorph, *Acta soc. med. Haf. gesamelte schriften,* 1804.
(6) Richter's *Chir. bibl.* — Barnes, *loc. cit.*
(7) Radfort, *Dublin journ. of med.,* 1837.
(8) E. Clemensen, *Hospital Tidende,* 1865. — Barnes, *loc. cit.,* p. 610.
(9) Swett, *Americ. journ.,* août 1834. — *Arch. med.,* t. VI, p. 273, 1834.

droits, comme nous allons le voir en étudiant les symptômes de la période d'état.

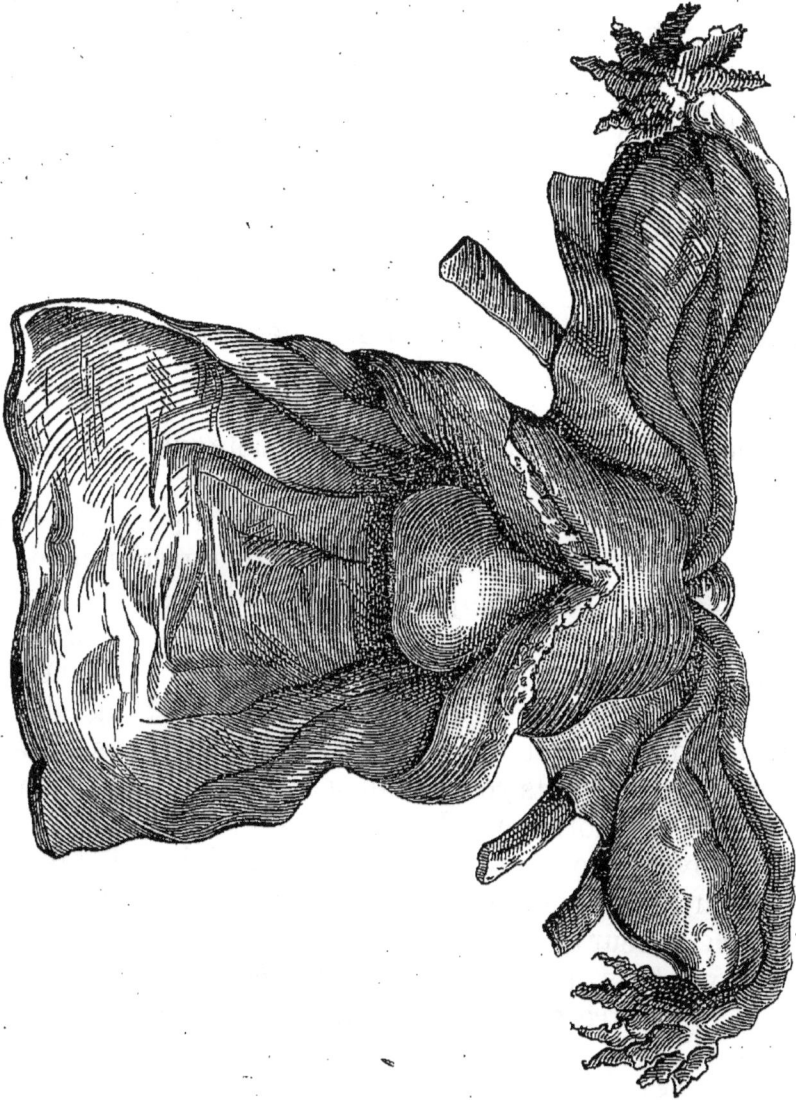

FIG. 49. — On voit de bas en haut : 1° le vagin incisé en avant; 2° le fond de l'utérus
renversé; 3° l'ouverture du sac utérin, d'où émergent les trompes, les ovaires et les ligaments ronds. (Denman et Ségard.)

II. — *Inversions incomplètes chroniques.* Les
symptômes de l'inversion incomplète arrivée à la *période
d'état* peuvent être divisés en locaux et généraux.

Les symptômes locaux sont ceux que l'on peut recueillir par l'intermédiaire de la vue et du toucher, soit seuls, soit armés d'instruments spéciaux : speculum, sondes, stylets, etc.

Ils offrent une très grande importance ; ils doivent être donnés dans tous leurs détails et appuyés sur des figures démonstratives et authentiques qui éclairent leur description.

J'ai déjà présenté, dans le courant de ce livre, trois de ces figures: la figure 26, empruntée à Boivin et Dugès (1) ; la fig. 30, empruntée à Chaussier ; la figure 31 , empruntée à Crosse. J'en présenterai deux nouvelles , une quatrième, empruntée à Denman (2), et une cinquième, empruntée à Forbes (3); ces deux dernières reproduites ici sous les numéros 49 et 50.

Avec l'aide de ces cinq figures prises sur nature, nous pouvons facilement vérifier la description que nous allons donner.

La matrice renversée se présente à cette période sous l'apparence d'une tumeur intra-vaginale du volume et de la forme d'un œuf de pintade appendue au col de la matrice.

Cette tumeur, qui est le corps de la matrice retournée, et qu'on appelle pour cela le *globe utérin* (voy. fig. 49 et 50), est d'un aspect rougeâtre, villeux, parfois saignant et parsemé de points rouges qui sont les vaisseaux béants, source de l'hémorrhagie. Elle ne présente pas à son extrémité convexe d'ouverture appréciable au doigt. Toutefois, en regardant attentivement avec le speculum ou en attirant la grosseur à l'orifice du vagin, on constate l'existence de deux petites ouvertures latérales très étroites, distantes l'une de l'autre de deux centimètres environ, et dans lesquelles on peut engager des stylets d'Anel ou (voy. fig. 30) des soies de sanglier ; ce sont les orifices des trom-

---

(1) Boivin et Dugès, *Atlas du Traité des maladies des femmes*, pl. 12, fig. 2.
(2) Ségard, *Thèse de Paris*, an XII, 1804, n. 246, p. 32.
(3) Forbes, *Med. chir. Tansact.*, t. XXXV, 1852, fig. reproduite par Barnes, *Malad. des femmes*, trad. fr., p. 604, et par Courty, *Malad. de l'utérus*, p. 900, 1872.

pes. L'ensemble de la tumeur a la forme d'une poire ou d'un ballon renversé ; elle offre une certaine consistance, mais en même temps une certaine élasticité, quelquefois même une légère contractilité à la pression ; cette même pression, ou l'application des instruments de chirurgie qui peuvent entraîner une pression, une étreinte ou des piqûres, détermine une sensation douloureuse, spéciale, analogue à celle que détermine chez l'homme la pression ou la piqûre du testicule.

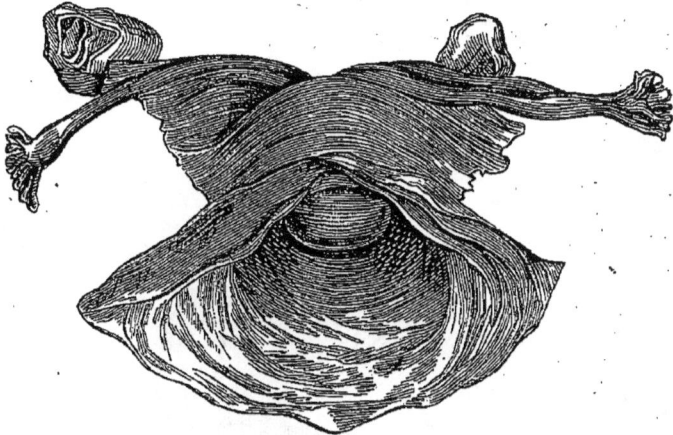

FIG. 50. — On distingue : 1° le vagin incisé ; 2° l'utérus renversé ; 3° le col embrassant son pédicule ; 4° l'ouverture du sac utérin d'où partent les trompes, les ovaires et les ligaments ronds. (Forbes.)

Le globe utérin se termine supérieurement par une partie amincie, mais toujours assez volumineuse, qui forme une sorte de pédicule engagé entre les lèvres du col (voy. fig. 27 et 50). Ces lèvres sont elles-mêmes assez largement entr'ouvertes et un peu évasées de haut en bas et de dedans en dehors, de manière à constituer une sorte de corolle ou de clochette autour de ce pédicule. Entre le col et le pédicule, à une hauteur qui n'est pas fort considérable en général, et qu'on peut estimer à 15 ou 20 millimètres, avec le doigt, ou même avec une sonde utérine, on constate l'existence d'une sorte de rainure circulaire qui fait régulièrement le tour du pédicule, et qui est l'indice de la continuité par réflexion directe et comme par une sorte d'épanouissement du tissu du pédicule et du tissu du col (voy. fig. 32). En dehors du col se trouve la

paroi vaginale, et entre ces deux organes une seconde
rainure circulaire qui correspond à l'implantation du
vagin sur le col. L'élargissement du col, le déjètement de
ses lèvres à l'extérieur ont ainsi transformé en véritable
gouttière circulaire les culs-de-sac vaginaux ; le doigt for-

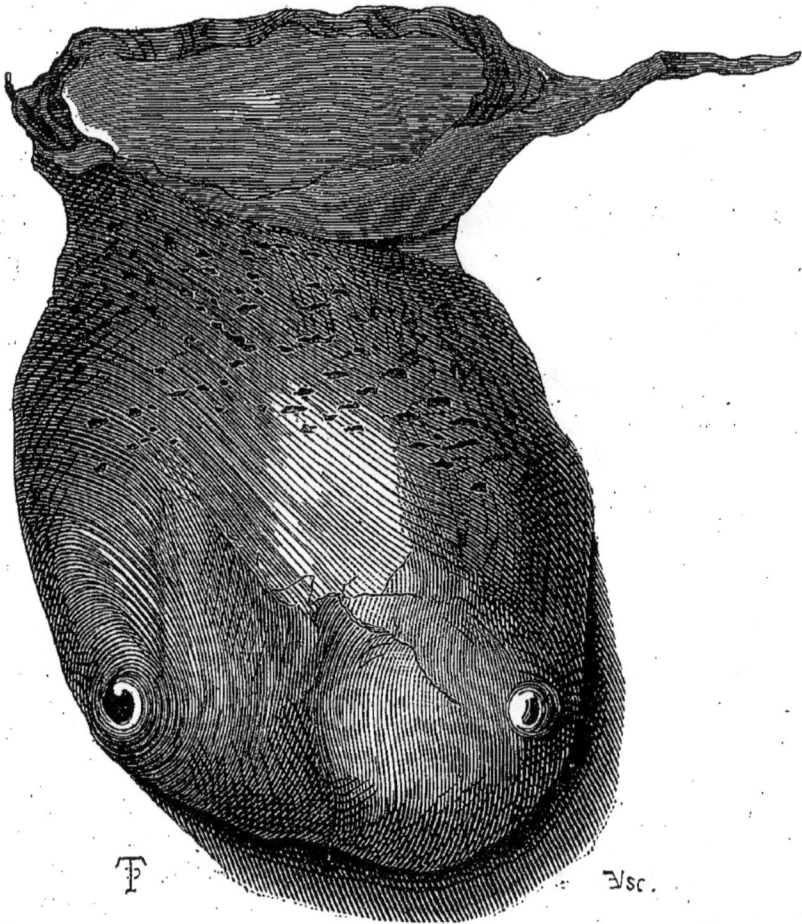

FIG. 51. — Orifices des trompes mis en évidence par la décomposition même de
l'utérus à la suite de la ligature. (Cazin.)

tement appuyé sur le fond de cette gouttière, surtout
quand, à l'aide d'une pince, on attire le globe utérin en bas,
permet de reconnaître au-dessus de celui-ci une sorte de
vide à la place de la matrice (voy. fig. 32). Le toucher
rectal joint au cathétérisme de la vessie permet d'ailleurs

de constater ce fait d'une manière plus certaine et plus précise encore. Lorsque, comme nous venons de le dire, on attire de haut en bas le globe utérin saisi avec des pinces de Museux ou une érigne, on s'aperçoit qu'on peut le dégager dans une certaine étendue de l'étreinte du col et l'abaisser. Cet abaissement a une limite naturelle dans une douleur spéciale qui ne tarde pas à se faire sentir. On peut, d'autre part, avec les doigts, et en opérant une sorte de réduction, le faire remonter entre les lèvres du col, à une certaine hauteur, de façon presque à le faire disparaître entre les lèvres. On pourrait croire presque à une réduction, mais ce n'est qu'une demi-réduction, ou mieux une fausse réduction. Dès que l'on abandonne le globe utérin, il reprend de lui-même sa position au-dessous du col.

Tels sont les symptômes locaux que présente l'inversion utérine du deuxième degré à sa période d'état.

Il me paraît utile toutefois, et surtout au point de vue du diagnostic, d'insister sur quelques-uns d'entre eux.

I. *Double orifice de l'extrémité inférieure de la tumeur.* Inférieurement, l'utérus, dans l'inversion, ne présente pas, comme dans l'abaissement et dans le prolapsus, un orifice central béant qui est l'ouverture du col. Mais en cherchant avec soin, comme nous l'avons vu, on trouve à la partie inférieure et latérale du globe utérin les deux petits orifices des trompes utérines. Ils sont mis en évidence dans la deuxième planche de Ségard (voy. fig. 30), et marqués par des soies de porc introduites dans leur intérieur (1). Cette planche est la reproduction d'un dessin fait par Morin, aide d'anatomie dans le cabinet de Chaussier, sur une pièce provenant de l'hospice de perfectionnement de la Faculté. Higgins est le premier (2) qui ait transporté cette donnée anatomique dans l'exploration des signes de l'inversion sur le vivant ; ce même fait a été depuis donné comme nouveau par Mauritius Harten (3)

---

(1) Ségard, *Thèse de Paris*, 1804, p. 30.
(2) Higgins, *Gaz. méd.* 1850.
(3) M. Harten, *Diss. de uteri inv.* Dorpat, 1853.

Dans ces derniers temps, Cazin (1) a présenté à la Société de chirurgie un utérus enlevé par la ligature et dont nous reproduisons la figure (fig. 51). Cet utérus enlevé avant son involution complète, ayant conservé un volume assez considerable et disséqué pour ainsi dire par le travail même de décomposition de son tissu, montrait d'une manière très apparente ces deux orifices, ainsi qu'en fait foi le dessin qui l'accompagnait.

Ce symptôme mérite, dans tous les cas, l'attention du chirurgien, et, comme nous l'avons vu, son absence bien constatée dans l'observation de Chavernac déjà citée (obs. 50) nous a permis de combattre l'assertion de cet auteur sur la nature même de l'inversion qu'il a décrite.

II.. *Sensibilité et contractilité spéciales de la tumeur.* Un caractère très important de l'inversion est la douleur que l'on détermine par la pression sur le globe utérin ; cette douleur, qui appartient à la fois probablement au tissu utérin et au péritoine qui le double, a quelque chose de poignant et qui va au cœur. Elle est très analogue à celle que développe la pression du testicule chez l'homme, et de même que cette pression douloureuse permet de reconnaître la place du testicule dans l'hydrocèle chez l'homme, elle permet de reconnaître la présence de la matrice elle-même dans une tumeur vaginale chez la femme. Ce caractère, comme nous l'avons déjà démontré, a été formellement relevé par Levret (2) : « Le polype « est ordinairement indolent, au lieu que le fond de la « matrice est doué d'un sentiment exquis », et par Saba-tier (3) : « Le polype est peu sensible... La matrice ren- « versée est toujours sensible ».

Dans les derniers jours du xviiie siècle, Denman insistait encore davantage sur ce caractère distinctif (4) : « Lors- « qu'on porte une ligature sur le pédicule d'un polype, « il faut apporter beaucoup d'attention à la sensibilité et

---

(1) Cazin, *Bull. de la Soc. chir.*. 1879, p. 786.
(2) Levret, *Obs. sur les polypes*, p. 143.
(3) Sabatier, *Mém. Ac. chir.*, t. iii, p. 380.
(4) Ségard, Thèse citée, p. 33.

« à la nature de la douleur qu'en éprouve la malade.
« *Une douleur vive dans l'instant de la constriction de*
« *la ligature indique toujours* que la ligature comprend
« une portion de l'utérus ».

Ce caractère a été donné depuis comme nouveau par
Steinhausen (1) et par Blundel (2). Que de choses ont
été ainsi oubliées dans le bagage du XVIIIe siècle !

J'insiste sur la valeur de ce symptôme, non seulement
au point de vue du diagnostic, comme nous venons de l'établir, mais encore au point de vue de la marche de l'affection et des moyens qu'on peut lui opposer.

Cette douleur prend, en effet, des proportions considérables sous l'influence d'une pression violente. Elle peut,
comme nous le verrons plus tard, lorsqu'elle est exagérée
sans mesure, amener cette espèce de stupeur traumatique
que les Anglais ont désignée sous le nom de *choc*. Elle
doit, dans tous les cas, servir constamment de guide mo-
dérateur dans l'emploi des moyens chirurgicaux.

On comprend, d'après cela, la valeur pratique du précepte donné par Barnes « de ne jamais chloroformer une
« malade pour l'ablation d'un polype ». Je ne peux citer
de meilleur exemple à l'appui de cette assertion et de ce
précepte que l'observation 76e de ce travail qui m'est personnelle, et que j'ai rapportée précédemment.

La contractilité spéciale du globe utérin, qui fait que
celui-ci se contracte sous le doigt qui le presse et va se
pelotonner vers le col, a été signalée pour la première fois
par Valentin de Vitry, et indiquée également neuf ans
plus tard par Steinhausen (3). Mais ce symptôme est
moins constant que le précédent et offre par conséquent
moins d'importance.

III. *Mode d'implantation de la tumeur.* La tumeur
formée par l'utérus atteint d'inversion se termine supérieurement, comme nous l'avons vu, par un pédicule assez
volumineux. Ce pédicule pénètre dans l'orifice du col ordi-

---

(1) Steinhausen, *Diss. de uteri inversione*, Berlin, 1858.
(2) Blundel, *Diseases of Women*.
(3) Valentin, *Union médicale*, 1847, p. 550.

nairement dilaté et occupe exactement le centre de la rainure circulaire que le doigt ou la sonde rencontre autour de lui à 15 ou 20 millimètres de profondeur.

Ce mode d'implantation peut être désigné sous le nom d'*implantation centrale*, par opposition au mode habituel d'implantation des tumeurs polypeuses que l'on peut désigner sous le nom d'*implantation latérale ou excentrique*. Dans presque tous les cas de polype, en effet, le doigt ou la sonde introduit de la même façon s'enfonce librement et profondément autour du pédicule, sauf dans un point où il vient buter contre une résistance qui est le lieu d'implantation du polype sur l'un des points plus ou moins élevés des parois utérines. Les cas assez rares où le polype s'insère au centre même du fond de l'utérus pourrait toutefois laisser quelques doutes. L'*implantation* serait en effet *centrale*, et autour du pédicule il existerait une sorte de cul-de-sac circulaire. Mais, dans ce cas, le fond de la rainure est bien plus élevé que celui de la rainure du renversement. La sonde pénétrerait à 50 millimètres de pro-

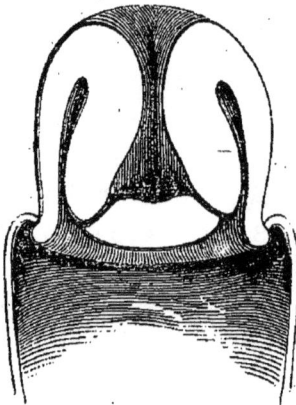

FIG. 52. — Réduction partielle du globe utérin dans la cavité du col. (Marion Sims.)

fondeur, au lieu de 20 millimètres. On ne doit pas perdre de vue néanmoins la possibilité de cette exception, qui pourrait donner le change, faute d'une attention suffisante.

IV. *Possibilité de la réduction partielle du globe utérin.* Cette possibilité de la réduction partielle de la tumeur a bien son intérêt au point de vue du diagnostic. Elle avait été signalée par Sabatier, plus nettement établie par Lauverjat et par Baudelocque. Elle a été inventée de nouveau, dans ces dernières années, par Marion Sims (1), et donnée comme un phénomène fort important. « Le « polype, dit Sabatier (2), est peu sensible et n'est pas sus- « ceptible de réduction. La matrice renversée est tou- « jours sensible et se réduit plus ou moins facilement. » Il est vrai que Sabatier ne dit pas clairement s'il enten- dait parler des inversions nouvelles ou anciennes.

La pratique de Lauverjat est plus explicite. « Lauver- « jat, dit Dailliez (3), entretenait souvent l'Académie d'une « dame dont la matrice était renversée depuis 8 à 10 « mois..... » Il chercha à la réduire plusieurs fois : « il « *la repoussait de plus de moitié à travers son col*, « mais la douleur s'opposa chaque fois à ce qu'il poussât « plus loin ses efforts ».

Baudelocque (4) enfin est plus précis encore, et il s'agit bien d'un renversement ancien, puisqu'il datait de 8 ans. « En fixant la tumeur de la main qui était à l'extérieur, « tandis que de deux doigts de l'autre il en repoussait la « base pour la réduire, le professeur Baudelocque s'a- « perçut qu'elle perdait au moins la moitié de sa lon- « gueur.....; qu'on refoulait le fond de la matrice ren- « versée au niveau du bord de l'orifice externe ; que la « réduction s'en faisait à demi, mais que les parties re- « venaient à leur premier état aussitôt qu'on cessait « d'agir. »

Ce fait que Sims n'a envisagé que comme le premier temps de la réduction des inversions anciennes, et sur lequel nous reviendrons à ce titre, est également un signe important en ce sens, qu'en modifiant un peu la phrase de Sabatier, on pourrait dire : *Le polype est peu*

---

(1) Marion Sims, *Malad. des femmes*, trad. fr., p. 152.
(2) Sabatier, *Mém. Acad. chir.*, t. III, p. 384.
(3) Dailliez, Thèse citée, p. 107.
(4) Dailliez, *ibid.*

sensible, et n'est pas susceptible de réduction ; la matrice renversée à la période d'état est toujours sensible et se réduit toujours, soit en partie, soit en totalité.

V. *Constatation de l'absence de la matrice.* Cette constatation, comme nous l'avons établi, peut être faite d'une manière approximative par le *toucher rectal*, et Lisfranc (1), l'un des premiers, a beaucoup appuyé avec raison sur ce signe important ; elle devient absolument confirmative lorsque l'on fait concurremment l'*exploration vésicale* par le cathétérisme (voy. fig. 53). La ren-

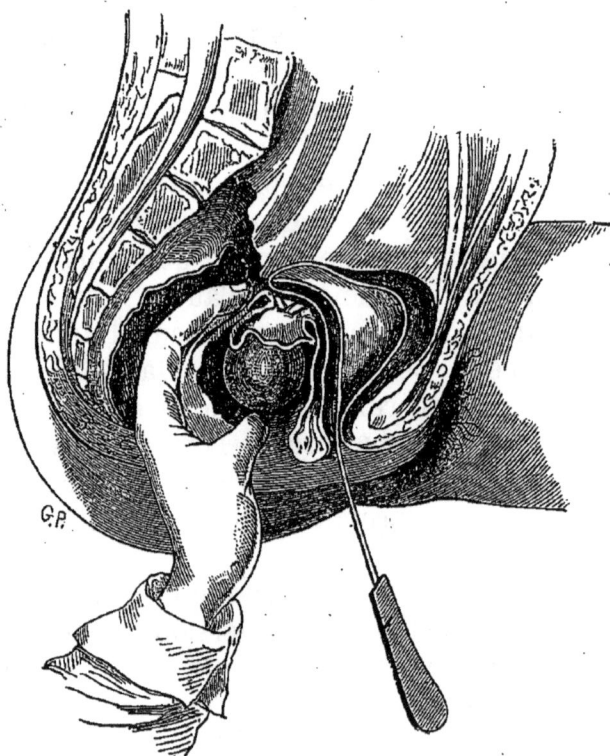

FIG. 53. — Doigt dans le rectum. — Sonde dans la vessie allant à la rencontre du doigt par-dessus l'utérus retourné. — (Barnes, *Opér. obstétricales.*)

contre du doigt et de la sonde, qui ne sont séparés que par de minces membranes, donne la certitude que la

(1) Lisfranc, *Bull. thérap.*, 1839.

place occupée normalement par la matrice est devenue vide. Malgaigne le premier (1), et plus tard P. Dubois et Desormeaux (2), ont insisté beaucoup sur ce moyen précieux d'investigation.

§ III. — *Inversions du troisième degré, ou inversions complètes.*

I. *Inversions complètes récentes* (fig. 54). — Les inversions du 3ᵉ degré, au moment où elles se

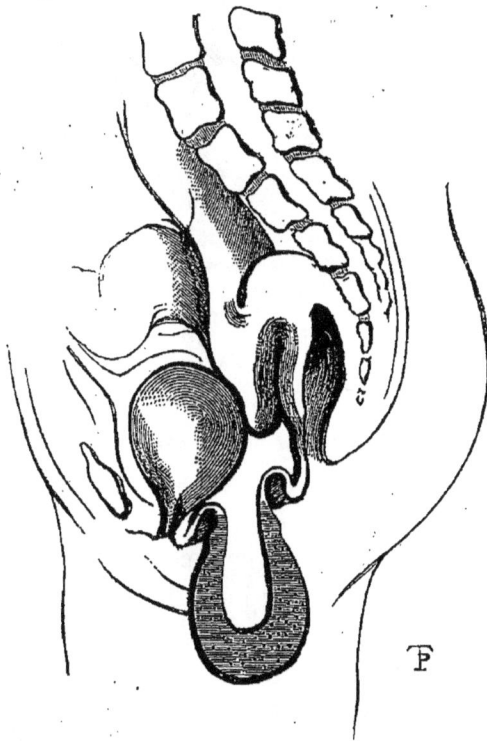

FIG. 54. — Inversion complète de l'utérus extra-vaginale.

produisent, ne diffèrent guère de celles du 2ᵉ degré, sauf par l'exagération même des symptômes.

---

(1) Malgaigne, *Gaz. méd.*, 1836, et Penoyée, thèse, p. 46, 1872.
(2) P. Dubois-Desormeaux, *Dict. en 30 vol.*, t. XXX, p. 358, 1846.

La matrice reste parfois contenue dans le vagin (fig. 55), elle est plus souvent en partie ou en totalité rejetée à l'extérieur. Par le toucher, on constate qu'un simple bourrelet tient lieu de col, et au-dessus de ce bourrelet on rencontre une partie plus molle, en forme de tube évasé, qui est le vagin plus ou moins infléchi sur lui-même.

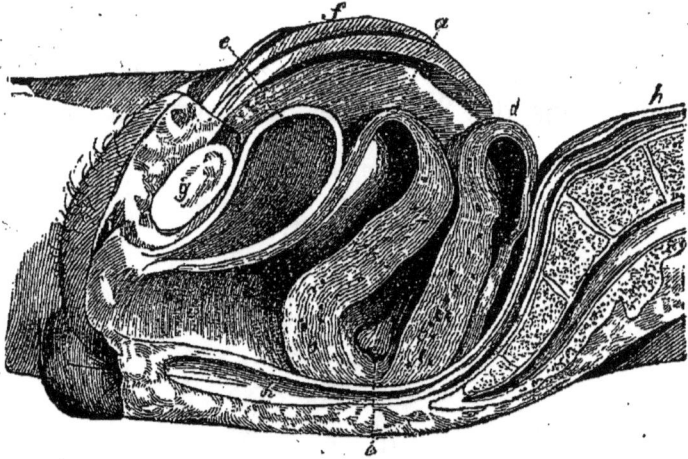

FIG. 55. — Inversion complète, intra-vaginale. — *a* partie antérieure de l'utérus, *b* fond renversé ; *c* sac utérin ; *d* partie postérieure ; *e* vessie ; *f* paroi abdominale ; *g* pubis ; *h* rectum. (Horteloup et Vidal de Cassis.)

II. *Inversions complètes chroniques.* — Si l'inversion du 3ᵉ degré arrive à la période d'état, voici les symptômes que l'on observe :

La matrice renversée rentre ordinairement à cette période dans le vagin. Au lieu de présenter, comme dans le degré précédent, la forme d'un champignon (Leroux), dont le globe utérin serait le pied et dont le col formerait le chapeau, elle prend celle d'une fiole à goulot évasé, offrant un simple anneau en relief, ou au moins les vestiges de cet anneau vers la partie rétrécie de ce goulot, au point même où il commence à s'évaser. Si de cette vue d'ensemble nous passons au détail, on constate de bas en haut : 1° le fond de la matrice rouge, villeuse, parsemé de quelques points rouges qui sont les orifices béants des vaisseaux, et sur lequel on retrouve, en cherchant attentivement, les deux pertuis des trompes ; 2° une partie plus amincie, et qui est formée par toute la partie de la matrice renversée jusqu'à l'insertion du vagin au col ; 3° l'anneau ou bourrelet circulaire d'un tissu très dense et qui est le vestige persistant du col. On conçoit en effet que lorsque la matrice ayant achevé son mouvement d'inversion, si le vagin se trouve également entraîné dans le mouvement et se renverse à sa suite, le col qui par sa partie libre reste l'intermédiaire obligé entre le vagin qui s'insère à sa surface externe, et le tissu de la matrice avec lequel il se continue à l'intérieur, se redresse extérieurement comme par un mouvement de sonnette (voy. fig. 56) et devient horizontal.

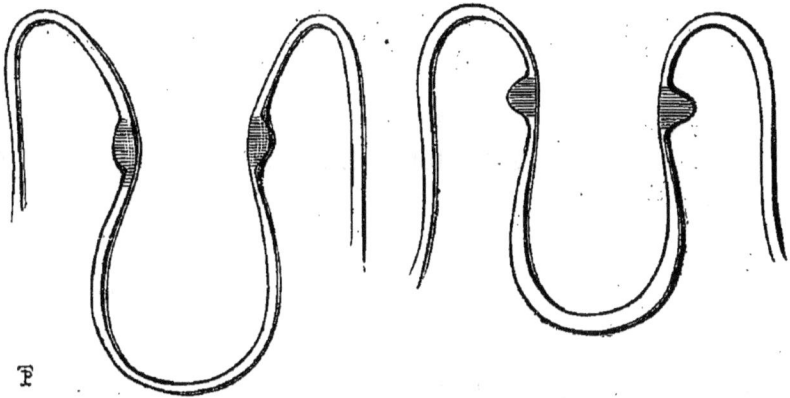

Fig. 56. — Schema du col au 3° degré de l'inversion.

Très amoindri dans sa hauteur par ce redressement même, il se trouve ramené à l'état d'un anneau circulaire qui, souvent tiraillé par l'extension des parties, s'efface graduellement, devient fruste et disparaît à peu près complètement, comme la figure de Forget, que nous avons donnée un peu plus haut (fig. 41, 42), peut en montrer un exemple.

Les deux muqueuses de l'utérus et du vagin semblent alors se continuer directement, et elles paraîtraient se confondre, n'était la différence assez tranchée de leur couleur et de leur consistance. La couleur de la muqueuse utérine est en effet plus rouge et plus saignante; la muqueuse vaginale, plus rose et plus saine; et tandis

que le tissu utérin est dense et résistant, la portion vaginale est flasque et molle.

Ces caractères permettent toujours de distinguer la
présence du col et la participation du tube vaginal à
l'inversion.

Le vagin renversé forme, en effet, un tube ascendant
qui a la forme évasée d'un entonnoir, qui s'élève jusqu'au point d'inflexion produit dans sa continuité par le
renversement, et qui est plus ou moins élevé, suivant l'é-
tendue de celui-ci.

Ce n'est que dans les cas extrêmes, comme nous l'avons
vu dans l'observation de Levret (obs. 8), que ce renversement du vagin atteint sa dernière limite , c'est-à-dire la
bordure même de la vulve.

Les observations de Jude Hue, de Cazin, de Forget, de
Poinsot (1), que nous avons analysées à propos de l'étude
anatomique de ce degré de l'inversion, ont beaucoup contribué à éclairer sa symptomatologie, telle que je viens de
la présenter.

§ IV. — *Symptômes généraux de l'inversion.*

Quel que soit le degré de l'inversion, nous pouvons
embrasser, dans une vue d'ensemble, les symptômes généraux qui s'y rapportent et qui ne diffèrent que par des
nuances tenant à l'intensité plus ou moins considérable
des accidents.

Ces symptômes généraux peuvent entraîner souvent
des complications graves ; ils sont de plusieurs ordres :

1º Des tractions douloureuses sont exercées par les
fausses positions de l'organe ; tractions sur le tissu même de
la matrice par sa plicature forcée ; tractions sur le péritoine
qui double la matrice, et sur le péritoine en général par
le déplacement de totalité de l'organe qui, ayant perdu
sa fixité, tend à s'abaisser par son propre poids ; tractions

---

(1) *Bullet. Soc. chir.*, 1879-80.

enfin sur les ligaments ronds , sur les trompes et les ovaires.

De tout cela il résulte ordinairement — toutefois quelques cas, comme nous le verrons, font exception — un état constamment douloureux qui retentit dans les aines, dans le bas-ventre et dans les reins. La malade a la figure grippée et contractée, ainsi que cela arrive dans les douleurs profondes et continues.

Elle reste demi courbée ou couchée en demi-cercle, afin de relâcher les parties tiraillées ; elle évite de se redresser, et surtout de marcher, de peur d'imprimer à la matrice des mouvements inopportuns et d'accroître les tensions, déjà si pénibles, qui sont la conséquence de cette affection.

2° D'autre part, la muqueuse, devenue pour ainsi dire extérieure, s'irrite, se vascularise et se congestionne comme la surface d'un polype et occasionne des hémorrhagies fréquentes. Au moment des règles, ces congestions deviennent plus considérables, et les hémorrhagies souvent formidables. La malade perd des quantités de sang trop abondantes, et à des intervalles trop rapprochés pour que la réparation puisse compenser la déperdition. Aussi la malade s'affaiblit graduellement et souvent rapidement ; elle devient anémique, languissante, se soutient à peine ; elle a des étourdissements, des syncopes. Son visage est pâle et amaigri, le fond du teint est mat et jaunâtre ; les muqueuses sont décolorées et blanches ; et malgré cet état exsangue, de nouvelles hémorrhagies surviennent encore. Ce n'est plus du sang qui s'écoule ; c'est une sérosité à peine teintée en rouge. Chaque nouvel assaut laisse la malade dans un état de faiblesse plus grand, qui finit par se changer en un état d'épuisement mortel.

3° Dans quelques cas, heureusement assez rares, soit les congestions répétées de la surface muqueuse de la matrice inversée, soit les frottements des vêtements ou le contact des liquides irritants, comme l'urine et les sécrétions vaginales, amènent sur cette muqueuse un état d'inflammation qui détermine des excoriations, des ulcérations, des plaques de sphacèle, comme nous l'avons indiqué à propos de l'anatomie pathologique, et même des ulcères de mauvaise nature. Ce dernier ordre d'accident est fort rare; mais on conçoit, quand il survient, qu'il peut entraîner les conséquences les plus inattendues et les plus funestes. J'en citerai un exemple remarquable.

Obs. 81. Ramsbotham (1). — La pièce est au musée de London hospital, sous l'étiquette suivante : « n° Ea 57; utérus perforé au « fond par une maladie. La muqueuse paraît avoir été détruite « sur toute sa largeur ; au fond existe une ouverture de la gran- « deur d'un schelling. » Ramsbotham parle de ce cas en ces termes : « L'ulcération, ayant commencé sur toute la surface, a « presque totalement détruit le tissu utérin et a percé un trou « dans la cavité péritonéale ; l'utérus est retourné. Il s'est mani- « festement développé un cancer épithélial de la membrane uté- « rine. Je n'ai vu aucun autre cas de ce genre. »

ARTICLE II.

INVERSIONS POLYPEUSES.

Les inversions polypeuses surviennent en dehors de l'accouchement, en général à un âge assez avancé. Elles succèdent à des pertes de sang, à des coliques violentes, à des efforts d'expulsion qui chassent le polype à l'extérieur, et avec lui l'organe utérin lui-même.

La tumeur ainsi produite peut rester en totalité ou en partie vaginale, mais souvent elle est chassée à l'exté- rieur. Elle se présente sous la forme de plusieurs segments superposés, séparés presque toujours par un étranglement ou au moins par un sillon.

Le segment inférieur est d'un volume variable, quelque- fois irrégulier ; c'est le polype. Le premier segment super- posé est au contraire d'une forme définie. Il répond à la matrice, et subit, au bout d'un certain temps, une sorte de retrait qui amène une période d'état. L'étranglement qui sépare ces deux segments est quelquefois très marqué (polypes pédiculés), quelquefois assez difficile à reconnaî- tre (polypes sessiles).

---

(1) Barnes, *Traité des malad. des femmes*, trad. fr., p. 644.

Le segment utérin, dans ses rapports avec le col, peut offrir les trois degrés de l'inversion utérine.

Dans certains cas, en effet, le polype entraînant la paroi supérieure de la matrice, à laquelle il s'insère, la ramène simplement au contact de l'orifice même du col. La matrice ainsi aplatie prend supérieurement la forme excavée des *dépressions ou inversions du 1er degré*, et inférieurement la forme en cornet qui produit comme un évasement du pédicule, dont le doigt peut constater la présence à travers l'orifice du col (voy. fig. 57) : celui-ci restant comme un diaphragme interposé entre les deux segments de la tumeur ; le supérieur restant caché au-dessus, l'inférieur faisant seul saillie au-dessous.

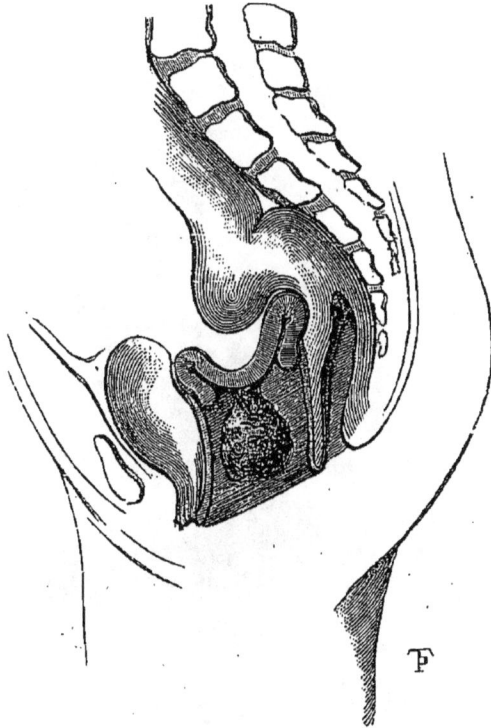

Fig. 57. — Inversion du premier degré, ou dépression produite par l'expulsion d'un polype. (Chavernac.)

Dans d'autres cas aussi, la chute du polype entraîne plus avant le fond de l'utérus, qui franchit le col, et amène l'*inversion incomplète ou du second degré*. (Voy. la

fig. 58, empruntée à Denman, qui en offre un très bel
exemple.) La tumeur extérieure est alors bilobée ; le lobe
inférieur étant formé par le polype, le supérieur est com-

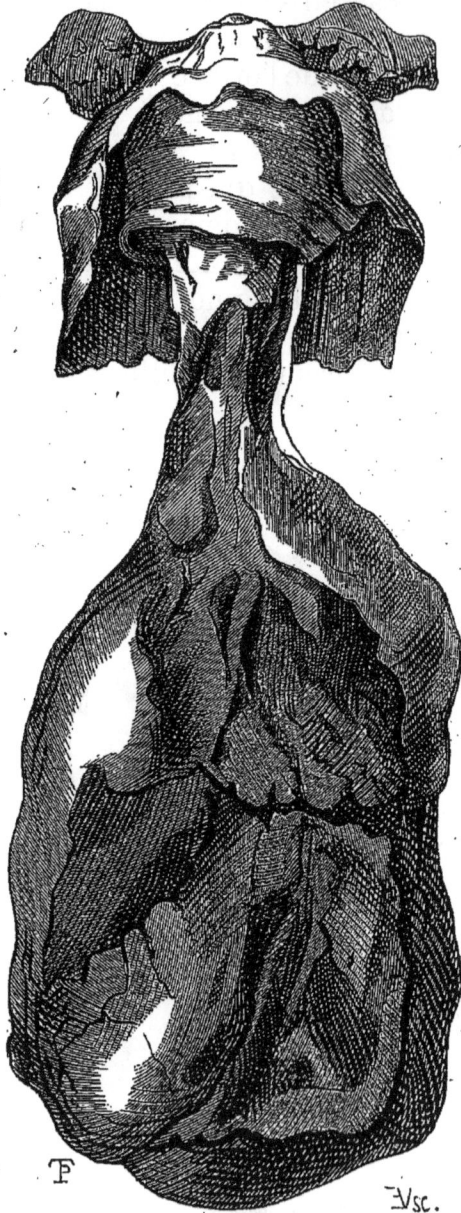

FIG. 58. — Inversion polypeuse du 2° degré. (Denman.)

posé par le fond de l'utérus renversé et confondu avec le
pédicule du polype.

Le plus ordinairement, l'inversion polypeuse revêt les caractères de l'*inversion du troisième degré*, ainsi qu'en témoignent notre figure 44 et la belle figure de Crosse, que nous reproduisons ici (fig. 59).

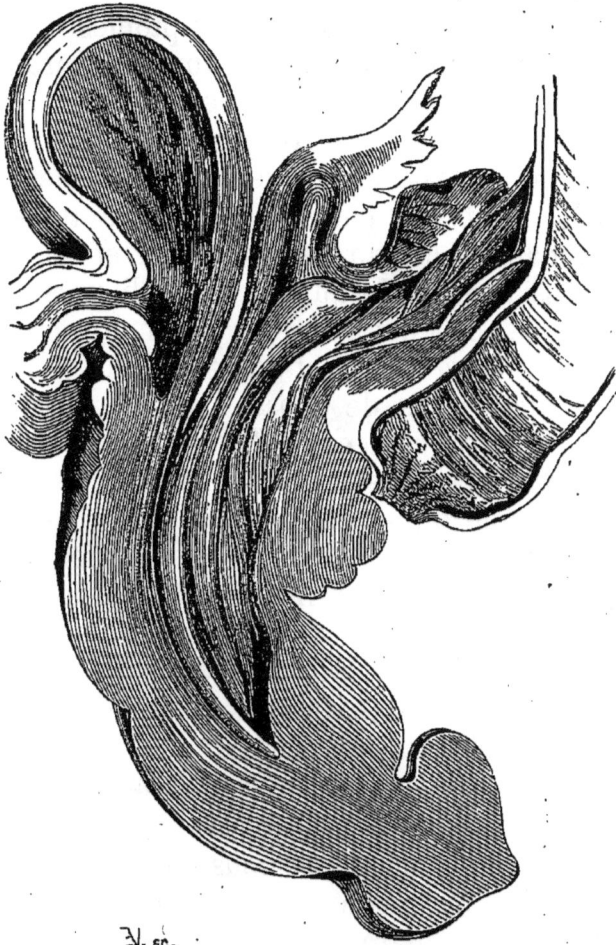

FIG. 59. — Inversion polypeuse du 3ᵉ degré. (Crosse.)

La caractéristique de l'affection arrivée à ce degré est l'existence, non plus de deux, mais de trois segments qui composent la tumeur : un segment formé par le polype, un segment formé par l'utérus renversé, un segment formé par le vagin renversé aussi, qui lui donnent l'aspect général d'un long boudin, étranglé en deux points. Ajoutons à cette forme toute spéciale de cette inversion, ce double fait sur lequel j'ai déjà insisté, à savoir : que la tumeur inférieure est insensible à la pression et aux piqûres, tandis que la tumeur située au-dessus offre au contraire cette *sensibilité exquise*, comme dit Levret, qui appartient à la matrice. J'ai montré, dans une précédente observation (obs. 76), comment ce caractère peut suffire pour reconnaître la vraie nature de l'affection. Quelques symptômes spéciaux et qui tiennent à l'existence de la tumeur surajoutée à l'inversion doivent être notés encore ici.

D'une part, l'inversion arrive plus souvent au troisième degré que dans les cas d'inversions utérines puerpérales. Cela tient au poids même de la tumeur, qui agit d'une manière constante sur le col et sur le vagin, et arrive ainsi à conduire aux dernières limites l'inversion de la matrice, et l'inversion du vagin lui-même. Dans beaucoup d'observations, notamment dans celle de Mac Clintock et dans celle de Crosse (fig. 44, 45 et 59), que nous avons déjà rapportées, le fait est évident.

D'autre part, la tumeur inférieure composée par le polype sort presque toujours du vagin ; elle est donc plus exposée que la tumeur des inversions utérines simples aux irritations extérieures, aux frôlements par des vêtements souvent contaminés, au contact des liquides irritants. C'est pour cela qu'elle devient souvent rouge, gangrenée ou rongée par des ulcères simples, quelquefois de mauvaise nature, tous accidents que nous avons déjà notés, qui surchargent la symptomatologie de cette affection et, comme nous le verrons plus tard, aggravent son pronostic.

La revue analytique que nous venons de faire des symptômes de l'inversion trouve un complément naturel dans l'étude du diagnostic et du pronostic de cette affection. De là les deux articles suivants.

ARTICLE III.

DIAGNOSTIC.

Une inversion utérine, au moment de l'accouchement, à ses différents degrés, ne peut pas être méconnue, dès que l'attention de l'accoucheur est portée sur ce point. Une

hémorrhagie violente et des douleurs insolites doivent
toujours éveiller cette attention, et dès lors l'aplatissement ou la disparition du corps de l'utérus dans la cavité
abdominale, coïncidant avec l'apparition d'une tumeur
dans la cavité vaginale, ne laisse plus aucun doute.

Je n'ajouterai rien à ce que j'ai dit déjà à propos des
signes qui permettent de reconnaître les inversions partielles ou dépressions à la période d'état, mais je m'atta-
cherai au contraire à établir avec soin et à fixer le diagnostic de l'inversion du deuxième ou du troisième degré,
à cette même période. Je renvoie, pour beaucoup de détails, et surtout pour l'historique de cette question, à la
première partie de ce travail. Ici je la traite surtout au
point de vue clinique.

L'inversion, qu'elle soit complète ou incomplète, ne peut
guère être confondue ni avec une tumeur cancéreuse, ni

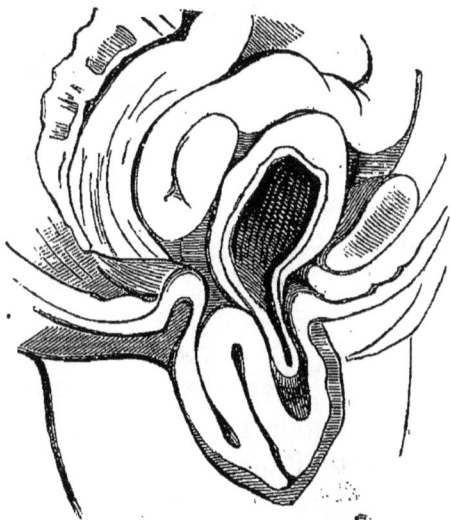

FIG. 60.   FIG. 61.
Prolapsus utérin.   Inversion utérine.

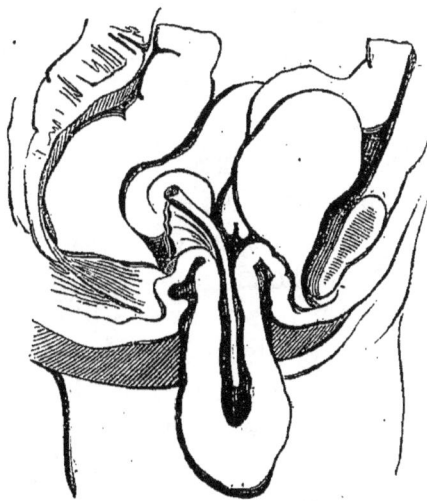

avec un abaissement de totalité de la matrice ; la forme
régulière et arrondie de la tumeur, la présence d'un pédicule. la distinguent suffisamment de la première de ces
affections ; la présence d'un pédicule et l'absence de l'orifice utérin au sommet de la tumeur la séparent de la seconde (voy. fig. 60 et 61), même dans les cas rares

où, par suite du relâchement des ligaments, elle reste à l'extérieur compliquée du prolapsus du fond du vagin. La seule affection qui puisse vraiment donner le change est l'affection polypeuse.

Dans le polype, en effet, comme dans l'inversion utérine, on trouve une tumeur arrondie, munie d'un pédicule émergeant de l'orifice du col, et donnant lieu à des hémorrhagies successives et à toutes leurs conséquences.

Il est vrai que l'une de ces affections, l'inversion, succède en général à un accouchement ; mais ne perdons pas de vue : 1º que, pour des raisons particulières, certaines femmes ont intérêt à ne pas révéler cet accouchement, ainsi que j'en ai montré moi-même un exemple (obs. 76ᵉ) ; 2º que l'on a vu des polypes devenir extérieurs et apparaître dans le vagin, précisément à la suite de l'accouchement : Levret (1), Guyot (2), Jacquemier (3), Bennet (4), ont rapporté des faits de ce genre ; 3º que dans beaucoup de cas, comme cela a été établi plus haut, les polypes deviennent eux-mêmes le point de départ de l'inversion.

La confusion est donc encore possible ; elle a été faite bien des fois et de deux manières différentes.

Tantôt, en effet, de vrais polypes ont été pris pour des inversions ; tantôt, et c'est plus grave, des inversions ont été prises pour des polypes.

Vers le milieu du siècle dernier, un certain nombre d'observations furent publiées ou présentées à l'Académie de chirurgie, semblant démontrer que l'ablation de la matrice avait pu être faite heureusement dans certains cas de renversement. Telles sont les observations de Ducevisse, de Beaumont-les-Lomaignes, près Montauban ; de Thomas, de Villers-Coterets ; de Mellis, de Revel, près Castelnaudary ; de Midan, de Paris ; de Collin, de Nancy. Il fallut toute l'autorité des membres

---

(1) Levret , *Acad. chir.*, t. III, p. 518.
(2) Guyot, Thèse de Reygasse, Paris, 1843, n. 54.
(3) Jacquemier, *Man. d'acc.* 1846.
(4) Bennet, cité par Aran, *Malad. de l'utérus*, p. 896.

les plus éminents de l'Académie de chirurgie, de Moraud, de Sorbier, de Hoin le père, qui partagea un moment l'erreur de Midan, de Puzos lui-même, et enfin de Levret, qui a colligé tous ces faits dans son mémoire (1), pour démontrer l'erreur dans laquelle ces chirurgiens étaient tombés. Levret fait même observer que, dans certains cas, dans celui de Midan, par exemple, l'erreur a pu se prolonger même après l'opération et après l'examen de la pièce anatomique, parce que le polype enlevé présentait une cavité intérieure. Il cite plusieurs exemples de cette anomalie : en outre de l'observation de Midan et Hoin le père, un cas rapporté par Saviard (2), un cas de Mauriceau (3), un cas de Boudou (4), dans lesquels on a constaté l'existence de ces cavités au centre d'un polype. Il y joint même deux observations, l'une de Cailhava, l'autre de Guyot (5), dans lesquelles ces cavités, formant de véritables kystes, contenaient, l'une de la matière gélatineuse avec des poils, l'autre de la matière athéromateuse, également avec des poils (kystes pilifères).

A ces observations je puis en joindre une qui m'est personnelle.

Obs. 82, personnelle. — Dans le courant de l'année 1872, je fus appelé auprès d'une dame qui avait depuis longtemps à chaque époque de véritables hémorrhagies. Je l'examinai et ne trouvai aucune apparence de tumeur. Les hémorrhagies, combattues par les moyens les plus appropriés, ne cédèrent pas, et en 1873, à un nouvel examen, je reconnus la présence d'un polype de la grosseur d'une petite pomme. J'examinai avec le plus grand soin le mode d'implantation de la tumeur ; le pédicule était assez étroit et implanté sur l'un des côtés de la matrice. Je pratiquai l'ablation de ce polype, à l'aide de l'écraseur linéaire et avec l'assistance du Dr Demons. L'opération n'offrit rien de particulier, ni dans son exécution, ni dans ses suites ; mais lorsque nous examinâmes la pièce, nous fûmes fort surpris de trouver au centre du polype une cavité à parois lisses, qui au premier abord nous

---

(1) Levret, *Acad. de chir.*, t. III, p. 520 à 528.
(2) Saviard, obs. 36, p. 170.
(3) Mauriceau, *Traité des acc.*, t. II, obs. 145.
(4) Levret, *Acad. chir.*, t. III, p. 526.
(5) Levret, *id.*, p. 527.

donna la crainte d'avoir commis une erreur de diagnostic. Un examen plus attentif nous permit de reconnaître que la cavité était close, et ne se prolongeait pas dans le pédicule; elle ne contenait qu'un peu de liquide muqueux et avait toutes les apparences d'un kyste muqueux.

Les erreurs de diagnostic dont Levret a rendu compte ne sont guère possibles aujourd'hui. Les observations que nous venons de citer se rapportent presque toutes à des polypes considérables, et nous avons démontré que l'inversion arrivée à sa période d'état présente un volume fixe qui ne dépasse pas celui d'une poire moyenne. Herbiniaux, au dire de Barnes, insiste beaucoup sur cette différence de volume et ne craint pas d'affirmer que, « si la tumeur est « assez grosse pour distendre le vagin, et ne pas permettre « d'atteindre l'orifice cervical, on peut hardiment affirmer « que c'est un polype et non une inversion, celle-ci consti- « tuant une tumeur petite et qui ne remplit pas le vagin ».

Du reste, les caractères précis que nous avons donnés, surtout le mode d'implantation de la tumeur, et l'absence de la matrice dans son lieu ordinaire, quand il s'agit d'une inversion, ne doivent plus laisser de doute.

L'erreur de diagnostic, qui consiste à prendre une inversion pour un polype, a été faite plus souvent, et encore même aujourd'hui n'est pas toujours facile à éviter.

J'ai pu en réunir, au courant de mes lectures en faisant ce travail, 43 exemples, chiffre considérable, si l'on songe que la majeure partie des erreurs de ce genre n'a certainement pas été dévoilée. Les noms les plus autorisés de la chirurgie moderne ne manquent pas à cette liste, puisque nous y trouvons William Hunter, M. A. Petit, Denman, Clarke, Paletta, Bloxam, Johnson, Jobert de Lamballe, Velpeau, Oldham, Le Fort, Gosselin, Lombe Athil, Barnes, etc. C'est une consolation, sinon une excuse pour les chirurgiens qui ont commis la même méprise, de se trouver en si bonne compagnie. Je crois utile de présenter un résumé succinct de ces 43 cas.

I. J'ai déjà rapporté, d'après Morgagni, l'observation de Slevogt (obs. 24), qui, ayant cru exciser un polype, trouva, contre son attente, dans la masse de chair enlevée, l'utérus avec les restes des trompes. D'ailleurs, la malade se rétablit parfaitement.

II. J'ai rapporté également (obs. 9) l'observation de Gaulard, dans laquelle une masse de chair de 4 livres fut pareillement traitée comme une excroissance squirrheuse par la ligature. La malade mourut, et Le Dran put constater, en ouvrant la tumeur, qu'il s'agissait de la matrice.

III. Obs. 83. — Au dire de Barnes (1), William Hunter lia une tumeur qu'il prit pour un polype, chez une jeune femme qui affirmait n'avoir jamais été enceinte. Elle mourut ; on trouva l'utérus renversé.

IV. Lauverjat (obs. 21) (2) entretenait souvent l'Académie d'une dame dont la matrice, renversée depuis 8 à 10 mois, aurait été liée par plusieurs chirurgiens célèbres de Paris, qui l'avaient prise pour un polype, s'il ne leur avait montré leur erreur.

V. J'ai déjà rapporté également (obs. 39) l'observation de M. A. Petit et de Rey, de Lyon, dans laquelle une matrice renversée fut prise pour un polype. L'opération par la ligature fut décidée et pratiquée. Les douleurs éprouvées par la malade furent telles que les chirurgiens jugèrent à propos d'enlever la ligature. La malade n'en mourut pas moins d'une péritonite.

VI. Obs. 84. — M. A. Petit (3) dit, d'autre part, avoir vu un chirurgien du plus grand mérite qui lia pour un polype la matrice renversée depuis 3 années, et qui arracha par cette heureuse erreur la femme à la mort lente qui la minait.

VII. Obs. 85. Tillaye, an VII (4). — Une semblable tumeur fut prise de même pendant un instant pour un polype, chez une femme qu'on reçut à l'hospice de perfectionnement, pendant le voyage en Egypte du célèbre professeur Ant. Dubois. On allait lier cette matrice, croyant ne lier qu'un polype, quand le professeur Tillaye, conservant quelques doutes sur la nature de cette tumeur, invita son collègue Baudelocque à l'examiner. Tous deux reconnurent que c'était la matrice qui était renversée.

VIII. Clarke (5), 1803 (observ. ultérieure. V. T. O.), ayant pris également une inversion pour un polype, fit une première liga-

---

(1) Barnes, trad. fr., p. 612.
(2) Dailliez, Thèse citée, p. 72.
(3) *Dict. des sc. méd.*, t. XXXI, p. 221.
(4) Dailliez, p. 73. C'est ce même cas qui, se terminant, quelque temps après, par la mort, fut apporté dans le cabinet de Chaussier, où il fut dessiné par Morin, aide d'anatomie, et publié par Ségard dans sa thèse, 1804, Voy. notre fig. 27.
(5) Clarke. — Dans ce tableau des erreurs de diagnostic, nous noterons plusieurs observations que nous devrons rapporter plus tard avec leurs détails. Pour ceux-ci et pour l'indication bibliographique, nous renvoyons à l'observation principale sous l'indication suivante : Obs. ultérieure. V. T. O., ce qui veut dire : *Voyez la table des observations*, table alphabétique par noms d'auteurs, qui se trouvera à la fin du volume.

ture ; ayant reconnu son erreur au bout de quinze jours, il détacha la ligature. La malade n'étant pas guérie, il appliqua une seconde ligature et obtint un résultat définitif.

IX. Obs. 86. — Paletta, 1812 (1), croyant extirper un sarcome, excisa l'utérus. La malade mourut le 3e jour de péritonite.

X. Boyer (2), dans une observation qui sera citée plus tard dans tous ses détails (V. T. O.), rapporte l'histoire d'une jeune femme accouchée le 6 juillet 1824. La sage-femme exerce imprudemment des tractions violentes sur le cordon ombilical, et renverse complètement la matrice. Un jeune médecin est appelé, il méconnaît la nature de cette tumeur qu'il prend pour un polype, et place une ligature sur la tumeur à l'aide d'un serre-nœud. La ligature tombe le 26e jour ; trois jours après, la malade est prise de frissons répétés et meurt le 37e jour.

XI. Obs. 87. Denman, 1800 (3). — Gooch rapporte que Denman plaça une ligature sur un polype. Aussitôt qu'il la serra, la malade fut prise de vomissements et de grandes douleurs. Ces symptômes cédèrent quand il relâcha le fil, et se reproduisirent aussitôt qu'il essaya de serrer. Denman laissa la ligature en place, relâchée. La malade mourut 6 semaines après. On trouva l'utérus en inversion. La ligature avait compris la partie invertie.

XII. Symonds, en 1830 (obs. rapportée ultérieurement. V. T. O.), prend une inversion pour un polype ; il applique une ligature, qui tombe le 15e jour. La malade meurt de péritonite le 21e jour.

XIII. Obs. 88. Jobert de Lamballe, 1832 (4). — Le docteur Voisin raconte que, dans l'année 1832, Jobert de Lamballe, dont il était l'interne, reçut dans son service une jeune femme de 20 ans, accouchée depuis 15 jours, chez laquelle la délivrance avait été un peu laborieuse et suivie d'une hémorrhagie abondante, mais qui s'arrêta facilement. Huit jours après l'accouchement, en faisant des efforts pour aller à la garde-robe, cette femme fut effrayée de voir une tumeur rouge et volumineuse entre ses cuisses. Après examen, Jobert de Lamballe reconnut un polype. Il voulut pratiquer, séance tenante, l'opération. La tumeur fut saisie par des pinces de Museux et attirée à l'extérieur. Jobert reconnut alors son erreur ; il repoussa la matrice dans le vagin, et après quelques efforts réduisit l'inversion. La malade mourut quelques jours après d'une péritonite.

XIV. En 1835, Bloxam (obs. rapportée ultérieurement. V.T.O.) est

---

(1) Statistique de Breslau in Labrevoit, p. 52, Thèse de Strasbourg, 1865.
(2) Boyer, *Trait. mal. ch.*, t. X, p. 510.
(3) Gooch, *Diseases of Women*, p. 613.
(4) Voisin, *Gaz. méd.*, 1832, et Thèse de Penoyée. Paris, 1872, t. XIV, n. 276, p. 46.

appelé auprès d'une jeune femme épuisée par d'abondantes hémorrhagies. Elle était accouchée six mois auparavant. Il l'examine et constate la présence d'une tumeur qu'il prend pour un polype. Une ligature est appliquée à l'aide d'une canule et serrée assez fortement. La malade en éprouve une douleur telle qu'on est obligé d'enlever la ligature une heure après. Un nouvel examen fait reconnaître une inversion. Une nouvelle ligature est appliquée et serrée graduellement au moyen d'un appareil à polype. La ligature tombe le 16e jour; la malade guérit.

XV. Obs. 89. — Lisfranc, 1839 (1), reçoit dans son service de la Pitié une femme épuisée par des hémorrhagies et qui était accouchée 18 mois auparavant. Elle avait une tumeur intra-vaginale que plusieurs chirurgiens avaient prise pour un polype. Lisfranc démontra par le toucher rectal qu'il s'agissait d'un renversement. La malade mourut, et l'autopsie permit de vérifier le diagnostic de Lisfranc.

XVI. Obs. 90. — Velpeau, en 1842 (2), a présenté à l'Académie de médecine l'observation d'une femme qui n'avait pas eu d'enfant, qui avait une tumeur énorme de l'utérus, accompagnée d'hémorrhagies abondantes; il reconnut l'existence d'un polype et se décida à l'opération. La masse morbide fut attirée à l'extérieur. A ce moment, on découvrit l'existence d'un pédicule cylindrique auquel elle tenait par les trois quarts de sa circonférence. Le chirurgien, reconnaissant alors que ce pédicule était la matrice renversée, se borna à disséquer le polype à son point d'implantation, et cela sans grande hémorrhagie. Vers le 4e jour, une péritonite se déclara et emporta la malade.

XVII. Obs. 91. Velpeau, 184. (3). — Barnes raconte l'anecdote suivante : Velpeau, ayant lié par erreur un utérus inverti, dit : « Je sais trop qu'il y a des cas où le doute est la seule opinion « rationnelle ».

XVIII. Esselman, en 1843 (observ. rapportée ultérieurement. V. T. O.), mis en présence d'une tumeur utérine qui, depuis 12 ans, donnait lieu à des hémorrhagies, croit à l'existence d'un polype ; il applique une ligature ; comme dans le cas de Bloxam, la douleur insolite éveille son attention, il enlève la ligature. Nouvelle ligature, qui tombe au 18e jour. Guérison.

XIX. Johnson, 1844 (observ. ultérieure. V. T. O.), a pris également

---

(1) Lisfranc. *Bull. thér.* 1839, t. XVI, p. 188. Lisfranc, dans sa *Clinique*, t. III, p. 132, donne à penser que Ségard a présenté un autre exemple de cette erreur de diagnostic. L'observation de Ségard se rapporte à une hypertrophie avec allongement du col, qui fut prise en effet pour un polype et liée comme tel. La malade mourut de péritonite. Thèses de Paris, in-4, an XI (1804), n° 246.

(2) Velpeau, *Gaz. méd.*, 1842, p. 115.

(3) Barnes, trad. fr., p. 614.

une inversion utérine pour un polype, a pratiqué la ligature de la tumeur et a eu le bonheur de voir guérir sa malade.

XX. Michalowski, 1844 (obs. ultérieure. V. T. O.), prend aussi une inversion pour un polype et fait sur la tumeur quelques cautérisations au nitrate acide de mercure ; il s'aperçoit de son erreur, pratique l'excision et obtient la guérison.

XXI et XXII. Obs. 92 et 93. Dubois et Désormeaux (1) disent qu'ils connaissent deux cas d'inversions prises pour des polypes par deux des médecins les plus habiles de Paris. Dans l'un, on fit la ligature ; la malade mourut au bout de 36 heures.

XXIII. Hawkins (obs. ultérieure. V. T. O.).—Une tumeur utérine est prise pour un polype. On pratique la ligature ; la malade meurt. On reconnaît, à l'autopsie, qu'il s'agissait d'une inversion.

XXIV. Obs. 94. Engel, 1850 (2), cite le cas d'une inversion due à un polype qui fut prise par un chirurgien dont il ne donne pas le nom pour un polype simple. La tumeur fut liée et excisée au-dessous de la ligature. La malade mourut le 11e jour.

XXV. En 1856, Oldham (obs. ultérieure. V. T. O.) traita par la ligature, en raison d'hémorrhagies considérables, une tumeur utérine. Il croyait ne prendre qu'un polype, alors qu'il intéressait du même coup une assez grande portion de l'utérus lui-même. La ligature tomba le 20e jour ; la malade guérit.

XXVI et XXVII. Channing, 1859 (obs. ult. V. T. O.), rapporte deux cas dans lesquels des inversions ont été prises pour des polypes. Les tumeurs, ont été liées ; les malades ont guéri. Après la chute des tumeurs, on a reconnu qu'il s'agissait dans les deux cas d'inversions utérines (7e et 8e observations de Channing).

XXVIII. J'ai rapporté (obs. 76, déjà citée), à propos de l'anatomie pathologique, l'observation dans laquelle je suis tombé, en 1860, dans la même méprise.

XXIX. Chavernac, 1868 (obs. 50, déjà citée), rapporte l'histoire d'une inversion qui fut prise pour un polype et liée comme tel. La malade éprouva de grandes douleurs. La ligature fut retirée. La malade mourut néanmoins.

XXX. Obs. 95. Le Fort, en 1872 (3), a observé avec Verneuil, à l'hôpital Lariboisière, une femme qui présentait une tumeur volumineuse sortant de la vulve. On ne trouvait plus par le toucher de cul-de-sac vaginal ; il crut à l'existence d'une tumeur fibreuse développée dans le fond de l'organe et suivie d'inversion. A l'aide du thermocautère, une incision permit d'énucléer le fibrôme, puis le reste de la tumeur utérine fut enlevé au moyen 'un

---

(1) *Dict. en 30 vol.*, t. 30.

(2) Engel, *Gaz. chir. allem.*, t. IV, p. 43, et *in* Labrevoit, Thèse de Strasbourg, citée, p. 52.

(3) Le Fort, *Bull. Soc. chir.*, mars 1882.

constricteur. La mort survint après 48 heures. A l'autopsie, on retrouva l'utérus en place et intact. Le fibrôme s'était développé dans la partie vaginale du col en se coiffant du tissu utérin ; il avait entraîné le vagin, dont les culs-de-sac avaient disparu. Il y avait un allongement considérable du col.

XXXI. Gilette (obs. ultérieure. V. T. O.) a donné en 1875 le récit d'une erreur semblable commise par un chirurgien actuel des hôpitaux de Paris (M. Delens, qui a publié depuis l'observation), chez une jeune femme en proie depuis plusieurs années à des hémorrhagies utérines répétées. Le toucher vaginal fit reconnaître une tumeur qui fut prise pour un polype. L'excision de ce polype fut faite par l'écraseur linéaire. Ce n'est qu'en examinant la partie enlevée que l'on reconnut l'utérus et les trompes. Chose remarquable ! la malade guérit sans aucun accident abdominal.

XXXII. Obs. 96. Aveling, 1876 (1). —Dernièrement, à Londres, dit Barnes, s'est présenté un cas où l'utérus récemment inverti a été pris pour un polype. La malade eut une perte qui l'épuisa. Aveling, appelé, fit la transfusion avec succès. Il reconnut l'erreur et réduisit l'utérus.

XXXIII. Gosselin, en 1877 (obs. ultérieure. V. T. O.), a pris également ment un renversement de la matrice pour un polype ; il a tiré la tumeur au dehors au moyen des pinces de Museux, puis a excisé simplement, suivant sa pratique habituelle, le pédicule avec des ciseaux. La malade mourut de péritonite, et le chirurgien put se convaincre qu'il s'agissait bien d'une inversion de la matrice.

XXXIV. Budd, de New-York (observ. citée ultérieurement. V. T. O.), trouve une tumeur à l'entrée de la cavité utérine, il la prend pour un polype et l'enlève à l'aide de l'écraseur. Il reconnaît alors que la tumeur enlevée n'était autre chose que la corne gauche de l'utérus renversée. La malade guérit.

XXXV. Obs. 97. A. Wilson, 1877 (2), appelé à examiner une inversion ancienne datant de 16 mois, la prit pour un polype. Une particularité anatomique l'avait induit en erreur. Il y avait en effet une adhérence de la lèvre antérieure avec la tumeur ; il dut la prendre pour un polype ; il conseilla l'ablation. Les préliminaires de l'opération lui permirent de redresser son diagnostic. Il fit le débridement de l'adhérence et tenta la réduction. Les premières tentatives furent vaines ; il réussit par l'emploi du procédé de Barnes, c'est-à-dire des incisions longitudinales sur le pédicule, après lesquelles le taxis fut possible.

XXXVI. Obs. 98. Smith de Leeds, 1877 (3). — Grégory Forbes

---

(1) Barnes, *loc. cit.*, trad. fr., p. 614.
(2) Wilson, *The Lancet*, vol. 1, p. 947. 1877. — Hayem, t. XI, p. 170.
(3) Smith de Leeds, *British med. Journ.*, 1877, p. 231.

mentionne un cas d'inversion de Smith de Leeds, pris pour un polype et enlevé d'un coup de ciseau ; il y eut une légère hémorrhagie ; la malade guérit. Nul doute sur l'inversion, un ovaire ayant été enlevé avec la tumeur.

XXXVII. Obs. 99. — Lee, 1877 (1), rapporte également que, dans un cas d'inversion partielle, la tumeur fut prise pour un polype et enlevée par la ligature. La malade mourut dans les 24 heures.

XXXVIII. Obs. 100. — Harrisson, 1878 (2), témoigne aussi d'une inversion chronique qu'il avait prise d'abord pour un polype.

XXXIX. Obs. 101. — Lombe Asthil, 1879, rapporte l'histoire d'une jeune femme de 22 ans qui avait des métrorrhagies répétées. Il l'examina, jugea qu'il s'agissait d'un polype simple, et décida l'ablation par l'écraseur. Les douleurs devinrent telles pendant les premiers temps de l'opération, que le chirurgien crut devoir la suspendre. Il reconnut alors que le polype avait déterminé une inversion. — Un peu plus tard, il énucléa la tumeur. — 5 semaines après, il fit des tentatives de réduction qui échouèrent. Plus tard il obtint la réduction au moyen d'un refouloir spécial, une tige munie d'un embout analogue à celui du sthétoscope, le col étant maintenu par des pinces.

XL. Obs. 102. — W. F. Atlée, 1880 (3), a rapporté une observation dont voici les principaux traits. Une femme de 29 ans fait une fausse couche de six mois 1/2. On n'a pu constater si le placenta avait été éliminé. Des hémorrhagies fréquentes étant survenues, un examen fut pratiqué. Un fongus volumineux faisait saillie dans le vagin. Le diagnostic de Cancer fut porté. La tumeur fut enlevée par l'écraseur ; elle était adhérente au fond de l'utérus, dont la paroi fut entamée par l'instrument. Après l'ablation de la tumeur, les chirurgiens présents pensèrent qu'elle était constituée par le placenta resté adhérent. Peut-être s'agissait il d'un polype. Le microscope ne révéla que les éléments du tissu cellulaire. La matrice, qui était renversée, fut facilement réduite. L'inversion datait de 3 ans.

XLI. Robert Barnes, 1879 (obs. citée ultérieurement. V. T. O.), enlève une première fois un fibro-myôme volumineux. Quelque temps après, les hémorrhagies reparaissent. Barnes suppose qu'il s'agit d'un second polype. Il applique l'écraseur avec succès. La tumeur enlevée contenait le fond de l'utérus et une partie des trompes. La matrice guérit.

XLII. Obs. 103. Réamy, 1881 (4). — Une femme âgée de 24 ans

(1) Dr Lee, *Brit. med. Journ.* 1877, p. 231.
(2) Harrisson, *American journal of obstetrics*, juillet 1878, p. 589.
(3) W. Atlée, *The Dubl. journ. of med. sc.*, p. 175, févr. 1879, et Hayem, t. 14, p. 190.
(4) Réamy, *Americ. journ. of obstetrics*, 1881, p. 972.

présente une tumeur attachée au fond de l'utérus par une base très large ; elle sort à l'extérieur et est prise pour un polype. Ce qui fut pris pour un pédicule au moment de l'opération était une portion de l'utérus renversé. Application de l'écraseur sur ce point. La chaîne se rompt, et heureusement avant la fin de l'opération, l'erreur de diagnostic fut reconnue. La tumeur put être énucléée, et l'utérus, débarrassé de ce poids, put revenir sur lui-même et reprendre sa situation normale.

XLIII. Obs. ultérieure. V.T.O. — Farabœuf, 1882, a rapporté à la Société de chirurgie l'histoire d'une femme qui avait senti une tumeur se faire jour au dehors des parties génitales; cette tumeur avait la forme d'un battant de cloche; la partie renflée est prise pour une inversion utérine appendue au vagin renversé. On fait son ablation au moyen de la ligature élastique. La femme meurt, et l'autopsie révèle que la partie enlevée n'est autre qu'un fibrôme, et que la partie effilée prise pour le vagin renversé n'était autre que l'utérus absolument intact.

Sur les 43 cas que nous venons de passer en revue, il en est 11 dans lesquels l'erreur de diagnostic a pu être reconnue à temps, avant toute opération, et 32 dans lesquels la méprise a été reconnue pendant ou après l'opération. Sur ces 32 cas, il y a 19 morts et 13 guérisons.

Ces 32 cas peuvent être divisés en deux catégories, savoir : 24 cas d'inversions simples puerpérales, prises pour des polypes, et 8 cas d'inversions compliquées de polypes, prises pour des polypes ou des inversions simples. Parmi les premiers, il y a eu 14 morts et 10 guérisons ; parmi les seconds, 5 morts et 3 guérisons.

Ces nombreux exemples et les tristes résultats qui en ont été la conséquence prouvent que l'on ne saurait donner trop d'attention à l'étude du diagnostic différentiel de l'inversion.

Après les développements que j'ai donnés à l'examen des symptômes locaux de cette affection, je crois que cette erreur doit aujourd'hui être absolument évitée. Je rappellerai, en effet :

1° L'*implantation circulaire* et *non latérale* du pédicule de la tumeur ;

2° L'existence des *orifices des trompes* sur l'extrémité inférieure de la tumeur ;

3° *La sensibilité spéciale*, quelquefois accompagnée

de *contractilité spéciale*, qu'elle offre à la pression et à l'acupuncture ;

4° *La demi-réduction*, que l'on peut toujours obtenir dans les inversions, et jamais dans les polypes ;

5° *L'absence de l'utèrus* en son lieu ordinaire, constatée par la double exploration rectale et vésicale.

Quelques-uns de ces signes pourront quelquefois laisser quelques doutes, mais deux d'entre eux sont constants et absolument pathognomoniques : la sensibilité spéciale de l'utèrus et l'absence de l'utèrus dans sa position normale. Ces deux signes, même un seul d'entre eux, suffiront toujours à assurer le diagnostic de l'inversion simple.

Les cas vraiment difficiles sont ceux dans lesquels l'inversion est la conséquence d'un polype. Dans ceux-là, l'absence d'accouchement préalable, le volume même de la tumeur donne ordinairement l'idée d'un polype. Souvent le polype n'a pas de pédicule propre et, se trouvant fixé à l'utèrus par une large surface d'implantation, n'a que l'utèrus lui-même pour pédicule. L'observation de Velpeau, que nous avons citée précédemment (obs. 90), nous offre un exemple remarquable de ce genre. Toutefois un chirurgien bien prévenu que ce fait peut arriver ne doit plus tomber dans l'erreur. Le volume même du pédicule doit éveiller son attention ; le renflement que présente presque toujours, dans ce cas, la racine du polype après un premier étranglement, et qui donne à l'ensemble de la tumeur la forme d'un bissac ; la sensibilité spéciale de la racine du pédicule, le mode d'implantation circulaire de cette racine, surtout l'absence de la matrice en son lieu ordinaire, suffiront pour éviter toute équivoque ; seulement ce que le chirurgien ne doit jamais perdre de vue, c'est que, mis en présence d'une tumeur de forme polypeuse, quelles que soient ses apparences bénignes ou simples, il ne lui est pas permis de l'attaquer sans avoir fait l'épreuve des signes que je viens d'indiquer, et sans se bien pénétrer de cette idée que si c'est déjà une erreur déplorable de prendre une inversion pour un polype, c'est une erreur bien plus grave encore, comme les chiffres que j'ai établis précédemment en font foi, de prendre un polype compliqué d'inversion utérine pour un polype ou pour une inversion simple.

Je résume ce diagnostic différentiel, en ce qui concerne les signes physiques, dans les trois tableaux suivants, dont plusieurs traits sont empruntés à Gaillard Thomas (1).

1er DEGRÉ OU DÉPRESSION.

Polypes.	*Inversions.*
1° L'hystéromètre ou cathéter utérin montre la cavité utérine augmentée.	1° Le cathéter montre la cavité utérine diminuée.
2° Le *toucher vaginal et rectal*, aidé de la *palpatiom abdominale*, montre que l'utérus a conservé sa *forme globuleuse*. Il offre souvent une *augmentation de volume*.	2° Ces procédés d'exploration font reconnaître un *aplatissement* de l'organe, un *rapetissement d'ensemble*, et sur le corps même de l'utérus une *dépression circulaire*.
3° L'acupuncture de la tumeur est *indolente*.	3° L'acupuncture est *douloureuse*.

2e DEGRÉ. — INVERSION INCOMPLÈTE.

1° Le cathéter pénètre dans la cavité utérine en longeant la tumeur par l'un de ses côtés. Il peut atteindre le fond de l'utérus et s'enfoncer à 50 millimètres de profondeur.	1° Le cathéter pénètre entre le col et le pédicule, mais rencontre aussitôt une rainure circulaire, contre le fond de laquelle il bute et ne peut s'enfoncer de plus de 15 à 20 millimètres.
2° Le toucher vaginal et rectal, aidé de l'*exploration vésicale*, permet de constater la présence du corps de l'utérus en son lieu ordinaire.	2° Cette même exploration fait découvrir, à la place *du corps de l'utérus qui manque*, une excavation en forme d'anneau rigide.
3° L'acupuncture et la pression sont indolentes.	3° L'acupuncture et la pression sont douloureuses.

3e DEGRÉ OU INVERSION COMPLÈTE.

1° Le *cathéter pénètre dans l'utérus* en contournant le pédicule de la tumeur.	1° Le cathéter *ne trouve plus de cavité* en contournant le pédicule de la tumeur.

(1) Gaillard Thomas, *Traité des maladies des femmes*, trad. fr., 1879, p. 381 et 382.

2° Le *toucher vaginal et rectal*, aidé de l'*exploration vésicale*, permet de constater la présence du corps de l'utérus dans son lieu ordinaire.

3° L'acupuncture et la pression sont indolentes.

2° Cette même exploration permet de constater l'*absence de l'utérus* dans l'abdomen, et de constater à sa place *une excavation à bords mous et déclives en forme d'entonnoir.*

3° L'acupuncture et la pression sont douloureuses.

ARTICLE IV.

PRONOSTIC.

Pronostic. — Le pronostic est toujours grave et souvent rapidement grave; je n'en veux pour preuve que le relevé statistique fourni par Crosse (1) : Sur 109 cas dans lesquels la maladie a été abandonnée à son cours naturel, Crosse a noté 72 cas de mort dans les premières heures ; 8 après une semaine ; 6 dans les deux premiers mois ; 1 vers le 5e mois ; 4 entre le 8e et le 9e ; 18 à diverses époques, depuis un an jusqu'à vingt ans.

Cette statistique met en relief la haute gravité de cette affection, surtout dans la période puerpérale. Nous devons, du reste, étudier ce pronostic dans les deux périodes de cette affection.

I. *Inversions récentes.* — Les causes de la mort dans la période puerpérale sont d'abord et avant tout l'hémorrhagie, qui peut être immédiatement funeste ; en second lieu, cet état de stupeur, de choc qui accompagne les grands traumatismes ; enfin les phénomènes inflammatoires qui peuvent survenir du côté de la cavité abdominale et conduire à la péritonite, ou du côté de la matrice elle-même aboutir à la gangrène de cet organe. Chose singulière à noter toutefois, c'est que lorsque les premiers accidents laissent à la matrice le temps d'arriver au sphacèle, on voit souvent la guérison succéder à ce terrible accident. Nous en citerons dans un instant plusieurs exemples.

---

(1) Crosse, *An essay litterary and practical on inversio.* 1845, 1847.

II. *Inversions chroniques*. — Dans cette période, quelques malades ont pu vivre un temps assez long, comme l'atteste la même statistique de Crosse.

D'abord les phénomènes inflammatoires peuvent encore se rencontrer, mais ils ne se produisent qu'accidentellement, à la suite de fatigues forcées, de manœuvres chirurgicales exagérées, de contacts extérieurs violents, ou répétés ou malsains ; ils peuvent rester localisés et se terminer par un simple abcès. Dans l'observation de Castara (1), l'inversion, qui datait de 2 ans et demi, s'est trouvée compliquée d'un abcès de la fosse iliaque. Mais le véritable danger, dans cette période de l'affection, réside dans les hémorrhagies, qui par leur persistance et leurs répétitions amènent un état de faiblesse et d'épuisement qui conduit à peu près inévitablement à la mort.

La lactation, il est vrai, offre un temps de répit. Tant qu'elle dure, elle supprime en général les hémorrhagies. Mais une période fort difficile à passer, celle du plus grand danger, suivant Windsor (2), est celle du sevrage et du retour de la menstruation. C'est en effet le moment ou les pertes de sang deviennent plus fréquentes et plus abondantes, et ramènent des accidents presque aussi graves que ceux de la première période.

Toutefois, dans quelques circonstances exceptionnelles et toujours bien rares, la maladie semble revêtir des formes plus bénignes.

Un certain nombre d'observations, notamment trois observations rapportées par West (3), attestent en effet que les symptômes ont été quelquefois assez peu tranchés pour que l'affection pût rester inaperçue pendant une période de temps assez longue. Dans deux observations de Lisfranc (4), elle n'a même été reconnue

---

(1) Castara *in* Labrevoit, p. 26.
(2) Windsor, cité par Barnes, *loc. cit.*, p. 610.
(3) West, *Leçons sur les malad. des femmes*, trad. fr., p. 782.
(4) Lisfranc, *Cliniq. chir.*, t. III, p. 379-383.

qu'après la mort, et seulement par l'autopsie faite en vue d'autres maladies.

Dans d'autres circonstances, plusieurs malades dont l'histoire est rapportée par des auteurs divers (1) ont pu vivre, bien que leur affection ait été parfaitement constatée, éprouvant à peine quelques accidents, se livrant à leurs travaux ou à leurs exercices habituels, ayant même conservé la faculté d'avoir des rapports conjugaux, comme le démontrent l'observation de Castara (2) et un fait rapporté par Courty (3).

Chevreul d'Angers (4) a même mentionné un cas assez étrange dans lequel, malgré l'inversion utérine, la conception aurait eu lieu. L'inversion, reconnue avant la grossesse, aurait encore été constatée six jours avant l'avortement, qui eut lieu à trois mois. La femme expulsa un embryon long de 5 pouces. Chevreul, qui put s'assurer que la matrice était réellement renversée, pense que la grossesse a eu lieu dans une des trompes dilatées !

Enfin, cette affection est susceptible d'arriver naturellement à la guérison, et cela de plusieurs manières que nous ne devons pas négliger d'analyser ici.

1° Si la malade, au milieu des accidents d'intensité variable qui accompagnent l'inversion, peut atteindre l'âge de la ménopause, la disparition du symptôme hémorrhagique qui se produit momentanément dans la lactation devient alors définitive, et la malade revient à la santé.

---

(1) Denman in Labrevoit, p. 18. — De la Motte, *Traité des acc.* 1721. — Levret, *Obs. sur la cure radicale des polypes*, 1759. — Sabatier, *Méd. op.* — Millot, *Supplém aux traités d'acc.* — Meissner in West, p. 285. — Boivin et Dugès, *Malad. des femmes*, t. 1, p. 245. — Bathurst Woodmann, *Obst. Transact. London*, vol. IX, 1867. — Stevens de New-York, in Sims, p. 148. — A. Lee, *Am. journ. of med. sc.* 1860, p 340. — Courty, p. 905. — 2 cas sans nom d'auteur. — Guyon, *Journ. de méd. et de chir. pratiques*, 1861. — Comstock, *Boston med. and Surg. journal*, vol. VIII. — Dewees, *Midwifery.* — Ramsbotham, cité par Barnes, *loc. cit.*, p. 611. — Forbes, *Med. chir. transact.*, vol. XXXV.

(2) Castara in Labrevoit, p. 26.

(3) Courty, *Malad. utér.*, p. 905.

(4) Chevreul, d'Angers. Obs. communiquée à Baudelocque, in Labrevoit, p. 19.

C'est, du moins, ce que l'on peut inférer des observations de ce genre publiées par Dewees (1), par A.
Lee (2) et par Stevens (3).

2⁰ A un moment donné de son évolution, l'inversion
peut se réduire sans le secours de la chirurgie. C'est ce
que l'on nomme les *réductions spontanées*. Longtemps
on les a niées. Les faits ne permettent plus de les mettre en doute.

Nous avons déjà établi que, le plus ordinairement, les
inversions partielles ou dépressions produites au moment de l'accouchement, se réduisaient d'elles-mêmes par
le seul fait de la rétraction musculaire, de l'*involution*
que subit inévitablement la matrice après l'accouchement. Dans quelques cas plus rares, mais qui ont été relevés et constatés par Lediberder (4), des inversions
utérines restées à l'état de dépressions chroniques ou
d'inversions partielles se sont trouvées réduites spontanément par l'effet d'une nouvelle grossesse.

Nous avons, d'autre part, établi que lorsqu'elles ne se
réduisaient pas, elles devenaient souvent le point de départ des *inversions dites tardives*, et que celles-ci gar-
daient, par suite probablement de leur origine, une certaine tendance à des retraits inattendus qui pouvaient
aller jusqu'à la réduction. Nous avons rapporté les
observations de Leroux, de Dijon, et de Castara, de Lunéville, qui contiennent chacune un fait authentique de
réduction spontanée de ce genre.

Mais ce n'est pas seulement dans les cas d'*inversions
partielles* ou d'*inversions tardives* que des réductions
spontanées ont été observées.

Les inversions du deuxième degré en fournissent des
exemples, soit dans la période puerpérale, soit même
dans la période d'état. Saxtorph (5), et plus tard Rendu,

---

(1) Dewees, *On Diseases of females.* 1826.
(2) A. Lee, *Am. journ. of. med. sc.*, 1860, p. 340.
(3) Stevens, de New-York, *in* Sims, *Chir. utérine*, trad. fr., p. 148.
(4) Lediberder, *Annales de gynécologie*, 1877, janvier.
(5) Saxtorph, *Gesammelte, Schriften.* Kopenhagen, 1804, p. 307. —
Aran, *Traité clinique des maladies des femmes*, p. 900.

de Compiègne (1), citent chacun un cas d'inversion récente bien constatée, qui, après avoir résisté à des efforts de réduction, s'est trouvée réduite, dans un examen fait quelques jours après.

C'est certainement à un cas de ce genre qu'il faut rapporter l'observation suivante, qui ne laisse pas d'offrir un certain intérêt.

Obs. 104. Dawson (2), 1855, en a présenté, en effet, un nouvel et singulier exemple qui mérite d'être cité dans tous ses détails. La femme Ollivier, accouchée par une sage-femme, avait éprouvé une métrorrhagie remarquable par sa continuité. Un mois après, je trouvai la malade dans un grand épuisement et très anémique. Le col de l'utérus largement ouvert donnait passage à une tumeur chagrinée qui ne pouvait être que le fond de l'utérus en état d'inversion, comme le démontrait, du reste, le palper abdominal. J'essayai en vain des tampons compressifs, et fis avec le même insuccès des tentatives de réduction manuelle ; vers le quarantième jour après l'accouchement, au moment où je commençais à désespérer de l'état de la malade, je constatai chez elle des conditions toutes particulières que je considérai bientôt comme providentielles ; ce jour-là, j'eus de la peine à faire parvenir mon doigt jusqu'au col de l'utérus. La cause de cette étroitesse du conduit vaginal tenait à une énorme accumulation de matières fécales dans le rectum, qui remplissait la concavité du sacrum, et refoulait l'utérus vers l'arcade pubienne. La palpation abdominale permettait de constater à la région hypogastrique la présence de cet organe devenu dur et globuleux. J'engageai la malade à résister aux besoins de défécation qu'elle commençait à ressentir. Quelques jours après (le 43e jour), j'eus le plaisir de constater que le col était fermé et la réduction complète. Les hémorrhagies cessèrent définitivement, et le rétablissement fut assez rapide.

Comme le fait observer l'auteur, le côté intéressant de cette observation tient surtout au mode bizarre dont s'est servi la nature pour amener la guérison d'une affection contre laquelle avaient échoué les moyens les plus rationnels.

_____

(1) Rendu, *Arch. gén. de méd.*, 4e série, 1851, t. 25, p. 365.
(2) Dawson, *New-York med Journ.*, rapportée dans la *Revue de thérapeutique médico-chir.* 1875, p. 629.

Le docteur Spiegelberg a fourni un autre fait de ce genre dont l'explication offre quelque analogie avec celle du précédent.

Obs. 105. Spiegelberg, 1873 (1).— Une femme de 40 ans, après son douzième accouchement, fut atteinte d'une inversion de l'utérus. Cette inversion fut provoquée par les tractions que la sage-femme, dans le but de hâter la délivrance, avait opérées sur le corps et sur le cordon ombilical de l'enfant. La sage-femme s'aperçut de l'inversion de l'utérus et essaya immédiatement à différentes reprises, mais inutilement, la réduction qu'elle dut abandonner. Au bout de six semaines, la malade eut une copieuse hémorrhagie ; dans l'examen qui fut fait alors, l'utérus fut trouvé encore en inversion et ne put être réduit. Deux semaines et demie après, la femme se présenta à l'hôpital. La portion en inversion était étroitement embrassée par le col de l'utérus ; la portion qui n'était pas en inversion mesurait à peu près un centimètre et demi. Cette femme, dès son entrée à l'hôpital, fut prise de diarrhée, aussi se passa-t-il une quinzaine de jours avant que l'on pût l'examiner en vue d'une réduction.

Après ce temps, l'utérus ayant été examiné fut trouvé complètement réduit. Le Dr Spiegelberg en donne la raison comme suit. Pendant tout le temps que la malade resta couchée, l'utérus fut soulevé par la position même de la femme, les ligaments ronds et les ligaments larges s'accommodèrent de cette nouvelle situation, mais, pendant les évacuations, le vagin ainsi que la portion vaginale de l'utérus, étant portés en bas, les ligaments suspenseurs de l'utérus, ne cédant pas, firent pour ainsi dire une contre-extension et ramenèrent ainsi le fond dans sa position normale.

Ces réductions spontanées ou presque spontanées n'appartiennent pas exclusivement aux inversions récentes. On en trouve aussi de remarquables exemples dans les *inversions* à la période d'état.

Obs. 106. — De la Barre (2), vers 1780, a présenté à l'Académie de chirurgie l'histoire de sa propre femme. Atteinte à la suite de ses couches et de manœuvres violentes opérées par une sage-femme, d'une inversion qui ne put être réduite, elle consulta, mais sans succès, divers chirurgiens de Rouen et de Paris. « Elle était loin « d'espérer sa guérison, lorsque, au bout de 8 mois, un accident

---

(1) Spiegelberg, *British med. Journ.* 1873, t. 2, p. 54, et *Am. Journ. of obstetric.*, août 1873.
(2) Dailliez, Thèse citée, p. 105.

« heureux vint l'opérer. Voulant descendre du lit pour prendre un
« lavement, elle fit un grand effort et tomba sur le carreau ; à l'ins-
« tant même elle ressentit dans le ventre un mouvement extraor-
« dinaire accompagné d'une douleur très vive, d'une perte plus
« abondante et de défaillance. Remise au lit, de la Barre s'aper-
« çut, en le touchant, que la réduction de la matrice, qu'il avait
« tentée tant de fois inutilement, venait de s'opérer. »

Obs. 107. — Baudelocque (1) rapporte, d'autre part, le fait très
circonstancié et très bien observé d'une jeune dame Boucharlatte,
venue des colonies pour se faire soigner à Paris, qui depuis 8 ans
avait une inversion, et par suite des hémorrhagies très fréquentes,
et un état d'épuisement presque complet. Une première tentative
de réduction fut faite sans succès. Une seconde tentative fut proposée : « La veille du jour fixé, un ami voulut, pour distraire la
« malade, la promener dans sa chambre ; comme elle y mit de la
« résistance, ses mains s'échappèrent de celles qui l'enlevaient de
« dessus sa chaise, et elle retomba brusquement assise sur le
« parquet. Un mouvement extraordinaire et une douleur aiguë se
« firent sentir dans le ventre ; la malade perdit un instant con-
« naissance ». Baudelocque, appelé, constata que la réduction
était accomplie.

Le docteur Tatcher, cité par Crosse (2), a rapporté
un cas dans lequel l'utérus a repris sa position normale
au bout d'un mois.

Meigs (3) a donné la relation de trois cas nouveaux
de réduction spontanée. Notons, toutefois, que les détails
manquent un peu dans ces cas-là, et qu'il s'est écoulé une
assez longue période de temps pendant laquelle ces
malades ont été soustraites à l'observateur.

Enfin Gaillard Thomas (4) ajoute aux faits déjà men-
tionnés deux faits nouveaux, l'un qu'il attribue à Schaw,
sans autre indication bibliographique, et l'autre qui appartient à Huckins, et qui lui a été transmis dans une
lettre par Huckins lui-même : ce qui porte actuellement
à 14 le nombre total des réductions spontanées d'inversion enregistrées jusqu'à ce jour.

---

(1) Baudelocque *in* Dailliez, p. 109.
(2) Crosse, *An Essay litterary and practical on inversio*, p. 176.
(3) Trad. de Colombat par Meigs, *Diseases of Women.* in-8°, Philadel
phie, 1845. — Cité par West, trad. fr., p. 286 ; — par Barnes, trad. fr.
p. 611 ; — par Gaillard Thomas, trad. fr., p. 382.
(4) Gaillard Thomas, trad. fr., p. 382.

Après les développements dans lesquels je viens d'entrer, je crois avoir le droit de m'inscrire contre l'arrêt de Crosse (1) : « Il n'y a pas, dit-il, l'ombre d'une preuve que « l'inversion totale, dans le sens strict du mot (n'oublions « pas que Crosse fait rentrer dans son troisième degré tous « les cas dans lesquels le corps de la matrice retournée a « franchi le col utérin), se soit jamais réduite spontané- « ment » ; et contre celui de West (2) : « Il est plus facile « de concevoir qu'un homme d'expérience commette une « erreur de diagnostic, que de comprendre comment les « effets de la nature peuvent réduire une inversion uté- « rine chronique ».

Ces réductions *spontanées*, c'est-à-dire sans intervention chirurgicale, ne sont plus niables. Elles trouvent même une explication assez plausible.

Nous avons insisté, en faisant l'anatomie pathologique de cette affection, sur la disposition anatomique des fibres musculaires qui , partant des ligaments ronds , larges et utéro-sacrés, vont se continuer avec les fibres musculaires de la matrice elle-même. Nous avons établi (voy. fig. 31 et 32) que, dans l'inversion, ces fibres sont tiraillées et ont une tendance manifeste, en réagissant contre ces tiraillements, à faire remonter le fond de l'utérus. Ce redressement peut suffire pour amener la réduction spontanée des inversions partielles ; peut-être celle des inversions tardives et des inversions récentes, quand les pressions abdominales ne le contrebalancent pas. Dans tous les cas, et même dans les cas d'inversion ancienne, on comprend que si une force extérieure, soit des tentatives de réduction, comme il en a été fait dans les observations de Saxtorph, de Rendu et même de Baudelocque, soit des efforts répétés de coït, comme cela a été relevé dans l'observation de Castara, soit la pression croisante d'une accumulation fécale dans le rectum (Dawson), soit les impulsions successives d'un

---

(1) Crosse, *loc. cit.* — Barnes, *loc. cit.*, p. 611.
(2) West, cité par Barnes. Ces paroles citées par Barnes ne se retrouvent pas textuellement dans les leçons de West. Trad. fr. de Mauriac, 1870.

ténesme rectal (Spiegelberg), soit un choc violent et direct sur le périnée et le détroit inférieur du petit bassin, comme en ont éprouvé les malades de de la Barre et de Baudelocque, parviennent à faire remonter l'utérus à une certaine hauteur, la rétraction musculaire fait le reste et amène la réduction. Comme confirmation de cette théorie, nous constaterons, en effet, que, dans plusieurs procédés de réduction chirurgicale, l'art n'a d'autre effet que de soutenir ou d'augmenter cette force de rétraction, et que, lorsqu'on réussit, il arrive un moment où la matrice, ramenée vers le col et pressée entre les doigts, s'échappe, pour ainsi dire, de ces doigts et termine brusquement et spontanément son mouvement de réduction.

Tous ces faits, il faut le dire, avaient déjà été entrevus et nettement indiqués par Baudelocque. Voici comment s'exprime Dailliez, son fidèle interprète (1) : « Le « fond de l'utérus, en se renversant, entraîne avec lui les « trompes de Fallope, les ovaires, les ligaments ronds et « larges... Toutes ces parties sont d'autant plus tirail- « lées que le renversement est plus grand. Quand elles « n'auraient que la tonicité qu'on ne saurait leur re- « fuser, elles doivent réagir sur la partie qui les en- « traîne, et s'efforcer de la relever pour faire cesser « l'état de gène où elles se trouvent. Ces replis, ces « cordons peuvent donc être comparés à des cordes « élastiques fixées, d'une part, à tous les points de la « circonférence du bassin, et de l'autre à tous ceux du fond « de la cavité que forme la matrice renversée. Plusieurs « d'entre eux, *les ligaments ronds surtout*, *agissent* « *comme puissances musculaires*, puisqu'on s'accorde « assez aujourd'hui à les regarder comme des muscles « longs et grêles »... Et il ajoute en forme de commen- taire : « Ne remarque-t-on pas que la matrice renversée « rentre dans le bassin après quelque temps, qu'elle « perd insensiblement de son volume, qu'elle semble ren- « trer dans son col à mesure que le renversement s'invé-

---

(1) Dailliez, Thèse citée, p. 113.

« tère ?... C'est ainsi que la nature prépare la réduc-
« tion ».

3° Il est enfin un dernier mode de guérison naturelle
de l'inversion qui se présente quelquefois, et que nous ne
devons pas passer sous silence. Nous avons vu que, sous
l'influence soit d'un étranglement occasionné par la rétraction du col, soit d'une inflammation exagérée, la
matrice retournée peut se gangrener. La mort est la
terminaison ordinaire de cet accident. Cependant l'on a
vu, dans quelques circonstances, la partie sphacélée se
séparer, opérant ainsi une véritable ablation spontanée
de la matrice, et les malades guérir à la suite de cette
opération naturelle. François Rousset (1), contemporain
de Paré, rapporte deux observations de ce genre, dont
l'une surtout paraît très probante.

Obs. 108. — « Perrine Boucher avait de long temps une précipita-
« tion de matrice, qui peu à peu criant tant qu'elle ne la pouvoit
« plus remettre, enfin se gangrena et tomba d'elle-même en cui-
« dant uriner, de quoi sont plusieurs tesmoins, Monsieur Coutuge,
« médecin, et maître Jean de Beauvais, chirurgien de Montargis,
« dont elle ne daigna garder le lit, et vécut trois ans après bien
« saine..... Finalement moi absent, étant icelle morte de fièvre
« continue... l'ouverture fut faite par Felle, chirurgien, ès présence
« du dit Coutuge... et n'aperçus entre la vessie et le gros boyau,
« au lieu où devoit être la matrice, rien qu'un lieu vide tout cica-
« trisé. »

Obs. 109. — John Swett (2) a raconté l'histoire d'une femme chez
laquelle l'utérus, le périnée, le rectum furent détruits par la gangrène après l'accouchement, et qui survécut à tous ces désordres.

Obs. 110. — Clemencen (3) mentionne aussi le fait d'une inversion complète de l'utérus suivie d'élimination par gangrène et
terminée par la guérison.

Obs. 111. — Enfin mon excellent ami le docteur Notta, de Lisieux (4), a publié le cas d'un polype vivace qui fut extrait par
arrachement. L'inversion de la matrice s'en suivit, puis une gan-

(1) François Rousset, *Traité de l'hystérotomotokie ou Enfantement
césarien*, 1581, et Amb. Paré, Éd. Malgaigne, t. 2, p. 746.
(2) Swett, *Am. Journ. of the med. sc.*, août 1834, *Arch. gén méd.*,
2ᵉ série, t. 6, 1834, p. 273.
(3) Clemencen. Hospit. Tidende. *Gaz. hebd.* 1867, p. 237.
(4) Notta, de Lisieux, *Bullet. de la soc. chirur.* 1869.

grène qui emporta la majeure partie de l'utérus. La malade survécut néanmoins.

Ces cas de terminaison heureuse que l'on rencontre
quelquefois dans l'inversion utérine, et que je viens de
présenter avec quelques développements, sont trop rares,
trop exceptionnels pour pouvoir en rien modifier l'opinion que nous avons émise sur la gravité de cette affection. — Ils indiquent seulement les voies par lesquelles la
nature peut conduire à la guérison. Le chirurgien doit leur
emprunter ses meilleures inspirations.

En présence du danger toujours menaçant, souvent
si prochain, qu'entraîne avec elle l'inversion utérine, il
devra, comme nous le montrerons dans le chapitre prochain, d'abord épuiser les ressources ingénieuses et patien-
tes que lui offre la science et à l'aide desquelles il peut
espérer ramener la matrice déplacée dans sa position
normale. Si ces moyens échouent, il ne craindra pas de
tenter ces opérations hardies, qui, à l'imitation du travail naturel que nous avons indiqué, peuvent encore guérir le mal par la suppression de l'organe malade.

CHAPITRE IV.

TRAITEMENT DE L'INVERSION UTÉRINE.

Nous pourrions, comme nous l'avons fait précédemment,
établir ici deux grandes divisions, suivant que nous nous
occuperons des *inversions puerpérales* et des *inversions
polypeuses*.

Mais cela ne nous paraît pas offrir le même intérêt
dans cette section que dans les sections précédentes.

Dans le traitement de l'inversion utérine, la domi-
nante est toujours l'action exercée sur l'utérus renversé,
quel que soit le point de départ de ce renversement. Beau-

coup de choses, dans ce que nous aurons à dire à ce sujet, se confondent au point de vue de l'intervention opératoire comme au point de vue du résultat à obtenir.

Nos descriptions comme nos statistiques seront souvent tellement connexes qu'il serait difficile et peu fructueux de les séparer.

Toutefois le traitement des inversions polypeuses offrira certainement quelques points spéciaux que nous ne devons pas passer sous silence ; nous les réserverons pour un article complémentaire et final du traitement de l'inversion.

En dehors des faits que comporte cet article spécial, nous nous occuperons surtout du traitement des inversions puerpérales, et, parmi celles-ci, presque exclusivement des inversions du deuxième degré, surtout à leur période d'état, parce qu'elles comprennent la majeure partie des inversions, et qu'elles constituent la partie vive et de beaucoup la plus importante de la question ; nous ne négligerons pas toutefois d'indiquer, chemin faisant, ce qui, dans le traitement, peut être applicable ou appliqué, soit aux inversions récentes, soit aux dépressions, soit aux inversions du 3ᵐᵉ degré.

Le traitement de l'inversion ainsi envisagé peut être divisé en *palliatif* et *en curatif*.

Le premier comprend tous les moyens à l'aide desquels on cherche à remplir les deux indications suivantes : 1° combattre et prévenir les hémorrhagies ; 2° éviter les tiraillements douloureux de la matrice et les accidents inflammatoires qui en sont la conséquence. Il formera le *premier article* de cette partie de notre travail.

Le traitement curatif comprend les moyens à l'aide desquels on cherche à obtenir, par voie chirurgicale, la guérison définitive de la maladie. Le premier de tous, celui que l'on doit employer avant tout autre et poursuivre avec insistance, est la *réduction*, c'est-à-dire l'ensemble des manœuvres chirurgicales qui permettent de restituer l'utérus renversé dans sa position normale. Tel sera l'objet de notre *second article*.

Puis viennent, quand la réduction ne peut être obtenue, les moyens plus radicaux, qui suppriment le mal en supprimant l'organe malade. Tels sont les différents procédés d'*ablation* de la matrice.

Les modes d'ablation de la matrice sont nombreux. Pour éviter toute confusion, nous les diviserons en quatre groupes distincts : 1° l'ablation par l'instrument tranchant ou par l'*excision* ; 2° l'ablation par l'*écraseur linéaire* ; 3° l'ablation par la *cautérisation* ; 4° l'ablation par la *ligature*, qui formeront autant de paragraphes. A ces quatre paragraphes nous en ajouterons *un cinquième sur les résultats généraux de l'ablation*. Ces cinq paragraphes constitueront dans leur ensemble notre *article troisième sur l'ablation de la matrice*. Il sera suivi d'un *quatrième et dernier article* que nous avons déjà indiqué, et qui comprendra le *traitement mixte des inversions polypeuses*. Tel est l'ordre dans lequel nous allons faire la longue histoire du traitement de l'inversion.

ARTICLE Iᵉʳ.

TRAITEMENT PALLIATIF.

I. *Inversions récentes.* — C'est dans la période puerpérale, et surtout au moment de l'accouchement, que l'hémorrhagie offre le plus de danger. Elle est quelquefois formidable. C'est dans ces circonstances que le chirurgien doit s'armer de toute sa fermeté et de tout son sang-froid. D'une main il doit saisir l'aorte abdominale et de l'autre l'utérus lui-même, le repousser doucement, pour opposer une barrière aux efforts d'expulsion auxquels il obéit, le comprimer, le pétrir dans les doigts pour activer sa contraction et amener le retrait musculaire qui obture les vaisseaux. Si le placenta est adhérent, il faut, en maintenant toujours la compression de l'aorte, le détacher avant tout effort de réduction, afin de ne pas risquer, par de nouvelles tractions, de reproduire l'accident, quand il est conjuré. La réduction elle-même doit être tentée dès qu'elle est possible. Bien que rentrant dans les moyens curatifs, et nous l'étudierons bientôt à ce titre, elle offre une des meilleures ressources contre les accidents hémorrhagiques, qui cessent en général dès qu'elle est obtenue.

Si la réduction est impossible, il faut employer les astringents, les réfrigérants en applications locales, le seigle ergoté à l'intérieur, mais en ne perdant pas de vue que si le seigle ergoté arrête l'hémorrhagie en resserrant les vaisseaux, il rend, momentanément du moins, la réduction plus difficile par la contraction même du col qui en résulte.

Si cet état se prolonge pendant la période qui suit l'accouchement, il faut continuer les mêmes moyens, en se conformant aux indications que fournissent les variations mêmes de l'accident hémorrhagique.

Une ressource importante qu'il faut bien se garder de négliger est la lactation qui, si elle peut être supportée par la malade, supprime à peu près complètement les hémorrhagies pendant toute sa durée.

Pour faire face aux accidents douloureux ou inflammatoires occasionnés par les tiraillements de l'organe, on devra d'abord imposer à la malade la position du corps qui les soulage, puis recourir à des bandages de soutien appropriés, qui diminueront ces tiraillements et ramèneront graduellement la matrice renversée dans le conduit vaginal.

Le tampon et le bandage d'Hippocrate doivent parfaitement remplir ces conditions.

II. *Inversions chroniques.* — Lorsque l'inversion est à la *période d'état,* on oppose aux hémorrhagies l'emploi de l'ergotine, du perchlorure de fer à l'intérieur, et celui des réfrigérants et astringents en applications locales, qui constituent la médication usuelle. Aran (1) avait proposé un moyen plus radical : c'est la transformation des surfaces saignantes de l'utérus retourné, en tissu inodulaire par des cautérisations successives au fer rouge ou par les caustiques. Le

---

(1) Aran, *Leçons sur les maladies de l'utérus,* p. 908 et 916.

résultat n'a peut-être pas répondu à son attente. Mais les développements qu'Aran a donnés à sa proposition méritent que nous la reproduisions avec quelques détails à propos d'une observation importante que nous rapporterons plus loin (obs. ult. V. T. O.). Il se livre aux réflexions suivantes : « J'avais songé à modifier la muqueuse « de la portion invaginée en portant sur cette muqueuse « soit le fer rouge, soit des agents chimiques.

« Je me proposais de transformer par des cautérisa- « tions successives avec le fer rouge toute la surface « muqueuse fournissant les hémorrhagies, en un tissu de « cicatrice qui ne se laisserait plus pénétrer par le sang. « En conséquence (dans cinq séances successives et « dans l'espace d'un peu plus d'un mois), je procédai à « cette opération. Chaque fois, deux ou trois cautères cy- « lindriques étaient promenés et éteints sur la surface de « la tumeur, préalablement mise à nu.

« Les résultats de cette cautérisation furent des plus « remarquables. Les hémorrhagies paraissaient suspen- « dues ; la santé générale et les forces revenaient ; la « muqueuse utérine semblait prendre un aspect plus lisse « et plus épidermique ; mais, dès que je laissais un inter- « valle d'une quinzaine de jours entre les cautérisations, « les hémorrhagies reparaissaient, surtout à l'époque des « règles.... »

Et autre part : « Instruit aujourd'hui par ce que j'ai « vu de la facilité avec laquelle l'utérus se laisse abaisser, « je n'hésiterais pas, après avoir épuisé les tentatives de « réduction, à amener l'organe au dehors et à détruire la « muqueuse avec un caustique énergique, avec la pâte « de Vienne, avec l'acide nitrique ou l'acide chromique, « en protégeant les parties saines contre l'action de ces « caustiques.... Je reviendrais à ce moyen un certain « nombre de fois, jusqu'à ce que j'eusse obtenu un tissu « de cicatrice.

« Je chercherais enfin à produire une espèce de ré- « traction plus complète de l'utérus en portant sur la « partie culminante du fond de l'organe une certaine « quantité de chlorure de zinc placée dans une petite « cupule de forme appropriée et maintenue par des grif-

« fes... Cette eschare en se détachant déterminerait une
« nouvelle rétraction, et qui sait si, en y revenant plu-
« sieurs fois, on n'arriverait pas à ramener l'organe à des
« proportions presque insignifiantes ?...

« Ce qui n'était pour moi qu'une vue de l'esprit vient
« d'être pratiqué avec succès par un de nos confrères, le
« docteur Floret, qui a obtenu ainsi plus qu'il n'espérait,
« la réduction de l'utérus, due plutôt à la pression exer-
« cée sur le centre de la tumeur qu'à la cautérisation
« avec le chlorure de zinc. »

Pour la seconde indication, les pessaires divers peuvent rendre de grands services, surtout le pessaire à air
qui, comme nous le verrons plus tard, par son action élastique et permanente, peut même devenir l'un des moyens
principaux de la cure radicale.

Toutefois, il faut le reconnaître, les moyens palliatifs
soulagent quelquefois ; quelquefois conjurent le danger
du moment, mais ne font que retarder le dénouement,
presque toujours fatal. Parmi ces moyens palliatifs, ceux
qui sont destinés à combattre l'hémorrhagie sont applicables aux trois degrés de l'affection ; les moyens de
contention surtout aux deux derniers.

ARTICLE II.

DE LA RÉDUCTION DES INVERSIONS.

Cet article, l'un des plus importants de ce travail,
sera divisé en trois paragraphes dans lesquels nous étudierons successivement : 1º les conditions qui rendent possible la réduction ; 2º les moyens généraux qui
permettent de l'obtenir ; 3º les méthodes et procédés
qui indiquent d'une manière précise les règles à suivre
à cet effet.

§ Iᵉʳ. — *Des conditions qui rendent la réduction*

possible.

Ces conditions devront être recherchées et dans l'inversion récente et dans l'inversion chronique.

I. *Inversions récentes*. — L'inversion étant la mise à l'envers du sac qui forme la matrice, la réduction est l'opération qui permet de rétablir ce sac dans sa place et dans sa forme normale, exactement comme un doigt de gant retourné, que l'on ramène, en le retournant en sens inverse, dans sa position ordinaire.

Au moment de l'accouchement, alors que le col est encore dilaté, cette réduction s'accomplit presque toujours sans grande difficulté. Elle est d'une pratique usuelle qui remonte à la plus haute antiquité, et qui, depuis Hippocrate, est acceptée par tous les chirurgiens et accoucheurs.

Il est même de bonne règle d'y recourir le plus tôt possible après l'accouchement, dès que l'hémorrhagie en laisse le loisir, et pendant même que l'on pratique encore la compression de l'aorte. La réduction immédiate est en effet beaucoup plus facile dans ce moment que plus tard, à cause de la dilatation et du relâchement du col. De plus, elle contribue, comme nous l'avons vu, à la répression de l'hémorrhagie elle-même, et ne laisse pas aux tiraillements péritoneaux le temps de donner naissance à de véritables inflammations. Il ne faut pas oublier que la réduction, quand on cherche à l'obtenir, doit être complète, et il est indispensable, à mesure qu'on l'obtient, de s'assurer, par le toucher, qu'on ne laisse pas au-dessus du col une dépression du fond. La surveillance de l'utérus réduit doit être continuée, d'ailleurs, jusqu'à ce qu'on ait constaté les signes manifestes du retrait de totalité de l'utérus. Dans la simple dépression, si l'on s'aperçoit de sa formation pendant l'accouchement lui-même, l'on doit l'arrêter dans sa marche et la réduire avant qu'elle se transforme en inversion réelle. Si on la soupçonne après l'accouchement, par suite des symptômes hémorrhagiques ou douloureux que nous avons indiqués, il faut la rechercher avec le doigt introduit dans le col, et, quand on l'a constatée, se servir du doigt introduit pour la réduire.

La réduction rapide est absolument indiquée dans le 3e degré, si les accidents généraux en laissent le temps.

Un moyen de contention, comme un tampon, qui maintienne et l'utérus et le vagin, doit également être appliqué.

II. *Inversions chroniques.* — La réduction, facile en général immédiatement après l'accouchement, devient plus difficile à mesure qu'on s'en éloigne.

Dans la *période d'état,* quand l'utérus est revenu sur lui-même, et surtout depuis longtemps, la réduction était autrefois considérée comme impossible.

Les quelques cas de réduction spontanée que nous avons signalés précédemment semblaient cependant en démontrer la possibilité.

D'autre part, les observations de Genselmius, d'Hoin, de Lauverjat, de Chopart et d'Ané prouvaient que quelques jours, même une ou deux semaines après l'accouchement, cette réduction pouvait encore être obtenue artificiellement.

La possibilité de la méthode ainsi établie, il ne restait, il semble, qu'à recueillir ses fruits. Chose singulière, cependant ! la science reste muette sur ce point pendant un demi-siècle. C'est en effet en 1847 seulement qu'un chirurgien français, Valentin, de Vitry, faisant une application de l'éthérisation nouvellement découverte, obtient la réduction d'une inversion datant de 16 mois. Voici cette observation célèbre, qui marque une époque importante dans l'histoire de l'inversion :

Obs. 112. Valentin, de Vitry-le-Français, 1847 (1). — Une femme de 20 ans, primipare , éprouve un accouchement laborieux ; des tractions violentes sont exercées sur le placenta. « La malheureuse s'écrie qu'on lui arrache les entrailles. » Une perte de sang abondante se manifeste, suivie d'une syncope prolongée. Ces hémorrhagies se répètent fréquemment, puis s'arrêtent pendant 4 mois, tant que la malade allaite son enfant. L'allaitement ayant cessé, les hémorrhagies reparaissent de nouveau, deux fois surtout presque foudroyantes. Pendant ce temps-là, une tumeur rouge arrondie, de la grosseur du poing, sortait de la vulve quand la malade était debout, et rentrait quand elle était couchée.

_____

(1) Valentin, de Vitry, *Union méd.*, 1847, p. 550.

L'examen n'est fait qu'un an après les couches ; « anémie, fai-
« blesse considérable ; le doigt rencontre dans le vagin une tu-
« meur pyriforme, de la grosseur d'un œuf de poule ; un bour-
« relet circulaire, saillant à peine de quelques millimètres, en-
« toure exactement son pédicule large et court. La muqueuse
« qui la recouvre se réfléchit sur ce bourrelet pour se continuer
« avec celle du vagin, sans que le doigt puisse pénétrer au delà.
« Cette tumeur est évidemment constituée par la matrice revenue
« à son volume ordinaire... Après un repos prolongé, la matrice
« était flasque et descendait dans le vagin comme un véritable
« doigt de gant; mais, sous la moindre pression, elle se contrac-
« tait bientôt pour aller se pelotonner contre le col. »

Deux tentatives de réduction furent faites sans résultat. Elles
furent très douloureuses. La matrice durcissait et ne se laissait
pas déprimer par les doigts. « Je pensai que pour réussir il fal-
« lait d'abord vaincre la douleur, la contraction musculaire géné-
« rale, et, s'il était possible, celle des parois utérines. C'était
« songer à l'emploi des vapeurs d'éther.

« Le 26 août 1847 (16 mois après la production de l'inversion),
« la malade fut rapidement endormie à l'aide de l'appareil Char-
« rière ; au bout de 7 minutes, la sensibilité était éteinte. Assisté
« de mon ami le docteur Aubert-Roche, qui dirigeait l'éthérisa-
« tion, j'arrivai comme précédemment sur la matrice ; mais, dès
« les premières tentatives, elle se durcit en s'arrondissant, et les
« mêmes difficultés recommençaient... Ces manœuvres durèrent
« dix minutes ; la malade poussait encore des plaintes étouffées,
« faisait des mouvements automatiques, retirait son siège en
« arrière. Ma main était tellement engourdie qu'il me fallut la
« retirer. En ce moment, le docteur Aubert poussant l'éthérisa-
« tion aussi loin que possible, le collapsus devint général et
« complet, plus de plaintes, plus de mouvements. Ma main gau-
« che, alors portée dans le vagin, sent l'utérus plus souple ;
« au premier effort, sa paroi postérieure se laisse déprimer lar-
« gement par mon doigt indicateur, ma main droite appuie sur
« l'hypogastre, et cette dépression va de plus en plus en augmen-
« tant vers le fond de l'organe, qui se retourne brusquement.
« Pour m'assurer que la réduction est complète, je glisse mon
« doigt jusqu'au fond de la matrice. Le museau de tanche se
« referme aussitôt. »

« Au réveil, la malade accusa immédiatement une vive dou-
« leur à l'hypogastre, qui devint assez forte le soir pour nous
« donner de l'inquiétude, mais qui céda aux émollients et aux
« émissions sanguines. »

« La malade se remit rapidement. »

Quelques points méritent d'attirer notre attention dans
cette observation :

1° Cette contractilité de l'organe qui s'éveille à la

moindre pression, qui fait qu'elle durcit sous la main et résiste à toute réduction. Ce fait est noté par Valentin pour la première fois dans la science ;

2° La nécessité de pousser la médication anesthésique jusqu'aux dernières limites, afin d'obtenir la résolution absolue qui seule peut éteindre et la contractilité propre de l'utérus et la contractilité des muscles puissants de l'abdomen ;

3° La rapidité brusque avec laquelle la réduction s'opère à un moment de l'opération, et qui ne peut être comparée qu'à la détente d'un ressort.

De ces trois remarques, la première explique la résistance de ces inversions invétérées à la réduction.

La seconde nous montre pourquoi la découverte de ces réductions a été tellement retardée, puisqu'elle nécessitait la découverte préalable de l'éthérisation.

La troisième donne la loi physiologique de ces réductions que l'on avait considérées si longtemps comme impossibles.

Ce n'est que cinq ans après cette première observation, en 1852, que Canney (1), au mois de janvier, et Barrier, de Lyon (2), au mois de mars, arrivent à publier deux nouveaux exemples d'inversion ancienne guérie par la réduction : le premier six mois après, et le second quinze mois après l'apparition de l'accident.

A partir de ce moment, les observations se multiplient, et avec elles les perfectionnements apportés par les différents auteurs qui les ont publiées, et dont nous aurons à suivre la longue et intéressante histoire lorsque nous ferons la revue des moyens généraux et des procédés particuliers qui ont conduit les différents chirurgiens à ces nombreuses réductions.

---

(1) Canney, *Gaz. méd.*, 1853, p. 216.
(2) Barrier, de Lyon, *Gaz. méd.*, 1852, p. 272.

§ II. — *Des moyens généraux qui permettent d'obtenir la réduction des inversions.*

La réduction des inversions utérines à toutes les périodes de leur évolution est donc entrée aujourd'hui définitivement dans le domaine de l'art. Elle y est même entrée par beaucoup de portes à la fois ; de là une grande multiplicité et en même temps une grande confusion dans les méthodes et procédés qui ont été proposés. Je n'en veux pour preuve que la richesse un peu embarrassante que nous offre la thèse, si intéressante d'ailleurs, de Weiss (1) sur ce sujet.

Nous nous bornerons, dans ce paragraphe, à étudier d'une manière générale les ressources diverses dont dispose le chirurgien pour opérer cette réduction.

Pour réduire un utérus renversé, c'est-à-dire pour ramener dans l'abdomen, à travers la portion de l'utérus restée fixe, la portion de l'utérus déplacée, il faut remplir plusieurs conditions essentielles :

1º Fixer la partie non déplacée de l'utérus, c'est-à-dire le col, afin que les actions exercées sur la partie déplacée ne se perdent pas dans les mouvements de totalité imprimés à l'organe malade ;

2º Relâcher le col qui forme un véritable anneau de resserrement, quelquefois d'étranglement autour de la partie déplacée de l'utérus ;

3º Exercer sur cette partie déplacée de l'utérus des manipulations et des pressions capables de la ramener dans sa position normale, c'est-à-dire opérer le taxis de l'utérus retourné.

4º On peut joindre enfin à ces conditions premières quelques règles spéciales propres à seconder et à faciliter l'accomplissement de la réduction dans les diverses variétés d'inversions.

De là quatre points qui vont nous occuper.

I. *Moyens de fixation du col.* — On peut obtenir la

---

(1) Weiss, *Des réductions de l'inversion utérine consécutive à la délivrance;* Thèse de Paris, 1873, 2ᵉ tirage.

fixation du col par l'intermédiaire des mains ou d'instruments spéciaux. L'application des moyens de fixation peut se faire par trois voies différentes : par l'hypogastre, par le rectum, par le vagin. Elle constitue le fonds véritable des différentes méthodes de réduction, et nous aurons l'occasion plus tard de les étudier dans tous leurs détails.

II. *Moyens pour obtenir le relâchement du col.* — L'anesthésie par le chloroforme est le moyen qui remplit le mieux la seconde condition, celle du *relâchement du col;* elle y joint en outre la suppression de la douleur, le relâchement du muscle utérin lui-même et celui des muscles abdominaux qui, par leur contraction, peuvent également apporter obstacle à la réduction. En principe, l'anesthésie devra être associée à toute tentative de réduction rapide. Nous avons vu le rôle important qu'elle a joué dans la belle observation de Valentin, de Vitry. (Voy. obs. 112.)

Comme moyens adjuvants, on pourra invoquer certaines ressources médicales, telles que les onctions locales de belladone, très préconisées par Courty, les injections de morphine dans le tissu même du col, moyen qui amène rapidement le relâchement des muscles contracturés ; les applications réfrigérantes qui arrivent au même résultat par un chemin détourné en diminuant le volume des parties à réduire. Telles sont encore les pulvérisations d'éther et les affusions d'eau froide, d'après le procédé de Martin d'Orléans (obs. ult. V. T. O.); telles enfin certaines manœuvres chirurgicales, par exemple la dilatation mécanique du col, et son débridement par les incisions.

On s'est, il faut le dire, beaucoup exagéré cette contraction du col. Rarement, surtout dans la période d'état, elle est l'obstacle réel à la réduction. Dans la majorité des observations, on constate que le doigt ou un instrument passent facilement entre le col et le pédicule. Une sorte de massage suffira le plus ordinairement pour obtenir un élargissement réel du conduit cervical. La propulsion directe et soutenue du globe utérin de bas en haut permet de ramener presque toujours le globe utérin dans le conduit cervical lui-même. Lauverjat (1), Baudelocque (2), Sims (3), ont suffisamment insisté sur ce fait.

On pourra recourir quelquefois à des pinces dilatatrices, mais elles servent plutôt à fixer le col qu'à agrandir son orifice. Thomas (4), de New-York, n'a pas craint d'employer dans ce double but une pince introduite directement jusqu'à l'orifice péritonéal de l'inversion, à travers la paroi abdominale incisée. Nous reviendrons plus tard sur ce procédé, quand nous aurons à le décrire.

Quant aux incisions, elles ont été conseillées par Millot d'abord (5), par Jorg, au dire de Labrevoit (6), par Colombat (7), Fleetwood, Churchill, Scanzoni, Aran, Huguier, pratiquées par Sims, Thomas, Courty, ainsi qu'on le voit dans leurs traités classiques. On s'est constamment exagéré leur valeur, elles n'ont pas toujours donné les résultats qu'on était, il semble, en droit d'en attendre. En général, en effet, on agit par les incisions seulement sur la partie libre du col, au voisinage de l'orifice externe. Or, c'est vers l'orifice interne qu'existe la constriction principale, et cet orifice se trouve trop immédiatement en rapport avec le péritoine pour qu'il n'y ait pas quelque danger à faire ces incisions assez profondes pour être efficaces. Toutefois, dans ces dernières années, Barnes (8) a insisté de nouveau sur leur utilité dans certains cas ; il a proposé certaines modifications dans leur emploi et imposé certaines règles qui paraissent leur avoir rendu l'importance qu'elles semblaient sur le point de perdre. Nous aurons plus loin l'occasion de décrire et d'étudier son procédé.

III. *Moyens propres à ramener la matrice déplacée dans sa position normale.* — Les manipulations exercées sur l'utérus pour le remettre en place, et qui remplissent

---

(1) Dailliez, Thèse citée, p 72.
(2) Baudelocque, *Ibid.*, p. 110.
(3) Sims, *Traité des maladies des femmes.* Trad. fr., p. 80.
(4) Gaillard Thomas, *Traité clinique des malad. des femmes.* Trad. fr. 1879, p. 389.
(5) Millot, *Suppl. à tous les Traités d'accouch.* 1773.
(6) Labrevoit, *Thèse de Strasbourg*, 1873, p. 37.
(7) Colombat, *Traité des maladies des femmes*, 1843, p. 305.
(8) Barnes, *Traité des maladies des femmes.* Trad. fr. 1876, p. 623.

la troisième indication, peuvent se faire suivant plusieurs modes de taxis qu'il est utile de connaître.

Ils sont au nombre de trois :

Le *taxis par refoulement central*, ou *taxis central*.

Le *taxis par refoulement périphérique*, ou *taxis périphérique*.

Le *taxis par refoulement latéral*, ou *taxis latéral*.

Ces trois modes de taxis doivent être étudiés avec soin.

1° Le *taxis central* est celui dans lequel, avec la main fermée ou plusieurs doigts réunis en cône, ou les doigts isolés, ou un instrument à extrémité mousse, on exerce une pression sur le fond de l'utérus retourné, de manière à le déprimer, à l'enfoncer graduellement, faisant ainsi une contre-inversion destinée à effacer l'inversion première.

Levret, dans un cas où l'utérus était très volumineux, s'est servi du poing fermé, et sa conduite a été imitée depuis par Lazzati.

Dans les cas ordinaires, surtout dans les inversions récentes, c'est avec les doigts rapprochés en cône que le chirurgien déprime et refoule le fond de l'utérus.

Dans les cas où l'utérus est petit, rétracté, et dans les inversions anciennes, on ne peut plus pratiquer le refoulement de l'inversion avec la main et à plus forte raison avec le poing ; on a recours aux doigts. Baudelocque (1) a réduit une inversion relativement récente avec deux doigts, l'index et le médius. Dans les trois premières observations de réduction d'inversion ancienne arrivée à la période d'état, nous voyons dans celle de Valentin que c'est par l'index que la propulsion centrale a été accomplie ; dans celle de Canney, par le médius ; dans celle de Barrier (3 obs. ult. V. T. O.), par le pouce d'abord, et par le médius et l'auriculaire ensuite.

C'est à Viardel que remonte la première description scientifique, devenue depuis classique, de ce mode de taxis. Voici l'observation qu'il rapporte et dans laquelle il expose son procédé.

---

(1) Dailliez, Thèse citée, p. 93.

Obs. 113. Viardel, 1674 (1). — « D'une femme que j'accouchai de
« deux jumeaux qui avaient chacun son délivre..... Le second
« estoit mâle, duquel le délivre estoit tellement adhérent qu'il
« me donna bien de la peine, car il me fallut plusieurs fois hu-
« mecter la matrice avec du beurre et me servir de la poudre
« sternutatoire, laquelle facilite beaucoup l'expulsion de l'ar-
« rière-faix que je reçus fort entier. Mais la matrice qui avoit
« contenu ces deux enfants si forts et si puissants, et ces deux
« délivres, ayant été relâchée dans le temps de la grossesse, se
« sentant vuide d'un si pesant fardeau, tomba et se précipita
« hors du col de la grosseur de la tête d'un enfant, que je remis
« à l'instant..... Si (2) la cheute provient d'une couche, il faudroit
« y remédier de la manière que je fis à cette femme, laquelle
« accoucha de deux enfants dont j'ay parlé cy-dessus, sçavoir :
« *en mettant un linge par toute l'étendue de la matrice, et joi-*
« *gnant les cinq doigts en forme de pessaire, on la repoussera*
« *dans son lieu naturel,* et l'ayant auparavant mise dans une
« situation commode, sçavoir : les fesses un peu élevées, en sorte
« que la matrice étant comme dans un penchant puisse être plus
« facilement réduite dans son lieu naturel, laissant la malade
« dans cette situation pendant quelque temps, sans néanmoins
« la contraindre, lui faisant seulement étendre les jambes et la
« faisant abstenir, autant qu'il sera possible, de trop parler, de
« tousser, de se moucher, et d'autres semblables mouvements
« concussifs, d'autant que par iceulx le diaphragme, étant poussé
« dans le bas du ventre, en comprime toutes les parties, et par
« ce moyen il pourroit arriver une deuxième rechute de la ma-
« trice. C'est pourquoi, pour éviter un tel accident, il faudra in-
« sinuer un linge en rond que l'on fera rentrer le plus avant que
« l'on pourra, jusqu'à l'orifice interne de la matrice, tant pour
« empêcher la rechute que pour recevoir les logies vidanges, le
« laissant pendre en dehors pour le pouvoir retirer selon que la
« nécessité le requerra. »

Les figures qui accompagnent le texte contribuent puissamment à éclairer ces descriptions, en montrant les deux
temps de l'opération : dans la première (fig. 62), la main
en cône engagée dans le fond de l'utérus à demi
enfoncé ; dans la seconde, la main complètement enveloppée par la paroi utérine ramenée à sa place naturelle.

Ce mode de taxis, auquel on a justement donné le titre
de *Méthode de Viardel*, a surtout été employé contre les
inversions récentes et volumineuses, et est resté pour ces

---

(1) Viardel, *Obs sur la pratique des accouchements*, ch. XVII, p. 140.
Paris, 1674.
(2) Viardel, *loc. cit.* Ch. XXX, p. 211.

cas-là dans la pratique de la plupart des accoucheurs du
siècle dernier et de la première moitié de celui-ci.

De nos jours, Depaul s'en montre encore le chaud partisan, pour les inversions qui viennent de se produire. Il

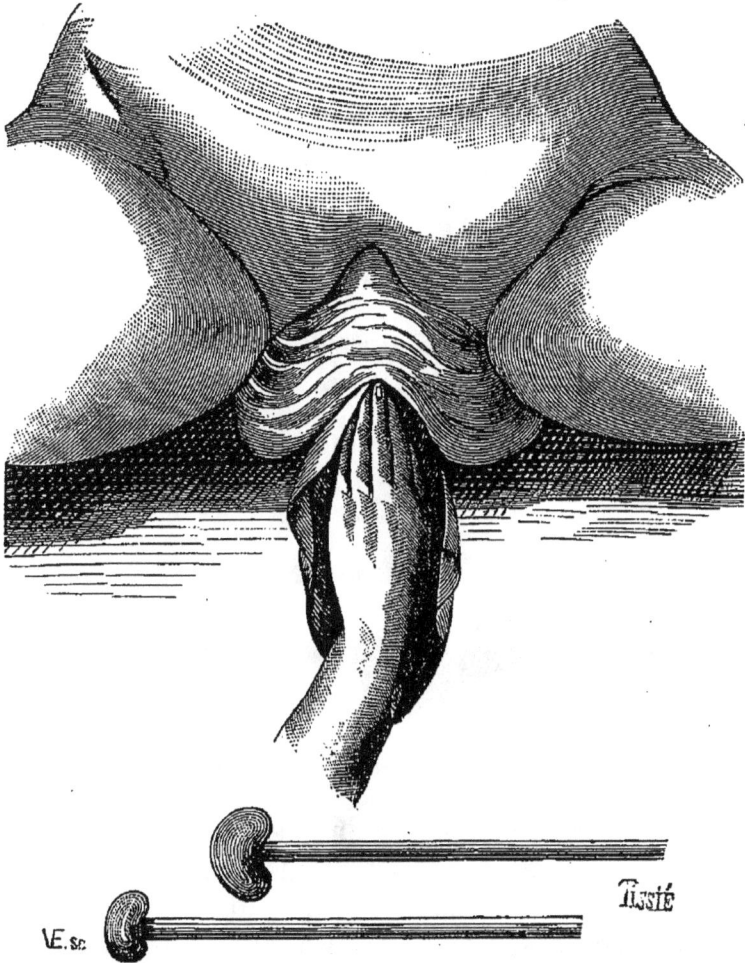

FIG. 62. — Taxis central et repoussoirs (Viardel).

fait ressortir (1), non sans apparence de raison, « que la
« tumeur alors est trop considérable pour que les doigts
« puissent l'embrasser convenablement (comme cela est né-
« cessaire dans les autres modes de taxis), et que les doigts,
« entourant incomplètement le pédicule, ne serviraient

---

(1) Depaul, *Gaz. hôp.* 1851.

« qu'à déprimer les parois, et non à les faire rentrer ».

De son côté, West (1) a fait observer que cet état flasque et volumineux de l'utérus peut persister long-temps, dans les cas d'inertie de la matrice, et que, pour ces cas-là, le taxis central est également préférable.

Plusieurs chirurgiens ont proposé, pour faciliter ce

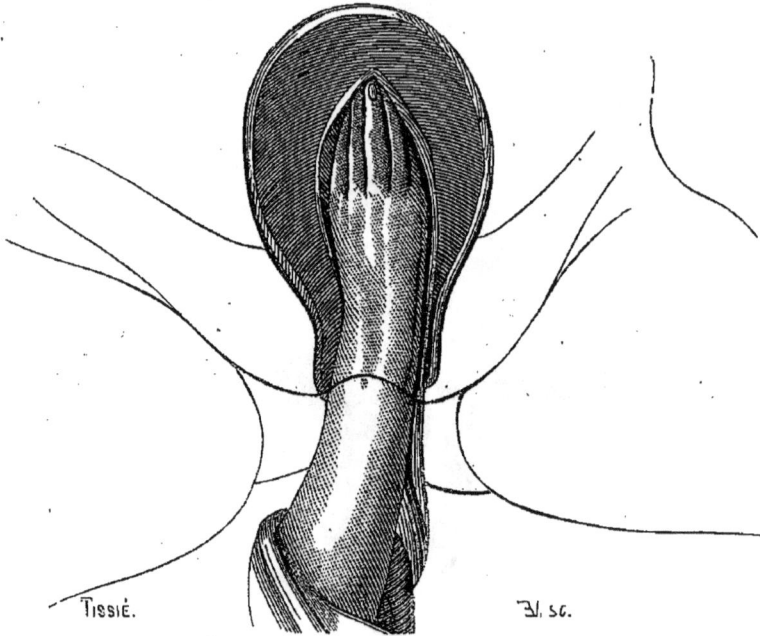

Fig. 63. — La main complètement engagée dans l'utérus après la réduction centrale.

mode de taxis, de remplacer la main par un instrument composé d'une tige simple terminée par une extrémité mousse renflée et arrondie, que l'on désigne sous le nom de *repoussoir*, assez semblable à une baguette de tam-bour, et qui permet d'atteindre et de ramener le fond de l'utérus à sa place sans encombrer, comme on le fait d'ordinaire, la cavité vaginale avec la main. L'emploi de cet instrument remonte également à Viardel. Viardel ne l'a point décrit, mais en donne le dessin (2) avec l'expli-cation suivante : « le repoussoir pour la matrice, lorsque

---

(1) West. *Malad. des femmes*, p. 33-34.
(2) Viardel, *Obs. sur la pratique des acc.* Paris, 1674, p. 210-211.

« la main est trop grosse et le col trop étroit ; faict de
« buy ». Il a trouvé encore de nos jours de zélés défenseurs dans Depaul, resté fidèle à la tradition de Viardel,
et dans Withe, de Buffalo, qui, au moyen de quelques modifications importantes, en a fait le fonds d'un procédé de
réduction, sur lequel nous aurons à revenir dans un
instant.

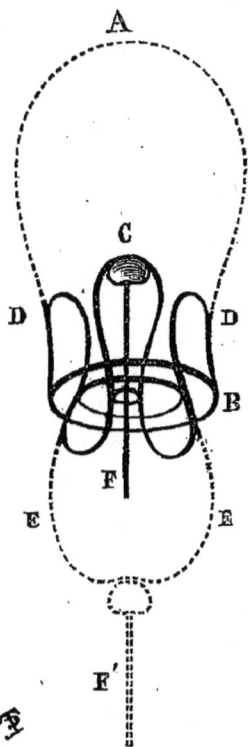

Fig. 64. — Schema de l'utérus soumis à l'action du taxis central.
AB. Utérus. — BDE. Utérus en inversion. — FC. Repoussoir. — BDC. Utérus en
voie de réduction ; double repli des parois ; triple cercle concentrique de la coupe au niveau du col B.

Pour en revenir au taxis central accompli par la main
seule, il offre quelques inconvénients que nous ne pouvons méconnaître. Il arrive un moment où, comme l'a
fort bien démontré Mac'Clintock (1), le fond de la matrice
dépassant la hauteur du col, il y a deux replis de la paroi
utérine inclus dans le col, de telle sorte que si une coupe
était faite au niveau du col, elle donnerait l'image de trois

---

(1) M'Clintock, *Diseases of Women*, Dublin, 1863, p. 85 et suiv.

cercles concentriques (voy. fig. 64). Cette disposition implique un élargissement considérable du col, sans lequel la réduction ne peut se faire.

Ce mode de taxis, d'après cette remarque, reste donc surtout applicable aux inversions récentes, au moment même où elles viennent de se produire alors que l'utérus est encore volumineux et flasque, et le col largement dilaté, comme dans les cas où l'utérus, frappé d'inertie, conserve assez longtemps cette même disposition anatomique.

Toutefois, il est bon de noter que les observations modernes de Valentin (obs. 112), de Canney, de Barrier, et même celle de Withe, de Buffalo (obs. ult., V. T. O), prouvent qu'il a pu être également appliqué avec quelques modifications aux inversions anciennes.

2° *Taxis par refoulement périphérique*, ou *taxis périphérique*. — Dans ce mode de taxis, la main du chirurgien embrassant l'utérus, le repousse par un mouvement de totalité de bas en haut, de manière à faire remonter et rentrer progressivement le pédicule, puis le corps lui-même de la matrice, rendu plus mince et plus effilé par l'action des doigts qui l'étreignent et le pétrissent. De cette façon, on arrive à faire rentrer les premières les parties sorties les dernières, manœuvre qui n'exige qu'une dilatation moyenne du col. Ce mode de taxis se trouve en germe dans Ambroise Paré (1) et dans Mauriceau (2) ; il a été un peu plus distinctement indiqué par Amand (3), définitivement décrit par Puzos (4) et par Astruc (5), et depuis adopté presque exclusivement par Leroux, Baudelocque, Capuron, et de nos jours par Pajot et par Tarnier. En Angleterre, Withe l'ancien (6), et de nos jours Montgomery (7),

---

(1) A. Paré, Ed. Malgaigne, t. II, p. 741.
(2) Mauriceau, *Traité des malad. des femmes grosses*, 4ᵉ édit. Paris, 1574, p. 393.
(3) Amand, *Nouvelle obs. sur la pratique des acc.* Paris, 1714, p. 160.
(4) Puzos, *Traité des accouchements*, 1759.
(5) Astruc, *L'art d'accoucher*, 1766.
(6) Jourdan, *Dict. des sc. méd.* t. XXIII, 1818, p. 290, art. *Hystéroptose*.
(7) Montgomery, *Traité d'acc.*

lui ont également accordé la faveur. Il porte en Angleterre le nom de *Méthode de Montgomery* ; il est plus
juste de lui donner celui de *Méthode d'Amand* ou *de
Puzos* ou d'*Astruc*.

Ambroise Paré et Mauriceau se contentent de faire
entendre que, pour réduire la matrice renversée, il faut
la repousser à peu près comme on peut. « Sera réduite

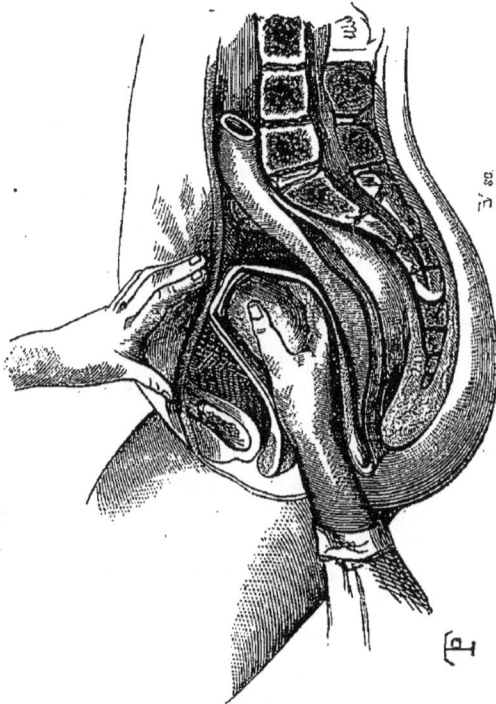

FIG. 65. — Taxis périphérique.

« en son lieu, dit Ambroise Paré, en poussant avec les
« doigts tout ce qui est sorti dehors, non pas tout d'un
« coup, mais peu à peu, avec un linge délié » ; ou, comme
dit Mauriceau, « ayant pris un linge bien mollet, on la
« remettra en son lieu naturel, la repoussant avec la
« main peu à peu de costé et d'autre, etc. ».

Amand est un peu plus explicite, mais laisse cependant une certaine obscurité dans sa description. Il rapporte deux observations. Voici comment il raconte la
réduction dans les deux cas :

Obs. 114. Amand, 1713 (1). — « Pour faire la réduction, dit-il
« dans le premier, je donnai à la tête de la demoiselle une posi-
« tion basse, les fesses étant un peu élevées, et ayant enduit ma
« main d'huile d'amandes douces, *je poussai doucement et sans*
« *aucune violence* le fond de la matrice renversée vers la partie
« supérieure. J'eus assez de peine à faire cette réduction..... Mais
« enfin je fus assez heureux pour y réussir, ayant conduit le
« fond de la matrice dans sa position naturelle. »

Quant au second, je crois utile de rapporter en entier
l'observation, qui offre sur quelques points un certain
intérêt.

Obs. 115. Amand, 1713 (2). — « Le 3 avril 1699, sur les 11 heures
« du soir, je fus prié d'aller dans la rue de la *Tisseranderie*
« pour secourir une dame qui était à l'extrémité. Il y avait deux
« heures qu'elle était accouchée d'une fille vivante par Madame
« le C., sage-femme, qui, voulant la délivrer, tira malheureuse-
« ment le fond de la matrice dans le vagin avec perversion,
« c'est-à-dire retournée du dedans au dehors, par l'attraction
« violente de l'arrière-faix qui s'était trouvé fort adhérent à cette
« partie. Elle fit tout son possible pendant 5 quarts d'heure pour
« réduire le fond de ce viscère dans son lieu naturel. Mais ne
« l'ayant pu faire, on alla chercher Mme A..., autre sage-femme,
« mère de la première, qui y travailla aussi trois quarts d'heure sans
« avoir pu réussir. Je trouvai cette dame dans le plus déplorable
« état que l'on puisse s'imaginer ; elle avait été confessée ; je n'eus
« pas le temps de trop examiner sa triste situation, ses forces et
« sa connaissance étant perdues presque totalement, et il est sûr
« que, pour peu que j'eusse apporté du délai à la secourir, cette
« malade serait morte. Je la touchai et je trouvai le récit des
« sages-femmes trop véritable. *Je commençai aussitôt par m'oin-*
« *dre la main d'huile douce, et avec les doigts un peu écartés les*
« *uns des autres, je repoussai doucement le fond de la matrice*
« *dans sa situation naturelle, le plus doucement qu'il me fut*
« *possible.* Au reste, je vins heureusement à bout de cette opé-
« ration. La malade revint peu à peu de la syncope qui lui faisait
« représenter l'image de la mort, et tous les autres accidents
« cessèrent bientôt. Dans toutes les occasions où il s'agit de
« porter la main dans la matrice, *les accoucheurs doivent avoir*
« *bien soin de couper leurs ongles de très près, et surtout dans*

---

(1) Amand, *Nouv. obs. sur la pratique des acc.* Paris, 1713, 1715.
Obs. XL, p. 160.
(2) Amand, *loc. cit.* Obs. LXX, p. 182.

« cette rencontre, où il serait facile d'exciter une grande inflam-
« mation de la matrice, à moins qu'ils ne s'assujettissent à mettre
« *un linge fin au bout de leurs doigts; mais, selon moi, il est plus*
« *avantageux d'agir avec la seule main, parce que l'on sent et dis-*
« *tingue mieux et plus aisément les replis qui se pourraient faire*
« *du fond de ce viscère, et on est plus en état d'y remédier.* »

Ces observations d'Amand sont, comme on le voit, moins précises que celle de Viardel sur le mécanisme de la réduction; après les avoir lues, on se demande encore si le procédé suivi est le même, c'est-à-dire le refoulement central du fond de l'utérus. Toutefois, la mention expresse de tenir les *doigts écartés* pour repousser le fond de la matrice et de ne point envelopper les bouts des doigts de linge fin *pour sentir et distinguer mieux et plus aisément les replis qui se pourraient faire du fond de la matrice, et pour être plus en état d'y remédier*, semble bien indiquer que ces doigts écartés ont pour mission d'embrasser et de soulever le fond de la matrice, et que chaque doigt peut agir isolément sur la paroi, c'est-à-dire qu'il s'agit d'un *taxis périphérique*. C'est ainsi, du reste, que l'a compris Leroux, qui, écrivant 60 ans après Amand, était mieux à même que nous de juger du fait d'après la tradition.

Mais, s'il reste quelque équivoque encore dans la description d'Amand, il n'en est plus de même dans le texte de Puzos (1) : « Pour réussir dans cette opération, on fait
« mettre la femme à plat, ayant la poitrine fort basse et
« les fesses élevées. Alors l'accoucheur introduit la main
« et appuie plus sur les parties latérales que sur le fond
« retourné, crainte de l'élargir ; en poussant successive-
« ment avec les doigts tantôt d'un côté, tantôt de l'autre,
« il peut parvenir à faire rentrer le fond de la matrice
« et à remettre toute la partie dans son état naturel ».

Astruc (2) s'est chargé de compléter la description de Puzos en éclaircissant et développant ce qu'elle peut pré-

---

(1) Puzos, *Acc.*, chap. 2 du *Traité des maladies de la matrice*, p. 250. Paris, 1759.
(2) Astruc, *l'Art d'accoucher*. Paris, 1766, p. 279.

senter encore d'obscur ou de trop concis, relativement au dernier temps de l'opération : « Pour cet effet, on bais-
« sera le tronc de la femme et on élèvera les fesses ;
« après quoi, ayant bien graissé la main droite, on l'in-
« troduira dans le vagin *jusqu'à la grosseur, qu'on re-*
« *poussera doucement dans la matrice, en commençant*
« *par les côtés, comme on a coutume de faire dans les*
« *hernies.* On conduira ainsi ce corps avec les doigts
« jusqu'au fond de la matrice où est sa place ».

On a dit, et avec assez de raison, que le taxis central était surtout applicable aux inversions récentes et à celles qui se produisent dans les cas d'inertie de la matrice; que le taxis périphérique devrait au contraire être toujours employé dès que l'inversion s'éloigne du moment de sa production et que le col, se rétractant, forme sur le collet de la tumeur un anneau plus ou moins étroit.

Leroux a résumé la doctrine du xviiie siècle sur ce point (1) :

« Le renversement incomplet est facile à réduire lors-
« qu'on s'en aperçoit peu de temps après qu'il est arrivé,
« et qu'il n'y a point encore d'étranglement; il suffit de
« le *repousser*, il reprend sa place aisément, et la matrice,
« se contractant presque sur-le-champ, arrête l'hémor-
« rhagie..... La portion de la matrice renversée peut
« être serrée par l'orifice. La difficulté de la réduction
« sera alors en raison du degré de l'étranglement, du
« temps qu'il aura subsisté et de la quantité du fond de
« la matrice qui sera retourné..... Alors on introduira la
« main graissée dans le vagin, on saisira la tumeur avec
« les doigts écartés et on la repoussera peu à peu et dou-
« cement, en faisant rentrer le premier ce qui est sorti le
« dernier. »

« C'est ainsi, ajoute Leroux, que s'est conduit
« Amand (2) dans deux renversements incomplets de

---

(1) Leroux, *Pertes de sang*, p 141. Dijon, 1776.
(2) Amand, *Nouvelles observations sur la pratique des accouchements*, 1713, 1715. Obs. xl et lxx, p. 160, 182.

« matrice qu'il a pu réduire. C'est aussi la méthode
« que conseille le célèbre Puzos. »

L'opinion de Leroux me paraît devoir rester comme
une excellente règle de conduite à suivre. Depaul (1) fait
ressortir en effet, non sans une grande apparence de raison, « que l'utérus, après l'accouchement, est très dis-
« tendu ; que la tumeur est trop considérable pour que
« la main puisse convenablement l'embrasser, et il en
« résulte que les doigts entourant incomplètement la
« portion du pédicule qui est voisine de l'orifice ne ser-
« vent qu'à déprimer les parois, et non à les faire ren-
« trer ». Il est vrai que l'organe se rétracte d'ordinaire
rapidement ; mais, comme le fait observer West, cet état
flasque et volumineux de l'utérus peut persister longtemps, dans le cas d'inertie de la matrice.

Ces remarques de Depaul et de West semblent devoir
faire donner la préférence au procédé des doigts en cône,
quand on tente la réduction immédiatement après l'accouchement ou quand la matrice est restée à l'état
d'inertie.

Il ne faut pas croire cependant que, même dans ces
cas, le taxis par refoulement périphérique soit inappli-
cable.

La description même de Puzos, faite à une époque où
l'on ne cherchait pas à réduire les inversions anciennes,
et l'observation suivante de Tarnier sont la meilleure
réponse qu'on puisse faire aux objections de Depaul.

Obs. 116. Tarnier, 186. (2). — « Je fus appelé en toute hâte près
« d'une femme accouchée depuis une heure environ et atteinte
« d'inversion. Je trouvai à la vulve une tumeur rougeâtre, molle,
« un peu moins volumineuse que le poing. Sa partie la plus étroite
« remontait jusqu'au col de l'utérus, dans lequel elle s'engageait
« et qui était resté entr'ouvert pour lui livrer passage. Absence
« du globe utérin à l'hypogastre. On sentait toutefois au-dessus
« du pubis une tumeur de la grosseur d'une poire ordinaire, à la
« partie supérieure de laquelle on trouvait facilement une dé-

---

(1) Depaul, *Archives de Tocologie*, 1879, p. 208.
(2) Tarnier, *in* Weiss, Thèse citée, p. 35 et 37.

« pression en forme de cul de bouteille... Réduction : Je saisis
« doucement la tumeur avec la main droite, la paume de la main
« appuyée contre la partie la plus déclive, les doigts remontant
« sur son pédicule, jusqu'au niveau du col de l'utérus. En pres-
« sant de bas en haut, ma main pénétra bientôt tout entière dans
« le vagin, où elle continua d'agir sur la tumeur comme sur une
« hernie que l'on veut réduire. Mais ici la réduction, au lieu d'être
« brusque, se fit petit à petit, avec une très grande lenteur. Quand
« la tumeur eut franchi le col, ma main la suivit dans la cavité
« utérine. Pendant ces tentatives, ma main gauche, appuyée sur
« l'épigastre, pressait sur le fond de l'utérus et suivait les mouve-
« ments de la main introduite dans la cavité utérine. Une dé-
« pression qui persistait céda à une pression exercée pendant
« quelques minutes de dehors en dedans. La malade guérit sans
« accident. »

Cette observation de Tarnier démontre péremptoire-
ment que par le taxis périphérique on peut, comme par
le taxis central, obtenir la réduction des inversions qui
viennent de se produire. Mais il est juste de remarquer
que, dans ce cas de Tarnier, la tumeur était formée par
une inversion fort incomplète, comme en témoigne la
persistance d'une tumeur dans l'hypogastre, la persistance du col enserrant le pédicule dans le vagin, et le
volume même de la tumeur qui ne sortait pas du vagin et
offrait au plus la grosseur du poing.

Cette observation laisse donc à peu près intacte la
proposition déjà énoncée et qu'il convient à peine de modifier, à savoir : *que la réduction centrale convient surtout aux inversions très récentes et très complètes, aux
cas dans lesquels l'utérus renversé est frappé d'inertie,
tandis que le taxis périphérique est mieux applicable
aux inversions qui ont déjà eu le temps de se rétracter.
aux inversions incomplètes ou d'un petit volume et aux
inversions chroniques.*

3° *Taxis par refoulement latéral ou taxis latéral.* —
Ce mode de taxis est celui dans lequel le globe utérin
étant embrassé par la main, les quatre derniers doigts se
trouvent appliqués sur la paroi postéro-latérale droite,
qu'ils maintiennent fixe par une pression suffisante, tandis
que le pouce appuyé sur la partie inférieure de la paroi
antéro-latérale gauche déprime cette paroi, et par des

pressions successives de bas en haut du pouce engagé
dans la fossette ainsi produite, fait, grâce à la membrane
séreuse ou péritonéale qui double le sac utérin, glisser
cette paroi sur la paroi opposée. La paroi sur laquelle
agit le pouce, remonte en venant faire vers la partie correspondante de l'orifice du sac utérin une saillie qui augmente graduellement sous la pression continue du pouce,
et ramène ainsi peu à peu l'utérus dans la cavité abdomi-

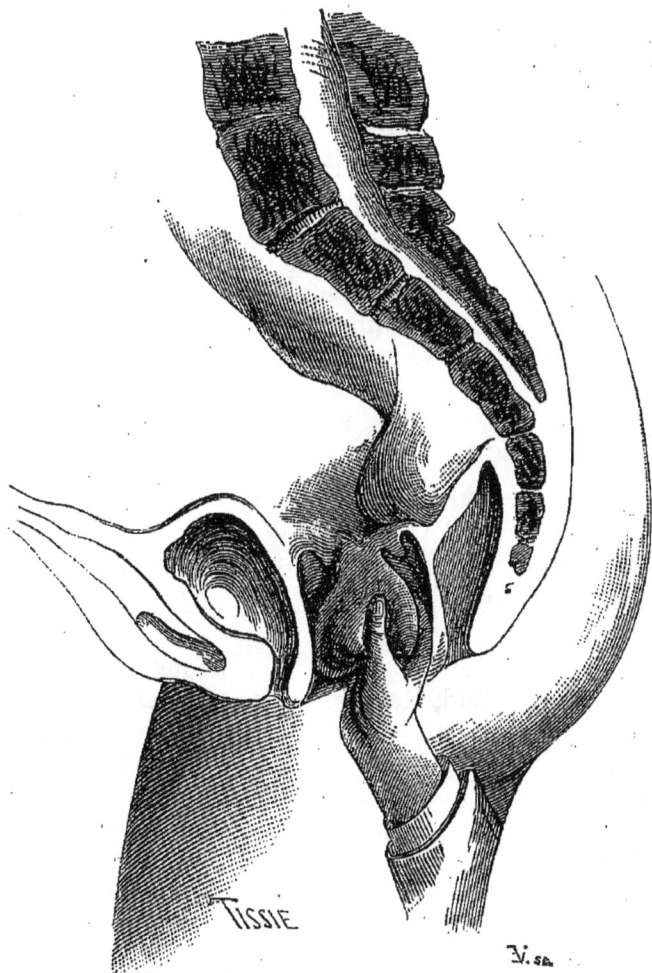

FIG. 66. — Taxis latéral.

nale. Cette manœuvre a réussi souvent, surtout dans les
inversions anciennes, à accomplir une réduction refusée
aux autres modes de taxis.

C'est encore un chirurgien français, Deleurye, qui est l'inventeur réel de ce mode de taxis. Voici l'observation dans laquelle il l'a mis en lumière :

Obs. 117. Deleurye, 1787 (1).— « La nommée X..., rue Saint-« Antoine, près l'église Saint-Paul, fut accouchée de son premier « enfant, samedi 13 du mois de janvier 1787, par une sage-femme « qui, voulant obtenir la délivrance, tira assez fort pour amener « avec elle le fond de la matrice...

« On fit prier M. Cathelot, notre confrère, de s'y transporter; il « reconnut l'accident et m'envoya chercher... J'arrivai une heure « après l'accident; la femme était pâle, décolorée, souffrait de « douleurs très constantes et éprouvait des mouvements convul-« sifs. Je trouvai la matrice hors des grandes lèvres et formant « une tumeur très considérable. Je me mis sur-le-champ en « devoir de tenter la réduction, je pressai inutilement sur le centre « de la tumeur... Voyant que la tumeur ne cédait pas à ces ten-« tatives, *je dirigeai mes efforts sur un des points latéraux;* il céda « facilement, et je parvins, sans beaucoup de douleur pour la « malade, à remettre assez vite le viscère en place. La matrice « rentrée se contracta sur ma main, et sur-le-champ je fis sentir « sa forme sphérique et solide au-dessus du pubis à M. Cathelot. « La malade n'a éprouvé aucun accident. »

Un procédé analogue paraît avoir été mis également en pratique avec succès par Burns (2). Mais ce sont sur-tout les deux chirurgiens américains, Sims, en 1860, et Nœggerath, de New-York, en 1862, qui ont donné à ce mode de taxis sa forme définitive. Voici les observa-tions qu'ils ont publiées :

Obs. 118. Sims, 1860 (3). — « Je rencontrai ce cas chez une « dame de Springfield, Massachusetts, qui avait été assistée dans « son accouchement par un des praticiens les plus éminents de « notre Nouvelle-Angleterre. Je le regarde comme un exemple « d'*inversion spontanée* (tardive), et je présume que cette inver-« sion survint à une époque postérieure au rétablissement, car « la réputation du médecin atteste suffisamment qu'elle n'avait « pu résulter d'une maladresse de sa part, ni se manifester sans « qu'il l'eût découverte dans le moment où il soignait encore la

---

(1) Deleurye, *note lue à l'Académie de chirurgie*, le 1er février 1787. — Baysselence, Thèses de Paris, floréal an XI. — Bellié, Thèses de Paris, 1818, t. I, p. 9.
(2) Burns, *The principles of Midwifery*, London, 1843.
(3) Sims, *Chirurgie utérine*. Trad. franç. 1866, p. 158.

« malade. Le départ de ce médecin força plus tard cette dame à en
« appeler un autre qui la traita pour une ménorrhagie. Elle ne s'en
« trouva pas mieux. Alors une consultation eut lieu; on constata
« qu'il y avait inversion; après avoir éthérisé la malade, on
« chercha vainement à réduire cette inversion par des efforts
« continués pendant une heure. Deux ou trois semaines après, je
« fus appelé; j'éthérisai de nouveau la malade, et je pûs remettre
« l'utérus dans ses conditions normales, en moins de cinq mi-
« nutes. C'était en mai 1860, *environ 12 mois après* la couche.....
« Mes confrères présents à l'opération me firent beaucoup d'hon-
« neur de la facilité avec laquelle je l'accomplis; mais la rapi-
« dité de l'exécution fut un peu accidentelle. Ayant introduit la
« main gauche dans le vagin, je saisis l'utérus; j'eus bientôt
» ramené le fond de l'utérus dans la cavité cervicale. A ce mo-
« ment, je changeai la manière dont je tenais l'utérus, et par
« accident, plutôt qu'à dessein, je fis céder profondément la
« corne droite avec le pouce; les doigts comprimaient le côté
« opposé de l'organe, et tandis que le pouce pesait sur le tissu
« dans lequel il était enfoncé, les doigts agirent à l'opposé dans
« un sens contraire, et à ma grande surprise, l'utérus bondit,
« pour ainsi dire, hors de la main, et alla prendre sa position
« normale. »

Maintenant voici le cas de Nœggerath, qui n'offre pas
moins d'intérêt, d'autant mieux qu'il fut prémédité.

Obs. 119. Nœggerath, 1862 (1). — L'inversion datait de treize ans.
Le professeur Nœggerath essaya d'abord la réduction par la méthode de Withe, de Buffalo, mais sans y réussir. « Découragé par
« ces efforts infructeux, et sentant mon bras droit épuisé de fa-
« tigue, j'allais renoncer à faire de nouvelles tentatives, quand
« l'idée me vint de recourir à un nouveau mode de taxis. Je
« changeai la position de ma main de telle sorte qu'ayant accro-
« ché, avec les quatre derniers doigts de la main, le côté droit de la
« tumeur, j'appliquai vigoureusement mon pouce sur le côté gau-
« che, à l'union de ses deux tiers supérieurs avec le tiers infé-
« rieur. De cette manière, la pression de mon pouce s'exerçait
« sur la portion latérale du corps de la matrice, à la fois de bas
« en haut et de dehors en dedans; il en résulta une dépression
« oblongue, dont le grand diamètre se dirigeait de la corne gauche
« du fond de la matrice à la partie gauche du collet formé par
« l'union de la portion inversée et de la portion non inversée de

---

(1) Nœggerath, *Actes de l'Acad. de méd. de Philadelphie*, séance du
5 mars 1862. — *Méd. Times*, New-York, 26 avril 1862, p. 230. —
Americ. med. journ. 1866, janvier, p. 151. — Weiss, *Des réductions de
l'inversion utérine consécutive à la délivrance*. Paris, 1873, p. 41.

« l'utérus. Le résultat du premier temps de cette opération avait
« été de plier en double, pour ainsi dire, la cavité utérine de telle
« sorte que le bord latéral gauche (1) replié en dedans se trouvait
« amené au contact du bord latéral droit. Ceci accompli, je re-
« poussai avec le pouce, vers le haut, la fossette obtenue, et je
« pus remarquer que la partie gauche et supérieure de la portion
« cervicale de l'inversion passa d'abord à travers l'orifice utérin,
« puis que, par la continuation des manipulations, la partie infé-
« rieure gauche correspondante au corps de l'utérus passa à son
« tour pour reprendre sa position normale, tandis que la partie
« opposée (droite) restée en dehors de l'orifice utérin se raccour-
« cissait néanmoins de plus en plus. Quand la moitié de la tumeur
« fut ainsi ramenée dans la cavité abdominale, ce qui en restait
« dans le vagin s'échappa soudain d'entre mes doigts. L'opé-
« ration était terminée. »

En agissant ainsi, Nœggerath avait un but bien déterminé. D'après la théorie d'Oldham, qui me paraît, du
reste, empruntée aux travaux antérieurs de Kiwisch et de
Kolb (2), l'inversion commencerait presque toujours par
l'une des cornes de l'utérus, et dès lors il y aurait avantage,
afin de faire rentrer le premier ce qui est sorti le dernier,
de réduire d'abord la corne inversée la dernière. Comme
Nœggerath, j'admets volontiers la théorie d'Oldham. Je
crois que le placenta s'insère le plus ordinairement au
voisinage de l'une des trompes, et par conséquent au
voisinage de l'une des cornes; et lorsque l'inversion est
due à la traction exagérée du placenta, il me paraît évident que c'est par cette corne que l'inversion doit commencer. Mais les conséquences un peu absolues que le
chirurgien américain tire de ce fait sont au moins discu-
tables.

De la position même de la main du chirurgien pendant
l'opération du taxis, il résulte que c'est surtout sur la
corne gauche que le pouce doit agir, et rien ne prouve
que ce soit celle-là qui sorte toujours la dernière. Nous

---

(1) Il y a, dans l'observation que je traduis, quelques confusions dans
les termes droit et gauche, ce qui me paraît tenir à ce fait que la droite
et la gauche du sujet se trouvent inversement la gauche et la droite de
l'observateur.

(2) Kolb, *Pathol. Anat. der Weiblichen sexual org.* Wien, 1864.

devons observer, toutefois, que, dès que l'inversion est
complète, la matrice inversée devient symétrique, et il est
indifférent, dès lors, de commencer la réduction par l'une
ou l'autre des deux cornes.

D'ailleurs, la théorie d'Oldham n'est pas la seule raison
à invoquer en faveur de l'excellence de ce mode de taxis.
On peut faire valoir d'abord cette remarque si simple,
presque naïve, émise par Sims : « On fait ainsi glisser à
« travers le canal cervical une moitié de l'organe, au
« lieu du fond tout entier, qui présente un bien plus grand
« diamètre »; exactement, pouvons-nous ajouter, comme
pour franchir une porte trop étroite, nous nous présentons de côté en faisant passer l'une de nos épaules avant
l'autre.

Enfin, quelques vues anatomiques que nous avons déjà
émises me paraissent avoir une certaine valeur, pour le
point qui nous occupe. Nous avons en effet démontré
que le tiraillement des muscles qui entrent dans la composition des ligaments ronds, leur donne un état de tension permanente qui suffit à produire la réduction, dès
que certains obstacles sont levés. Or, le mode de taxis
qui attaque l'utérus par la région latérale, déployant
toute la puissance dont il dispose contre un seul des ligaments ronds, le dégage et force les résistances qui
gênent son action; la moitié de l'utérus se réduit, et dès
lors le ligament rond du côté opposé suffit pour réduire
facilement l'autre moitié ainsi fort allégée. Avec une
force donnée, on peut souvent vaincre successivement
deux résistances que l'on ne pourrait surmonter si on les
attaquait à la fois et sans les séparer.

Ce qui caractérise ce mode de taxis, c'est l'opposition
que se font les doigts dans la manière de saisir la tumeur,
et qui fait que les quatre derniers doigts fixant une des
parois de l'organe, le pouce agit en sens contraire sur la
paroi opposée, la déprime et la fait glisser vers le haut,
jusqu'à ce qu'elle déborde l'anneau abdominal de l'inversion et restitue ainsi une partie de cette paroi dans la
cavité abdominale.

Ce mode de taxis a donc l'avantage de fixer le col
de l'utérus en même temps qu'il repousse une partie de

son fond vers l'abdomen. De plus, il est applicable à tous les degrés de l'inversion.

IV. *Règles propres à certaines réductions.* — Les principes généraux de la réduction des inversions, tels que nous venons de les envisager dans une vue d'ensemble, sont applicables d'une manière générale. Nous devons examiner maintenant si, dans quelques circonstances et en raison même des variations de l'inversion, ils ne doivent pas subir quelques modifications ou quelques règles particulières.

De là un certain nombre de points spéciaux que nous devons mentionner et sur lesquels il est bon que nous nous arrêtions un instant.

1° *La réduction est-elle applicable également à tous les degrés de l'inversion?*

Les inversions du deuxième degré ou inversions incomplètes sont de beaucoup les plus communes; ce sont celles surtout que nous avons en vue dans l'exposé des principes établis dans le paragraphe précédent. Ces mêmes principes sont-ils également applicables aux inversions du premier et du troisième degré?

Pour les inversions du premier degré, c'est-à-dire pour les dépressions, il est évident que si on peut les constater à la période initiale, au moment même de leur formation, il faut, à l'exemple de Levret, de Leroux, de Baudelocque, les réduire immédiatement. Plus tard, lorsque la matrice est revenue sur elle-même, y a-t-il opportunité à faire des tentatives de réduction? Il n'existe aucunes observations sur lesquelles on puisse s'appuyer pour avoir des motifs de le faire. On conçoit, cependant, qu'après la dilatation du col au moyen d'une tige de laminaria ou de l'éponge préparée, on pourrait essayer le redressement de la partie enfoncée, soit à l'aide du doigt, soit à l'aide d'un petit repoussoir, tel que l'étui de nitrate d'argent dont s'est servi Courty dans un cas analogue (1).

---

(1) Obs. de Courty, dans Weiss. Thèses de Paris, 1873, p. 47.

Reste à savoir si les inconvénients qui pourraient en résulter pour la malade légitimeraient cette double opération qui n'est point sans danger.

Dans une inversion au troisième degré, ou inversion utérine complète à la période initiale, l'indication est manifestement de réduire le plus tôt possible, en profitant des avantages que donne la situation de la matrice à l'extérieur, de relever également le vagin en partie renversé, et de maintenir autant que possible les deux organes dans leur place normale.

Mais, lorsque ces inversions sont arrivées à une période de retrait avancée ou à la période d'état, la question offre une certaine importance et mérite d'être étudiée d'une manière spéciale.

Jude Hue (1), après avoir essayé avec insistance, dans un cas de ce genre, d'obtenir la réduction, n'a pu y parvenir, et il a conclu formellement sur ce point que les inversions complètes, précisément par leur constitution anatomique, par le fait du *renversememt de totalité* du col qu'il admet encore, opposent un obstacle insurmontable à la réduction ; que celle-ci est anatomiquement impossible, et que, *dans les inversions du 3e degré, il faut y renoncer et en venir immédiatement à l'amputation.*

Cette proposition absolue, comme on le voit, est fort grave et mérite d'être discutée. Elle paralyse une des grandes ressources de la chirurgie conservatrice et ne doit être acceptée que sous bénéfice d'inventaire.

Je m'inscris d'abord en faux contre une des prémisses de la proposition, contre cette affirmation que non seulement la matrice est renversée, mais le col lui-même, de telle sorte que sa position étant complètement intervertie et le col absolument tourné vers le haut, il n'existe plus d'anneau par lequel on puisse ramener la matrice dans sa position.

Or, en premier lieu, rien ne démontre cela ; un doigt de gant complètement retourné peut être remis en place

---

(1) Jude Hue, *Bulletin de la Soc. de chirurgie*, 1879.

en faisant repasser le bout du gant par son orifice même retourné ; il suffit pour cela que la marge de cet orifice soit maintenue fixe.

En second lieu, comme Baudelocque (1) l'a démontré, le renversement de la partie libre du col, de celle qui est au-dessous de l'insertion du vagin, ne peut, d'après les lois physiques, se produire ; cette partie du col formera, dans tous les cas, une portion anatomique en forme d'anneau qui peut être dissimulée, et devenir pour ainsi dire larvée, mais qui persiste néanmoins, et qui forme toujours un anneau non renversé, à travers lequel on peut faire repasser la matrice retournée.

Enfin l'observation de Jude Hue, et on peut y joindre celle de Poinsot (obs. ult. V. T. O.), donne elle-même la démonstration de cette persistance du col au niveau du pédicule, du col pour ainsi dire aplati et effacé mais non renversé qui, dès que les tensions ont cessé, peut se reformer et reprendre son volume, sa forme et sa direction normale. L'observation de Hue et celle de Poinsot sont formelles sur ce point. D'une part, ces deux chirurgiens démontrent avec insistance que, dans leur observation, l'inversion est complète (3ᵉ degré), et de l'autre ils reconnaissent, après la section du pédicule, que le col se reforme et se retrouve bientôt avec tous ses caractères anatomiques.

De cet ensemble de faits, il me paraît juste de conclure :

1º Que le col lui-même fût-il renversé, rien ne prouve que la réduction devient par cela même impossible ;

2º Que si, comme je crois l'avoir démontré, la partie libre du col ne peut se renverser et reste pour ainsi dire en puissance dans le pédicule de la tumeur, la réduction peut certainement encore être obtenue.

On doit donc ne pas y renoncer de parti-pris et ne pas perdre de vue que le procédé de Tyler Smith par le pessaire à air semble devoir présenter, dans ces cas, de notables avantages. Le pessaire, en effet, tend à relever le

---

(1) Baudelocque *in* Dailliez, thèse citée, p. 26.

vagin, à relâcher le pédicule, à permettre au col distendu
de se reformer, et peut rendre ainsi à l'inversion la plupart
des chances de réduction qu'elle paraissait avoir perdues.

L'observation suivante, empruntée à G. Kemp, prouve,
du reste, que l'on aurait tort d'ériger en principe absolu
cette irréductibilité des inversions complètes :

Obs. 120. G. Kemp, 1875 (1). — Une femme de 30 ans se plaignait de pertes très abondantes, très fréquentes, qui remontaient
à la naissance de son dernier enfant, 5 ans auparavant. A l'examen,
on trouva dans le vagin *un corps rond, lisse, se continuant en haut
directement avec les parois vaginales.* (Ces symptômes me paraissent
évidemment suffire pour caractériser une inversion du troisième
degré.) Après deux premières tentatives de réduction, Kemp se
décida à inciser le col par le procédé de Barnes. L'utérus fut abaissé
et le col incisé en deux endroits, nouvel insuccès ; quelques jours
après, nouvelle opération. Les deux incisions furent plus profondes. La réduction eut lieu et la malade guérit.

2° *Y a-t-il une règle commune à suivre dans la
direction des mouvements qui composent le taxis ?*

Quel que soit le mode de taxis que l'on emploie, il est
en effet une règle dont il convient de ne pas se départir.
C'est, dans les mouvements que la main du chirurgien
imprime à l'utérus, de ne jamais agir au hasard, de ne
pas perdre de vue les axes du bassin et de diriger toujours les mouvements dans la direction de ces axes.

Cette recommandation, indiquée déjà par Canney (obs.
ult. V. T. O.), a été reproduite à peu de jours près, à la
même époque, avec une grande insistance et une grande
autorité, par Barrier (obs. ult. V.T.O.), qui en fait la pierre
angulaire de son procédé de réduction, sur lequel nous
reviendrons bientôt. « Ayant saisi, dit Barrier, la tu-
« meur, je la repoussai d'abord dans la direction de l'axe
« du détroit inférieur. Sentant l'organe céder graduelle-
« ment, je changeai la direction de l'effort, sans en aug-
« menter l'énergie : je repoussai donc le fond de l'utérus
« de bas en haut et d'arrière en avant (dans la direction

---

(1) Kemp, *The obstetric journ.* London, 1875, n. 22, p. 632.

« de l'axe du détroit supérieur); aussitôt l'utérus céda
« complètement et reprit sa place normale. »

De son côté, Barnes (1) l'a reprise à son tour et en
attribue, certainement à tort, la priorité à Skinner, de
Liverpool (2).

« Dans cette manœuvre, dit Barnes, il ne faut pas
« oublier de suivre la direction des axes du bassin. Il
« faut d'abord pousser un peu en arrière dans la direc-
« tion de la concavité sacrée, puis en avant vers le détroit
« supérieur, et en même temps *sur un côté*, pour éviter
« le promontoire. C'est à l'observation de cette règle,
« ajoute Barnes, que je dois d'avoir pu réduire en 15
« minutes une inversion datant de 10 jours qui avait
« défié les efforts de plusieurs médecins. »

Les paroles de Barnes sont, on le voit, presque la
reproduction littérale de celles de Barrier, sauf le précepte qu'il donne et qui lui appartient, de faire la réduction un peu sur le côté, afin d'éviter le promontoire.

*3° Y a-t-il une règle à suivre dans le développement
et la durée de la force employée dans le taxis?*

Je pense qu'une règle qui doit être toujours présente
à l'esprit du chirurgien, est d'être modéré dans les
mouvements et de ne pas se laisser aller au désir d'a-
bréger par la violence un travail dont les résultats ne
doivent jamais être dus qu'à la douceur et à la persévérance.

Quelques chirurgiens au contraire, notamment parmi
les chirurgiens américains, ont proposé de poursuivre, dans
les circonstances où la réduction se fait attendre, le taxis
avec une persistance et une énergie croissante. Ils ont
même érigé cette pratique en une méthode qu'ils désignent
sous le nom de *taxis forcé*, et dont Withe, de Buffalo (3),
a été certainement un des promoteurs. Mais s'ils ont obtenu
par ce moyen quelques succès, ils les ont parfois chère-
ment payés : ils ont souvent produit la déchirure des
culs-de-sac vaginaux ou la rupture de l'utérus, et par

---

(1) Barnes, *Traité Clinique des malad. des femmes.* Trad. fr., 1876,
p. 617.
(2) Skinner, de Liverpool, *British med. journ.* 1860.
(3) Withe, de Buffalo, *Amer. med. journ.* 1856.

suite des péritonites mortelles. Sur 10 cas relevés par Barnes, dans lesquels ce moyen a été employé, on ne compte pas moins de 4 morts. Cette statistique seule indique qu'il faut renoncer absolument à un pareil moyen.

4° *Peut-on fixer l'époque précise où il convient le mieux de tenter la réduction de l'inversion?*

Cette dernière question me paraît encore devoir trouver sa place dans les règles spéciales applicables à la réduction.

Pour la résoudre, il faut la diviser et considérer d'une part les inversions récentes, et d'autre part les inversions anciennes.

Pour les premières, il est en général admis aujourd'hui qu'il faut, autant que possible, se rapprocher du moment initial de leur production, afin d'agir avant que le col de l'utérus se soit rétracté, et que le corps se soit enflammé ou tuméfié.

De fait, une statistique fort importante donnée par Hunt, de Buffalo (1), montre en effet le danger des réductions tardives. Sur 67 observations d'inversions utérines qu'il a relevées avec les détails relatifs à leur réduction, il a noté que la plupart de cas heureux, au nombre de 35, ont été opérés de suite après l'accident, et que les 32 insuccès ont été opérés après le premier jour.

Quand le chirurgien assiste à l'évolution de l'inversion, il doit repousser immédiatement l'utérus et, autant que possible, empêcher le renversement de devenir complet. C'est la pratique de Levret, de Leroux, de Baudelocque. Lorsque le chirurgien arrive après l'accomplissement de l'inversion, si le col n'est pas rétracté, il doit également, sans perdre de temps, procéder à la réduction. Ici une remarque importante se présente. Dans les circonstances que je viens d'indiquer, quelquefois le placenta est resté adhérent à la surface de l'utérus renversé. Quelle conduite doit alors tenir le chirurgien? Doit-il essayer de réduire immédiatement l'utérus et avec lui le placenta? ou bien doit-il enlever d'abord le placenta et

---

(1) Hunt, de Buffalo, *Buffalo med. journ.*, novembre 1853. Statistique citée aussi par Withe.

opérer la réduction ensuite ? C'est cette dernière pratique qui a été consacrée par les grands accoucheurs du XVIIIe siècle et qui me paraît acceptée de nos jours. Voici pour quelles raisons : 1° Vouloir réduire en même temps le placenta et l'utérus, c'est augmenter de beaucoup le volume de celui-ci et rendre la manœuvre plus difficile. 2° Si le placenta est adhérent, il est bien plus facile de le détacher quand il est ainsi sous les yeux à l'extérieur, que de chercher à l'obtenir une fois rentré dans la cavité utérine reconstituée. Outre les difficultés plus grandes de l'opération dans ce dernier cas, on risquerait de reproduire l'inversion par les tractions mêmes exercées sur le placenta. 3° Enfin, quant à l'hémorrhagie, il sera plus facile de s'en rendre maître au moins momentanément par la compression de l'aorte, en ayant sous les yeux la surface placentaire, et si l'on ne peut la réprimer complètement ainsi, le taxis, le pétrissage de l'utérus qu'il implique, la restitution de l'organe à sa place naturelle, la possibilité de le saisir alors à pleine main par la région hypogastrique et de faire le tamponnement, suffiront certainement pour atteindre le but.

Mais si le chirurgien appelé arrive après la rétraction du col, après le développement des phénomènes inflammatoires qui entretiennent et augmentent cette rétraction, les accoucheurs anciens, comme Mauriceau, Viardel, Amand, Puzos, considéraient ce cas comme au-dessus des ressources de l'art, et renonçaient à toute tentative de réduction. Les accoucheurs de la seconde moitié du XVIIIe siècle trouvèrent plus opportun de faire tomber les phénomènes inflammatoires par l'emploi des émollients ou des antiphlogistiques, et ne craignirent pas de renvoyer de quelques jours, à l'exemple des sept jours d'attente imposés par Hippocrate, les efforts de réduction. C'est la pratique qui a été suivie par Hoin le père, par Chopart, par Baudelocque, et imitée par la plupart des chirurgiens de la première moitié de ce siècle.

L'école anglo-américaine est plus précise encore dans ses préceptes sur ce point. La réduction doit être tentée exclusivement avant ou après la période d'involution. « Dans cette période, dit Withe, de Buffalo, qui rappelle

« à ce sujet la statistique de son compatriote Hunt, l'uté-
« rus ne possède plus la fermeté et l'élasticité d'un utérus
« vierge, ni la flexibilité et la résistance musculaire de
« l'utérus gravide. Je suis convaincu qu'à cette période,
« l'utérus ne peut être soumis sans danger de *lacération*
« à des manipulations qui sont sans inconvénients lorsque
« l'involution est accomplie (1). »

Lombe Athil (2), qui a vu ces lacérations se produire
sous ses mains, confirme cette opinion. « Si la réduction
« d'une inversion n'a pas été tentée 24 heures après la
« délivrance, il est préférable de retarder toute tentative
« de quelques semaines, jusqu'à l'entier achèvement de
« l'involution de l'organe. »

Quand l'inversion est devenue chronique, peut-on agir
en tout temps ?

Souvent, il faut le dire, on n'a pas le choix, parce que
les symptômes, surtout les symptômes hémorrhagiques
avec leurs conséquences menaçantes, ne permettent pas
d'attendre.

Mais, quand on le peut, quelle époque doit-on préférer ?
Celle de la période menstruelle, comme le veut Malgaigne, avec l'idée de rencontrer les tissus plus mous et
plus souples à ce moment ? Je ne le pense pas. Avec la
plupart des chirurgiens, je crois qu'il faut préférer la
période intercalaire et se méfier de l'état congestif et des
prédispositions inflammatoires qu'entraîne toujours avec
elle la présence des règles.

§ III. — *Méthodes et procédés particuliers.*

Après avoir ainsi passé en revue les différentes ressources dont dispose la chirurgie pour tenter avec fruit
la réduction des inversions utérines, il nous sera facile de
présenter un tableau d'ensemble des différentes méthodes
et des procédés divers qui ont été institués à cet effet.

---

(1) Withe, de Buffalo. Extrait d'une brochure citée par Lombe Athil.
(2) Lombe Athil, *Diseases peculiar to Women*, 1880. Dublin, p. 238.

Un premier point essentiel à noter, c'est que les moyens de fixation de l'utérus fournissent en réalité la véritable base de classification de ces méthodes et procédés.

En effet, les moyens propres à obtenir le relâchement du col, les différents modes de taxis sont d'une application générale ; ils peuvent être employés soit isolément, soit concurremment, soit successivement, dans tous les procédés, mais ils ne les caractérisent pas.

Les moyens de fixation de l'utérus, au contraire, offrent toujours quelque chose de spécial qui rend très différentes, très distinctes les opérations dans lesquelles chacun d'eux est employé.

Ainsi, comme nous l'avons vu, le chirurgien peut atteindre et fixer l'utérus par trois voies différentes : la voie hypogastrique, la voie rectale, la voie vaginale.

De là trois grandes méthodes de réduction, que l'on peut désigner sous les noms de *méthode hypogastrique*, de *méthode rectale*, de *méthode vaginale*.

I. — Méthode hypogastrique.

Les procédés qui rentrent dans cette méthode sont au nombre de dix, suivant les différents modes de taxis employés et quelques modifications particulières proposées par divers chirurgiens, et qui donnent à chacun des procédés qui en résultent une physionomie spéciale.

Ces dix procédés sont :

1° Le procédé par le refoulement central (procédé de Viardel) ;

2° Le procédé par le refoulement périphérique (procédé d'Amand) ;

3° Le procédé par le taxis latéral (procédé de Deleurye) ;

4° Le procédé par le repoussoir de Viardel ;

5° Le procédé par le réducteur de Withe, de Buffalo ;

6° Le procédé par les pressions utéro-sacrées de Barrier ;

7° Le procédé par les pressions utéro-abdominales d'Emmet ;

8° Le procédé par les incisions vulvaires de Grillo ;

9° Le procédé par les incisions cervico-utérines de
Millot et de Barnes ;

10° Le procédé par l'incision abdominale de Gaillard
Thomas.

Quel que soit le procédé employé dans la méthode
hypogastrique, sauf le dernier, qui offre des particularités exceptionnelles, la malade doit être placée sur le
bord d'un lit, le siège élevé, les jambes fléchies, les
pieds fixés sur deux chaises ou maintenus par deux
aides. Le chirurgien porte alors la main gauche sur la
région hypogastrique, la déprime et s'efforce de faire
plonger aussi avant que possible ses doigts dans le petit
bassin, de manière à atteindre et maintenir la matrice
ou l'anneau péritonéal qui la remplace, tandis que de la
main droite il pratique le taxis suivant les conditions propres à chacun des procédés.

1° *Procédé par le refoulement central ou de Viardel*(1). — Ce procédé est caractérisé par le second temps
de l'opération dans lequel le chirurgien, après avoir mis la
malade dans la position indiquée plus haut, place d'abord
sur la tumeur un linge fin, d'après le précepte fait avec
insistance par Viardel, afin d'éviter les éraillures du
tissu de la matrice que pourrait entraîner la pression du
bout des doigts. Puis il oint d'huile sa main tout entière,
ramène ses doigts en cône ou en pessaire (Viardel),
quelquefois en poing fermé (Levret, Lazzati), les applique
sur la partie centrale du fond de la matrice (fig. 67), en
s'efforçant de la faire céder sous la pression, de la
ramener graduellement à travers l'orifice du col, jusque
dans l'abdomen, et de lui faire reprendre sa position naturelle ; la main qui se trouve, en commençant l'opération, appliquée sur le point déclive de la matrice renversée, doit, à la fin de la même opération, se trouver
complètement engagée dans l'intérieur de la matrice
(fig. 68) et en état de redresser les dépressions qui

---

(1) Viardel, *Obs. sur la pratique des accouchements.* Paris, 1674,
ch. xxx, p. 211.

pourraient persister encore dans son fond redevenu culminant.

Après un moment de séjour dans la matrice, et alors
que toute contraction paraît avoir cessé, le chirurgien

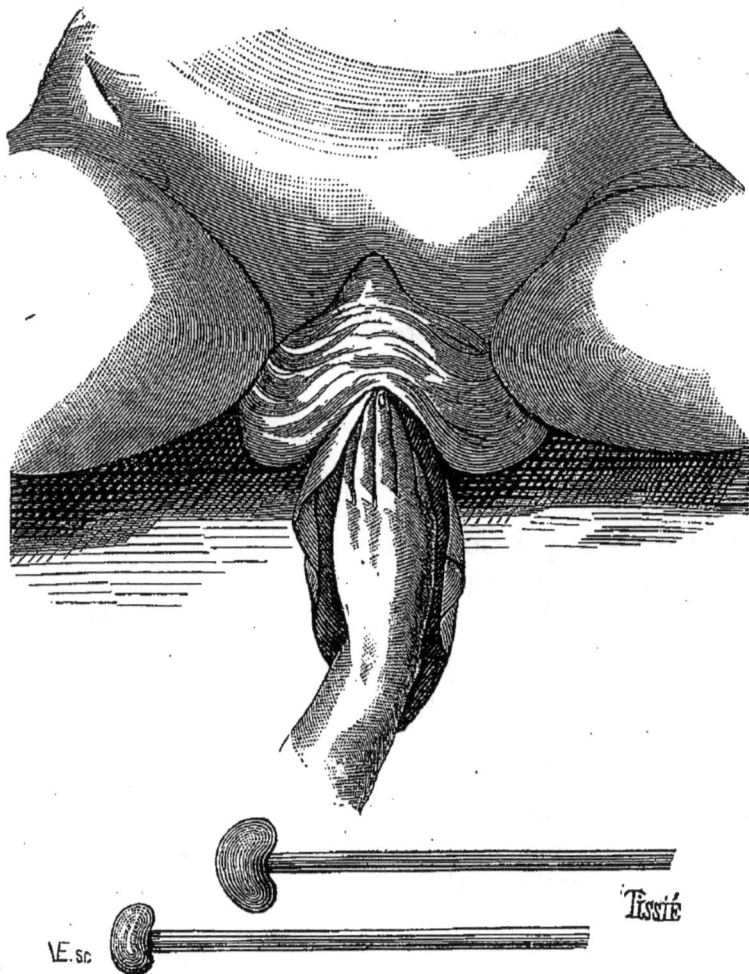

Fig. 67. — Procédé par le refoulement central (Viardel). — La main repoussant la
matrice. — Repoussoirs mécaniques pouvant remplacer la main.

retire doucement sa main, rapproche exactement les
cuisses de la malade, et en maintenant ce rapprochement
la ramène dans la position horizontale, en recommandant
l'immobilité la plus absolue.

Quelques auteurs anciens, Viardel entre autres, recommandent, au moment où l'on tire la main, de la remplacer dans le vagin par un tampon de linge ou un pessaire ; cette pratique, qui tenait à la confusion que l'on faisait encore à cette époque entre le renversement de la matrice et la chute ou prolapsus, est tombée en désuétude.

Ce procédé est, comme nous l'avons vu en étudiant les différents modes de taxis, surtout applicable aux inversions récentes, flasques et volumineuses. C'est Depaul qui, de nos jours, s'en est fait le défenseur le plus accrédité.

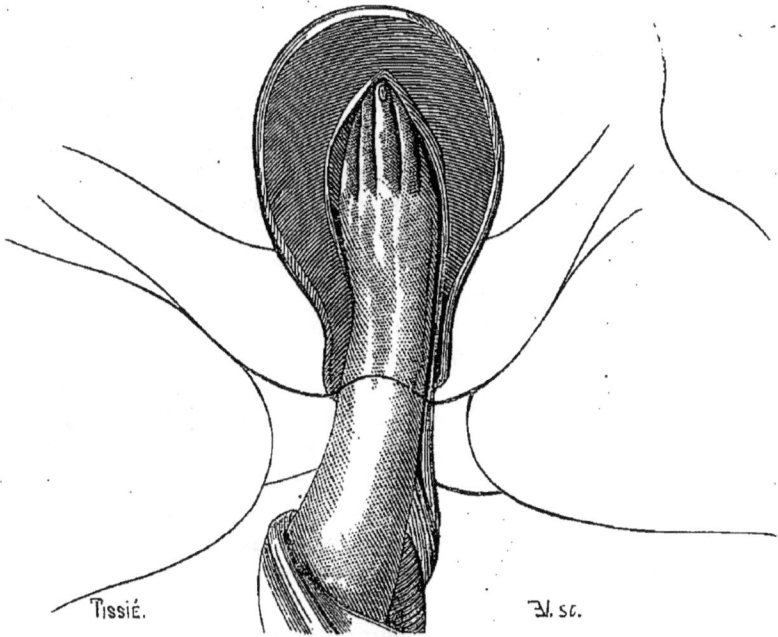

FIG. 68. — La main engagée dans la matrice réduite.

C'est, suivant lui, le premier auquel on songe à l'aspect de la tumeur qui se produit par le fait de l'inversion utérine. A mesure que la tumeur fait saillie, on cherche à la repousser. L'utérus, après l'accouchement, est très distendu ; en état d'inversion, il ressemble à une poire en caoutchouc, qu'on réduit plus aisément, d'après les expériences de Depaul, avec les doigts en cône.

Voici, du reste, une intéressante observation que Depaul (1) cite à l'appui de son opinion :

Obs. 121. Depaul, 1864. — « Il y a quinze ans environ, « me trouvant un jour dans un village des environs de Paris « (Clamart), un confrère, qui m'avait reconnu, m'appela et me « pria de monter près d'une femme qui venait d'accoucher... Je « trouvai la patiente pâle, décolorée, exsangue, le pouls était à « peine perceptible.

« Entre les cuisses et sortant de la vulve, se voyait une tumeur « plus grosse que mon poing, rougeâtre, imprégnée de sang... Il « me fut facile de reconnaitre un renversement de l'utérus. Mais « l'état de la femme me parut si grave que je crus devoir différer « la réduction. Je donnai des stimulants, je recouvris la tumeur et « les parties voisines avec des compresses d'eau fraîche. Le pouls « se releva, la malade entr'ouvrit les yeux, prononça quelques « paroles, et je crus, au bout de trois quarts d'heure, le moment « venu d'essayer de mettre les choses en place. Nous la pla-« çâmes en travers sur le bord du lit ; j'appliquai l'extrémité de « mes cinq doigts réunis sur la partie saillante de l'utérus ; « l'autre main était appliquée à plat au-dessus du pubis, pour « surveiller ce qui se passerait de ce côté. Avec mes cinq doigts « j'exerçai une pression d'avant en arrière dans la direction de « l'axe du détroit inférieur. Un petit infundibulum commença à « se produire ; je poussai un peu plus, et la main y pénétra da-« vantage. La plus grande partie de la tumeur étant rentrée dans « le vagin, je sentis très manifestement alors la résistance du « col. Je fis un effort plus grand, cet obstacle était vaincu. Ma « main tout entière s'enfonça dans le vagin, puis dans l'utérus, « et en même temps avec celle qui était appliquée sur l'abdomen « je constatai l'apparition du globe utérin avec sa forme habi-« tuelle. Cette femme avait 40 ans, elle accouchait à terme pour « la 7e fois. Quelques tractions avaient été faites sur le cordon, « mais très modérées. Aussi, grand avait été l'étonnement quand « on avait vu une tumeur rester entre les lèvres après l'extraction « du placenta, et cette extraction suivie d'une perte formidable. « La guérison fut rapide ; six semaines après, l'utérus se retrou-« vait dans le bassin avec sa forme naturelle. »

Dans les inversions peu volumineuses, Baudelocque a pu obtenir la réduction en employant deux doigts au lieu de la main. Les inversions anciennes, comme nous l'avons vu, n'échappent point à ce procédé. En se servant des doigts isolés, à l'exemple de Baudelocque, Valen-

---

(1) Depaul, *Arch. de Tocologie*, 1879, p. 200. — Weiss, thèse citée, p. 32-33.

tin, Canney, Barrier, ainsi qu'en témoignent leurs observations (V. T. O.), ont pu réduire ces inversions par ce
même procédé du refoulement central.

2° *Procédé par refoulement périphérique.* — *Procédé d'Amand ou de Puzos.* — Le fond de ce procédé
est l'emploi du taxis par refoulement périphérique, sur
lequel nous nous sommes déjà longuement étendu.

Il faut donc, après avoir mis la malade dans la position indiquée plus haut, après avoir oint avec de l'huile
la surface externe de sa main et de ses doigts, introduire la main dans le vagin et écarter immédiatement ses
doigts (fig. 69), afin d'embrasser entre eux le fond de la

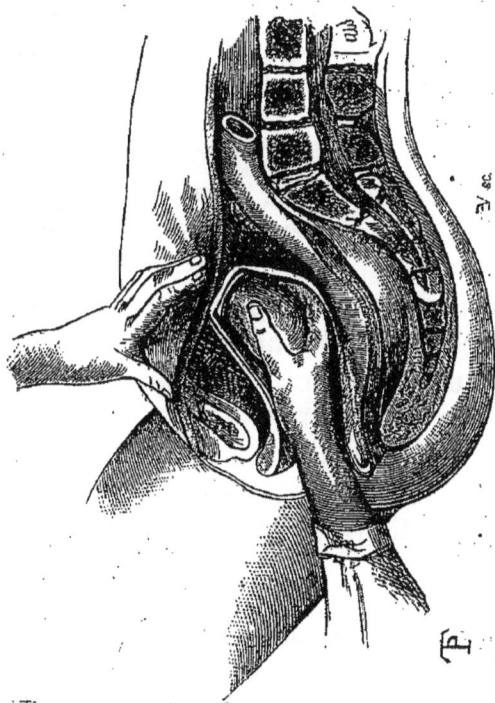

FIG. 69. — Procédé par le refoulement périphérique.

matrice, de telle sorte que la paume de la main soit appuyée contre le fond et les doigts distribués autour des
parois et du pédicule. Un premier mouvement de totalité
de la main doit alors soulever la tumeur et la rapprocher de l'orifice du col ; alors les mouvements variés des
extrémités des doigts viennent presser de bas en haut les

parois de la matrice et la circonférence du pédicule, de manière à faire remonter celui-ci graduellement vers l'abdomen, et après le pédicule le corps rendu plus effilé par les pressions successives des doigts, et enfin le fond lui-même qui doit passer le dernier, de manière à bien remplir l'indication de faire, comme dans les hernies, rentrer les premières les parties sorties les dernières.

Amand recommande, et avec raison, dans cette manœuvre, et contrairement à la recommandation de Viardel dans le procédé précédent, de ne pas interposer un linge entre la matrice et les doigts, parce que ceux-ci agissent par leur pulpe et ont besoin de conserver leurs qualités d'organes tactiles pour mener l'opération à bonne fin, tandis que, dans le procédé de Viardel, les doigts, agissant par leurs extrémités, seraient exposés à blesser la paroi utérine, si celle-ci n'était protégée par l'interposition d'un linge.

Ce procédé est applicable à tous les degrés et à tous les âges du renversement, et surtout aux inversions dans lesquelles l'utérus est peu volumineux, rétracté, comme cela se présente dans les inversions anciennes.

Cependant nous devons ne pas perdre de vue que, dans le siècle précédent, on ne réduisait pas les inversions anciennes, que ce procédé néanmoins y a joui d'une grande faveur, et que chaque jour, malgré l'opinion de Depaul, de nouvelles observations viennent démontrer son utilité même dans les cas les plus récents. Voici une seconde observation de Tarnier qui ne laisse aucun doute à cet égard.

Obs. 122 (1). — « Madame X... en 1871, pendant la Com-
« mune, réfugiée à quelques lieues de Paris, me fit prévenir que
« le travail était commencé, et ce ne fut pas sans peine que je
« parvins à me rendre auprès d'elle. Quand j'arrivai, l'accou-
« chement venait de se terminer. Après la délivrance, les
« médecins avaient reconnu qu'il existait une inversion. La
« malade fut immédiatement prise de syncope. J'arrivai à ce mo-
« ment. En portant la main sur l'hypogastre, j'y trouvai une tumeur

_____

(1) Dans Weiss, thèse de Paris, 1873, p. 37.

« ferme, arrondie, volumineuse, à peu près comme l'utérus quand
« il se rétracte après la délivrance... Au premier abord, je ne
« crus pas à la réalité de l'inversion... Au toucher vaginal, je
« trouvai une tumeur molle, dépressible, ayant le volume et la
« forme d'une poire allongée. Son pédicule s'engageait dans le
« col de l'utérus. A un second examen du bas-ventre, je finis par
« découvrir une dépression étroite sur la partie la plus élevée de
« la tumeur hypogastrique. Le diagnostic n'était plus douteux.
« Je procédai immédiatement à la réduction, en introduisant la
« main dans le vagin pour embrasser complètement la tumeur,
« que je repoussai de bas en haut, en essayant, comme dans les
« hernies, de faire rentrer d'abord les parties les dernières sorties.
« Cette réduction fut très lente, progressive... Je pénétrai dans
« la cavité utérine... Je fermai le poing pour qu'il servît en quel-
« que sorte de moule aux parois utérines, que je façonnai, pour
« ainsi dire, entre ma main droite et ma main gauche appliquée
« sur l'hypogastre. C'est avec peine que je parvins à faire dis-
« paraître toute dépression au niveau du point où l'utérus s'était
« retourné... L'état syncopal disparut avec l'inversion ; la con-
« valescence marcha régulièrement. »

Nous noterons à la fin de cette observation le soin
extrême avec lequel le chirurgien redresse les derniers
replis et les dernières dépressions de la matrice, et l'u-
sage qu'il fait, à l'imitation de Levret, de son poing fermé
pour achever la réduction.

3° *Procédé par le refoulement latéral.* — *Procédé de
Deleurye.* — Ce procédé se confond dans son premier temps
avec les précédents (fig. 70). La malade étant placée
dans la position indiquée, le chirurgien procède au taxis
par le refoulement latéral dont nous avons déjà étudié
les origines et les résultats. Pour le mettre en pratique, le
chirurgien introduit dans le vagin sa main préalablement
huilée à l'extérieur, et embrasse le globe utérin en appliquant ses quatre derniers doigts sur la face postéro-
latérale droite et son pouce sur la partie inférieure de la
face antéro-latérale gauche, c'est-à-dire sur la corne
gauche. En maintenant les doigts immobiles sur la face
postéro-latérale droite, il fixe l'utérus, tandis qu'en appuyant avec le pouce sur la corne gauche, il la déprime,
et creuse dans son épaisseur une fossette où le pouce se
trouve logé. Alors, par un mouvement d'opposition qui
fait jouer le pouce de bas en haut sur les autres doigts,

il entraîne la corne gauche et tout le bord latéral gauche
de la matrice vers l'orifice abdominal, tandis que les autres doigts maintiennent la face antéro-latérale droite et
même lui impriment un léger mouvement d'attraction vers
le bas. En se reproduisant, ce double mouvement, grâce

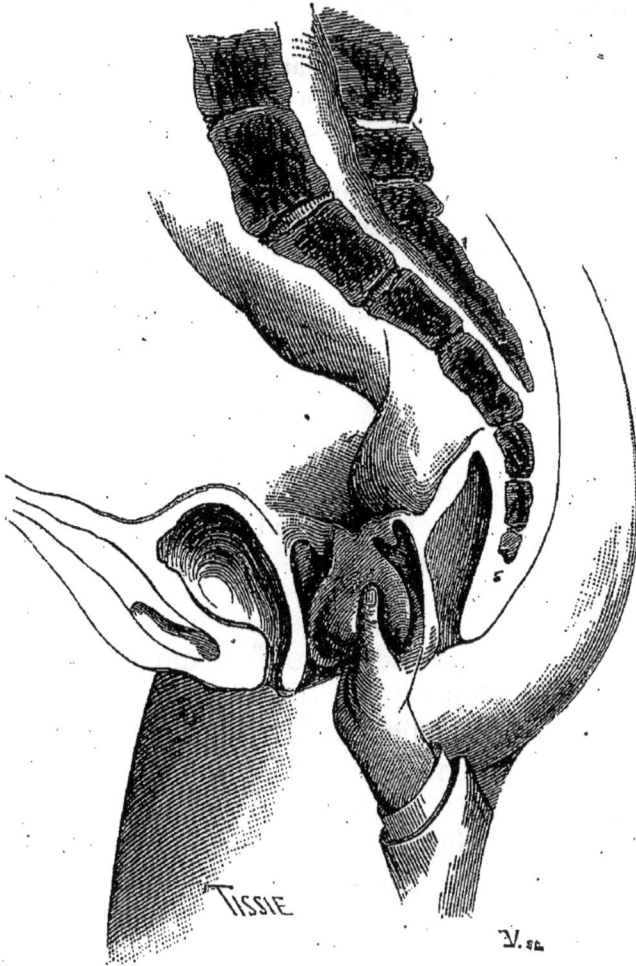

FIG. 70. — Procédé par refoulement latéral.

à la séreuse qui double le sac utérin, fait glisser la paroi
antéro-latérale gauche sur la paroi opposée, amène l'ascension graduelle et successive vers l'abdomen de la
partie latérale gauche du pédicule, puis de la partie
latérale gauche du corps de la matrice, puis de la corne

elle-même. A ce moment, et lorsque la moitié gauche de
la matrice a subi ce mouvement, la réduction s'achève,
d'ordinaire, spontanément et brusquement.

Ce procédé est applicable aussi bien aux inversions
anciennes qu'aux inversions récentes.

J'ai déjà rapporté les deux belles observations de Sims
(obs. 118) et de Nœggerath (obs. 119), qui sont relatives
à des inversions chroniques parvenues à la période d'état.
D'autre part, la première observation de ce procédé,
celle de Deleurye (obs. 112), que j'ai rapportée également,
avait pour objet une inversion qui venait de se produire ;
je puis rapprocher de celle-ci une nouvelle observation
qui m'est propre, et qui met en relief l'emploi raisonné
de ce procédé, à l'égard d'un renversement datant de
10 jours. C'est en effet à l'étude approfondie de ce
procédé de réduction que je crois devoir attribuer le
succès rapide que j'ai obtenu dans le cas suivant.

Obs. 123. Personnelle, 1876. — Madame X..., femme d'un de
nos confrères d'une ville importante du Midi, primipare, éprouva,
il y a six ans environ (10 novembre 1876), à la suite d'un accouchement laborieux et d'une délivrance difficile, une violente hémorrhagie, qui se reproduisit, et, le 13 novembre, on put reconnaître l'existence d'une inversion utérine, sur laquelle on fit
quelques tentatives vaines de réduction. C'est alors que je fus
appelé. Me trouvant indisposé à ce moment, je priai mon confrère,
le docteur Demons, d'aller à ma place voir la malade. Il constata
l'inversion, et essaya à son tour, mais inutilement, de la réduire.
On était déjà au 7ᵉ jour. Le docteur Demons convint de revenir
avec moi deux jours après, quand la malade serait un peu reposée de cette dernière tentative. Nous nous rendîmes en effet
chez elle, 3 jours après, le 19 novembre, et nous nous adjoignîmes
le docteur Moussous, aujourd'hui professeur d'obstétrique à la
Faculté de Bordeaux. Nous pûmes alors constater que la matrice,
qui était renversée depuis 10 jours, présentait l'aspect d'une tumeur remplissant le vagin, mais ne faisant pas saillie à l'extérieur. Le col formait un bourrelet peu saillant autour du pédicule,
au point rétréci de la tumeur, celle-ci avait environ le volume
du poing. La malade étant placée sur le bord du lit, le bassin
élevé dans la position du speculum, nous commençâmes par
la chloroformer jusqu'à résolution complète. Alors, appliquant
ma main gauche sur l'hypogastre, j'engageai la main droite
dans le vagin, et saisis la tumeur en plaçant les quatre
doigts en éventail sur sa face postéro-latérale droite, et le pouce

sur sa face antéro-latérale gauche. Je commençai d'abord par ramener l'organe, ainsi embrassé par la main, vers l'extrémité supérieure du vagin, avec une force soutenue mais modérée; puis alors je fis mouvoir mes doigts de telle sorte, que les quatre doigts fixant la partie postérieure, le pouce, par des poussées successives, faisait glisser la paroi contre laquelle il était appliqué sur la paroi maintenue par les autres doigts. Au bout de très peu d'instants, je sentis la première céder un peu sous le pouce, puis remonter graduellement jusqu'à un moment où je n'eus plus pour ainsi dire qu'à accompagner, avec l'ensemble des doigts, la tumeur qui rentrait presque d'elle-même, aspirée, pour ainsi dire, par la cavité abdominale. La réduction était accomplie; j'enfonçai l'index dans la cavité utérine restituée, et pus ainsi m'assurer qu'il ne persistait aucune dépression. Au réveil, la malade témoigna une légère douleur abdominale, qui céda bientôt à des frictions d'onguent belladoné et à une potion opiacée. Les suites furent des plus simples.

4° *Procédé par le repoussoir de Viardel.* — Le repoussoir est, comme nous l'avons vu, un instrument assez simple, composé d'une tige terminée par une extrémité mousse, renflée et arrondie, que l'on peut appliquer sur le fond de l'utérus renversé, et qui permet de le repousser, de manière à le faire rentrer graduellement par ce mode de taxis que nous avons désigné sous le nom de taxis par refoulement central. Dans cette manœuvre, l'instrument est conduit par la main droite, qui reste hors du vagin, qui peut développer une grande puissance sans se fatiguer, parce qu'elle agit par l'intermédiaire d'un levier, et qui peut s'arrêter à volonté sans rien perdre du terrain acquis. Les doigts ou la main gauche introduits dans le vagin peuvent, pendant ce temps-là, servir à diriger le repoussoir, à modérer sa force et à éviter ses écarts.

Viardel (1) a le premier proposé l'emploi de cet instrument; il ne décrit pas l'instrument, mais il en donne l'image avec l'indication suivante : « Le *repoussoir* pour « la matrice, lorsque la main est trop grosse et le col « trop étroit, faict de buys ». (Voy. fig. 68.) Il a eu des

---

(1) Viardel, *Obs. sur la pratique des accouchements.* Paris, 1674, chap. XXX, p. 211 et suivantes.

imitateurs dans le siècle suivant. Au dire de Dailliez, « une sage-femme de Clermont (1), peu de temps avant « la dissolution de l'Académie de chirurgie, lui avait « proposé un instrument analogue, avec lequel elle « assurait avoir réduit plusieurs matrices qu'elle n'avait « pu réduire avec la main seule. Le professeur Baude- « locque et Ané (2) ont aussi inventé un instrument ana- « logue pour tenter la réduction d'une matrice renversée « depuis plusieurs années, qui ne leur paraissait pas « encore irréductible; mais ils n'en ont obtenu aucun « succès ».

Enfin, dans ces derniers temps, ce procédé a trouvé de nouveau un chaud partisan dans Depaul (3). Voici les règles qu'il donne pour l'usage de cet instrument : « Le point capital consiste dans son application sur la « partie diamétralement opposée à celle occupée par « l'orifice et dans les efforts prudemment exercés dans « la direction du grand diamètre de l'utérus. Pour « obtenir ce double résultat, une précaution préliminaire « est indispensable : il faut d'abord, avec une main « introduite dans le vagin, explorer la tumeur en tous « sens, et reconnaître les rapports de ses différentes « parties. On s'exposerait sans cela à faire agir l'instru- « ment dans la direction des diamètres obliques ou trans- « verses de la tumeur, dont les parois seraient rappro- « chées, comprimées l'une par l'autre, mais non dépri- « mées dans la direction du col».

Voici l'observation de Depaul favorable à l'emploi du repoussoir :

Obs. 124. Depaul, 1821. — Madame X... âgée de 24 ans, arrivée au terme d'une grossesse, entra, le 23 août 1851, chez une sage-femme pour y faire ses couches. L'accouchement eut lieu le lendemain. A la suite de tractions assez énergiques pour extraire

---

(1) *In* Dailliez, thèse citée, p. 91.
(2) *Ibidem*, p. 91.
(3) Depaul, *Gaz. des hôpitaux*, 1851. — Weiss, thèse citée, p. 58. — *Arch. de Tocologie*, 1879, p. 193, 209. — *Bull. de l'Acad. méd.*, novembre 1861.

le placenta, il se produisit une inversion. Le placenta était resté adhérent à l'utérus; il fut facilement décollé, mais il en résulta une forte hémorrhagie pour laquelle la sage-femme fit appeler le docteur Handragel. Plusieurs tentatives de réduction furent faites par ce confrère, qui à son tour me fit demander. Je ne pus me rendre auprès de la malade que le lendemain de son accouchement. Voici ce qu'un examen attentif me permit de constater : —
« La faiblesse était extrême, le visage pâle, les lèvres décolorées,
« le pouls filiforme à 160, la respiration courte, précipitée et
« anxieuse. Point de tenesmes, de vomissements; la malade se
« plaignait surtout d'un sentiment de malaise inexprimable dans
« la région épigastrique.

« Les signes suivants confirmèrent le diagnostic déjà porté. Le
« ventre était souple et dépressible ; on y cherchait vainement le
« globe utérin. La main, en déprimant la paroi abdominale, ren-
« contrait au-dessous du niveau du pubis une tumeur inégale
« excavée en son milieu. En écartant les grandes lèvres, on voyait
« l'extrémité d'une grosse tumeur d'un rouge violacé... La main,
« introduite dans le vagin, me permit d'embrasser une tumeur
« volumineuse, dure, qui remplissait l'excavation pelvienne et
« qui se terminait supérieurement par une sorte de pédicule.

« Je fis placer la malade sur le bord de son lit, dans la position
« ordinaire des opérations obstétricales, le bassin élevé, la tête
« renversée autant que le permettait la gêne de la respiration.
« Après m'être assuré de l'inutilité des tentatives faites avec les
« doigts, je résolus de me servir d'un instrument analogue à
« celui qu'on trouve figuré dans l'ouvrage de Viardel (1), sous le
« nom de Repoussoir de la matrice. Celui que je pus me pro-
« curer chez Charrière peut être assez exactement comparé à une
« baguette de tambour faite en bois d'ébène, longue de 27 centi-
« mètres et terminée par un renflement arrondi ayant environ
« deux centimètres et demi de diamètre, et garni d'un linge fin.
« Ma main gauche étant dans le vagin et entourant la tumeur, je
« cherchai le point qui était diamétralement opposé à l'orifice, et
« j'y appliquai le renflement de l'instrument tenu de la main
« droite; puis, par des pressions dirigées de bas en haut et
« d'arrière en avant, je m'efforçai de réduire le déplacement. La
« résistance de la tumeur était telle qu'il me fut pendant long-
« temps impossible d'y produire la moindre dépression. Cepen-
« dant, après une heure d'efforts, je reconnus que la tumeur
« devenait plus souple, et un enfoncement de quelques millimè-
« tres se dessina. Mais il me fut impossible d'obtenir autre chose,
« la matrice tournant sur son axe ou glissant en différents sens
« quand je poussais plus fort, bien que j'eusse eu le soin de la

---

(1) Viardel, *Obs. sur la prat. des acc.*, 1644, p. 210-211.

« faire fixer par les mains de mon confrère à travers les parois
« abdominales. Un instant je fus découragé. Handragel essaya à
« son tour et ne fut pas plus heureux que moi. Je repris alors
« l'instrument et je produisis une dépression un peu plus grande.
« Mais l'obstacle à une réduction complète se présentait toujours,
« et il était évident qu'il dépendait du col. *L'idée me vint alors de*
« *faire agir la main seule* avec les doigts placés autour du bour-
« relet qui limitait la dépression; j'agis simultanément de tous
« mes doigts comme pour la réduction d'une hernie, et j'eus le bon-
« heur en quelques instants d'obtenir un succès complet. Un petit
« bruit sourd se fit entendre au même instant, la cavité du vagin
« fut dégagée, l'orifice du col se présenta à l'extrémité de mes doigts,
« et je pus introduire la plus grande partie de ma main dans la
« cavité de la matrice. Immédiatement, une tumeur arrondie mais
« molle fut reconnue dans la région hypogastrique, l'utérus avait
« repris sa place.

« La convalescence fut difficile et longue, mais se termina par
« la guérison. »

Au fond, cette observation donnée par Depaul à
l'appui du procédé par le repoussoir est loin d'être probante.

En effet, après une ou deux heures d'efforts faits au
moyen du repoussoir, la réduction était fort peu avancée,
et dès que l'idée vint à l'opérateur de *n'employer que*
la main, surtout de recourir au taxis périphérique,
et d'abandonner le taxis central, la réduction se produisit
presque instantanément.

N'oublions pas, d'autre part, que si le repoussoir
donne une grande puissance d'action à la main qui le
dirige, en revanche, il ne donne pas à la main le pouvoir
de régler cette puissance, et on n'est jamais sûr de ne pas
dépasser la mesure et de ne pas amener des ruptures ou
des déchirures irréparables.

Depaul, qui s'était fait le défenseur de cet instrument,
devait apporter lui-même la preuve que ce n'est point
sans danger que l'on substitue un instrument rigide et
inintelligent à cet instrument si souple, si sensible aux
résistances, qui est la main même du chirurgien.

Voici cette seconde observation de Depaul, telle que
Després l'a rapportée à la Société anatomique en
1860 :

« Obs. 125. Dépaul et Nélaton, 1860 (1). — « La femme D..., âgée de
« 23 ans, accouchée le 3 novembre, naturellement, après 3 heures
« de travail, délivrée un quart d'heure après l'accouchement sans
« accident, éprouva une perte consécutive à l'accouchement qui
« dura 3 heures et fut abondante. Le 17, la malade, après avoir
« présenté quelques symptômes fébriles, prit 30 grammes d'huile
« de ricin... En allant sur le vase de nuit, elle sentit tout à coup
« un choc intérieur et eut la sensation de quelque chose qui
« tombait entre les cuisses. Un médecin appelé à la hâte fit des
« tentatives infructueuses de réduction avec la main. La malade
« fut apportée alors à l'hôpital des Cliniques, dans le service de
« Nélaton. Aspect anémique, pâleur des traits, petitesse du pouls,
« faiblesse, somnolence. Le toucher vaginal fait reconnaître une
« tumeur molle, dépressible. En portant le doigt plus profondé-
« ment, on arrivait sur un bourrelet assez saillant correspondant
« à la partie la plus élevée de la tumeur... Le mercredi 20, Nélaton
« examina la malade avec le plus grand soin. En explorant
« l'abdomen, il constata une dépression capable de loger deux
« doigts, correspondant au fond de l'utérus retourné ; jugeant
« prudent de réduire l'utérus au plus tôt, il soumit la malade à
« la chloroformisation. Une réduction avec la main fut tentée ;
« des efforts réitérés n'ayant pu amener de résultats satisfaisants
« et reconnaissant surtout la faiblesse des parois utérines, il
« s'arrêta... Le vendredi 22, Nélaton, auquel se joignit Depaul,
« résolut de faire une nouvelle tentative. Il se proposa de main-
« tenir le fond de l'utérus pendant que Depaul tenterait la
« réduction. La malade fut chloroformée de nouveau. Depaul fit
« d'abord avec la main, les doigts réunis au cône, des tentatives
« de réduction ; l'inutilité de ce procédé l'engagea à recourir à
« l'usage du bâton repoussoir, qu'il avait déjà employé avec
« succès. Un instant on put croire que son habileté allait réussir.
« Nélaton, maintenant toujours le fond de l'utérus, sentait le corps
« venir faire saillie au niveau de la dépression abdominale cor-
« respondant à l'inversion Ce ne fut pas sans crainte que Depaul
« insista... Enfin une dernière tentative fut faite, Depaul sentit
« céder quelque chose : c'était la paroi utérine. La malade fut
« prise d'une péritonite aiguë et succomba au bout de deux
« jours. A l'autopsie, on constata les lésions de la péritonite,
« l'existence de la perforation du fond de la matrice. Enfin, en
« recherchant la partie supérieure de l'utérus renversé, on trouva
« un bourrelet correspondant au col utérin, ou mieux à l'inser-
« tion du vagin sur le col. En examinant la matrice par la face
« péritonéale, on retrouva une ligne blanchâtre qui correspondait
« au bourrelet qu'on sentait dans le vagin. »

(1) Després, *Bull. Soc. anat.*, 1860, p. 399.

Weiss cite une seconde observation toute pareille, empruntée au *Journal de Virchow* (1), dans laquelle une péritonite mortelle succéda à l'emploi du repoussoir.

Ces deux observations me semblent juger le procédé. Depaul lui-même paraît y avoir renoncé, et de son propre aveu (2) il regarde aujourd'hui l'emploi de la main comme le meilleur instrument pour obtenir la réduction de l'inversion.

5° *Procédé par le réducteur de Withe, de Buffalo.* — L'usage du repoussoir semblait complètement abandonné ou au moins réservé à quelques cas exceptionnels, comme celui de Courty, dans lequel le chirurgien se servit d'un étui de nitrate d'argent pour achever la réduction d'un utérus retourné et redresser une dernière dépression, lorsqu'un chirurgien américain, Withe, de Buffalo (3), chercha à le remettre en honneur, sous une forme, il est vrai, plus raisonnée et moins brutale.

Withe, de Buffalo, a eu pour ainsi dire deux manières dans l'application de son procédé; il a employé dans une première période comme repoussoir une grosse sonde rectale, non comme un organe actif de réduction, mais comme un organe passif, comme un simple soutien des efforts accomplis et des résultats obtenus par la main et les doigts.

On sait avec quelle facilité la main et les doigts se fatiguent, quand les efforts durent un certain temps. Withe se servait de la sonde pour fixer l'utérus et maintenir ce qui a été obtenu quand les doigts ont besoin de repos; il pouvait ainsi faire un taxis prolongé et persistant qui était au-dessus des ressources de la main seule, et qui lui a donné ainsi des résultats dont nous devons tenir compte.

---

(1) Virchow et Hirsch, *Jahrabericht*, in Weiss, thèse citée, 1873, p 60.
(2) Depaul, in Weiss, p. 59.
(3) Withe, de Buffalo, *Amer. journ med. sc.*, 1858, p. 13 ; 1859, p. 282. Withe est considéré par quelques chirurgiens américains comme l'inventeur de la réduction des inversions anciennes. Il est bon de noter que cette Obs. vient 9 ans après celle de Valentin, 5 ans après celles de Canney et de Barrier, et l'année même de celle de Tyler Smith.

Voici les principales observations qui se rapportent à cette première forme du procédé de Withe :

Obs. 126. Ire de Withe, de Buffalo, 1856. — Le 28 janvier 1856, Withe fut appelé en consultation auprès d'une jeune femme de 19 ans qui, depuis 4 ou 5 jours, était accouchée de son premier enfant. Après un travail assez court, le délivre n'avait pas tardé à se dégager, suivi d'une tumeur considérable qui était descendue dans le vagin. « Cette tumeur avait les dimensions d'un « boulet de canon. »

Trois jours plus tard, dans un effort de défécation, la tumeur fit saillie au dehors de la vulve, et resta suspendue entre les cuisses de la malade. C'est dans ces circonstances que l'on eut recours au docteur Withe.

La tumeur fut immédiatement reconnue comme étant la matrice elle-même renversée.

Des pressions, à la fois fermes et ménagées, pratiquées sur l'utérus avec les deux mains, qu'il remplissait entièrement, dégagèrent l'organe et firent diminuer son volume ; on put alors le faire rentrer dans le vagin. Une syncope due à une légère hémorrhagie et la sensibilité de la vulve firent remettre au lendemain la suite de l'opération. Le lendemain, la malade fut placée en travers de son lit, assise sur le bord, et les jambes écartées reposant sur les genoux de deux aides. Le chloroforme fut administré avec ménagement par le professeur Hunt.

« Je me mis alors à genoux, dit le docteur Withe, entre les « jambes de la malade. Cette position me donnait la liberté de « mes mouvements, me permettait de veiller sur le bassin et de « prolonger les manœuvres pendant un certain temps, sans « causer à l'opérateur de trop grandes fatigues. J'introduisis « la main droite tout entière dans le vagin, et pratiquai sur le « corps et sur le fond de l'organe une pression ferme et soutenue. « A la fin, je sentis qu'en appliquant le pouce sur le fond, « j'obtenais une légère dépression. Ayant réussi à repousser « ainsi le fond, je maintins la pression de mon pouce jusqu'à ce « que ma main fût épuisée de fatigue, pour conserver la dépres- « sion, tout en donnant du repos à mes muscles ; à ce moment je « pris une bougie rectale (1), ayant dix ou douze pouces de lon- « gueur, et un pouce de diamètre, j'en portai l'extrémité dans la « dépression, le long de la face palmaire de mon pouce, pour

---

(1) Je possède un jeu de ces sondes rectales venant d'Amérique ; il se compose de quatre bougies entrant les unes dans les autres. Elles sont cylindriques, arrondies par un bout, ayant de 1 à 3 centimètres de diamètre et 25 centimètres de longueur. Elles sont en caoutchouc durci, très résistantes, rigides sans souplesse, sans courbures. Dans ce procédé de Withe, elles ont été évidemment choisies par occasion, en une circonstance imprévue et pour remplir un rôle auquel elles n'étaient pas destinées.

« maintenir ainsi la pression avec la main gauche restée en
« dehors du vagin. Quand ma main droite fut reposée, je repris la
« pression directe et retirai la bougie.

« Quand ces efforts progressifs eurent amené un certain ré-
« sultat, je plaçai la main gauche sur la tumeur, qu'on pouvait
« sentir à travers les parois de la région hypogastrique. La tu-
« meur étant ainsi maintenue, je pus augmenter la pression sur
« le fond de l'utérus sans craindre de déchirer les parois vaginales.

« Enfin, les doigts de la main gauche purent accrocher le bord
« antérieur de l'utérus (bord de la cuvette utéro-péritonéale), en
« déprimant la paroi abdominale, et aider au déroulement de ce
« bord, la tumeur étant solidement tenue entre mes deux mains
« placées, l'une dans le vagin, l'autre sur l'hypogastre. Je conti-
« nuai mes efforts jusqu'à être absolument épuisé de fatigue.
« Peu à peu, la concavité du fond était devenue plus profonde,
« et l'organe semblait remis en place. Je passai la bougie dans
« la cavité utérine, elle pénétra à une profondeur de plus de
« douze pouces. Le professeur Hunt s'en servit pour soutenir
« doucement le fond de l'utérus, et la malade fut étendue sur son
« lit. L'examen ayant montré que la réduction était complète, la
« bougie fut enlevée doucement.

« Ceci se passait le 29. Après quelques heures de mieux, le 30,
« la malade s'affaiblit graduellement et mourut le 31, à 5 heures
« de l'après-midi. A l'autopsie, on ne trouva pas de péritonite,
« sauf un peu de liquide et quelques exsudats dans les replis
« mésentériques. L'utérus avait repris sa place et sa forme nor-
« male ; on n'y voyait aucune trace d'inversion. Les tissus avaient
« leur consistance normale, et ne présentaient d'éraillure sur
« aucun point.

« En réalité, on ne peut trouver d'autre cause de mort que
« l'anémie excessive du sujet »

Obs. 127. IIe de White, de Buffalo, 1856. — Il s'agit cette fois
d'une inversion ancienne, remontant à cinq mois et demi et réduite
avec succès. La femme, âgée de 30 ans, après un accouchement
naturel, avait eu une délivrance pénible, suivie d'hémorrhagie et
de syncopes. Au bout de trois semaines, l'administration d'un
cathartique énergique occasionna des efforts violents. Une nouvelle hémorrhagie survint, et une tumeur conique fit saillie.

Pendant les cinq mois qui suivirent, la malade eut de fréquentes
hémorrhagies. Elle était très faible.

L'accouchement avait eu lieu le 30 septembre, et l'accident à la
fin d'octobre. Ce n'est que le 25 février que l'inversion fut
diagnostiquée. White, consulté sur l'opportunité d'une intervention, conseilla la réduction et la tenta le 12 mars.

« Un examen attentif montra le fond de l'utérus à la vulve. Le
« corps et le col occupaient le vagin ; le col n'avait guère plus
« d'un doigt de diamètre et donnait au toucher la sensation d'un

« pédicule de polype; la tumeur avait les dimensions normales
« de l'utérus, six mois après l'accouchement.

« La patiente fut placée au bord d'un lit, comme dans l'observa-
« tion précédente, et chloroformée. Je me mis à genoux, et de la
« main droite, introduite dans le vagin, saisis à pleine main l'u-
« térus. La contraction des parties était si forte que j'eus peine
« à introduire ma main. Je fis, comme dans le cas précédent, glisser
« le long de mes doigts une grosse bougie rectale, et l'appliquai
« contre le fond de l'utérus, me contentant, avec la main droite, de
« maintenir le contact, et de diriger l'effort dans l'axe de la
« concavité du petit bassin. De la main gauche je me mis à
« exercer sur la bougie une pression constante, tout en ayant
« soin de ménager le vagin. Je continuai jusqu'à épuisement
« presque complet de mes forces, quand tout à coup, au moment
« où j'allais abandonner l'opération, la tumeur se raccourcit *par*
« *le col*, et sans qu'aucune dépression fût perceptible sur le fond.
« Le raccourcissement s'accéléra de plus en plus, si bien que le
« fond, abandonnant ma main, se laissa facilement repousser et
« replacer au moyen de la sonde.

« Je laissai la bougie dans l'utérus pour empêcher l'accident
« de se reproduire. Toute la nuit, mes aides maintinrent tour à
« tour la bougie en place. Quand on l'enleva, le lendemain, on la
« trouva assez fortement pressée par le museau de tanche.

« Six semaines plus tard, après une convalescence assez lente,
« la guérison était complète. »

Obs. 128. IIIᵉ de Withe, de Buffalo, 1858. — La malade, âgée de
33 ans, était atteinte d'une inversion survenue à l'âge de 17 ans,
après la naissance de son second enfant. Quatorze jours après
l'accident, elle avait été vue par le docteur Withe, et l'inversion
reconnue.

Depuis, elle fut sujette à des hémorrhagies fréquentes et à une
constante leucorrhée, ce qui détermina, chez elle, une anémie
complète. La réduction fut effectuée le 24 août 1858, 15 ans environ après l'apparition de la maladie. Elle dura 50 minutes
environ. La malade fut placée dans la position déjà décrite, et le
chloroforme fut administré.

Les manipulations furent les mêmes que dans les cas déjà décrits par le professeur Withe, et la réduction n'offrit guère plus
de difficultés.

Après l'opération, un speculum fut introduit, et les assistants
purent voir l'orifice utérin ; la réduction fut vérifiée au moyen de
la mensuration. La malade fut alors mise au lit; sa convalescence se passa sans aucun mauvais symptôme pendant les
huit jours suivants. Le matin du neuvième jour, après avoir dé-
jeuné, elle eut l'imprudence de faire de nombreux efforts pour
aller à la garde-robe, et fut prise alors d'une violente douleur
dans le ventre.

Elle fut immédiatement mise au lit. Les douleurs devinrent

bientôt intolérables, et elle mourut, le seizième jour après l'opération, d'une péritonite.

Autopsie. — Une quantité considérable de liquide trouble et contenant des flocons de lymphe étaient épanchés dans le péritoine. Point d'odeur fécale à l'ouverture de l'abdomen ; quelques dépôts plastiques en certains points, entre les circonvolutions intestinales, et dans la cavité pelvienne ; un peu de tympanisme. L'utérus, avec ses dépendances, est enlevé ; sa surface extérieure présente quelques dépôts plastiques, mous, peu adhérents ; pour le reste, son aspect est normal. L'utérus est celui d'une femme ayant eu des enfants. Le col a sa forme ordinaire et n'offre point d'ulcérations. La structure de l'organe et sa surface interne ne présentent rien d'insolite ; les ovaires ont leur aspect habituel. En somme, on ne trouve que les symptômes d'une péritonite récente, aiguë et généralisée.

Obs. 129. Mendenhal, de Cincinnati, 1859 (1). — Je rapproche ce fait des trois précédents, parce que Mendenhal a exactement suivi là pratique de Withe, et que son observation sert de complément aux idées du chirurgien de Buffalo.

La malade, âgée de 24 ans, d'une bonne santé, en était à son deuxième accouchement. L'époque précise et les causes de l'inversion sont assez vagues. Le docteur Mendenhal, appelé seize jours après l'accident, trouva la malade au lit et en bon état, ne se plaignant de rien. L'examen révéla une inversion complète : l'utérus remplissait le vagin entier et la concavité sacrée. La malade, couchée sur le dos, fut endormie par un mélange d'éther et de chloroforme. « J'introduisis la main droite sans difficulté dans « le vagin, saisis le corps de l'utérus et le portai en haut dans la « direction de l'axe du bassin. J'exerçai des pressions modérées « dans cette direction. La main gauche fut placée sur l'abdomen, « et les doigts purent saisir le bord de l'utérus regardant vers « la cavité abdominale (on le sentait parfaitement) ; je pus ainsi « exercer une contre-pression dans le double but de ménager « les attaches utéro-vaginales, et de concourir à la réduction. « Cette manœuvre a beaucoup facilité l'opération en la rendant « moins dangereuse. Je reposai ma main par instants, en passant « une grosse bougie rectale que je maintenais contre le fond de « l'utérus avec une main introduite dans le vagin, obtenant « ainsi une pression constante. Le retournement de l'utérus « commença par le col et se poursuivit jusqu'au fond. Pendant « que ce retournement s'effectuait, on sentait l'orifice du col « embrassant successivement les diverses portions du corps, et « enfin le fond. Aussitôt que le fond eut dépassé l'orifice, je ne me « servis plus que de la bougie pour terminer la réduction. Celle-ci

---

(1) Mendenhal, *Cincinnati Lancet*, juillet 1859. — *American journ. med. sc.*, 1859.

« fut rapide, l'extrémité de la bougie restant en contact avec le
« fond, et se trouvant, après la réduction complète, enveloppée
« par la cavité normale de l'utérus. Le fond de l'utérus (conte-
« nant la bougie) se sentait au-dessus du pubis, tandis que le col
« et les lèvres se retrouvaient facilement dans le vagin en suivant
« des doigts la bougie. Je laissai quelque temps cet instrument
« dans l'utérus, et administrai un lavement laudanisé.....
« Guérison. »

Ces quatre observations forment le vieux fonds de ce
que l'on a appelé la Méthode de Withe, et, pour mieux
dire, du *procédé de Withe*. Elles suggèrent quelques
réflexions.

L'instrument dont s'est servi Withe, de quelque nom
qu'on le désigne, est bien un repoussoir, c'est-à-dire un
instrument rigide, arrondi à l'une de ses extrémités, avec
lequel la main peut de loin atteindre et repousser le
corps de la matrice renversée.

À ce titre, la méthode de Withe doit prendre place à
côté de celle des chirurgiens français, de Viardel et de
Depaul, qui ont employé et préconisé cet instrument.

Le point original de la méthode de Withe, c'est de ne
pas employer l'instrument pour pousser la paroi utérine,
mais, après un commencement de réduction, de conserver ce qui a été obtenu, et de *refouler au besoin cette
paroi*, si le renversement menace de se reproduire. A ce
moment-là, la pression de l'instrument devient active et
ressemble considérablement à celle du repoussoir. La
main du chirurgien se trouve alors en lutte avec les
efforts naturels de la matrice pour reprendre la place
qu'elle vient de quitter ; et de même qu'avec le repoussoir elle n'est jamais sûre de mesurer exactement ses
efforts.

Cela est si vrai que, de l'aveu même de Withe dans sa
seconde observation, « la contraction des parties était si
« forte que le chirurgien eut de la peine à introduire sa
« main, et qu'ayant conduit la bougie rectale contre le
« fond de l'utérus, *il se contenta, avec la main droite, de
« maintenir le contact* et de diriger l'effort dans l'axe
« de la concavité du petit bassin, *tandis qu'avec la
« main gauche il se mit à exercer une pression cons-*

« *tante* par l'intermédiaire de la sonde, tout en ayant
« soin de ménager le vagin » ; et que Mendenhal convient, de son côté, « que, dès que le fond de la matrice eut
« dépassé l'orifice, il ne se servit plus que de la bougie
« pour terminer la réduction ».

L'instrument primitif de Withe ne peut, du reste, servir
que de deux manières : ou comme simple soutien, et personne ne contestera que la boule de caoutchouc insufflée,
proposée dans ce but par Barrier· dès 1851 et par Tyler
Smith en 1856, est infiniment supérieure et bien plus
inoffensive ; ou comme instrument actif et d'impulsion, et
il encourt alors tous les reproches déjà faits au repoussoir.

Il est certain que les tentatives de Withe n'ont pas été
toujours heureuses. Sa première malade est morte dans
les 24 heures ; sa troisième malade a été prise, vers le
huitième jour, d'une péritonite qui a eu également une
issue funeste. Deux morts sur les quatre premiers cas où
la méthode a été appliquée composent une statistique qui
n'est pas encourageante, et qui paraissait devoir porter les
chirurgiens à laisser tomber une fois encore dans l'oubli
cette dernière résurrection du repoussoir, malgré l'idée
chirurgicale nouvelle que Withe avait attachée à son
emploi.

Loin de se décourager par ses insuccès, Withe chercha
au contraire à perfectionner son instrument, qui devint
entre ses mains « *l'utérine repositor* ou *réducteur utérin* », et avec lequel il constitua la deuxième manière de
son procédé ; il obtint ainsi plusieurs succès, notamment
une série de 9 cas heureux pendant une période de 5 ans
dans des inversions datant d'un temps très long, l'une
d'entre elles, par exemple, de 22 ans environ. Il donne la
description de son instrument (voy. fig. 71) dans un mémoire
que je n'ai pu me procurer, mais dont je trouve un extrait dans un article important de Lombe Atthil qui traite
le même sujet (1).

---

(1) Lombe Atthil, *British med. journ.* sept. 6, 1876, p. 358. — *Diseases
peculiar to Woomen*, 1880, p. 241.

« Au moyen de l'*utérine repositor*, dit Withe, une
« compression douce et uniforme peut être exercée jusqu'à
« ce que le col soit suffisamment dilaté et que le fond de
« la matrice puisse passer au travers. La difficulté qui
« avait toujours paru insurmontable aux praticiens rési-
« dait dans cette impossibilité de maintenir une compres-
« sion uniforme assez longue et surtout assez puissante
« pendant un temps souvent fort prolongé. La main se
« fatigue vite ; une autre main, même celle du chirurgien
« lui-même, ne peut lui être substituée sans perdre une

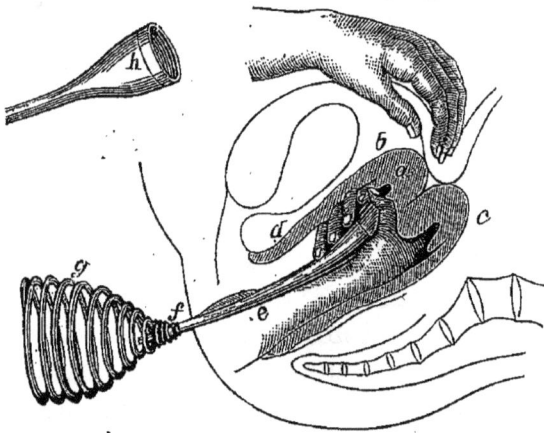

FIG. 71. — Application du *repositor* ou *réducteur* utérin de Withe de Buffalo dans
un cas d'inversion. — Embout utérin.

« partie de ce qui avait été gagné. Cette perte est aug-
« mentée encore quand une main étrangère intervient pour
« continuer l'opération. C'est perdre en abandonnant le
« point soutenu, et qui a besoin d'être soutenu plus vigou-
« reusement encore, le bénéfice des efforts déjà accomplis.
« Tous les moyens proposés pour suppléer à la main
« épuisée du chirurgien laissaient à désirer. Les pessai-
« res élastiques si souvent employés pressent plutôt par de
« larges surfaces sur les viscères qui sont situés en avant
« et en arrière du vagin que sur le fond lui-même de la
« matrice. N'ayant pas de support rigide qui les main-
« tienne contre ce fond, l'utérus remonte bientôt ; le va-
« gin et le périnée cèdent, et l'utérus échappe ainsi à

« l'action du pessaire vaginal qui va comprimer le rec-
« tum ou la vessie. Dans le nouvel appareil, le disque
« en caoutchouc qui termine une de ses extrémités vient
« s'appliquer contre le fond de l'utérus, l'accompagne
« dans ses mouvements, exerce ainsi une pression que
« l'on peut toujours graduer, grâce au large ressort dont
« est munie l'autre extrémité de l'instrument et qui ne
« dégénère pas en compression douloureuse de l'urètre
« ou du rectum. »

Voici quelle est la structure et le mode d'action de
l'utérine repositor :

« L'instrument est composé d'une tige de bois ou de
« caoutchouc durci légèrement incurvé suivant la cour-
« bure du vagin. L'une des extrémités de l'instrument
« porte un ressort en acier, large et bien trempé, décri-
« vant des tours de spire (en forme de ressort à boudin) ;
« tandis que l'autre extrémité, s'évasant en forme de
« cuvette, présente sur son bord libre un rebord en
« caoutchouc. Ce rebord ou disque de caoutchouc, moins
« dense que la masse composant la tige, est destiné à éviter
« un contact trop rude sur les parties qui doivent sup-
« porter l'effort. Ce disque a à peu près un pouce et 3/8
« de diamètre et un demi-pouce de hauteur.

« Au moment de l'opération, la partie concave, c'est-à-
« dire la cuvette de l'instrument, est portée dans la cavité
« du vagin, appliquée contre le fond de l'utérus renversé
« et maintenu dans cette position par la main droite
« de l'opérateur introduite également dans le vagin.
« L'autre extrémité de l'appareil, soit le ressort à bou-
« din, est appliqué contre la poitrine du même opé-
« rateur, sur un même plan horizontal que l'utérus. Dans
« ces conditions, par l'effet même du ressort et d'une
« pression légère de la poitrine, l'instrument est maintenu
« en place contre les vêtements de la personne qui le
« manie, et lui laisse ainsi la libre action de sa main gau-
« che, qui peut être alors facilement employée à faire la
« contre-pression sus-pubienne afin de fixer l'utérus, ou
« d'aider à la dilatation du col qui se sent ordinairement
« très bien à travers la paroi abdominale.

« On voit aisément les avantages que procure ce res-
« sort. Il permet d'abord d'exercer une compression à la
« fois douce et énergique, tantôt intermittente ; de main-
« tenir d'autre part son action directe pendant tout le
« temps de l'opération sur l'organe à réduire, sans crainte
« de léser les tissus environnants ; de laisser enfin à l'o-
« pérateur une grande liberté d'action, de lui donner en
« un mot la facilité d'exercer un effort contenu pendant
« toute la durée de l'opération, si prolongée qu'elle soit,
« sans amener, ainsi que cela arrivait lorsque l'opérateur
« ne se servait que du pouce ou de ses doigts, ou même
« encore de l'extrémité arrondie d'une large bougie rec-
« tale pour repousser l'utérus, une fatigue au-dessus de
« ses forces.

« Cet instrument m'a paru appelé à rendre de grands
« services, il peut être comparé à une troisième main
« infatigable. »

L'instrument perfectionné de Withe change en effet
complètement les conditions de son emploi.

Il ne s'agit plus du simple repoussoir de Viardel, opérant le taxis central, mais d'un instrument applicable
seulement aux inversions anciennes, saisissant au moyen
de la cuvette le fond de l'utérus, l'élevant en totalité,
permettant en même temps aux doigts de la main droite
de manipuler le corps de l'utérus et le pédicule, sub-
stituant en un mot le taxis périphérique au taxis central, ce qui diminue beaucoup le danger en augmentant les chances de réussite. D'autre part, grâce
au ressort appuyé sur la poitrine du chirurgien, celui-ci
peut se servir presque indéfiniment de ses doigts, ayant
le droit de les laisser reposer de temps à autre sans rien
perdre du travail accompli.

Tel quel, le procédé par l'*utérine repositor* de Withe,
par le *réducteur utérin*, jouit d'une grande faveur en
Amérique et en Angleterre, et mérite certainement toute
l'attention des chirurgiens.

Son mérite principal est d'avoir remplacé le *taxis
forcé*, qui a donné tant de mécomptes, par le *taxis soutenu* sans violence, et de se rapprocher des effets si

remarquables de pression constante produits par les boules de caoutchouc remplies d'air ou remplies d'eau et des pessaires fixes à bandes élastiques que nous aurons à considérer bientôt.

VI. — *Procédé du glissement pariétal à deux temps* (Barrier). — Ce procédé est assez complexe, et, pour le bien comprendre, nous devons rapporter l'observation de Barrier :

Obs. 130. Barrier, de Lyon, 1852 (1). — Une femme de 24 ans accouche pour la seconde fois. Des tractions énergiques sont exercées sur le placenta : hémorrhagie immédiate. Au bout de trois jours, une tumeur grosse comme la tête d'un fœtus sort du vagin dans un effort de garde-robe, La tumeur est réduite, mais dans le vagin seulement. Série d'hémorrhagies.

La malade devient très faible, pouvant à peine marcher. Une tumeur pyriforme occupe le vagin. Libre en bas, en haut elle adhère au fond du vagin par un pédicule assez volumineux, cylindrique, entouré par un bourrelet circulaire. Entre le pédicule et ce bourrelet le doigt parcourt une rainure qui forme un cul-de-sac circulaire.

Réduction 15 mois après l'accouchement. « La malade, placée « comme pour l'application du speculum, fut d'abord éthérisée « et ne tarda pas à tomber dans l'anesthésie complète. Le chirur-« gien introduisit plusieurs doigts, puis la main entière dans le « vagin. Alors, ajoute M. Barrier, pour donner à l'utérus le plus « de fixité possible, je le plaçai dans la concavité des quatre derniers « doigts, le médius et l'annulaire en arrière et en dessous, « l'index sur le côté gauche, l'annulaire sur le côté droit de « l'organe ; j'appliquai ensuite la pulpe du pouce directement « d'avant en arrière sur le fond de la matrice formant la partie « déclive de la tumeur, et je le repoussai dans la direction de l'axe « du détroit inférieur, dans le but d'appliquer le col de l'utérus « contre le sacrum et de soutenir le fond du vagin par un plan « résistant, pour éviter sa rupture. Après une ou deux minutes « au plus d'une action lente, mais soutenue avec une certaine « force, j'avais notablement déprimé le fond de l'utérus, et l'a-« vais fait rentrer de 2 à 3 centimètres en lui-même. Je soutins « encore un instant le même effort et sentant l'organe céder

---

1) Barrier. *Observation de renversement complet de la matrice dont la réduction fut tentée avec succès au bout de quinze mois* (*Bull. acad. méd.*, t. XVIII, p. 143, 1855.)

« graduellement, je fis entrer mes deux doigts médius et annu-
« laire dans le canal, où mon pouce commençait à se loger à
« mesure qu'il repoussait la matrice, et avec ces deux doigts je
« changeai la direction de l'effort sans en augmenter l'énergie.
« Je repoussai donc le fond de l'utérus de bas en haut et d'ar-
« rière en avant. Aussitôt l'utérus céda complètement et reprit
« sa place normale. »

La réduction fut constatée tant par le palper hypogastrique que par l'introduction des deux doigts dans le col à
une grande profondeur. *Une poire-vessie en caoutchouc
fut introduite dans le vagin et insufflée* de manière à
soutenir l'organe réduit. La réduction se maintint en
effet, les suites furent des plus heureuses.

Ce procédé, comme on le voit, peut être décomposé en
deux temps. Dans le premier, l'opérateur saisit la matrice entre ses doigts, de manière à placer les quatre
derniers doigts sur sa face postérieure et à la fixer,
tandis que le pouce est directement appliqué sur le fond
de l'organe. Mais, d'après la position même de la main,
il est facile de reconnaître que ce n'est pas sur le fond
même, mais sur la partie antérieure de ce fond que repose
le pouce. L'organe ainsi saisi est repoussé avec douceur,
mais avec énergie, dans l'axe du détroit inférieur, c'est-à-
dire d'avant en arrière et un peu en haut. Le résultat de
ce mouvement est, d'une part, de porter le col de la matrice en arrière et un peu en haut, de telle sorte que la
partie postérieure du col vient arc-bouter contre la concavité du sacrum, un peu au-dessous du promontoire,
tandis que, d'autre part, la pression exercée par le pouce
sur le bord antérieur du fond de l'utérus, rendue plus
efficace par la résistance du point d'appui que fournit le
sacrum, amène : 1° une dépression profonde de ce fond
dans laquelle le pouce se trouve logé ; 2° un mouvement
de totalité de l'organe, qui tend à faire remonter le pédicule et surtout la partie antérieure du pédicule vers la
cavité abdominale. À ce moment, le chirurgien passe au
second temps de l'opération. Il place le médius et l'index
dans la fossette produite par la pression du pouce, et, se
servant de ses doigts pour changer la direction de son
mouvement, il porte la matrice franchement de bas en

haut et d'arrière en avant, dans la direction de l'axe du détroit supérieur, allant à la recherche d'un nouveau point d'appui dans la main gauche appuyée sur l'hypogastre ; il fait alors le même jeu en sens contraire, c'est-à-dire que la paroi antérieure étant maintenue avec le pouce, il continue la pression avec les doigts et fait ressortir vers l'abdomen le pédicule, et plus spécialement la partie postérieure du pédicule, et augmente la dépression du fond.

Comme il arrive ordinairement, quand les deux tiers de la réduction furent accomplis, elle s'acheva d'elle-même.

Ce procédé, comme on le voit, est en quelque sorte une combinaison des trois modes de taxis : taxis central, comme l'atteste la dépression exercée par le pouce sur le fond de l'organe ; taxis périphérique, comme l'indiquent la distribution des doigts autour de la matrice et le soulèvement général de l'organe contre le point d'appui fourni par le sacrum ; taxis analogue au taxis latéral, par le fait de l'opposition des doigts qui poussent dans le premier temps le côté antérieur de l'utérus vers l'abdomen, et dans le second temps le côté postérieur.

Ce mécanisme me paraît avoir été parfaitement compris par Weiss ; c'est lui qui a désigné le procédé de Barrier sous le nom de *taxis pariétal à deux temps*, à cause des deux temps qui le composent et du mouvement successif d'ascension des deux parois, de l'antérieure dans le premier temps, de la postérieure dans le second.

Ce procédé a donné un succès. Mais il est trop compliqué pour entrer dans la pratique usuelle. Il peut certainement être remplacé avec les mêmes chances de réussite par les procédés plus simples de refoulement périphérique ou latéral.

D'ailleurs est-on bien sûr, et c'est l'objection principale qu'on a faite à ce procédé, qu'il soit toujours facile d'obtenir le point d'appui sacro-vertébral que l'on recherche ? Quand les ligaments ronds sont intacts, on n'arrive pas sans un effort violent à obtenir le contact du col utérin et de la concavité sacrée. Il est probable toutefois qu'après les délabrements qui accompagnent la production d'une inversion, ces ligaments sont assez relâchés pour obtenir ce contact, qui, il faut le dire, donnerait une grande sécurité contre les tiraillements et les lésures des culs-de-sac vaginaux dans le premier temps de toute réduction.

VII. — *Procédé du déroulement utérin par les pressions utéro-abdominales.* — 1er *Procédé d'Emmet.* — Dans ce procédé, le chirurgien a pour but d'aider aux manipulations exercées d'une main sur l'utérus renversé dans le vagin par d'autres manipulations exercées par l'autre main sur la région hypogastrique.

Cette seconde main ne sert ordinairement que de point d'appui et de soutien aux mouvements communiqués par la première à l'utérus. Telle est la pratique de nos anciens accoucheurs, depuis Mauriceau jusqu'à Baudeloque, pratique maintenue par tous les chirurgiens modernes.

Quelques-uns de ceux-ci, toutefois, ont pensé que cette main placée sur l'hypogastre ne devait pas se borner à ce rôle passif, et qu'elle pouvait, par des mouvements spéciaux, prendre aussi une part active à la restitution de l'utérus dans sa place naturelle. Ces mouvements exercés sur l'utérus par la voie hypogastrique peuvent être désignés sous le nom de *taxis utéro-abdominal*.

C'est Withe de Buffalo qui me paraît avoir eu le premier l'idée de ce mode de taxis. Dans l'une de ses observations, nous trouvons, en effet, le passage suivant : « Enfin les doigts de la main gauche placée sur la région « hypogastrique peuvent accrocher le bord antérieur de « l'utérus (bord de la cuvette utéro-péritonéale), en déprimant « la paroi abdominale, et aider au *déroulement* de « ce bord, la tumeur étant solidement tenue entre les « deux mains placées, l'une dans le vagin, l'autre sur l'hypogastre. »

Mais c'est Emmet qui, reprenant en termes plus précis le même précepte, a le plus insisté sur cette manœuvre, et qui s'est attaché à démontrer l'utilité qu'elle pouvait présenter dans quelques circonstances. Voici les deux observations qu'il a publiées à l'appui de son procédé :

Obs. 131. Emmet, 1865 (1). — Madame G..., âgée de 24 ans, vint me consulter le 8 octobre 1865. Mariée à 22 ans, elle était devenue bientôt enceinte.

L'accouchement, qui eut lieu le 11 mars 1865, se termina sans incident ; et le placenta suivit peu après. Une heure plus tard la malade éprouva de violentes douleurs et s'évanouit. Les évanouissements, accompagnés d'hémorrhagies, se répétèrent plusieurs fois pendant 24 heures. Une semaine après, la garde découvrit une tumeur remplissant le vagin. La malade continua à avoir des hémorrhagies. La santé était tellement éprouvée que, sur le conseil du docteur Mac Call (d'Utique), elle me fut adressée.

« L'examen du vagin révéla la présence d'une tumeur molle, de
« la grosseur d'un œuf , couchée suivant l'axe du vagin, pédon-
« culée et facile à prendre pour un polype. Je passai deux
« doigts de la main gauche dans le cul-de-sac derrière la tumeur,
« de façon à soulever l'utérus au-dessus du pubis. De l'autre
« main, à travers la paroi abdominale, je pus m'assurer que
« j'étais bien en présence d'une inversion utérine.

« En conséquence et sur l'avis conforme du docteur Thomas,
« la malade fut anesthésiée par l'éther, le 10 octobre, on la coucha
« sur une table, les cuisses fléchies et à une hauteur convenable
« pour que je pusse opérer assis. J'introduisis la main gauche
« dans le vagin, et déprimai le fond de l'utérus en exerçant sur
« lui une pression avec mes doigts, tout en maintenant l'organe
« de ma main droite placée sur l'abdomen. Au bout d'une heure,
« je trouvai peu de progrès accomplis.

« En y réfléchissant, je jugeai que la pression était un mode
« opératoire insuffisant. A mesure que le fond se déprimait, le
« corps s'étendait latéralement : l'orifice relâché se dilatait, il
« est vrai, mais mes efforts n'aboutissaient à aucun résultat. En
« effet, si j'usais de force, la difficulté semblait augmenter, et je
« n'arrivais qu'à enrouler et dérouler sans résultats la partie
« culminante de l'inflexion utérine. J'essayai donc d'abandonner
« le fond, et passant mes doigts aussi haut que possible dans le
« col, j'essayai de retourner d'abord les parties inverties en
« dernier lieu. *J'aidai à cette manœuvre en soulevant l'utérus au-*
« *dessus du pubis et m'efforçai de l'autre main de dérouler la*
« *portion invertie en appuyant et faisant glisser sur elle la paroi*

(1) Emmet ; travail lu à la Société d'obstétrique de New-York, le 21 novembre 1865, *American med. journ.*, 1865.

« abdominale. La tumeur, d'abord sphérique, peu à peu devint
« ovale latéralement avec une dépression marquée au centre.
« Ma main étant fatiguée, je me fis remplacer quelques instants
« par le docteur Elliot. Il continua les manipulations pendant
« 3]4 d'heure. Peu à peu le fond franchit le col; mais, à partir de
« ce point, on n'obtint plus grand résultat. Après 3 heures
« d'effort, la malade eut une syncope ; les assistants étaient d'avis
« de cesser l'éthérisation. Sur mes instances, une dernière tenta-
« tive fut faite. A son tour le docteur Thomas passa sa main
« dans le vagin, et s'avisa du moyen suivant : il ramena la masse
« en bas de façon à reproduire l'inversion , puis la repoussant,
« il trouva que la réduction semblait plus avancée qu'aupara-
« vant. Il répéta cette manœuvre, et en repoussant l'utérus, sans
« force et de la pointe du doigt, il le remit parfaitement en
« place. La réduction était complète, et avait duré 3 heures
« 55 minutes.

« La malade en se réveillant se mit à vomir. Je me hâtai de
« passer l'index dans l'orifice utérin, et j'eus raison d'agir ainsi,
« car je sentis aussitôt la paroi postérieure accolée au fond
« déprimé. Maintenant l'organe à travers la paroi abdominale,
« je la remis en place de la pointe du doigt et maintins le tout
« jusqu'à la fin de l'effort.

« Depuis, la malade a complètement guéri. Le toucher prati-
« qué 6 jours après l'opération a montré le col légèrement tur
« gide, mais juste assez entr'ouvert pour laisser à peine introduire
« la pointe de l'index. La menstruation est revenue régulière.
« L'utérus a repris son volume normal. »

Obs. 132. Emmet, 1866 (1). — « Le docteur Gouley, le 17
« février, m'appela en consultation avec le docteur Nœggerath,
« pour voir un cas d'inversion utérine chez une femme confiée
« à ses soins, à l'hôpital Saint-Vincent. •

« La malade était âgée de 24 ans. Au mois de juin dernier. elle
« accoucha à terme de son deuxième enfant, après un travail très
« court, dans lequel elle n'eut réellement qu'une douleur au
« moment où passa la tête de l'enfant.

« Peu de temps après, il survint un suintement sanguinolent
« qui par moments devenait une véritable hémorrhagie. Il en fut
« ainsi jusqu'à la réduction. Aussi la malade présentait-elle tous
« les symptômes d'une profonde anémie.

« L'anesthésie (par l'éther) fut laborieuse. L'examen par le
« toucher et le palper abdominal ne laissa aucun doute sur la
« nature de l'affection.

---

(1) Emmet, *New-York obstetric. Society*, 6 mars 1866. — *New-York
med. journ.* avril 1866. — *American journ. med. sc.* 1866.

« Le docteur Nœggerath et le docteur Gouley ayant essayé
« sans succès, la méthode de ce premier, pendant 15 minutes,
« durent y renoncer. L'organe était si contracté, si dur, qu'il
« était difficile d'essayer soit cette méthode, soit celle de White.
« J'employai alors la méthode que j'ai proposée. J'introduisis
« la main gauche dans le vagin, portant mes doigts aussi haut
« que possible, autour du col et de la portion invertie, et en
« serrant celle-ci entre mes doigts en arrière et mon pouce en
« avant. Le fond de l'utérus reposait dans la paume de ma main.
« Je pratiquai alors des pressions en haut et en avant, jusqu'à
« dilater le collet et atteindre de mes doigts étendus le siège
« même de l'inversion. Je continuai cette manœuvre, tout en
« soulevant l'utérus vers l'abdomen de façon à pouvoir de la
« main libre faire glisser la paroi abdominale sur l'utérus, pour
« le dérouler et maintenir fixement la partie postérieure du
« cercle d'inversion. Le fond peu à peu traversa le col ; les pro-
« grès semblaient insensibles si on cherchait à les apprécier
« directement par les doigts. Mais à travers l'abdomen, on sentit
« la masse s'accroître, et le diamètre de la dépression augmen-
« ter. Au bout d'une heure, j'étais si fatigué que je dus prier le
« docteur Nœggerath de me relever. Celui-ci en dix minutes
« compléta la réduction. La patiente s'est bien rétablie, et n'a
« présenté par la suite aucun mauvais symptôme. »

On peut rapprocher de ce procédé d'Emmet l'observation présentée par le Dr Isaac Hays, de Philadelphie.

Obs. 133. Isaac Hays, de Philadelphie, 1866 (1). — « J'ai employé,
« dit-il, une méthode que je crois entièrement différente de celles
« employées jusqu'ici. Je saisis la circonférence de la tumeur aussi
« près que possible du point d'inversion, et par des pressions répé-
« tées et dirigées en haut, je fis agir mes doigts comme un levier
« pour dérouler d'abord la portion la dernière invertie. *Les
« manœuvres externes facilitèrent singulièrement cette opération.* »

De ce procédé d'Emmet nous n'avons qu'une chose à
retenir, c'est que la main appliquée sur l'hypogastre peut,
suivant le conseil donné d'abord par Withe de Buffalo,
puis par Emmet et par Isaac Hays de Philadelphie, jouer
quelquefois un rôle actif et, par des pressions successives
exercées de bas en haut sur le fond antérieur de la partie
abdominale de l'utérus renversé, contribuer au déroule-

---

(1) Hays, *Amer. med. journal,* janvier 1866, page 153.

ment de ce bord et concourir ainsi à la réduction de l'organe.

VIII. — *Procédé par les incisions vulvaires.* —*Procédé de Grillo.* — Dans des cas, fort rares du reste, la production de l'inversion s'accompagne de certains traumatismes du vagin et de l'utérus, qui déterminent une inflammation intense de ces deux organes à la suite de laquelle l'utérus, déjà étranglé par la tuméfaction des grandes lèvres de la vulve, offre la plus grande résistance aux efforts de réduction. Dans une observation de ce genre déjà citée (voy. notre observation 64), Grillo (1) se décida à pratiquer diverses incisions avec le bistouri boutonné dirigé sur le doigt indicateur pour obtenir le débridement de l'entrée du vagin, après quoi la réduction se fit avec la plus grande facilité.

IX. — *Procédé par les incisions cervico-utérines.* — *Procédé de Barnes.* — Dans quelques cas difficiles de réduction, plusieurs auteurs, comme nous l'avons vu, et entre autres et avant tout notre compatriote Millot (2), avaient proposé de faciliter la rentrée de l'utérus renversé dans l'abdomen en excisant le col qui, par sa rétraction, semblait s'opposer à cette rentrée. On était sur le point de renoncer à ces incisions qui n'avaient pas donné de grands résultats, lorsque Barnes (3), les présentant sous un jour nouveau, proposa de les employer avec certaines modifications ; il crut pouvoir leur attribuer dans certains cas une très grande importance et les considérer comme une ressource suprême, quand les procédés ordinaires de réduction ont échoué.

« Avant de nous décider à amputer, nous pouvons, dit-il, « employer une autre méthode. Depuis vingt ans, j'ai en-

---

(1) Grillo, *Mémoire sur le renversement de la matrice par les efforts de l'accouchement,* lu à l'académie de Naples, 23 février 1833. — *Gaz. méd. de Paris,* 1834, p. 9.
(2) Millot, *Supplément à tous les traités d'accouchement,* 1775.
(3) Barnes, *Med. chir. Transact* 1869-1870, p. 389 — Barnes, *Traité des mal. des femmes.* Trad. fr. 1875, p. 623.

« seigné dans mes cours que l'on peut diviser le col ré-
« tracté par des incisions faites de haut en bas, dans son
« épaisseur, dans différents points de sa circonférence ; il
« cédera alors plus facilement à une pression. Huguier,
« Simpson, Marion Sims ont aussi indiqué cette opéra-
« tion. Elle n'a pas, que je sache, été exécutée avant 1868.
« A cette époque elle m'a donné un succès complet. »

Obs. 134. Barnes, 1868. — « L'inversion avait six mois de date.
« J'essayai d'abord de réduire en maintenant la pression élastique
« de Tyler Smith et en employant le taxis. Ne réussissant pas, j'at-
« tirai la tumeur en bas au moyen d'un nœud d'écharpe passé au-
« tour d'elle (fig. 72), puis je fis dans le col trois incisions profondes

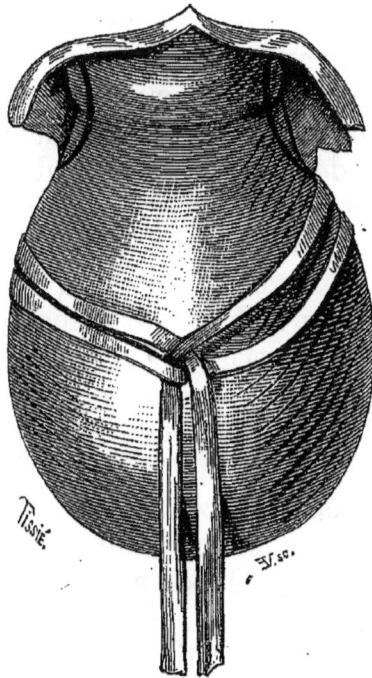

FIG. 72. — Incision du col (Barnes).

« de 8 millimètres dans une direction perpendiculaire aux fibres
« du sphincter cervical, puis pressant l'utérus avec ma main
« gauche et soutenant le col à l'aide des doigs de la main droite
« placée sur la paroi abdominale, je sentis le col céder et l'utérus
« reprendre sa place... Malgré le bonheur de ce résultat, je crois

« qu'il ne faut pratiquer cette méthode qu'après avoir essayé le
« procédé de Tyler Smith... Je recommande de ne faire que deux
« incisions, de les faire peu profondes et de confier la réduction
« à une pression élastique soutenue. »

La figure jointe à la description rend mieux compte
que celle-ci de la véritable manière de procéder de Barnes. Quand l'utérus est ainsi attiré en bas par le moyen
d'un lacs, la position de l'inversion devient forcée, et, si elle
est du 2e degré, elle prend quelques-uns des symptômes
du 3e, c'est-à-dire que le fond de l'utérus est suivi d'un
rétrécissement couronné lui-même par un bourrelet annulaire qui se confond en bas avec la muqueuse utérine, en
haut avec la muqueuse vaginale. (Cette disposition est
même probablement cause que les chirurgiens qui attirent en bas l'utérus pour voir de leurs propres yeux le
degré de l'inversion ont pu commettre à ce sujet souvent
des erreurs.) Les incisions de Barnes portent sur la partie
inférieure du bourrelet, la partie étranglée du pédicule,
et sur la partie supérieure du corps utérin, c'est-à-dire
sur le fond même de la gouttière circulaire qui sépare le
pédicule du col, et qui correspond exactement à la surface
utérine de l'ouverture cervicale du col normal.

On comprend, dans ces conditions, que les incisions relâchent le sphincter autour de cet orifice et peuvent avoir
une action réelle. Comprises de cette façon, elles peuvent
être considérées comme une ressource chirurgicale qui
n'est point à dédaigner dans certains cas. Ces incisions
toutefois sont loin d'être inoffensives. Elles peuvent devenir le point de départ d'accidents redoutables, de déchirures du tissu de la matrice, de lésions du péritoine,
d'hémorrhagies, sur lesquels il suffit, pour être éclairé, de
rappeler les recommandations de prudence faites par
Barnes lui-même, et l'opération de Gaillard Thomas (1),
sur laquelle nous allons nous arrêter dans un instant, que
Barnes s'empresse de citer, et dans laquelle, à la suite de
ces incisions, il se déclara une hémorrhagie sérieuse que
le chirurgien eut la plus grande peine à arrêter.

---

(1) Gaillard Thomas, *Diseases of Woomen*, 1872. Trad. fr., 1879.

X. — *Procédé par l'incision hypogastrique et la dilatation directe.* — *Procédé de Gaillard Thomas.* — Voici en quoi consiste ce procédé : Le chirurgien fait une incision sur la ligne médiane de l'abdomen , dans la région hypogastrique ; il ne pénètre dans le péritoine qu'après avoir étanché complètement le sang ; il conduit alors son index dans le sac utérin. Ce doigt sert de conducteur à une pince dilatatrice qui, lorsqu'elle est ouverte, a le double avantage de fixer et de dilater le col, et de rendre ainsi le taxis possible et efficace. Je ne citerai que pour mémoire le projet qu'a l'auteur de ce procédé de remplacer, à une prochaine occasion, la pince par un tube aspirateur qui permettrait de faire le vide dans le sac utérin et d'obtenir la réduction par le fait seul de la pression atmosphérique.

La malade de Thomas eut des accidents très graves, mais survécut néanmoins.

L'observation, du reste, mérite d'être citée.

Obs. 135. Gaillard Thomas, 1869 (1). — Il s'agit d'une femme atteinte d'une inversion chronique ; plusieurs tentatives de éductions furent faites sans succès, dont l'une avec l'aide des incisions du col. « A peine eus-je retiré le bistouri que le sang « jaillit abondamment d'une artère grosse comme la radiale, le « jet était continu ; pendant une demi-heure nous essayâmes « en vain de lier cette artère... Nous arrêtâmes enfin l'hémorrha-« gie en passant un fil à travers la plaie et en liant les deux lèvres « ensemble »... C'est dans la semaine qui suivit cette opération que Thomas fit une dernière tentative dans laquelle il appliqua son procédé (voy fig. 73.) « Un aide, ayant sa main dans le vagin, « souleva l'utérus de façon à ce que je pusse sentir l'anneau « cervical à travers la paroi abdominale. Je fis lentement une « incision sur la ligne médiane, puis je laissai la plaie exposée « à l'air jusqu'à ce que tout suintement eût cessé. J'incisai « alors le péritoine et j'introduisis mon doigt dans le sac, où je « ne trouvai aucune adhérence. Remplaçant là main de l'aide « par ma main gauche, j'introduisis le dilatateur en acier et je « dilatai le rétrécissement. La dilatation fut très facile et très « rapide, mais le col se resserrait quand j'enlevais l'instrument.

---

(1) Gaillard Thomas, *Traité clin. des malad. des femmes.* Trad. fr., 1879, p. 389. — Barnes, *Traité clin. des malad. des femmes.* Trad. fr., 1876, p. 620.

« Je dilatai largement et je réduisis une partie de l'utérus. Je
« l'attirai jusqu'à la vulve, je le repoussai rapidement et recon-
« nus avec plaisir qu'il était à peu près replacé. Je l'attirai de
« nouveau cette fois à l'extérieur et je fus très effrayé de voir
« que l'artère coupée la veille saignait abondamment... je re-
« plaçai prestement l'utérus et fus charmé de voir l'une des
« cornes en place. Mais j'avais employé un peu plus de force que
« le vagin n'en pouvait supporter, et un de mes doigts passa entre
« l'utérus et la vessie. Une des cornes était encore invertie ;
« j'introduisis le dilatateur, et aussitôt l'utérus reprit sa position
« normale. L'artère saigna largement ce jour-là et dans le vagin

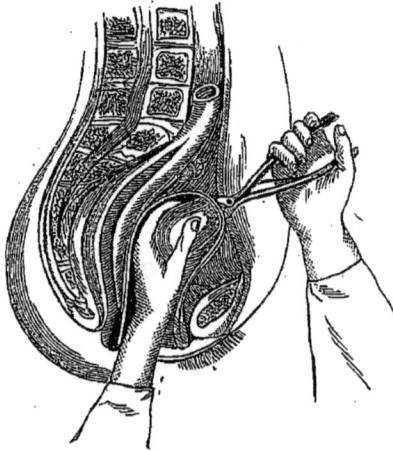

Fig. 73. — Procédé de Gaillard Thomas, incision abdominale ; — dilatation directe
de l'anneau (Churchill).

« et dans le péritoine à travers la fente vaginale... Enfin la
« malade se remit ! »

Obs. 136. II. Gaillard Thomas, 187. — « J'ai rencontré, de-
« puis, un autre cas, dit Gaillard Thomas, dans lequel la même
« opération m'a paru motivée. L'opération que j'ai pratiquée m'a
« démontré que le procédé opératoire était efficace et relative-
« ment simple, bien que la malade ait succombé à une péritonite.
« Il s'agissait d'une femme de 23 ans, atteinte d'une inversion
« chronique. La malade avait été traitée par plusieurs chirur-
« giens qui avaient employé diverses méthodes. La dernière tenta-
« tive de réduction avait duré plus de deux heures, sans donner
« de résultat, et avait été suivie d'une péritonite grave.
« L'opération fut décidée. Après avoir éthérisé la malade et
« pratiqué une incision de 5 centimètres, j'introduisis le dilatateur
« dans le sac utérin, je le retirai, après avoir dilaté l'anneau
« cervical pendant un quart d'heure. Nous fûmes surpris de la
« facilité avec laquelle l'utérus put être réduit. La plaie abdomi-

« nale fut suturée, la malade replacée dans son lit. Tout alla
« bien pendant 48 heures. Au bout de ce temps, survint une péri-
« tonite généralisée, qui fut rapidement mortelle. »

Après la lecture de ces deux observations, il semble
peu probable que ce procédé entre jamais dans le courant chirurgical.

Voici cependant le plaidoyer que Gaillard Thomas
prononce encore en sa faveur : « Je n'hésite pas à dé-
« clarer *que, dans un cas qui aurait résisté à toutes les*
« *méthodes ordinaires, taxis, pression élastique, etc., et*
« *dans lequel il n'y aurait d'autre ressource que l'am-*
« *putation, je mettrais de nouveau mon procédé en*
« *pratique.*

« J'ai perdu une opérée sur deux, cela est vrai, mais il
« ne faut pas oublier que la pression élastique et le taxis
« peuvent aussi déterminer la mort.

« Que pouvons-nous faire en présence d'un cas d'in-
« version qui a résisté à toutes les tentatives de réducsion?
« abandonner la malade ou pratiquer l'amputation. Nous
« trouvons dans une dernière statistique (1) que, sur 58 cas
« d'amputation, un tiers de ces opérations ont été mor-
« telles.

« Nous savons qu'une courte incision abdominale ne
« fait pas courir des dangers excessifs. La question se
« pose donc de la manière suivante : Est-il préférable de
« courir les risques que fait subir l'opération de l'ampu-
« tation, ou vaut-il mieux pratiquer la section abdomi-
« nale ? Nous pensons que la seconde alternative est pré-
« férable. »

Néanmoins Gaillard Thomas n'a pas eu jusqu'ici d'i-
mitateur, et, suivant les probabilités, n'en trouvera que
difficilement.

---

(1) *American journ. of obstetr.*, août 1868, article traduit du *Beitraege
zur Geburtskunde und gynœkologie.*

II. — **Méthode rectale.**

Cette méthode, dans laquelle le chirurgien cherche à fixer l'utérus par la voie du rectum, comprend trois procédés.

1° *Procédé ordinaire ou de Courty.* — Kilian (1), dès 1852, a conçu ce procédé; il conseille en effet d'introduire deux doigts dans le rectum, de les recourber et de s'en servir pour accrocher l'utérus au-dessus de l'anneau péritonéal formé par l'inversion.

Courty a été frappé de la même idée, et en 1863 l'a mise avec bonheur à exécution dans un cas d'inversion datant de dix mois. Voici la description de son procédé (2) :

« Pour pouvoir accrocher le col de l'utérus, il faut « d'abord et nécessairement abaisser l'organe et le tirer « hors de la vulve avec les pinces de Museux. Aussitôt « après, introduisant l'indicateur et le médius de la main « droite dans le rectum, les portant au-dessus de l'utérus « et les recourbant en avant en forme de crochets, on « immobilise à travers la paroi rectale le col de l'organe. « Saisissant l'utérus avec la main gauche, on le fait rentrer dans le vagin, sans cesser de tenir le col accroché « avec les doigts de la main droite. Ces doigts accrochent « la portion cervicale de la matrice à travers la paroi « rectale; en s'écartant l'un de l'autre, ils appuient fortement dans les sinus angulaires que les ligaments « utéro-sacrés forment de chaque côté par leurs insertions droite et gauche à la face postéro-latérale. Alors « avec le pouce et l'indicateur de la main gauche on exerce « une pression sur le pédicule de la tumeur, de manière à « augmenter peu à peu la profondeur du sillon utéro-

---

(1) Kilian, *Oper. fur Geburtshelfer*, III, Francfort, 1852, *in* Weiss, p. 44.

(2) Courty, *Bull de l'Acad. de méd.*, 1863, et *Traité des malad. de l'utérus*, 3ᵉ édition, 1881, p. 730.

« cervical, et en faisant concorder les efforts de taxis
« sur le corps avec ceux de contention ou d'immobilisa-
« tion du col, ce que le jeu simultané des deux mains
« permet d'obtenir, on sent le retournement se faire peu
« à peu, sans violence, et se compléter en quelques mi-
« nutes... »

Obs. 137. Courty, 187. — « J'ai appliqué cette méthode de réduc-
« tion, ajoute Courty, chez une jeune dame atteinte depuis 10 mois
« d'inversion utérine et jetée, par la reproduction incessante des
« hémorrhagies, dans une débilité extrême. Le succès a été rapide,
« complet et durable. Une grossesse n'a pas tardé à démontrer
« la solidité du rétablissement. »

Weiss (1) rapporte une seconde observation de Courty
moins heureuse. Dans le courant de l'opération, il se produisit une éraillure du rectum qui força le chirurgien à
renoncer à ce procédé, qui cependant lui tenait tant à cœur.
Nous reproduirons incessamment (obs. ult. V.T.O.) cette
observation, à propos du procédé qu'il adopta alors et qui
lui permit de terminer heureusement son opération.

Ce procédé, malgré son premier succès, offre donc
plusieurs inconvénients. Il nécessite d'abord l'implantation
d'érignes dans le tissu utérin, et des tractions de totalité
sur l'utérus, deux causes d'accidents inflammatoires qu'il
faut, autant que possible, éviter dans la chirurgie utérine.
D'autre part, ce procédé peut s'accompagner, comme
cela s'est produit dans la deuxième observation de Courty,
d'éraillures, de déchirures de la muqueuse rectale, qui
peuvent devenir l'origine d'accidents très sérieux.

2° *Procédé de Chauvel.* — Une variante ingénieuse de
ce procédé a été proposée par Chauvel (2).

Les doigts employés pour fixer la matrice par l'intermédiaire du rectum se fatiguent vite, et peuvent
ne pas résister suffisamment pour laisser à l'opérateur
le temps et la possibilité de mener la réduction à
bonne fin. C'est pour obvier à cet inconvénient que
Chauvel a introduit dans le procédé de Courty une modi-

---

(1) Weiss, thèse citée, p. 47.
(2) Chauvel, *Bullet. Soc. chir.*, 2ᵉ série, 1879, p. 352.

fication importante : « Un point m'avait frappé dans ma
« première tentative ; j'avais décidé au besoin de modifier
« le procédé de Courty. Maintenir avec l'index et le
« médius de la main droite les ligaments utéro-sacrés,
« tendus par l'abaissement de l'utérus, est chose fort
« pénible ; si la manœuvre se prolonge, les doigts fatigués
« tendent à se rapprocher et s'opposent alors au passage
« de la partie inversée au travers du canal, déjà trop
« resserré, formé par le col utérin. Pour obtenir la dila-
« tation de cet anneau musculaire, il faut que la traction
« exercée par les doigts se fasse en arrière et en dehors,
« les phalangettes recourbées en crochet venant prendre
« point d'appui vers les parties latérales du bassin, vers
« les tubérosités ischiatiques. Or une telle action ne peut
« être obtenue en se servant de l'index et du médius, si
« ce n'est au prix d'une fatigue excessive et seulement
« pendant un instant... La malade anesthésiée et la
« tumeur amenée doucement au dehors avec les doigts
« pour faire saillir les ligaments utéro-sacrés, j'introduis
« mon indcateur droit dans le rectum, j'accroche le
« ligament utéro-sacré droit et le maintiens en pressant
« presque directement en dehors vers la cuisse de la
« malade ; un de mes collègues introduit, de son côté, l'in-
« dicateur gauche dans l'intestin, accroche le ligament
« utéro-sacré gauche et le maintient en pressant vers
« son côté ; la manœuvre s'exécute facilement. La dila-
« tation de l'anus n'a rien d'excessif ; les doigts fixateurs
« n'agissant que leurs phalangettes repliées, l'immobilité
« de l'utérus est maintenue presque sans fatigue pen-
« dant un temps suffisant. »

Du reste, il faut le dire, la méthode rectale, même
ainsi modifiée, ne réussit pas entre les mains de Chauvel,
pas plus qu'elle ne réussit, l'année suivante, entre les mains
de Périer, et en somme il ne resterait guère que la première
observation de Courty, comme exemple d'un succès réel
obtenu par cette méthode, si nous ne rencontrions un
dernier fait.

3° *Procédé de Dawson.* — Ce procédé ressort tout
naturellement de l'observation suivante :

Obs. 138. Dawson, 1878 (1), après avoir obtenu l'abaissement de la matrice, introduisit l'index dans le rectum de manière à accrocher et à fixer l'anneau cervical de l'utérus inverti , amené ainsi à sa portée ; ceci fait, au lieu de pratiquer le taxis avec l'autre main, il appuya directement le pouce de la même main sur l'une des cornes de l'utérus, et parvint à compléter la réduction par un véritable taxis latéral.

La caractéristique et le mérite de ce procédé est, en effet, l'application du taxis latéral à la méthode rectale et l'emploi d'une seule main.

III. — Méthode vaginale.

La méthode vaginale comprend aussi deux procédés principaux ; seulement la simplification de l'appareil opératoire, exclusivement destiné à agir par le vagin, permet d'employer chacun de ces procédés sous deux formes : la *forme rapide*, la *forme lente ou continue*. On sait, et les luxations en présentent un exemple frappant, que souvent une force relativement faible, mais agissant d'une manière continue, offre plus d'avantages pour vaincre des résistances musculaires qu'une force violente qui ne peut être soutenue.

Cette méthode comprend deux procédés principaux : le procédé *cervico-vaginal*, dans lequel le chirurgien cherche le point d'appui sur le col de l'utérus ; le procédé *utéro-vaginal*, dans lequel ce point d'appui est pris sur le corps de l'utérus lui-même. Chacun de ces procédés peut être employé *sous la forme rapide* ou *sous la forme lente*.

1° *Procédé utéro-cervical à forme rapide.* — *Procédé d'Aran.* — Indiqué par Malgaigne, bien décrit par Aran, appliqué par Courty, ce procédé consiste à prendre directement le point d'appui sur le col de la matrice à l'aide d'érignes, de fils métalliques, de pinces de Museux, et pendant qu'on maintient le col à l'aide de ces instruments, à pratiquer le taxis.

---

(1) Dawson, *Obst. Soc. de New-York*, 1878, p. 165.

Voici comment Aran (1) décrit ce procédé ; après avoir parlé d'un insuccès de réduction qui le conduisit à une opération malheureuse, il ajoute : « Que si, au lieu de « porter la main dans le vagin pour refouler le corps de « l'utérus à travers un passage déjà étroit que je trans- « formai en une sorte de boutonnière par la traction « que je faisais subir au vagin, je m'étais borné à ame- « ner doucement avec une pince de Museux le fond de « l'utérus à l'extérieur, et à conduire ainsi peu à peu « l'orifice du col jusqu'à la vulve, et si alors faisant saisir « par une pince de Museux d'abord la lèvre supérieure, « puis la lèvre inférieure du col, j'avais abandonné aux « aides le soin de retenir l'utérus à l'entrée de la vulve, « en me bornant à refouler purement et simplement « d'avant en arrière avec la main droite le fond de la « tumeur, pendant que la main gauche, placée à la base « de celle-ci, aurait facilité la réintégration des parties « invaginées en dilatant l'anneau formé par le col, en « effilant en quelque sorte la tumeur et en empêchant la « sortie des parties déjà rentrées, nul doute que le « résultat eût été très différent. Je n'hésite donc pas à « proposer à mes confrères ce procédé de réduction. »

Courty a accepté la proposition, et dans un cas où, comme je l'ai dit, une éraillure du rectum l'arrêta dans l'emploi de son procédé rectal, il inaugura celui qui avait été si bien décrit par Aran. Voici, du reste, son observa- tion :

Obs. 139. Courty (2). — « Mᵐᵉ A., primipare, âgée de 22 ans, « accoucha à l'Hôtel-Dieu de Montpellier. La délivrance tardait « depuis plus d'une heure, lorsqu'on fit des tractions immodérées « qui produisirent l'inversion. L'accident ne fut diagnostiqué que « huit jours après, et la malade vint à l'hôpital Saint-Eloi, dans « le service de Courty. Le 20 juin 1872 (20 jours après l'accouche- « ment), le professeur attira l'utérus en bas avec les pinces de « Museux et fixa le col par le rectum, en même temps qu'un aide « déprima l'abdomen. Il parvint alors à faire rentrer l'utérus

---

(1) Aran, *Leçons cliniques sur les maladies de l'utérus*, p. 705.
(2) Empruntée à Weiss, thèse citée, p. 47.

« *en partie*, lorsqu'il s'aperçut *d'une déchirure rectale* qui lui fit
« redouter tout effort. *Il saisit alors la lèvre antérieure du col avec*
« *des pinces de Museux,* en confia la contention à un aide et conti-
« nua de la main gauche à faire rentrer les premières parties
« sorties les dernières , *terminant* avec plein succès *par la*
« *méthode latérale à deux temps.* Un long étui de nitrate d'ar-
« gent fit cesser la dépression. Quinze jours suffirent à la
« guérison. »

On ne peut méconnaître, surtout après la lecture de
cette observation, que le procédé d'Aran doit être pris en
sérieuse considération ; il mérite néanmoins le reproche
du traumatisme exercé sur le col, des tractions prolongées sur l'utérus qu'il implique, et des déchirures de son
tissu qu'il peut occasionner.

2° *Procédé utéro-cervical ; réduction lente.* — *Procédé 2ᵉ d'Emmet.*

— Le docteur Emmet, après un taxis prolongé
sans succès, eut l'idée de passer des fils métalliques d'un côté
du col à l'autre, faisant autant d'anses au-dessous de l'u-
térus. En tordant ces fils, il serra les anses, qui rappro-
chèrent le fond de l'utérus du col et finirent par le confiner dans le canal cervical. Après une douzaine de jours,
les fils furent enlevés ; l'utérus n'était pas réduit, mais un
nouveau taxis le réduisit facilement.

Voici, du reste, son observation :

Obs. 140. Emmet, 1868 (1). — Mme C..., âgée de 26 ans, a été
réglée à 12 ans, et s'est mariée à 23. Sa santé a été excellente jusqu'à la naissance de son premier enfant. Le travail se termina
heureusement au bout de 22 heures. La première douleur après la
naissance de l'enfant fut suivie, sans intervention chirurgicale, de
l'expulsion du placenta. L'accouchée était assistée par un médecin
expérimenté, qui attendit que le retrait de l'utérus fût suffisant.
Comme il sortait, il l'entendit se plaindre d'une dernière douleur,
mais, la croyant à l'abri de tout accident, il rentra chez lui. Néanmoins, il était inquiet ; à peine rentré, en effet, il fut appelé auprès
de la malade, qui venait d'être prise d'hémorrhagie et de douleurs
violentes et continues. L'examen lui révéla l'existence d'une in-

---

(1) Emmet, *Americ. journ.*, 1868, t. I, p. 91.

version utérine complète ; il la réduisit sans difficulté ; après 3{4 d'heure, il s'éloigna, non sans s'être assuré que la contraction utérine était en bonne voie. Les douleurs consécutives furent peu intenses. La malade entra rapidement en convalescence, nourrit son enfant, et jouit pendant 13 mois de toutes les apparences d'une santé excellente. Ses règles reparurent à cette époque ; le 5me jour, comme elles allaient cesser, la malade fut prise d'une hémorrhagie violente. L'utérus fut trouvé en inversion complète : le fond atteignait les lèvres. Dès lors, chaque mois, l'hémorrhagie revint le 5me jour des règles, et chaque fois, il fallut pour l'arrêter recourir au tamponnement ou aux lotions astringentes. Je trouvai la malade, à son entrée chez moi, excessivement anémiée, ayant des pertes blanches abondantes, et encline aux hémorrhagies pour la moindre raison. Quelques jours plus tard, je procédai à la réduction ; l'utérus pouvait facilement être pris pour un polype. Une masse molle, du volume d'un œuf, emplissait le vagin ; son pédicule, très étroit, s'engageait dans l'orifice du col contracté autour de lui. Je mis la main gauche dans le vagin, et la droite au-dessus du pubis. Je pus, en les rapprochant, m'assurer, sans hésitation possible, que j'étais bien en face d'une inversion. La malade était couchée sur le dos : j'introduisis mes doigts autour du pédicule dans l'orifice utérin, que je dilatai doucement en les écartant pendant que le fond de l'organe reposait dans le creux de ma main. Au bout d'une demi-heure, j'avais obtenu une dilatation suffisante pour pouvoir ramener le fond tout entier au-dessus de l'orifice ; mais il me fut impossible d'aller plus loin. Le pédoncule était si mince, qu'il se repliait sur lui-même, de sorte que le point d'appui supérieur, si utile à ce moment de l'opération, restait sans effet. Sur le bord de l'anneau formé par la dernière portion réduite, se sentait le ligament large droit épaissi et pénétrant dans le canal formé au-dessous par la portion encore renversée. En faisant de la main gauche basculer l'utérus de façon à l'appliquer contre la paroi abdominale, je pus faire reconnaître ce point par tous les assistants. La masse ne pouvant se mouvoir, je reconnus de plus qu'il devait s'être formé des adhérences telles qu'il me serait impossible d'en venir à bout. Je pensai aussi que de la même cause, amenant une gêne de la circulation, provenait l'atrophie du corps de l'utérus. Au bout de trois heures, la malade était si affaiblie que nous dûmes renoncer à toute tentative. —19 juin. Nouvelle anesthésie. En moins d'une demi-heure j'obtins le résultat atteint à la séance précédente. Après la première heure, le pédoncule avait disparu, et l'anneau était si dilaté que mon doigt venait faire saillie sous la paroi abdominale. Il était évident que le ligament large, en masse, était adhérent, et que la réduction serait impossible, si l'on n'obtenait pas une dilatation suffisante pour réduire d'abord le côté droit, puis faire basculer le côté gauche dans la portion dilatée, sans toucher aux adhérences. Mais ceci était presque impossible à exécuter avec les doigts. Je continuai quand même mes efforts pendant cinq heures, sans autre résultat que de dilater la portion utérine déjà réduite au point qu'elle paraissait faire avec le vagin une cavité non interrompue. Je dus alors m'arrêter ; mais, ne voulant pas perdre le fruit de mes efforts, je mis rapidement 5 points de fil d'argent dans les parois du col, et en les tordant, au-dessous du fond, je pus maintenir celui-ci dans la cavité. Ceci se passait un mercredi. La malade resta au lit, pleine d'espoir, quand le samedi, vers midi, elle sentit, dit-elle, « quelque chose glisser tout à coup », et fut délivrée de la sensation de pesanteur qu'elle éprouvait dans la région abdominale depuis le début du traitement. Je m'imaginai d'abord que les sutures avaient cédé, ou peut être que la réduction s'était faite spontanément. Mais je trouvai les sutures intactes, et au moyen d'une sonde, je m'assurai que le fond reposait bien sur elles. J'eus l'espoir que les adhérences avaient enfin cédé, et que les prochaines tentatives seraient couronnées de succès. En cas d'insuccès, je décidai qu'après avivement des bords de l'orifice, je resserrerais les points de suture, de façon à obtenir une réunion, et à confiner le fond dans la cavité utérine.

Le mercredi suivant, j'enlevai les sutures. Le fond s'échappa dans le vagin ; la dilatation était encore assez grande : la masse dont j'ai parlé plus haut avait disparu. En 27 minutes, j'obtins une réduction complète. La circulation redevint immédiatement normale ; le pouls tomba tout à coup de 140 à 90 Les muqueuses se colorèrent La malade put se lever au bout d'une semaine et rentra bientôt chez elle. Une lettre ultérieure m'a appris qu'elle avait recouvré sa santé complètement.

Dans les réflexions qui suivent cette observation, l'auteur fait valoir en faveur de ce nouveau procédé les considérations suivantes : 1° Quand la réduction ne peut être achevée, il donne un moyen de maintenir la situation jusqu'à une tentative nouvelle. 2° La suture ainsi pratiquée constitue une force permanente, qui peut même achever la réduction. La pesanteur de la matrice et les tiraillements qu'elle occasionne par son poids sont ainsi supprimés, ce qui laisse aux muscles des ligaments ronds toute leur puissance rétractile pour attirer le fond de l'utérus en haut et dérouler l'organe, tandis que, d'autre part, les fibres circulaires et longitudinales du col et du segment inférieur de la matrice, cherchant, en se contractant, à se débarrasser du fond de la matrice qu'elles emprisonnent comme corps étranger, tendent à l'expulser par le haut, qui est la seule voie possible. Et il arrive à cette conclusion que « l'amputation du corps devient inutile, « toutes les fois qu'on pourra élever le fond de la matrice

« renversée à la hauteur du col et l'emprisonner dans la
« cavité cervicale ».

L'auteur ajoute quelques détails sur le manuel opératoire. Le bord et une partie de la face interne du col
seront avivés; la suture sera établie au moyen de quelques fils indépendants, introduits à une certaine distance
des bords de l'orifice utérin et près de l'insertion vaginale,

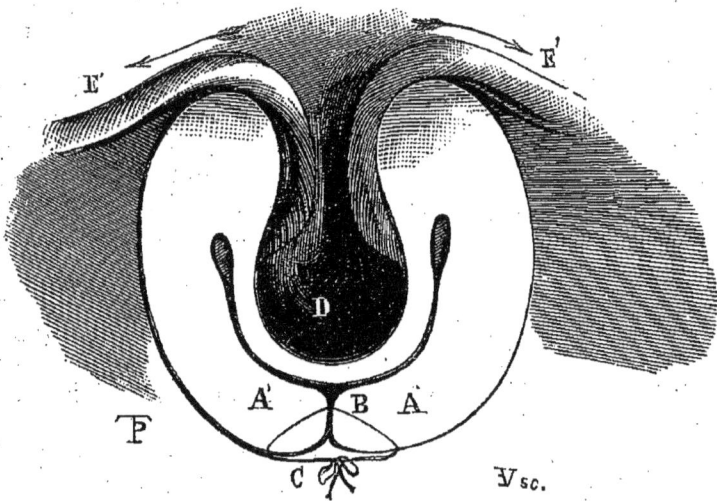

FIG. 74. — *AA*. lèvres du col réunies en *B*. par le fil *C*. — *D*. globe utérin emprisonné
dans le col. — *E'E*. ligaments ronds qui se rétractent, tendant à dérouler dans le sens
des flèches l'organe déjà repoussé par la cavité du col.

pour empêcher l'ulcération des parties suturées. L'avivement doit être fait de manière à laisser un orifice libre à
chaque extrémité de l'ouverture du col, pour laisser un
passage aux règles et aux produits de sécrétion.

Ce moyen, ajoute-t-il enfin, aura de suite raison des
hémorrhagies, et la réduction pourra s'achever spontanément. Si dans la suite survenait une fécondation, la
portion réunie céderait facilement aux premières impulsions de l'accouchement, ou serait aisément débridée. On
peut laisser les points de suture métalliques plusieurs
semaines en place, en ayant soin de bien aplatir les anses

qu'ils forment, de les mettre assez loin de l'orifice, en assez grand nombre, et cependant pas trop serrés.

Le docteur Emmet a, comme on le voit, une excellente opinion de son second procédé, presque autant que de son premier. Avouons cependant qu'il n'a pas trouvé un grand nombre d'imitateurs, et que le seul cas dans lequel un chirurgien a voulu suivre son exemple ne plaide guère en faveur du procédé.

Nous noterons, en effet, l'observation suivante, qui a été donnée par Lombe Atthil.

Obs. 141. Lombe Atthil, 1879 (1). — « Une jeune femme très saine « et jouissant de toutes les apparences d'une excellente constitu- « tion fut admise dans mon service le 5 mai dernier. Elle avait « accouché, *trois mois* auparavant, d'un enfant bien portant, après « un travail très naturel. Elle avait été soignée par une sage- « femme et ne se souvenait pas que des tractions violentes « eussent été exercées sur son placenta. Cependant il s'était pro- « duit une inversion. Quand je la vis, elle était très faible, et j'at- « tribuai cette faiblesse aux hémorrhagies abondantes auxquelles « elle était sujette. Malgré cette anémie, je crus devoir agir immé- « diatement, et dès le lendemain, avec l'aide du chloroforme, « j'essayai le taxis. L'inversion était complète, et l'organe était « d'une telle mollesse de tissu qu'à mon grand étonnement mes « doigts, sous la pression que j'exerçai, s'enfoncèrent profondé- « ment dans l'utérus. Je ne pus obtenir la réduction ; non point « que la malade souffrît beaucoup, mais, dans la crainte d'un « accident funeste, je préférai suspendre l'opération. Cinq semaines « après, je fis une nouvelle tentative. Je trouvai les parois de « l'utérus plus fermes, mais je ne fus pas plus heureux dans mes « essais de taxis. Je posai alors, d'après le procédé recommandé « par le docteur Emmet, un certain nombre de points de suture « sur les deux lèvres du col, avec l'espoir que, par l'effet de la « pression continue sur le corps de l'utérus qui devait en résulter, « l'organe tendrait à reprendre son volume normal, et que la « réduction deviendrait plus facile. Après une quinzaine de jours, « ayant retiré les sutures, je fis un troisième essai. Mais je trou- « vai l'utérus tellement contracté que je pus à peine introduire « mon doigt dans la cavité cervicale. Cette fois encore, j'échouai, « et, pour en finir, je fis *l'application de l'écraseur.* Cette dernière « opération ne donna lieu à aucune hémorrhagie et amena un « excellent résultat. »

---

(1) Lombe Atthil, *British med. journ.* sept. 1879, t. II, p. 358.

En somme, le procédé d'Emmet paraît aujourd'hui à peu près abandonné, moins peut-être à cause des dangers et des difficultés qui accompagnent cette opération, que par le fait de la plus grande simplicité et de la plus grande innocuité que présentent les procédés au moins aussi puissants qu'il nous reste à décrire.

3° *Procédé utéro-vaginal; réduction rapide.* — *Procédé de Canney.* — Ce procédé a été présenté par plusieurs auteurs et sous des formes diverses. Pour le bien comprendre, quelques explications me paraissent nécessaires. Lorsque la main introduite dans le vagin repousse l'utérus en haut, ce mouvement rencontre une barrière naturelle qui l'arrête et qui est due à ces deux cordes solides, que nous avons si minutieusement décrites de chaque côté de l'orifice péritonéal du sac utérin, qui sont surtout formées par les ligaments ronds et utéro-sacrés, et qui, se confondant d'une part avec l'utérus, vont de l'autre s'insérer au pubis et au sacrum. Dans leur ensemble, ces deux cordes forment avec l'utérus une espèce de voûte qui ne manque pas de résistance. Cette résistance est absolument suffisante pour supporter les efforts de tension continue d'un procédé de réduction lente. Elle ne cède même pas, comme l'a démontré Canney, devant les manœuvres régulières et modérées d'un taxis rapide, et l'on peut certainement sans autre point d'appui exécuter ce premier temps de la réduction décrit par Lauverjat, par Baudelocque, et depuis par les chirurgiens américains, Sims, Withe de Buffalo, Emmet, etc., qui consiste à ramener le globe utérin dans le canal cervical. Mais il ne faut pas oublier que ce double cordon est enveloppé par le péritoine, et en rapport direct avec les culs-de-sac vaginaux qui sont les parties délicates du vagin, et que sous les actions énergiques et souvent désordonnées d'une réduction rapide, et surtout de la réduction forcée, proposée par les chirurgiens américains, la muqueuse vaginale peut céder et se déchirer, ainsi qu'en font foi l'observation de Thomas, de New-York, que nous avons déjà rapportée, l'une des observations de Withe de Buffalo, déjà citée, dans la-

quelle, après des efforts énergiques et prolongés, il parvint à réduire une inversion datant de 16 jours, mais au
prix d'éraillures péritonéales qui entraînèrent la mort, et
enfin les résultats statistiques rapportés par Barnes (1),
qui ne donnent pas moins de 4 morts sur dix cas, où les
manœuvres de taxis forcé furent appliquées.

Néanmoins et tel quel, employé avec mesure, ce procédé peut donner de bons résultats. C'est, il ne faut pas
l'oublier, par son emploi que Canney a obtenu le premier,
après Valentin, de Vitry, une réduction d'inversion ancienne. Voici son observation, dans laquelle se trouve développée pour la première fois cette théorie de la résistance propre de l'utérus qui permet de tenter la réduction
sans l'intervention d'un point d'appui extérieur.

Obs. 142. Canney, 1852 (2). — Il s'agit d'une femme de 28 ans,
atteinte d'une inversion datant de six mois. La malade était
anémiée et épuisée. « L'examen direct fit reconnaître dans le
« vagin une tumeur dont la base était encerclée par le col utérin.
« La patiente ayant été couchée sur le côté, les membres infé-
« rieurs fléchis et pliés sur le ventre, M. Canney, aussitôt que
« l'anesthésie fût devenue complète, embrassa la tumeur avec les
« doigts, la repoussa en haut dans la direction des axes du bas-
« sin, *jusqu'à tendre le vagin de bas en haut autant que possible.*
« Les effets du chloroforme ayant alors atteint leur summum, le
« doigt médius de l'opérateur sentit que le sommet de la tumeur
« cédait et se laissait peu à peu repousser. Le doigt se trouva
« enfin engagé dans l'utérus retourné et revenu à sa position
« naturelle. » L'opération dura 5 à 6 minutes et ne nécessita pas
de grands efforts. Les suites furent très simples.

Canney, comme on le voit dans cette observation, n'hésite pas à chercher son point d'appui pour pratiquer le
taxis dans la distension et la résistance même du vagin,
« quand cet organe se trouve tendu de bas en haut, autant que possible ». Cette résistance est suffisante quand
la force employée est modérée. Idée féconde ! C'est sur
elle, comme nous le verrons plus tard, qu'est fondé le beau
procédé de réduction de Tyler Smith, par la pression
constante d'un ballon de caoutchouc insufflé. Toutefois

---

(1) Barnes, *Clin. des maladies des femmes*, trad. fr., p. 623.
(2) Canney, *Gaz méd.*, 1853, p. 216.

cette résistance ne saurait suffire dans le cas d'un taxis énergique, parce que les culs-de-sac vaginaux, minces et doublés immédiatement par le péritoine, n'étant pas suffisamment protégés, peuvent s'érailler et déterminer les accidents les plus graves.

Canney a employé dans son observation le taxis par refoulement central, qui, comme nous l'avons vu, double les obstacles et n'est pas fait pour rendre la résistance plus facile à surmonter. Il y aurait tout avantage à recourir au taxis par refoulement latéral. Ce mode de taxis qui, comme nous l'avons vu, inauguré par Deleurye, a été perfectionné par Sims et Nœggerath, offre, au point de vue qui nous occupe, ce caractère spécial, *qu'il fixe et immobilise* l'utérus en même temps qu'il exerce une action puissante pour en obtenir la réduction. On ne saurait trop insister sur ce résultat précieux obtenu par l'opposition des doigts, qui dédouble pour ainsi dire l'utérus et qui fait que les quatre derniers doigts maintiennent et attirent même légèrement vers le bas une partie de l'organe, tandis que le pouce refoule énergiquement l'autre partie et la ramène dans l'abdomen. Le procédé utéro-vaginal de réduction rapide me paraît, après ces considérations, pouvoir être formulé de la manière suivante :

Le chirurgien introduit la main dans le vagin, saisit l'utérus, et dans un premier temps repousse directement, mais avec régularité et modération, la tumeur en haut, de manière à la faire rentrer graduellement dans le canal cervical dilaté (Lauverjat , Baudelocque, Sims). Quand ce premier résultat est obtenu, il continue l'action exercée sur la matrice renversée par l'emploi du taxis latéral.

4° *Procédé utéro-vaginal de réduction lente.* — Ce procédé comprend plusieurs modes ou variétés dont nous aurons à tenir compte. Il repose sur un principe physiologique qu'il est fort utile de connaître et sur lequel nous devons nous arrêter un instant.

De même que dans l'intérieur de l'utérus un corps étranger, soit le fœtus, soit un polype, détermine par son contact prolongé sur la muqueuse utérine et par la pression croissante de ce contact une action spéciale sur les muscles utérins qui amène, d'une part, les contractions du segment supérieur de l'utérus, et, d'autre part, le relâchement du segment inférieur qui sert de sphincter, de même quand, après l'inversion, l'utérus retourné est dans le vagin ou à l'extérieur, le contact intermittent ou prolongé d'un corps étranger sur la même muqueuse utérine devenue la membrane extérieure du globe utérin, détermine le même état de contraction du corps de l'utérus et des ligaments ronds qui en dépendent, et de relâchement du col.

La mise en action de ce principe est la véritable explication des réductions spontanées de certaines inversions utérines, et des réductions provoquées par les moyens qui s'adressent exclusivement à l'utérus lui-même.

Ces moyens forment trois groupes distincts, suivant qu'ils comportent : 1° l'usage du contact intermittent et répété d'un corps étranger avec la surface de la muqueuse utérine retournée, soit d'un liquide plus ou moins astringent (douches et injections), soit d'un réophore en action (faradisation) ; 2° l'usage du contact permanent et non renouvelé d'un corps résistant et exerçant une pression fixe avec la même muqueuse (tampons et pessaires) ; 3° l'usage de ce même contact permanent, aidé d'une pression continue (pessaires élastiques).

De là un certain nombre de variétés distinctes de ce *procédé*, qui se rapportent à ces différents ordres de moyens, et que nous allons énumérer.

I. *Procédé de réduction utéro-vaginale par l'effet des injections répétées ou douches.* — *Procédé de Martin, d'Orléans.* — L'observation de Martin, d'Orléans, est en effet l'exemple type de ce procédé. Dans cette observation qui date de 1853, la réduction presque spontanée de l'inversion fut due exclusivement à des douches intermittentes d'eau fraîche sur l'utérus renversé pendant une douzaine de jours.

Voici, du reste, le résumé de cette observation.

Obs. 143. Martin, d'Orléans, 1853 (1). — Le 28 mai dernier, je suis

_____

(1) Martin, d'Orléans, *Gaz. des hôp.*, 1853, p. 511, 27 oct.

appelé auprès d'une jeune fille accouchée depuis 18 jours, et tombée dans un état d'anémie profond. L'accouchement avait eu lieu naturellement, mais la délivrance ne fut pas aussi heureuse. Elle nécessita des tractions fortes et douloureuses, qui furent suivies d'une hémorrhagie abondante. Celle-ci était devenue presque continue. En examinant les organes génitaux, je vis qu'il s'écoulait de la vulve un liquide sanieux et fétide ; l'abdomen était extrêmement douloureux à la pression. L'introduction du doigt dans le vagin fit sentir tout à l'entrée une tumeur arrondie qui ne pouvait s'expliquer que par un renversement de l'utérus. Elle était d'une consistance molle, de la grosseur d'une orange, et présentait circulairement à sa partie supérieure, plus étroite, un bourrelet dur au toucher, qui, comme un anneau fibreux, divisait le fond de l'utérus en deux portions, l'une en deçà, l'autre au delà de l'orifice du col. Je déclarai qu'il y avait à faire une opération urgente ; je demandai l'assistance du Dr Halmagrand, et en attendant *j'administrai deux grammes de seigle ergoté.*

A son arrivée, M. Halmagrand tente en vain la réduction par le taxis et, ne pouvant réussir, il se décide à recourir au tamponnement au moyen d'une compresse bourrée de charpie. Il ajoute encore du sirop d'ergotine. Le sang ne fut point arrêté complètement, et dès le lendemain le tampon était devenu insupportable. Je dus céder aux sollicitations de la malade et l'enlevai. J'essayai encore de réduire la tumeur. Mais, voyant les symptômes devenir plus menaçants encore, je m'arrêtai de nouveau. « Désespéré, je « n'employai plus que les injections d'eau froide, que je pratiquai « deux fois par jour de la manière suivante : j'introduisais d'abord « le speculum, puis, à l'aide d'une seringue à injection, je diri- « geais avec force le jet d'eau sur toute l'étendue de la tumeur. « Après quoi je remplissais d'eau froide le speculum, laissant ainsi « la tumeur en contact avec cette eau pendant trois ou quatre « minutes. Je continuai ainsi pendant *douze jours consécutifs*, et « je vis insensiblement la tumeur décroître. Le treizième jour, « elle était complètement réduite. Un mois après, la jeune fille « se mariait, revenue à son état de santé primitive. »

C'est à ce même procédé que nous pouvons rapporter les observations suivantes :

Obs. 144, W. Lawrence, 1859 (1), dans laquelle une solution d'alun fut tenue pendant trois semaines au contact de la matrice inversée. Celle-ci, bien que l'inversion datât de 3 ans et 5 mois, se trouva guérie après les trois semaines de traitement.

---

(1) Lawrence, *London med. gaz.* 1859.

Obs. 145, de Belin et Meker, 1864 (1), dans laquelle une inversion de 7 semaines se trouva guérie après quelques jours de l'emploi d'injection d'eau aiguisée de perchlorure de fer.

Obs. 146, Dawson et Bourkl, 1875 (2), dans laquelle une inversion de 2 ans se trouva guérie à la suite d'un certain nombre de taxis alternant avec des séries de douches chaudes pratiquées sur le globe utérin.

Ce procédé est le plus ordinairement infidèle, et il semble plutôt propre à venir en aide à une réduction spontanée qui a de la tendance à se produire, que capable de la produire par lui-même.

II. *Procédé de réduction utéro-vaginale par l'effet de la faradisation.* — *Procédé d'Henry Gervis.* — Gervis (3), en effet, a eu le premier l'idée d'agir directement par l'électricité sur l'utérus renversé, avec l'espoir d'obtenir des contractions du muscle utérin. Disons toutefois que, dans son observation, il n'a considéré la faradisation que comme un moyen complémentaire, plutôt destiné à maintenir la réduction obtenue qu'à l'obtenir directement.

Il s'agissait, en effet, d'une femme de 41 ans, multipare, qui eut une inversion par suite de l'adhérence du placenta. La réduction fut obtenue facilement par l'emploi du taxis et d'une contre-pression hypogastrique ; le galvanisme fut appliqué sur l'utérus immédiatement après la réduction. La guérison se maintint. Des tentatives analogues ont été faites depuis, mais rien de plus direct, ni de plus sérieux.

III. *Procédé de réduction utéro-vaginale par l'effet des tampons et pessaires fixes.* — Ces procédés ont pour but d'exercer une pression directe sur le fond de l'utérus, de manière à supprimer le poids

---

(1) Belin et Meker, *Gaz. méd. de Strasbourg*, 1864.
(2) Dawson et Bourkl, *Revue thérap. méd. chir.*, 1875, p. 628. — *New-York med. journ.*, 1875.
(3) Henri Gervis, *The Lancet*, octobre 1875, p. 594.

de l'organe, à le faire remonter d'autant dans le canal cervical d'abord, puis dans l'abdomen, par une sorte de soulèvement d'ensemble.

On peut arriver ainsi au résultat voulu. La contraction des muscles des ligaments ronds, allégée d'une partie des obstacles qu'elle rencontrait, suffit pour amener brusquement la fin de la réduction. Dans quelques cas plus rebelles, ou dans ceux où le chirurgien a manqué de patience, la réduction manuelle, impossible au début, peut être obtenue après quelques jours d'application de ces pressions permanentes.

Le moyen le plus simple et le plus ancien pour obtenir ce résultat est le *tamponnement;* il remonte à Hippocrate : « Les choses étant ainsi, la malade restera couchée sur « le dos, les pieds élevés, les jambes étendues. Puis on « appliquera des éponges maintenues par des liens appli- « qués aux lombes. Après 7 jours, si de cette façon la « matrice obéit et rentre, on s'en tiendra là ; sinon, on « oindra la matrice d'un corps gras, on attachera la « femme par les pieds à une échelle; avec la tête en bas, « on fera la succussion, puis de la main on repoussera la « matrice. Le lendemain on appliquera sur le ventre une « grande ventouse, qu'on laissera appliquée longtemps. »

Comme on le voit, le procédé d'Hippocrate était très étudié et très savant. Ce chirurgien conseille en effet formellement, et avant tout autre traitement, le tamponnement après l'inversion. Ce tamponnement, il le fait avec des éponges, c'est-à-dire avec un corps capable de se dilater en s'imprégnant des liquides mêmes de la cavité vaginale, et maintenu vigoureusement par un bandage fixé aux lombes. De là au tamponnement par des boules élastiques à air dont nous verrons bientôt les effets, il n'y a qu'un pas. Ce premier procédé de réduction était appliqué pendant 7 jours. Si, au bout de ce temps-là, la réduction n'était pas obtenue, le chirurgien passait au taxis à l'aide de manipulations, établissant ainsi non seulement la possibilité, mais la supériorité du taxis pratiqué au bout de quelques jours. Chose singulière, le tamponnement préconisé par Hippocrate, après un long oubli, a été repris dans ces dernières années sous deux formes : le tamponnement simple, le tamponnement élastique.

Dans le tamponnement préconisé par Hippocrate, il y avait, en effet, deux indications remplies : le soulèvement direct de la matrice par le tampon fortement maintenu, le soulèvement permanent par un tampon dilatable (éponges).

La seconde de ces indications, depuis Hippocrate, a été longtemps négligée et même oubliée. Nous y reviendrons dans un instant.

Pour répondre à la première, les modernes ont eu de préférence recours aux pessaires.

Baudelocque, sur cette question comme sur beaucoup d'autres, dans le sujet qui nous occupe, a été le vrai précurseur des chirurgiens modernes.

Après avoir établi que l'utérus et ses ligaments, lorsqu'ils sont tiraillés par un déplacement, subissent une sorte de rétractilité tonique ou musculaire qui tend toujours à ramener les parties dans leur position primitive, Dailliez ajoute : « L'observation prête un grand appui à
« ce raisonnement. Ne remarque-t-on pas que la matrice
« renversée rentre dans le bassin après quelque temps ;
« qu'elle perd insensiblement de son volume, qu'elle
« semble rentrer dans son col à mesure que le renverse-
« ment s'invétère ; que ce col n'embrasse plus aussi étroi-
« tement le pédicule de la tumeur ; qu'il devient plus mou,
« plus flasque ; que sa cavité offre plus de profondeur, que
« le doigt y pénètre plus aisément ? » Et plus loin : « Ces
« observations ont été faites par le professeur Baudeloc-
« que sur plusieurs femmes qu'il a été à même de toucher
« à de grands intervalles, autant pour s'assurer des chan-
« gements qu'éprouvait la matrice que pour tenter d'en
« opérer la réduction. La nature a suivi cette marche
« chez Mme Boucharlatte ; c'est ainsi qu'elle a préparé
« la réduction. C'est dans l'intention de seconder l'effort
« de toutes ces puissances qu'on doit soutenir la matrice
« *au moyen d'un pessaire, après les premiers temps,*
« *lorsque le dégorgement de son tissu s'est opéré ; qu'il*
« *convient de temps à autre de tenter la réduction,* bien
« que l'espoir de l'obtenir soit peu fondé... On ne doit
« renoncer à l'usage du pessaire que lorsqu'il est mani-

« festement nuisible, comme dans le cas où la matrice
« est devenue squirreuse... (Nous parlons ici du pessaire
« en cuvette, de forme ronde ou ovale, et non de celui en
« bilboquet...) (1). »

En 1826, El. Von Siebold (2) ; en 1831, Borggrève (3) ;
en 1833, Smart (4), obtinrent chacun la réduction d'une
inversion de matrice par l'emploi continué pendant plusieurs jours d'un pessaire à tige terminé par une extrémité
renflée, soit un bâtonnet portant à son extrémité une
éponge fine (Siebold), soit un pilon (Borggrève), soit une
baguette terminée par un bouton convexe (Smart), appuyé
contre le fond de la matrice renversée et maintenu par
des courroies ou un bandage.

Le cas de Smart est le plus important, parce qu'il se
rapporte à une inversion datant déjà de trois semaines, et
qu'il peut ainsi servir de transition entre les applications
de ce procédé aux cas d'inversion récente et ces mêmes
applications aux cas d'inversion ancienne.

Obs. 147. Burleigh Smart, 1833. — Le 28 février 1833, je fus
appelé auprès de Mme S. L., primipare, accouchée depuis 3 semaines, et fort souffrante depuis cette époque. Elle ne pouvait se
lever, et souffrait du périnée et du vagin. Il fallait la cathétériser
2 fois par jour. Elle s'évanouissait fréquemment. Le docteur E.,
son accoucheur, me dit qu'il y avait dans le vagin une tumeur
qu'il croyait être un polype, un squirrhe ou une végétation, qui
avait paru après l'extraction du placenta. Le travail avait été
long, et l'emploi du forceps nécessaire. Il y avait eu une violente
hémorrhagie. D'ailleurs la malade paraissait très anémiée.

Au toucher, je trouvai dans le vagin une tumeur molle et dépressible ; croyant à une inversion, je fus très désappointé de ne
pas lui trouver de collet, et de ne pas sentir le col de l'utérus,
mais une surface égale, sans solution de continuité, sans relief
appréciable, venant se perdre directement en s'épanouissant
dans l'arcade concave qui forme le vagin en s'unissant au col.
Le docteur E. me dit qu'elle avait été plus dure, et même qu'au
début on pouvait la comparer à une tête de fœtus. On avait en

---

(1) Dailliez, thèse citée, p. 115.
(2) El. Von Siebold, *in* Weiss, p. 61.
(3) Borggrève, *Neue Zeitschrift fur Geburts Kunde.* Berlin, 1843. —
In Weiss, p 61.
(4) Smart, *American med. journ.* 1833, t. XVI, p. 81 et 251.

vain tenté de réduire la tumeur, qui chaque fois reprenait sa
forme première ; un pessaire de bois n'avait pas eu plus de
succès.

Je m'avisai alors d'un autre moyen. Je fis adapter à une tige de
fer longue de 7 pouces un bouton convexe large de 1 pouce 3⟨4,
à chaque extrémité, et fis rembourrer le bouton supérieur, que
je mis en contact avec le fond de l'utérus. L'extrémité inférieure

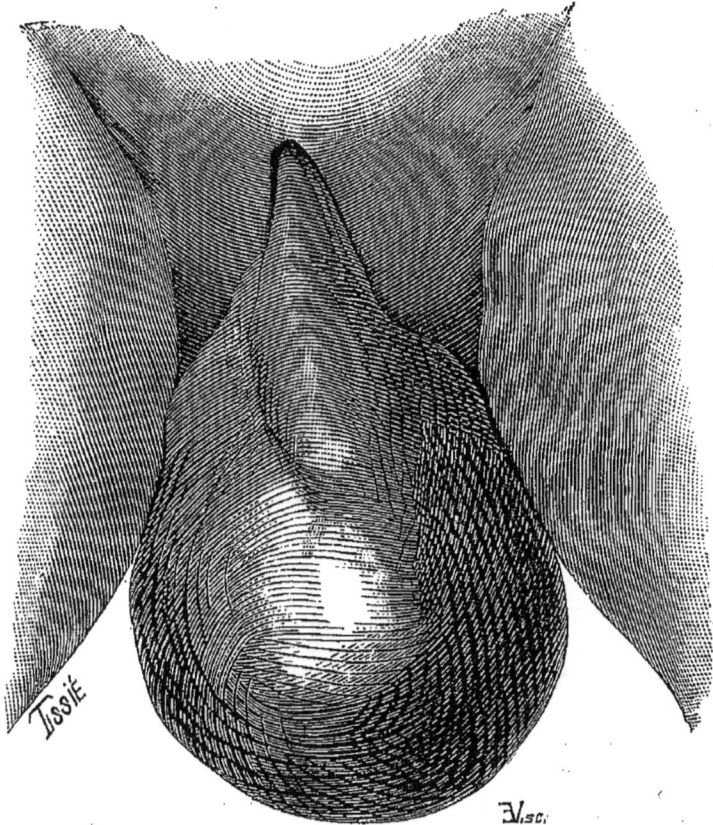

FIG. 75. — Inversion observée par Amussat.

descendait hors de la vulve. Je la fixai par un bandage en T,
après avoir réduit l'inversion dans le vagin.

Le premier effet de l'application de cet instrument fut de rendre dès le second jour le col qui était effacé appréciable au toucher (2ᵉ jour) ; puis d'amener la réduction du fond de l'utérus
entre les lèvres du col (3ᵉ jour) ; de permettre au doigt de
n'atteindre ce fond qu'à travers le canal cervical à une certaine
hauteur (6ᵉ jour) ; de trouver le col complètement fermé le 16ᵉ
jour, et de constater la guérison définitive le 27ᵒ jour.

L'auteur croit ce cas unique. Jamais il n'a entendu parler d'une réduction si tardive ; il peut assurer que l'inversion était complète.

Vers la même époque et, dans tous les cas, avant l'année 1840, un chirurgien français fit une tentative fort analogue à celle de Smart.

Amussat, en effet, faisait à Paris une nouvelle application du pessaire, dans un cas d'inversion et avec le même succès. Nous devons la relation de ce fait à Bourgery (1).

Obs. 148. Amussat, avant 1840. — Nous n'avons pas de détails très précis sur cette observation. Nous en avons seulement le résultat et en même temps l'iconographie complète de la maladie et de l'instrumentation employée (fig. 75, 76, 77).

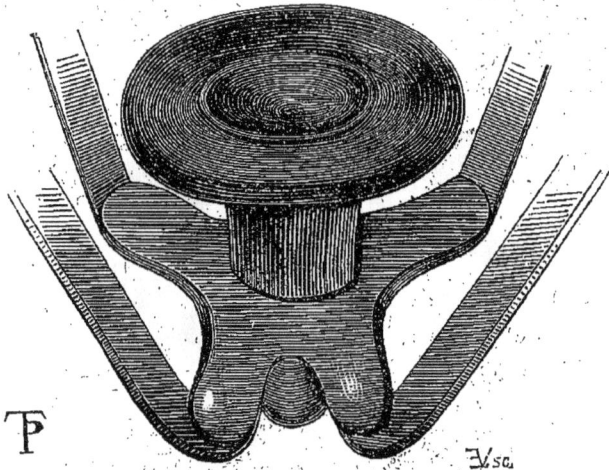

FIG. 76. — Pessaire employé.

Il s'agit en effet d'une femme atteinte, après ses couches, d'un renversement complet de l'utérus et du vagin, dans lequel la vessie elle-même était entraînée. Le traitement a été établi, si l'on en juge par le volume de la tumeur, dans la période puerpérale, c'est-à-dire alors que l'inversion était encore récente. L'inversion a été ramenée dans le vagin, mais la réduction n'était pas complète, puisque l'accident se reproduisait. C'est alors

---

(1) Bourgery *Traité complet de l'anatomie de l'homme*, t. VII, pl. 12, fig. 1, 2, 3. 1840.

qu'Amussat imagina d'appliquer le pessaire représenté dans la figure de Bourgery, et qui consiste dans un pessaire à tige creuse, maintenu inférieurement par une plaque d'où partent

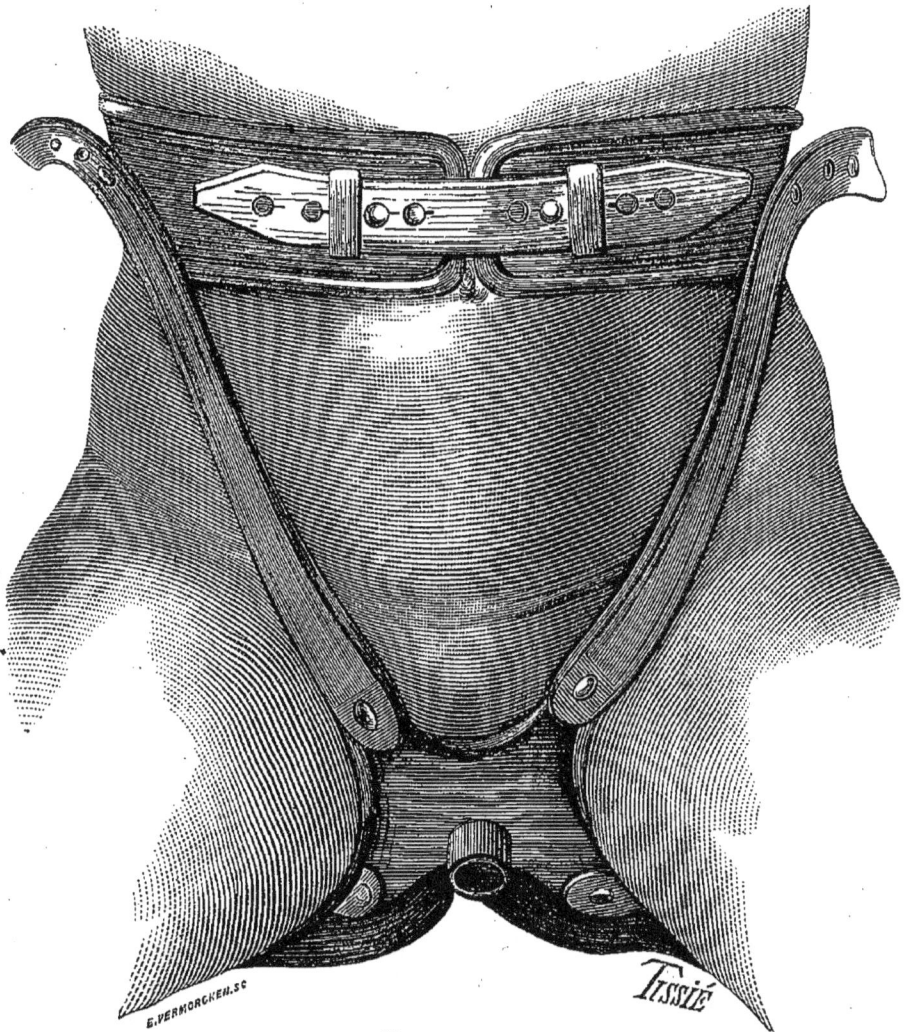

FIG. 77. — Pessaire appliqué.

quatre courroies, qui maintiennent le pessaire mis en place, en le reliant à une ceinture abdominale fixe.

La malade se trouva guérie au bout de quelque temps.

Il serait peut-être difficile d'affirmer absolument, d'après ce qui nous reste de cette observation, si le pessaire a été établi pour obtenir la réduction, où, celle-ci préalablement accomplie, pour la maintenir. Mais n'oublions pas que le pessaire à air, employé dans ces dernières conditions par Barrier, est devenu le point de départ de l'emploi de ce même instrument comme moyen difinitif de guérison proposé par Tyler Smith ; au même titre, la reproduction des instruments employés par Amussat conserve toute son importance.

Obs. 149. — Floret, 1858 (1), au dire d'Aran, voulant traiter une inversion par la cautérisation, maintint, au moyen d'une cupule à tige et d'un bandage, un morceau de pâte de Canquoin appliqué sur le fond de l'utérus. Cette pression, continuée pendant quelques heures, suffit pour amener la réduction.

Il n'est pas possible, comme le dit fort judicieusement Aran, de décider si cette réduction était due plutôt à la pression exercée sur le centre de la tumeur qu'à la cautérisation avec le chlorure de zinc.

Le soulèvement simple de l'utérus par un pessaire à tige peut donc suffire à amener la réduction ; le tamponnement simple, qui produit un soulèvement analogue, peut donner le même résultat, et nous avons vu, dans ces derniers temps, en 1874 Bernbaum (2), et en 1876 Bischoff (3), obtenir ainsi chacun une réduction d'utérus renversé par le tamponnement prolongé.

Le pessaire fixe, comme le tamponnement, qui n'est en somme qu'une de ses formes, paraissait néanmoins destiné à un médiocre avenir, lorsque la direction des esprits se trouva entraînée d'un autre côté par une grande et nouvelle découverte : l'introduction des substances élastiques, et notamment du caoutchouc, dans la fabrication et dans l'application des pessaires, qui devait

---

(1) Aran, *Leçons cliniques sur les maladies de l'utérus*, 1858, p. 609, note.
(2) Bernbaum, *Berlin Klinik. Wochens.*, 17 mai 1875, n° 20.
(3) Bischoff, *Soc. méd. de Bâle* ; *Corresp. Bl. F. Schweiz. aerzte*, n° 21, p. 646, 1er novembre 1877.

jouer un rôle si considérable dans la puissance de leur action.

Ce n'est point toutefois sans tâtonnements que les chirurgiens devaient arriver à des résultats définitifs.

Le grand écueil du pessaire ordinaire était le relâchement constant auquel il se trouve soumis. La première idée qui dut venir pour parer à cet inconvénient fut de trouver les moyens qui permettent, un pessaire étant donné, de soutenir ou de relever sa force de pression à mesure qu'elle faiblissait. De là l'invention des pessaires à pression facilement renouvelée.

IV. *Procédé de réduction des inversions par les pessaires à pressions successives.*

C'est à deux chirurgiens distingués de Lyon, Martin l'aîné et Bouchet fils, que sont dus ces premiers efforts. Leurs deux observations méritent d'être rapportées ici.

La première observation est de Martin aîné, de Lyon, et nous a été transmise par Martin le jeune (1).

Obs. 150. Martin aîné, de Lyon, avant 1835.— « La femme du sieur « Jarrin, menuisier à Saint-Rambert, accouchée depuis deux « ans, éprouvait des pertes utérines presque continuelles qui « l'avaient jetée dans un état de faiblesse extrême. Elle fut ame- « née à Lyon, et le toucher fit reconnaître un renversement com- « plet de la matrice. Je la fis entrer à l'Hôtel-Dieu et convins « avec le docteur Cartier, alors chirurgien en chef en exercice, « *d'essayer la réduction en relevant progressivement le fond de* « *la poche utérine renversée, pour lui imprimer une marche ré-* « *trograde de bas en haut.* L'appareil consistait dans une tige « de bois armée d'un bouton en gomme élastique et fixé au cen- « tre d'un pessaire à branche ; une vis de pression placée dans « l'intérieur de la tige imprimait graduellement un mouvement « ascensionnel au bouton. Cet appareil était maintenu en place « par le moyen d'un suspensoir fixé à une ceinture. La malade « soutint pendant une douzaine de jours, sans douleurs bien « vives, l'action de ce mécanisme. Mais le retour de l'époque « menstruelle amena une série d'accidents graves, et on fut forcé « d'enlever l'appareil. A la cessation de ces accidents, dont l'hé- « morrhagie fut le plus important, *le toucher fit reconnaître*

---

(1) Martin le jeune, *Mém. de méd. et de chir. pratiques*, p. 221, 1835.

« *dans le bas de la tumeur une dépression en forme de cul-de-*
« *lampe* et une extension assez considérable de ses parois, ce qui
« engagea probablement le chirurgien Cartier à essayer la ré-
« duction à l'aide des doigts, qui agiraient plus fortement et plus
« promptement pour refouler le fond de la dépression du côté de
« la cavité du col utérin ; *mais cette tentative fut si douloureuse,*
« *qu'on fut contraint d'y renoncer.* Depuis cet essai, on ne put
« jamais décider la femme Jarrin à se soumettre à l'application
« de l'appareil mécanique, qu'elle avait cependant supporté sans
« de trop vives douleurs. Elle sortit de l'Hôtel-Dieu, et deux
« mois après mourut dans un état de consomption. »

Il n'est pas possible d'avoir passé plus près du but,
et c'est avec raison que Martin aîné déplore l'essai intem-
pestif de réduction par le taxis qui fut fait à l'Hôtel-Dieu,
et qui causa de telles douleurs, que la malade, dégoûtée,
renonça à tout traitement. Si l'on tient compte de la modification déjà produite dans le fond de l'utérus par l'application de l'appareil pendant douze jours, du peu de
douleur qu'il avait occasionné et des résultats obtenus à
notre époque par des moyens analogues à ceux qui avaient
été mis en usage par Martin aîné, il est fort probable
que si son traitement avait été repris après les premiers
accidents, la guérison eût été obtenue. Notons surtout,
dans le pessaire employé par Martin, l'ingénieuse addi-
tion d'une vis de pression qui permettait de renouveler à
volonté et sans recourir à un pansement nouveau, la
pression du pessaire sur le fond de l'utérus, et qui faisait
de cet instrument un vrai précurseur des pessaires à
pression continue dont nous aurons à nous occuper
bientôt.

La seconde observation est de Bouchet fils. Bouchet fait
un pas de plus ; il cherche une substance élastique,
revient à l'éponge autrefois employée par Hippocrate et
l'adapte à un nouveau pessaire à pression successive.

L'observation de Bouchet fils a été publiée également
par Martin, de Lyon, en 1835, et elle remonte à l'année
1833 (1).

---

(1) Martin, de Lyon, *Mém. de méd. et de chir. pratiques*, p. 216, 1835.

Obs. 151. Bouchet fils, 1833: — Mme S., âgée de 20 ans, à la suite d'un accouchement naturel, éprouva un renversement de matrice qui ne fut reconnu que six semaines après.

La réduction est tentée par le docteur Pezerat. « Après des « efforts soutenus pendant plus d'une demi-heure, une dépression « assez forte donnait l'espoir de la réussite, quand la malade, en « proie à une angoisse indéfinissable et telle qu'il lui semblait « que sa vie allait s'éteindre, fit cesser les tentatives de réduc- « tion. »

Le docteur Bouchet, appelé, constata un rétrécissement de l'orifice vaginal rendant l'emploi de la main, sinon impossible, du moins très douloureux. « D'ailleurs, la réduction ne pouvait s'o- « pérer que par une pression graduelle et constante sur la tu- « meur, qui avait alors la forme et le volume d'un œuf de poule. « Elle était lisse à sa surface, et peu sensible quand on la « comprimait. Je parcourus, avec l'extrémité du doigt, l'espèce « de goûttière en cul-de-sac de 4 à 6 lignes de profondeur qui « entourait le pédicule de la tumeur. Ce pédicule, qui n'était autre « que le col de la matrice renversée, était souple, non dur et, en « conséquence, nullement étranglé par l'orifice qui lui avait « livré passage. Je calculai qu'il avait à peu près le volume de « mon doigt indicateur. Toutes ces circonstances me parurent « favorables, et quoique le renversement existât depuis deux « mois, je me dis à moi-même que le seul obstacle à la réduc- « tion serait les adhérences intérieures, et que ce soupçon, « dont l'événement a prouvé la justesse, ne devait pas m'empê- « cher de tenter le seul moyen qui pouvait rendre la santé à « cette intéressante malade.

« Je fis fabriquer un petit forceps en argent, dont les cuillers « creuses, moulées sur le volume de la tumeur, en embrassaient « tout le contour. Ces cuillers, tronquées et évasées à leur extré- « mité supérieure, étaient garnies, à l'intérieur, d'une lame « d'éponge préparée, recouverte par une peau de baudruche hui- « lée pour garantir la matrice de l'action irritante de l'éponge, « au moment où elle se gonflerait par l'humidité du conduit où « elle devait séjourner. Une ouverture ménagée au point de « jonction des deux branches de cette espèce de pince me per- « mettait de reconnaître si la tumeur était bien saisie, lorsque « je les avais assemblées. L'effet de ce mécanisme devait être de « comprimer doucement la tumeur d'une manière égale dans « toute sa circonférence, et de lui imprimer un mouvement « ascensionnel pour forcer le corps et le col de l'utérus à s'en- « gager par gradation dans la cavité du col, pour peu qu'elle fût « encore susceptible d'une dilatation rétrograde.

« J'exécutai la manœuvre du placement des cuillers avec la « plus grande facilité, et je serrai ensuite les branches avec un « pas de vis que j'y avais fait adapter, afin de graduer la com- « pression et de la maintenir continue. Un suspensoir fixé en

« avant et en arrière à une ceinture de cuir soutenait et main-
« tenait en place l'appareil. La malade souffrit l'opération sans
« se plaindre, et la pression graduelle ne provoqua ni douleurs
« vives, ni hémorrhagie, ni menace de syncope, comme dans les
« tentatives pratiquées primitivement avec la main. Le 1er jour,
« la malade garda l'appareil pendant deux heures. Le 4e jour, il
« fut supporté 13 heures sans interruption. Successivement, la
« tumeur fut réduite au volume d'un œuf de pigeon, ce qui me
« força à faire exécuter un instrument plus petit. Peut-être au-
« rais-je dû, à ce moment, essayer avec la main une brusque
« répulsion. Je ne l'osai pas. Les pertes sanguines revinrent.....
« Quelques accès de fièvre succédèrent... pendant la durée des
« accidents, la tumeur reprit son volume ordinaire »

Obligé de s'absenter sans avoir repris les manœuvres,
le docteur Bouchet confie sa malade au docteur Viricel.
Celui-ci essaye la réduction, sans plus de succès que ses
prédécesseurs. Sur ces entrefaites, Mme de S. ayant
perdu son unique enfant, refuse tout nouveau traitement.
Longtemps sa vie a été menacée par le retour fréquent
des pertes utérines. Puis son état est devenu plus sup-
portable.

Cette observation remarquable appelle l'attention sur
deux points principaux. 1º Elle montre que, vers cette époque (1833), les chirurgiens de certaines grandes villes
de province, tels que Pezerat, Martin l'aîné, de Lyon,
Bouchet le fils, de Lyon, Viricel, conservateurs fidèles
des grandes traditions du XVIIIe siècle, poursuivaient
encore avec persévérance et avec foi le problème de la
réduction des inversions anciennes, traité de chimère
alors à Paris, mais autrefois considéré comme soluble par
Baudelocque, et qui, en définitive, devait aboutir, 13 ans
plus tard, après la découverte des anesthésiques, à l'écla-
tant succès de Valentin, de Vitry. 2º Elle révèle l'ingéniosité de Bouchet le fils, qui imagina un instrument à
l'aide duquel il pouvait, suivant le précepte de Baudelocque,
« soutenir la matrice et seconder les puissances muscu-
« laires qui tendent à en amener la réduction spontanée » ;
conformément au conseil de Desault, « exercer sur la
« tumeur une compression méthodique propre à diminuer
« son volume » ; et donner enfin à cette compression, à

l'exemple d'Hippocrate, une tension permanente par l'emploi d'une substance élastique pouvant, comme l'éponge, se dilater au contact des organes imprégnés d'humidité.

Tel fut l'instrument si savamment raisonné dont se servit Bouchet fils, et avec lequel il toucha de si près au succès.

S'il lui échappa, cela tient d'abord à un accident de famille qui empêcha la malade de continuer un traitement si bien conçu; un peu aussi à l'imperfection de l'instrument, et surtout de la substance élastique employée.

Chose digne d'être notée. C'est dans cette même école de Lyon où deux chirurgiens éminents, Martin l'aîné et Bouchet fils, venaient d'inventer, le premier un procédé de réduction des inversions par le pessaire à pression successive, le second un procédé de réduction par le pessaire à pression à peu près continue, deux tâtonnements d'une même idée, qu'un troisième chirurgien, leur successeur médiat, et l'un des premiers promoteurs de la réduction des inversions chroniques, devait mettre la main sur cet instrument merveilleux, le pessaire à air de Gariel, inventé pour d'autres besoins chirurgicaux, proposé par Barrier comme moyen de maintenir la réduction au moment où elle vient d'être opérée, et qui, substitué à l'éponge préparée de Bouchet, devait assurer le succès de la méthode.

C'est en effet grâce au caoutchouc, cette admirable substance douée d'une élasticité propre qui la maintient toujours à l'état de ressort bandé, que Tyler Smith devait arriver à parfaire la méthode à peine ébauchée par Bouchet fils.

V. *Procédé de réduction par les pessaires à pression continue.* — A. *Pessaire à air.* — Tyler Smith, en 1858, par l'introduction définitive du pessaire à air de Gariel comme moyen principal dans le traitement des inversions utérines, doit être considéré comme le fondateur du vrai et principal procédé utéro-vaginal de réduction lente. (Voy. fig. 78.)

Voici l'observation de Tyler Smith, telle qu'elle a été lue à la Société royale de médecine et de chirurgie de

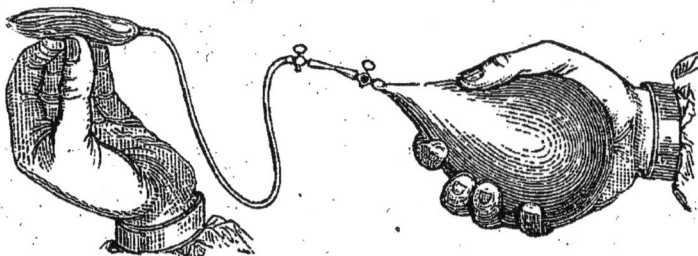

FIG. 78. — Pessaire de Gariel à réservoir d'air (vide).

Londres, le 13 avril 1858. Cette observation a fait époque; elle a amené dans le traitement de l'inversion une

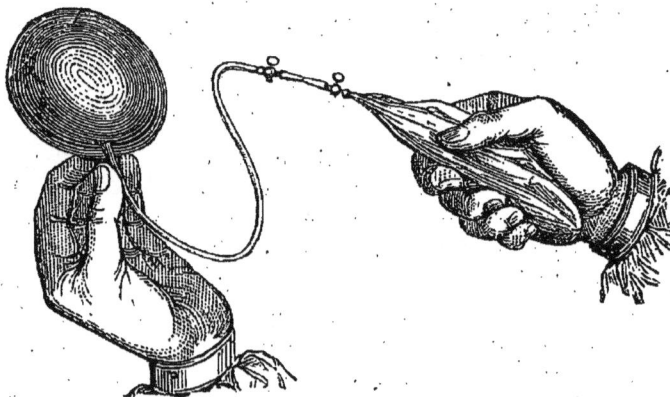

FIG.79. — Pessaire de Gariel à réservoir d'air (plein).

révolution tellement importante, que je crois devoir la publier intégralement.

Obs. 152. Tyler Smith, 1858 (1). — « Mᵐᵉ J. (18 ans), primipare,

---

(1) Tyler Smith, Obs. lue le 13 avril 1858 à la Soc. de méd. et de chir. de Londres. — *Transact. med. chir.*, vol. XL, p. 183.

« accoucha le 6 octobre 1845. Aussitôt le travail achevé, la sage-
« femme, appelée à une distance éloignée, dut quitter sa malade.
« Après ce départ, Mᵐᵉ J. perdit beaucoup de sang, et resta, paraît-
« il, avec un pouls insensible pendant 10 ou 12 jours. A ce moment,
« il n'y avait aucune inflammation des parties génitales externes,
« et rien ne faisait soupçonner l'inversion. Les hémorrhagies con-
« tinuaient, et rien ne pouvait en avoir raison. Pendant près de
« 12 ans, ces pertes sanguines continuèrent quotidiennement avec
« une intensité variable, augmentant à l'époque des règles, dimi-
« nuant dans les intervalles, mais sans jamais cesser. On peut
« juger de l'importance de ces pertes par ce fait que, dans la
« quinzaine correspondant aux menstrues, la malade imprégnait
« complètement de 15 à 20 épaisses serviettes par jour. Elle fut
« examinée au bout de quelque temps. On trouva une tumeur
« dans le vagin ; mais les nombreux praticiens qui la virent
« hésitèrent entre une inversion et un polype descendu après la
« délivrance, ainsi qu'il arrive parfois ; ce doute empêcha de re-
« courir à un traitement quelconque. Cependant, à plusieurs
« reprises, ceux qui croyaient à une inversion tentèrent sans
« succès de la réduire. Des astringents pris à l'intérieur, em-
« ployés à l'extérieur, n'apportèrent aucun soulagement.

« En juin 1856, Mᵐᵉ J. me fut envoyée par le Dʳ Greffethe, de
« Port-Madoc, qui la voyait depuis peu. C'est de ce praticien, et
« de la malade même, que je tiens les détails relatés plus haut.

« Quand je vis Mᵐᵉ J., je la trouvai très anémiée. La peau était
« pâle, cireuse, les conjonctives décolorées, les gencives, ainsi
« que les muqueuses de la vulve et du vagin, absolument exsan-
« gues. Elle n'était pas très maigre, mais ses extrémités infé-
« rieures, et presque tout le corps, étaient œdemateux. Le pouls
« était à peine sensible. Au repos, les bruits du cœur étaient
« normaux mais sourds, l'on percevait de forts bruits de souffle
« dans les carotides. Elle se plaignait d'une anorexie complète,
« avec des nausées et des vomissements fréquents. Céphalées
« fréquentes. Diminution de l'acuité visuelle ; allant parfois
« jusqu'à l'abolition, tintements d'oreilles, palpitations augmen-
« tant au moindre exercice, dyspnée intense. Plusieurs fois elle
« s'était évanouie, et n'avait repris connaissance qu'au bout de
« quelques heures. Son sommeil était mauvais ; à peine endor-
« mie, elle était réveillée par une sensation d'évanouissement,
« exagérée quand elle se couchait sur le côté gauche. Je crois
« l'insomnie et la dyspnée des symptômes constants des pertes
« de sang prolongées. Il est à croire néanmoins que, dans ces cas
« extrêmes, la respiration ne peut s'effectuer que par un effort de
« volonté, et que le degré de congestion cérébrale nécessaire au
« sommeil est difficilement atteint.

« Les effets de ces hémorrhagies incessantes sur les sécrétions
« sont des plus remarquables. La malade dit elle-même n'avoir
« jamais transpiré depuis le début de ses hémorrhagies, la peau

« paraissant avoir perdu toute action physiologique. La malade
« urinait très peu et à peine toutes les 24 heures. On pourrait croire
« que la perte sanguine remplace toutes les excrétions, et devient
« l'émonctoire général de l'économie.

« Son état de faiblesse avait peu à peu augmenté, et les syn-
« copes devenaient plus fréquentes et plus longues.

« Je trouvai au toucher une tumeur pyriforme pendant à tra-
« vers l'orifice utérin dans le vagin, mais je ne pus diagnostiquer
« ainsi si le col était retourné, en un mot s'il s'agissait d'une
« inversion ou d'un polype. L'orifice était étroit, rigide, et en-
« tourait exactement le collet de la tumeur. Aucune force n'eût
« pu faire remonter la tumeur sans dilatation préalable du col.
« Cependant je pus faire pénétrer une sonde dans l'utérus à une
« profondeur d'un demi-doigt seulement. La cavité utérine n'exis-
« tait donc plus. La tumeur avait une consistance analogue,
« comme fermeté, à celle de ces polypes fibreux non encore dégé-
« nérés. J'ai senti quelquefois des polypes absolument analogues,
« au toucher, à la tumeur qui nous occupe. Le volume de celle-
« ci était un peu supérieur à celui d'un utérus normal. La sen-
« sation que procurait le toucher peut être comparée à celle de
« la gomme élastique un peu ramollie. Au speculum, je ne trouvai
« aucune ouverture semblable à celle des trompes. La mu-
« queuse, comme dans les polypes, était ulcérée par places. Sur
« quelques points, elle suppurait, sur d'autres le sang s'exhalait
« à sa surface. Quoique la tumeur fût insensible, et que la
« piqûre d'une aiguille ne fût point ressentie, une ligature passée
« autour du collet, et serrée pendant un court instant, produisit
« la plus grande douleur.

« M. Greffeth inclinait pour une inversion. Tel fut aussi mon
« avis après des examens répétés. Cependant des accoucheurs
« expérimentés, parmi lesquels je citerai le Dr Ashwell, pen-
« chaient vers un polype. Persuadé néanmoins qu'il s'agissait
« d'une inversion, je me décidai à tenter la réduction. Comme la
« tumeur n'était pas sensible, que, d'autre part, la circulation et
« la respiration étaient loin d'être normales, je crus imprudent
« d'avoir recours au chloroforme, et d'effectuer une de ces ré-
« ductions immédiates pour lesquelles le chloroforme a une si
« grande utilité; je me déterminai donc à essayer les effets d'une
« pression constante et modérée, en vue de dilater peu à peu
« l'orifice utérin. A cet effet, soir et matin, j'introduisis la main
« droite dans le vagin, et m'efforçai, tout en malaxant la tumeur,
« de l'élever. Au début, je n'eus aucun succès, mais, après quel-
« ques essais, je trouvai l'orifice moins résistant, et pus y faire
« en partie rentrer la tumeur. Après chaque séance, je plaçai
« dans le vagin un des grands pessaires à air de M. Gariel, et
« le dilatai autant que pouvait le supporter la malade De cette
« façon, une force constante et considérable s'exerçait sans cesse
« sur la tumeur. La malade portait le pessaire nuit et jour. A

« peine fut-il enlevé quelquefois par suite de douleurs ou pour
« relâcher la vessie ou les intestins. Dès la 1ʳᵉ application de ce
« pessaire, l'hémorrhagie cessa absolument, et la tumeur sembla
« diminuer. Chaque jour, je pus la faire remonter un peu plus
« haut dans l'orifice. Au bout d'une semaine, la malade ressentit
« une vive douleur pendant toute une nuit, et quand je l'exami-
« nai, je trouvai l'inversion réduite.

« L'orifice utérin était assez dilaté pour permettre l'introduc-
« tion facile de la pulpe d'un doigt. La sonde pouvait être enfon-

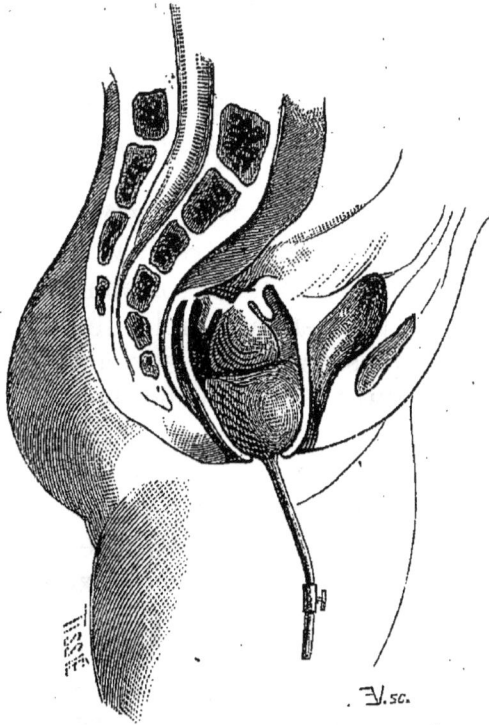

FIG. 80. — Procédé de Tyler Smith. — Le ballon Gariel est introduit et gonflé dans le vagin de manière à montrer ses rapports avec les organes circonvoisins.

« cée de 3 doigts dans la cavité utérine. Il y avait un fort écou-
« lement muco-purulent ; le col était un peu engorgé, dur, mais
« sain d'ailleurs. Pendant quelques jours, je fis porter à la malade
« un petit pessaire à air. L'appétit et le sommeil revinrent, et au
« bout de 15 jours la guérison était en excellente voie.

« J'ai été assisté dans toutes ces manipulations par le Dʳ Vernon,
« médecin-accoucheur, résidant à l'hôpital Sainte-Marie.

« J'ai souvent eu par le Dʳ Greffeth des nouvelles de Mᵐᵉ J.
« Elle n'est plus anémique. Elle a engraissé ; sa menstruation est
« régulière et normale.

« Depuis, il a été noté qu'elle était devenue enceinte. »

On voit que le procédé de Tyler Smith n'est que le développement de l'idée émise et du fait déjà accompli par Barrier (obs. 30) qui, après avoir opéré la réduction, mettait le pessaire à air pour empêcher la reproduction du déplacement. Tyler Smith essayant, toujours la réduction manuelle, mais par séances successives, mettait le pessaire pour maintenir ce qu'il avait obtenu à chaque séance, avec l'espoir d'augmenter la dilatation du col. Le résultat lui démontra, en effet, que non seulement le pessaire à air produisait le premier effet cherché par Barrier, mais encore que par la continuité de son application il en produisait un second bien plus puissant, c'est-à-dire l'élargissement du col et une sorte de taxis lent pouvant aboutir à la réduction.

Les successeurs immédiats de Tyler Smith continuèrent à suivre ses errements. En 1859, M. P. Teale jeune, de Leeds (1), réussit au bout de trois jours à replacer par les alternances du taxis et de l'emploi du pessaire à air un utérus renversé depuis deux ans et demi. La même année, West (2) réduisit de la même façon une inversion datant de 12 mois.

C'est Bockendhal (3) qui devait, dans cette même année 1859, tirer les dernières conséquences de l'observation de Tyler Smith, et parfaire le procédé de réduction spontanée des inversions par l'usage exclusif du ballon de caoutchouc ou pessaire à air.

Obs. 153. Bockendhal, 1859. — « A. L***, âgée de 20 ans, primi-« pare, fut accouchée avec le forceps, en 1852, après un « travail de 24 heures, et le cordon, qui formait plusieurs tours « autour du cou, se trouvant par là considérablement raccourci, « le placenta fut entraîné à la suite de l'enfant. Il n'y eut pas « d'hémorrhagie extraordinaire immédiatement après la déli-« vrance ; mais la jeune femme resta pendant quelque temps « souffrante d'une paralysie de la vessie et d'un œdème des mem-

---

(1) Teale jeune, de Leeds. *Med. Times*, 1856, 20 août.
(2) West, *Med. Times*, 1859, 29 octobre.
(3) Bockendhal, *Zeitschr. f. Geburtskunde*, vol. xv, p. 313.— *Deutsche klinik*, 1859. — *Med. Times and Gazette*, juin 1860. — *Bullet. de thérapeutique*, 1860, t. 59, p. 238.

« bres inférieurs, et pendant les six années qui suivirent, à peine
« passa-t-elle un jour sans perdre du sang par les parties géni-
« tales, sans compter les règles, dont le retour avait lieu à peu
« près toutes les semaines. Après plusieurs traitements de dif-
« férents genres restés inefficaces, la malade fut confiée à
« M. Bockendahl qui, l'ayant examinée, reconnut l'existence
« d'une inversion utérine. La matrice formait dans le vagin une
« tumeur pyriforme d'environ 7 centimètres de longueur, réni-
« tente, et sur laquelle la pression ne produisait d'autre effet
« que d'augmenter l'écoulement sanguin. Au moyen du specu-
« lum on voyait la membrane muqueuse utérine d'un rouge
« foncé et laissant filtrer du sang. Le vagin était décoloré, ainsi
« que toutes les autres muqueuses accessibles à la vue, expres-
« sion et preuve de l'anémie dans laquelle était tombée la malade.
« M. Bockendhal pensa que le renversement s'était produit d'une
« manière graduelle. Quoi qu'il en fût de cette opinion, comme
« il n'avait jamais existé aucun symptôme de péritonite, il crut
« que, malgré le degré de l'inversion qui était complète et la den-
« sité de l'organe, la réduction ne serait pas impossible, et il
« résolut de la tenter. D'abord, après l'administration de bains
« chauds, il essaya d'introduire la main entière dans le vagin ;
« mais il n'y put parvenir, l'orifice vulvaire se trouvant rétréci
« par une cicatrice, suite d'une déchirure du périnée. Tout traite-
« ment fut alors interrompu jusqu'en octobre 1858. A cette
« époque, il commença à malaxer chaque jour la tumeur avec
« les doigts, dans l'espoir de la ramollir, d'en diminuer le volume
« et de pouvoir finalement la refouler en haut ; mais l'apparition
« des règles l'obligea à une interruption nouvelle. A la fin de
« novembre, M. Bockendhal, ayant eu connaissance du fait de
« M. Tyler Smith, voulut voir s'il n'arriverait pas au but en exer-
« çant sur l'utérus renversé une pression continue, et en consé-
« quence, le 27 novembre, il introduisit dans le vagin un ballon
« en caoutchouc de Braun. Il le retirait chaque jour pour se
« rendre compte de l'effet produit, puis le réintroduisait rempli
« d'au et l'insufflait ensuite pour en accroître encore le volume
« autant que possible. L'instrument ne causait qu'un léger
« malaise, pendant environ deux heures. Le 2 décembre, la
« malade se plaignit de quelques douleurs dans le ventre : le
« ballon fut retiré, et en procédant à son examen ordinaire, le
« médecin fut bien surpris de ne plus retrouver la tumeur ; l'uté-
« rus était réduit ; son col entr'ouvert permettait l'introduction
« de trois doigts, et offrait deux lèvres parfaitement distinctes.
« Mesuré avec la sonde, l'organe excédait de 6 lignes sa lon-
« gueur normale. L'usage de la douche froide le ramena bien-
« tôt à son volume naturel, et l'hémorrhagie ne s'est plus repro-
« duite. »

Depuis, l'exemple de Bockendhal a été généralement

suivi, et le pessaire en caoutchouc a été employé seul, sans taxis et sans manipulation.

D'autres observations sont venues confirmer la valeur de ce procédé : d'abord deux cas rapportés par Fessenmayer, d'Altkirch (1), qui, ne connaissant pas les travaux de Tyler Smith, de Teale de Leeds, de West, de Bockendhal, a pu croire de bonne foi avoir inventé le procédé : une inversion d'un mois et une inversion de 16 mois furent réduites toutes les deux après 9 jours. Une observation de Vital (2), médecin divisionnaire en Algérie. L'inversion datant de 25 mois, deux tentatives sérieuses de réduction avaient été faites au 6e et au 18e mois : une première application de pessaire à air eut lieu au 22e mois ; le pessaire se perfora au bout de six jours ; il n'y avait pas de résultat obtenu. On était en Algérie. Il fallut faire venir un autre pessaire de France, qui ne put être mis en place que le 25e mois. La guérison survint le 10e jour. Une observation du docteur Albanèse (3). La malade avait une inversion depuis 5 mois, mais était dans un état anémique tel qu'on crut devoir faire la transfusion du sang. — Un mois après, on appliqua le pessaire ; la réduction fut obtenue au bout de 6 jours. Depuis ce temps-là, les succès obtenus par ce procédé se sont tellement multipliés qu'il serait oiseux de les citer tous ; nous les compterons et nous en présenterons le tableau à la fin de ce travail.

Voici le mode d'action du pessaire à air dans le procédé utéro-vaginal de réduction lente. L'instrument est introduit privé d'air dans le vagin. Puis on le gonfle graduellement. En se dilatant, l'instrument change le conduit vaginal qui est long et étroit en une cavité ronde et courte ; il appuie d'une part les parois vaginales contre les os du petit bassin, ce qui les garantit contre les déchirures. D'autre part, il vient appuyer par sa partie su-

(1) Fessenmayer, 1863. *Gaz. méd. Strasbourg*, 1866, et *in* Weiss, p. 63.

(2) Vital, *Gaz. méd.*, 1872, et *in* Weiss, p. 68. 1870.

(3) D. Albanèse, *Gazz. clin. di Palermo*, 1870, et *in* Weiss, p. 63.

périeure contre le globe utérin, et détermine ainsi, en vertu du principe physiologique que nous avons établi, d'une part la contraction du corps de l'utérus et des ligaments ronds, de l'autre la dilatation du col utérin. Il ramène aussi vers le bas l'extrémité supérieure du vagin, augmente d'autant la fixation de l'utérus et sa résistance à l'impulsion que la boule de caoutchouc lui imprime en se dilatant. Le globe utérin ainsi soulevé est ramené vers le canal cervical, et cela avec une force constante et incessante due à l'élasticité du pessaire, qui, agissant à la manière d'un taxis par soulèvement, a pu, dans plusieurs cas, rendre réductibles des inversions contre lesquelles les moyens de réduction les plus énergiques avaient échoué.

Toutefois, il ne faut pas croire, d'après les beaux résultats que nous venons de signaler, que ce procédé est infaillible et sans aucun danger.

Ainsi Stoltz (1) a appliqué le pessaire à air dans un cas d'inversion datant de 6 mois. Après 40 jours il n'avait produit qu'un peu de dilatation du col.

Aran (2), dans un cas où il a voulu appliquer le pessaire à air, a constaté que l'instrument, glissant sur la tumeur, ne la comprimait pas, et que sa présence dans le vagin développait des douleurs dans le ventre et un état fébrile avec frisson qui lui firent renoncer à ce moyen de traitement après deux tentatives infructueuses.

Courty (3) cite un fait analogue, dans lequel le pessaire était devenu intolérable au bout de quelques heures ; le chirurgien fut obligé d'y renoncer après plusieurs tentatives.

Enfin, dit West (4), « la seconde fois que j'ai tenté de « réduire l'utérus par le pessaire, sept mois et demi après « la délivrance, bien que je me sois abstenu de toute « pratique manuelle, la pression de l'instrument qui con-

---

(1) Stoltz, *in* Weiss, p. 65.
(2) Aran, *Leçons sur les maladies de l'utérus*, p. 917.
(3) Courty, *Traité des maladies de l'utérus*, p. 917.
(4) West, *Malad. des femmes*. Trad. fr , p. 289.

« tinua pendant 12 jours ne replaça point la matrice et
« donna lieu à une péritonite dont la malade mourut
« quatre jours après que le pessaire eût été enlevé ».

II. *Procédé par le pessaire à eau ou le colpeurynter.*
— Une variante du procédé de Tyler Smith est celui qui
depuis quelques années a pris une grande faveur en Allemagne sous le nom peu euphémique de procédé du *colpeurynter* ou de la *colpeuryse.*

Le colpeurynter est une vessie de caoutchouc que l'on
remplit, non pas d'air, comme le pessaire Gariel, mais d'eau,
comme les matelas à eau dont se servent beaucoup de
malades. L'eau est incompressible, mais, contenue dans
une enveloppe élastique, elle se moule sur les parties contre lesquelles celle-ci est appliquée, et amène une grande
uniformité de pression sur tous les points du corps avec
lesquels elle est en contact. Mise dans le vagin, une semblable poche remplie d'eau exerce une pression douce sur
les parois, égale sur tous les points périphériques, peut-être
plus fixe, plus régulière, plus facile à mesurer que celle
qui est produite par la même poche pleine d'air, c'est-
à-dire d'une substance compressible elle-même, et dont la
tension suivant les mouvements imprimés au corps peut
changer d'intensité sur tel ou tel point de son application.

Le colpeurynter ou, pour parler français, le pessaire à
eau, bien que d'un emploi moins facile que le pessaire à
air, n'est donc point à dédaigner, et peut rendre des services réels dans certaines circonstances. Déjà Bockendhal
avait à moitié rempli la boule de caoutchouc avec de l'eau,
complétant son gonflement avec de l'air. (1858. Obs.
143, déjà citée.) Mais la première application complète
du colpeurynter me paraît avoir été faite avec succès par
Wetterlein en 1870. Voici, du reste, son observation.

Obs. 154. Wetterlein, 1870 (1). — Une femme de 32 ans accoucha
le 13 octobre 1870 de son troisième enfant. Après une heure
d'essais infructueux, le détachement du placenta se fit au milieu
d'une hémorrhagie violente. Quelques heures après, Wetterlein

(1) Wetterlein, *Arch. fur gynœk.* t. x, p. 156. — *Archives de gynécologie*, 1876, t. ii, p. 358.

trouva l'accouchée très faible, mais relativement bien. *L'utérus faisait au-dessus des pubis la saillie accoutumée.* Rétablissement rapide. Deux mois après, cette femme, en prenant le vase de nuit, eut la sensation d'un corps descendant dans le vagin. La malade n'en parla que quelques mois plus tard au médecin. — Anémie extrême. — Au lieu de règles, hémorrhagies fréquentes et copieuses. L'utérus renversé formait dans le vagin une tumeur de six centimètres de long sur trois centimètres de large. Après plusieurs tentatives infructueuses de réduction par le taxis manuel, la ceinture hypogastrique de Lavedan n'ayant pas été tolérée, on plaça, le 17 décembre, *un grand colpeurynter* et on le laissa dans le vagin jusqu'à ce qu'il provoquât de la douleur. Le résultat fut surprenant. Après deux jours de séjour, l'utérus était raccourci d'un tiers. Après de fréquentes ablutions vaginales, cette espèce de pessaire de Gariel fut replacé, et au bout de deux jours, quand on le retira, l'orifice du col était complètement appréciable, et à travers l'ouverture on sentait le fond de l'utérus. Après un nouveau repos, on replaça l'instrument, qui ne modifia plus sensiblement les parties. On introduisit alors l'index et le médius gauches à travers l'orifice jusque sur le fond de l'utérus, et en poussant doucement on termina la réduction..... La malade est actuellement régulièrement réglée, mais n'a pas eu de nouvelles grossesses.

Dans cette première observation, comme on le voit, la vessie d'eau a préparé la réduction, l'a presque obtenue. Cependant elle a été déplacée à plusieurs reprises, et au bout de quelques jours elle ne paraissait plus agir, et le chirurgien a cru devoir achever la réduction par le taxis manuel.

Dans une seconde observation, qui appartient à Spœth et qui remonte à l'année 1875, nous trouvons encore des tâtonnements analogues.

Obs. 155. Spœth, 1875 (1). — Une femme de 30 ans, réglée depuis l'âge de 15, entra en octobre 1875 à la deuxième clinique de Vienne. Elle a eu sept grossesses. Dans l'accouchement qui suivit la dernière, la sage-femme, en tirant sur le cordon, avait amené la matrice au dehors.— Violente hémorrhagie. Un médecin appelé ramena l'utérus dans le vagin, détacha le placenta et arrêta l'hémorrhagie.

Le quatrième jour, en voulant uriner, sensation de pesanteur,

—————————————————————————————

(1) Spœth, *Arch. fur gynœk.* t. x, p. 148 et suiv. — Puech, *Arch. de gynéc.*, t. ii, 1876, p. 361.

sans douleur ni hémorrhagie. Deux médecins appelés détachent deux gros fragments du placenta et font des tentatives infructueuses de taxis. — Point de réaction fébrile. Application d'un pessaire pendant 3 heures sans résultat. Pendant l'allaitement, absence des règles et d'hémorrhagies, même à la suite du coït. Les hémorrhagies reparaissent très considérables et très fréquentes après le sevrage.

Examen : état anémique très prononcé. Par le toucher, tumeur longue de 8 centimètres, large de 4, pédicule de la grosseur du doigt. La tumeur a la grosseur et la forme d'un polype utérin, mais s'en distingue par les antécédents et par les résultats de l'examen bimanuel et la sonde hypogastrique, qui démontrent l'existence d'une inversion complète.

Des tentatives de réduction par le taxis ordinaire, aidé du chloroforme, furent faites vainement. Enfin, le 15 novembre, on appliqua un colpeurynter ou vessie en caoutchouc, chargé de 300 gr. d'eau, dans le vagin, et on le laissa en place pendant une heure ; le lendemain, nouvelle application pendant 3 heures, le surlendemain pendant 4 heures, avec 100 gr. d'eau de surcharge. Sept jours après le début du traitement, suspension, à raison de douleurs abdominales et d'une grande lassitude ; on le reprend le lendemain, et après 4 heures de séjour, on constate que l'utérus est remonté vers le col et logé dans son orifice.

La malade alors, de nouveau chloroformée, fut soumise au taxis par refoulement central, puis par refoulement latéral. L'utérus fut rapidement replacé dans sa position normale. Quelques symptômes abdominaux survinrent après cette opération, mais cédèrent au bout de quelques jours. La guérison suivit son cours régulier.

Dans cette observation, comme on le voit, le procédé est encore à l'étude ; on laisse la vessie en place pendant 1 heure, 2 heures, 3 heures, 4 heures par jour, puis on suspend le traitement. A la première reprise, on constate, après 4 heures, que l'utérus est remonté vers le col. C'est encore par le taxis manuel que l'on achève la réduction.

Une troisième observation a été rapportée par Traugot Kronner. Elle appartient en réalité à Spiegelberg. J'emprunte l'observation à M. Puech, qui en a rendu compte dans les *Archives de gynécologie*.

Obs. 156. Spiegelberg. Rédigée par Traugot-Kronner, 1878 (1). —

---

(1) Spiegelberg et Tr. Kronner. Réd. d'une ancienne inversion d'origine puerpérale obtenue rapidement par l'emploi du colpeurynter. — *Arch. f. gynœk.* B. XIV, 2e H., p. 270, 1879. — Hayem, *Revue des sc. méd.* t. XVI, p. 558, 1880. — *Arch. de gyn.*, 1879, t. II, p. 315, et 1880, t. II, p. 153.

Une femme ayant eu 9 enfants, le dernier il y a 14 mois, a depuis cette époque une soi-disant chute de matrice, pour laquelle elle porte un anneau. En même temps, en dehors des époques menstruelles, qui sont cependant très marquées, elle est sujette à de fréquentes hémorrhagies et à un écoulement purulent.

L'utérus renversé a le volume d'un œuf de poule; il est dans le vagin, mais par la traction il arrive facilement à la vulve. A droite du fond, on peut sonder la trompe correspondante. Quant à l'*ostium uterinum* gauche, il n'a pu être trouvé.

Le 19 novembre 1878, et sans le moindre essai de réduction, soit manuel, soit instrumental, Spiegelberg appliqua dans le vagin une forte vessie de gomme renfermant un demi-litre d'eau. Pendant la nuit suivante, la malade éprouva des douleurs aiguës dans le ventre : « *bauchsneiden* ». Après 24 heures, quand on fit l'extraction de la vessie, l'inversion était complètement réduite, et à travers le méat largement ouvert, la sonde pénétra à 6 ou 7 centimètres. Pour éviter la reproduction de l'inversion, on replaça encore la vessie; on donna le seigle ergoté; on prescrivit le repos au lit. Bref, sept jours après, elle quittait l'hôpital, guérie.

L'observation de Spiegelberg est à ce procédé par la vessie à eau, ce que celle de Bockendhal a été à celui de la vessie à air; elle le consacre, le perfectionne et le fixe définitivement. Elle prouve l'efficacité et l'innocuité ordinaire de la méthode.

Kronner distingue à peine l'un de l'autre ces deux procédés; il les considère comme frères jumeaux et comme donnant des résultats fort analogues; il les confond tellement en une même méthode, que, voulant réunir des observations à l'appui de cette méthode, il mentionne celles de Bockendhal, de Schroder, de Grassi, d'Abbie, de C. Tyler (probablement Tyler Smith) et de Courty, dont 4 au moins appartiennent au pessaire à air.

J'ai indiqué plus haut les différences, ou plutôt les nuances dans ce mode d'action qui me paraissent devoir faire distinguer l'un de l'autre ces deux procédés.

L'emploi du colpeurynter s'est, depuis les travaux de l'école allemande, vulgarisé; l'école anglaise l'a adopté; Barnes (1), dès 1872, l'a mis en usage sous le nom de

---

(1) Robert Barnes, *Obstetr. journ.*, vol I, p. 5 (obs. de 1872).

dilatateur hydrostatique ; nous rapporterons plus loin sa remarquable observation ; Lawson Tait (1) l'a également préconisé, en le rapportant au procédé de Tyler Smith. « J'ai adopté, dit-il, le mode de réduction de Tyler Smith « par la pression douce et longtemps soutenue d'un « ballon de caoutchouc introduit dans le vagin et que je « distends avec de l'eau. » Cet instrument ainsi disposé a été désigné par quelques auteurs anglais sous le nom de *réducteur* (repositor) *de Lawson Tait.* Il a bien quelquefois aussi ses mécomptes, tout comme le ballon de Tyler Smith. « Dans le cas dont je parle, ajoute Lawson Tait, « je ne pus malheureusement pas réussir à sauver la vie « de ma malade. Elle mourut quelques heures après la « réduction. »

Certes, l'usage des ballons de caoutchouc employés comme réducteurs sous les deux formes que nous avons indiquées a rendu de grands services ; mais, comme toute invention nouvelle, il a eu son heure de vogue ; puis sont venus les détracteurs, ou au moins les dépréciateurs. Obéissant à cette loi de progrès incessant qui régit la science moderne et qui, délaissant le bien, est toujours en quête du mieux, quelques chirurgiens ont recherché les inconvénients que peut présenter ce procédé , et les reproches qu'on peut lui adresser.

« Les pessaires élastiques, dit Aveling (2) , laissent « beaucoup à désirer ; ils agissent trop lentement et « compriment souvent les parties qui ne devraient pas « l'être ; ils glissent souvent hors du vagin, entravent les « fonctions de la vessie et du rectum, et manquent de « précision pour exercer utilement leurs effets... Nous « ne devons pas oublier, sans doute, que c'est le pessaire « élastique qui a fait faire le premier pas à l'application « de la compression graduelle élastique, dans les cas « d'inversion chronique, et c'est sans contredit à notre « compatriote Tyler Smith que nous devons ce grand

---

(1) Lawson Tait, *Diseases of Woomen.* 1877, p. 142.
(2) Aveling, *British med. journ.* 1879, t. II, p. 359 et suiv.

« perfectionnement... *Toutefois, malgré les immenses* « *services qu'il a rendus, les jours du pessaire élastique* « *sont passés !* »

Telle est l'expression très nette des sentiments de quelques gynécologistes anglais modernes, notamment de Barnes, de Matthews Duncan et d'Aveling, à l'égard du procédé propre de Tyler Smith et de sa seconde forme, le procédé hydrostatique de Wetterlein.

Voyons maintenant le procédé nouveau qu'ils proposent de lui substituer.

III. *Procédé par le pessaire fixe à bandes élastiques.* — Nous avons déjà vu que, dans quelques circonstances, l'emploi des pessaires à tige, par exemple dans l'observation de Borggrève, dans celle de Smart, dans celle d'Amussat, avait pu amener la réduction d'une inversion. Dans ces premières observations, les pessaires étaient maintenus appliqués par des liens ou courroies ordinaires suffisamment serrées pour soutenir d'abord la pression de l'instrument contre le corps de l'utérus renversé. Toutefois ces liens se relâchent au bout d'un certain temps ; la pression se détend, et les résultats de l'application de ces instruments sont infidèles.

Dans ces conditions, on comprend qu'il a suffi de substituer aux courroies ordinaires des courroies élastiques en caoutchouc pour transformer cette pression passagère ou temporaire en pression permanente et continue. C'est, si je ne me trompe, Robert Barnes qui, le premier en 1872, a employé les liens de caoutchouc afin d'obtenir l'action permanente du pessaire sur le fond de l'utérus.

Deux autres points importants ont encore occupé les chirurgiens qui se sont fait les défenseurs de ce moyen de réduction : la forme à donner à l'extrémité utérine du pessaire ; la forme à donner à la tige qui le soutient.

La forme à donner à l'extrémité utérine a nécessairement varié. Dans les premiers cas de réduction obtenue par le pessaire, nous voyons le pessaire en forme de pilon employé par Borggrève ; le pessaire avec l'extrémité en forme de bouton convexe employé par Smart. Mais c'est le pessaire cupuliforme, ou en godet, qui a gagné aujourd'hui et qui conserve la faveur des chirurgiens modernes, par la même raison que le taxis périphérique l'a aujourd'hui absolument emporté sur le taxis central. Il faut bien le reconnaître, ce pessaire avait déjà ses titres de noblesse. Baudelocque, dès la fin du siècle dernier, le préconise par la voix de Dailliez (1). « C'est dans l'inten-« tion de seconder l'effort des puissances qui peuvent « amener la réduction spontanée (comme dans le cas de « madame Boucharlatte) autant que pour prévenir « d'autres accidents, qu'on doit soutenir la matrice au « moyen d'un pessaire... On ne doit renoncer à l'usage « du pessaire que lorsqu'il est manifestement nuisible, « comme dans les cas où la matrice est devenue squir-« rheuse... Nous parlons ici du pessaire en cuvette de « forme ronde ou ovale, et non de celui en bilboquet... »

Madame Boivin, au dire d'Aveling, aurait aussi mentionné les instruments à tige terminée par une extrémité en forme de coupe (2). « Ne pourrait-on pas exercer « utilement des pressions de bas en haut? Un pessaire en « forme de coupe pourrait, à ce sujet, être introduit dans « le vagin. » Mais c'est bien en réalité Barnes (3) qui, en 1872, a proposé *son pessaire élastique*, « composé d'une « tige courbée comme l'axe du bassin, *surmontée d'un* « *disque évidé* de caoutchouc destiné à recevoir l'utérus « inverti. A l'autre extrémité de la tige qui sort de la « vulve sont fixés de forts rubans élastiques qui, passant « devant et derrière, vont s'attacher à une ceinture hypo-« gastrique ». Ces pessaires à tige surmontée d'une extrémité en cuvette ont été acceptés par Matthews Duncan et Aveling, les deux promoteurs, après Barnes, de ce genre de réducteurs (repositors).

Reste à déterminer la forme que doit présenter cette tige.

Pour Barnes, comme nous venons de le voir, elle doit

---

(1) Dailliez, thèse citée, p. 114 et 115.
(2) Madame Boivin, trad. d'Hemming, p. 126. — Aveling, *British med. journ.* 1879, t. 2, p 339.
(3) Barnes, *Obst. journ.*, vol. 1, p. 5, 1873.

être courbe, comme l'axe du bassin. Mais Aveling (1) fait observer avec raison (voy. fig. 79 et 80) que la tige simplement courbe, *et n'ayant qu'une courbure* comme celle de Barnes, ne représente ni l'axe périnéal, ni l'axe pelvien, et qu'elle transmet au moyen de la cupule « la com-

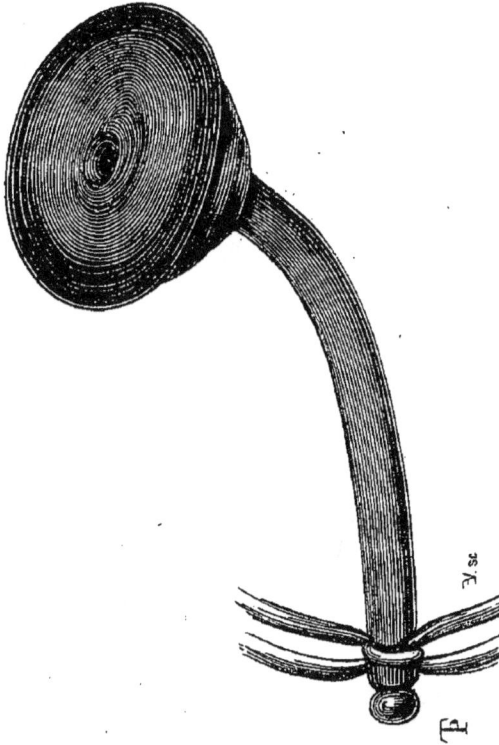

FIG. 81. — Pessaire à tige de Barnes.

« pression sur le fond de l'utérus dans une ligne diver-
« gente jusqu'à 45° de l'axe pelvien... qu'elle présente, par
« conséquent, l'inconvénient de ne pouvoir transmettre
« ou appliquer la force d'une manière directe et par consé-
« quent efficace... que cet instrument agit toujours laté-
« ralement et facilite ainsi le glissement de la coupe sur
« le fond de l'utérus, qui se trouve repoussé contre la

_____

(1) Aveling, *Brit. med. journ.* 1879, t. 2, p. 359

« paroi postérieure du vagin, et non dans l'axe pelvien ».

Matthews Duncan (1) a proposé de substituer à la tige à une courbure de Barnes une tige droite (fig. 80). Ainsi modifié, « cet instrument, dit Aveling, est presque parfait ». Il présente néanmoins, quoique fort amoindris, les inconvénients du précédent, en facilitant encore le glissement de la coupe en arrière, en dirigeant encore l'extrémité de

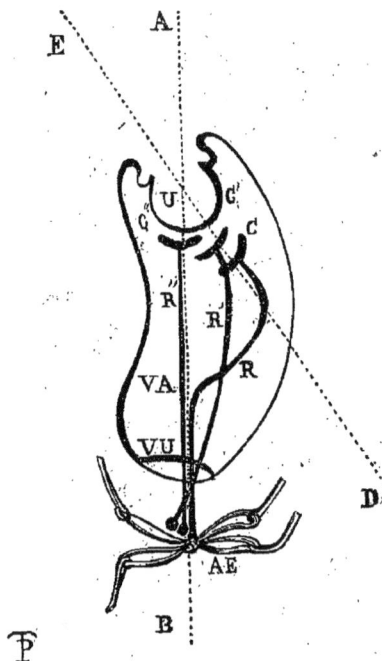

Fig. 82. — Schema des trois pessaires de Barnes, de M. Duncan, d'Aveling. — A B, Axe périnéal. — F D, Axe du petit bassin. — V U, Vulve. — V A, Vagin. — U, Utérus. — C C' C'', Cupules des trois pessaires. — R R' R'', Tiges des trois pessaires. — A E, Liens élastiques.

l'utérus contre la paroi postérieure du vagin et suivant une ligne divergeante encore de 25° de l'axe pelvien.

C'est dans ces conditions qu'Aveling propose un instrument nouveau, assez semblable aux précédents, et par son extrémité libre maintenue par les liens de caoutchouc,

_____

(1) Matthews Duncan . *Reports of St Bartholomew's hospit.* , t. IV, p. 97, 1878.

et par son extrémité utérine en forme de cupule, mais en différant totalement par la forme de la tige (fig. 81). Il remplace la tige à une courbure de Barnes et la tige droite de Duncan par une tige à double courbure, qui, commençant suivant l'axe périnéal, se termine au moyen

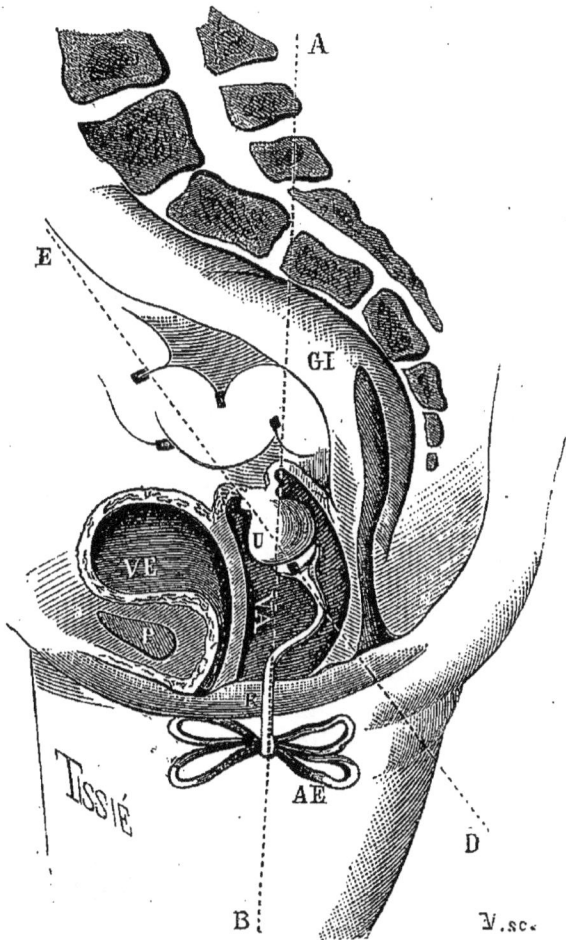

FIG. 83. — *A B*, Axe périnéal. — *E D*, Axe du petit bassin. — *V A*, Vagin. — *V E*, Vessie. — *G I*, Gros intestin. — *U*, Utérus. — *C*, Cupule. — *R*, Tige du pessaire. — *A E*, Liens élastiques.

d'un double coude suivant l'axe pelvien, et décompose la force de pression qu'elle transmet de telle sorte qu'imprimée directement de bas en haut à son extrémité vulvaire, elle arrive sur le fond de l'utérus, dans la direction même de l'axe de l'utérus, qui se confond en grande partie avec l'axe pelvien. Aveling avec cet instrument cherche à remplir des indications physiologiques déjà données depuis longtemps par plusieurs auteurs, et suivies avec le plus grand soin par ceux-ci dans les réductions manuelles.

Dès 1728, Burns avait établi « que la réduction peut « être facilitée en dirigeant la pression sur le fond de « l'utérus, dans la direction de l'axe de cet organe ». En 1784, Aitkin faisait aussi remarquer que la réduction pouvait d'autant mieux s'opérer « que la compression était « exercée dans une bonne direction ». En 1831, Gooch exprimait les conseils suivants : « Il faut opérer la « compression du fond de l'utérus contre le museau de « tanche, non pas en haut et en arrière, mais dans la « direction de l'axe supérieur du pelvis en haut et en « avant, vers la région épigastrique ». Nous ajouterons à ces citations que le procédé de réduction de Barrier de Lyon (1852) est entièrement fondé sur ce précepte que l'utérus doit être, dans un premier temps, repoussé de bas en haut, suivant l'axe périnéal, et dans un second temps en haut et en avant, suivant l'axe pelvien, enfin que Skinner, de Liverpool, en 1860 (1), et plus tard Barnes (2), ont insisté sur les mêmes préceptes de réduction.

C'est en se cantonnant dans cet ordre d'idées qu'Aveling a conçu, exécuté et appliqué avec le plus grand succès son réducteur (repositor).

En résumé, quelques chirurgiens anglais tendent aujourd'hui à substituer le pessaire élastique à tige et à cuvette au pessaire ballon à air de Tyler Smith ou à eau de Wetterlein.

Ce nouveau procédé a été employé suivant trois modes distincts, d'après la forme courbe, droite, ou à double courbure donnée à la tige du pessaire, et qui se rapporte aux trois noms de Barnes, Duncan et Aveling. Quel est de ces trois modes celui qui doit garder la supériorité ?

_____

(1) Skinner, *British med. journ.* 1860.
(2) Barnes, *Maladies des femmes.* Trad. fr., p. 617, 1876.

Aveling n'hésite pas à proclamer que c'est celui qu'il a proposé. En comparant son instrument avec les instruments analogues adoptés par ses devanciers, Barnes et Matthews Duncan, théoriquement il paraît avoir raison. Nous avons, en effet, vu les objections critiques qu'il leur a opposées, et nous devons convenir qu'à ces objections il n'a pas été fait de réponse sérieuse. Il a mieux fait, il a cherché à donner la démonstration pratique de cette supériorité. Il a réuni les observations qu'il a pu rencontrer dans lesquelles le procédé de pression élastique par les pessaires à tige a été employé, et il s'est efforcé d'en peser et d'en comparer les résultats ; orceux-ci paraissent favorables à sa pratique. Cette partie de son travail est trop dans le goût du nôtre pour que nous ne le suivions pas dans cette voie.

Ces observations sont au nombre de cinq : une qui appartient à Barnes, dans laquelle le pessaire à tige courbe a été employé ; une qui appartient à Duncan, dans laquelle le pessaire à tige droite a été mis en usage ; trois dans lesquelles le pessaire à double courbure a trouvé son application, dont deux lui sont propres, la troisième appartenant au docteur Williams.

Nous allons donner l'analyse de ces cinq observations.

I. Obs. 157. R. Barnes, 1872 (1). — H. H., âgée de 27 ans, fut admise à Saint Thomas's Hospital le 19 février 1872, souffrant d'une inversion chronique de l'utérus. Ayant tout d'abord pris l'utérus pour un polype, le lendemain 20 février, on faisait une application de l'écraseur ; mais la douleur très vive qui en résulta, obligea de suspendre et de renvoyer l'opération. Le 6 mars, l'inversion ayant été reconnue, un *large dilatateur hydrostatique* fut appliqué dans le vagin, et maintenu pendant 2 jours. Le 13 mars, un réducteur courbe fut introduit et maintenu jusqu'au 19, jour où de la douleur et des vomissements se manifestant, on dut retirer l'instrument. Le 22 mars, la malade ayant été chloroformée, on fit deux incisions au col utérin, et la réduction par le taxis fut essayée. Cette opération n'ayant pas réussi, on appliqua de nouveau le réducteu, qui fut maintenu jusqu'au 9 avril ; pendant

_____

(1) *Obstetrical journal*, vol. I, p. 5, 1873, et *British med. journ.* 1879, t. II, p. 359.

cette dernière période, l'instrument fut sorti deux fois, le 5 et le 6, afin de permettre de nouveaux essais de réduction par le taxis. Dans la journée du 9, la malade fut prise de vomissements et de prostration; on résolut cependant de faire un nouvel essai par le taxis. C'était la cinquième tentative de réduction par les mains, et l'on eut la satisfaction de la voir réussir.

II. Obs. 158. Matthews Duncan, 1878 (1). — Madame S. A. C., âgée de 38 ans, entra à l'hôpital le 13 mars 1878, avec une inversion chronique de l'utérus, causée par un polype fibreux. Ce polype fut énucléé et les tentatives de réduction furent aussi tentées au moyen d'un taxis vigoureux et persistant, appliqué par les docteurs Duncan, Godson et Champneys ; mais ce fut en vain. *Le 21 mai, un réducteur (repositor) droit à godet*, en forme de coupe ou de cuvette, fut appliqué et maintenu pendant 17 heures par compression élastique. Mais de fortes douleurs, accompagnées de vomissements et de faiblesses, rendirent l'enlèvement de l'appareil, nécessaire. *Le 28 mai*, un second essai de réduction fut fait, mais sans succès, l'instrument ayant glissé du fond de l'utérus. Mais le *4 juin*, le réducteur ayant été appliqué de nouveau, la réduction s'opéra au bout de 74 heures.

III. Obs. 159. Aveling, 1878 (2).—Madame W. vint récla.. er mes soins, souffrant d'une inversion chronique de l'utérus. Elle avait été traitée par plusieurs éminents praticiens qui avaient successivement employé et le taxis et plusieurs sortes de réducteur, et qui enfin l'avaient envoyée à *M. Spencer Wells*, afin de procéder à l'ablation de l'utérus. Néanmoins, la malade, avant de se résigner à cette dernière opération, résolut de tenter de nouveaux essais de guérison sans mutilations et tomba ainsi entre mes mains. C'est à cette occasion que mon réducteur fut fait, et il fut appliqué sans causer presque de douleur. le 7 mai 1878, à 3 heures de l'après-midi. La cuvette de l'instrument reposait sur le fond de l'utérus, et au moyen de quatre anneaux élastiques, deux en avant, deux en arrière, le tout attaché à une ceinture maintenue par des bretelles, la compression, ne dépassant pas en force le poids de 2 livres 1|2, fut exercée dans la direction de l'axe pelvien.

Le 8 mai, à 10 heures du matin, une partie de l'utérus était engagée dans le col ; mais à 9 heures 30 du soir, à cause de douleurs survenues, toute compression dut être supprimée pendant 13 heures. Le 9 mai, à 10 heures 30 du matin, le réducteur fut appliqué de nouveau, et le 10 mai, à 10 heures 35, l'utérus fut trouvé complètement réduit.

---

(1) *Reports of St Bartholomew's hospital*, vol. IV, p. 97, — et *British med. journ.* 1879, t. II, p. 359.
(2) *Transactions of the obstetrical Society of London*, vol. XX. — *Brit. med. journ.* 1879, t. II, p. 359.

Ce cas si rebelle fut guéri néanmoins en 67 heures 1[2, dont 54 heures 1[2 de traitement actif.

La malade ne ressentit aucune suite fâcheuse et passa la journée du lendemain à écrire et à tricoter.

IV. Obs. 160. J. Williams, 1878 (1). — Il s'agit d'une femme de 22 ans, qui, à la suite d'un accouchement, éprouva une inversion qui fut immédiatement réduite. Elle resta 22 mois sans avoir ses règles, puis éprouva des hémorrhagies considérables pendant les six mois suivants. J. Williams, après avoir constaté de nouveau l'existence de l'inversion, prit un pessaire en forme de godet et à tige à double courbure. Le godet embrassait le fond de l'utérus et l'extrémité de la tige fut reliée à 4 bandes élastiques qu'on fixa à une ceinture de diachylum, 2 en avant, 2 en arrière. Peu de temps après l'application de cet appareil, la malade ressentit de vives douleurs, qu'on put calmer par l'opium. Le lendemain, 20 heures après, on enleva le pessaire ; l'utérus avait repris en partie sa position normale. Le pessaire fut appliqué de nouveau ; 13 heures après, la réduction complète était constatée ; seulement, le pessaire avait suivi le fond de l'utérus dans sa retraite et avait pénétré dans l'intérieur de cet organe, d'où l'on eut quelque peine à l'extraire. La réduction, dans ce cas, avait été opérée en 23 heures.

V. Obs. 161. Aveling, 1878 (2). — Mme L., âgée de 26 ans, fut admise dans le Chelsed Hospital des femmes, sous mes soins, le 4 juin 1879. Elle avait une inversion chronique complète de l'utérus. Avant son admission à l'hôpital, plusieurs tentatives de réduction avaient été faites. Le 5 juin, à 4 h. 30 de l'après-midi, j'appliquais mon réducteur. Le 6 juin, à 3 h. 15 de l'après-midi, l'utérus était trouvé en partie réduit. Le 7 juin, à 1 h. du matin, la malade sentit tout à coup ses liens élastiques se relâcher, se détendre et toute douleur cesser. Le Dr Chambers, se trouvant de bonne heure à l'hôpital, constata que la cuvette de l'instrument avait passé dans l'utérus. A 4 heures de l'après-midi, la cuvette de l'instrument fut facilement retirée. Je passai mon doigt dans la cavité de l'utérus et en atteignis le fond. Cette cavité mesurait 3 pouces 3[4. La malade eut des pertes pendant quelques jours ; mais elle quittait bientôt l'hôpital pour se rendre au bord de la mer, le 25 juin, trois semaines après la date de son admission.

« L'analyse de ces cas démontre, dit Aveling, les ré-« sultats suivants :

« Le réducteur à simple courbure du Dr Barnes a été employé

_____

(1) Aveling, *Brit. med. journ.* 1879, t. II, p. 359, et *Amer. Obst. journ.* avril 1879.

(2) Aveling, *Brit med. journ.* ibid.

« activement pendant 528 heures sans amener le succès défini-
« tif, et le traitement, depuis la première application de l'instru-
« ment jusqu'à son retrait, a été de 840 heures.

« *Le réducteur droit du D*ʳ *Duncan* a été employé activement
« pendant plus de 91 heures, et le traitement, à partir de sa pre-
« mière application jusqu'au moment de la réduction, ne compte
« pas moins de 432 heures.

« *Le réducteur à double courbure du D*ʳ *Aveling* a opéré la ré-
« duction de l'utérus dans le premier cas en 67 h. 1|2, dans le
« second en 32 heures, dans le troisième en 33 heures, en
« moyenne en 44 heures.

« Ces faits prouvent incontestablement, je crois, ajoute Aveling,
« que, dans le traitement de l'inversion chronique complète de
« l'utérus, la méthode directe est la meilleure, et que le
« succès d'un réducteur dépend surtout de la direction de son
« action. »

Pour être juste, cependant, nous devons ajouter à cette
série des cinq observations rapportées par Aveling une
sixième observation rapportée par Lombe Atthil, et qui
prouve que le procédé d'Aveling peut avoir aussi ses
jours d'attente et d'insuccès.

VI. Obs. 162. Lombe Atthil, 1880 (1). — **M. H.**, non mariée, âgée
de 48 ans, fut admise dans le *Rotunda Auxiliary Hospital* le 15
novembre 1880. La menstruation était depuis plusieurs années
douloureuse et très abondante. Toutefois, il y a deux ans environ,
elle éprouva des douleurs encore plus violentes, après lesquelles
les hémorrhagies devinrent à peu près continues ; mais, depuis
cette époque, les douleurs cessèrent à peu près. Perdant ses
forces rapidement, elle se décida à consulter le docteur W. H.
O'Meara, de Carlow. La malade se prêta très difficilement à un
examen local, qui fut nécessairement imparfait, mais qui néanmoins permit au chirurgien de diagnostiquer une tumeur dans
le vagin, qu'il présuma être un polype. A l'époque de son admission à l'hôpital, elle était parvenue au dernier degré de l'anémie.
Ce n'est qu'au moyen du chloroforme que l'on put faire un second
examen. On retrouva une tumeur vasculaire émergeant du col de
l'utérus et siégeant dans le vagin. La nature polypeuse de l'extrémité inférieure de la tumeur ne parut pas douteuse ; mais, en
essayant d'introduire une sonde dans la cavité utérine, en
longeant la tumeur, j'ai trouvé qu'elle s'enfonçait à une très
petite profondeur tout autour de son pédicule, et après un exa-

---

(1) Lombe Atthil, *Dublin journ. of med. sc.*, t. II, p. 72. 1881.

men bimanuel, il fut reconnu que le fond de la matrice n'occupait plus sa place normale. Dès lors le diagnostic devenait évident. Le cas présent était une inversion de l'utérus consécutive à la migration d'une tumeur fibreuse. Je procédai immédiatement à l'énucléation de celle-ci. Ayant en effet appliqué un speculum bivalve, et attiré avec des pinces la tumeur à l'extérieur, je pus constater que sa surface était molle et très vasculaire, et qu'elle semblait former avec l'utérus un seul corps, tant leur contact paraissait intime. Toutefois, en portant la plus grande attention dans cet examen, je reconnus la présence d'un léger sillon qui correspondait évidemment à la ligne de contact de ces deux corps, et au moyen d'un manche de scalpel et de tractions successives je parvins à énucléer celui que formait le polype.

Il était de la grosseur d'un œuf ; l'hémorrhagie fut relativement faible. Je ramenai les lèvres de la plaie du fond de la matrice au moyen de trois points de suture faits au catgut, et appliquai pour tout pansement un tampon de coton intra-vaginal, légèrement imbibé d'une faible solution de perchlorure de fer. La malade se remit rapidement. Les règles reparurent très normales le 15 décembre ; au bout de cinq jours, celles-ci étant terminées, je me résolus à tenter la réduction. Je me servis pour cela du réducteur (*repositor*) du docteur Aveling, que celui-ci avait mis complaisamment à ma disposition, et avec lequel il avait obtenu de si grands succès.

Je chloroformai encore la malade, toujours fort rebelle à tout examen, et je me mis en devoir de mettre l'instrument en place. Je rencontrai quelques difficultés dans l'étroitesse même de la vulve et du vagin. Je réussis néanmoins à ajuster la coupe sur le fond de l'utérus, et à la maintenir au moyen des anneaux de caoutchouc. Mais, dès les premiers mouvements que fit la malade, et elle en faisait beaucoup. la coupe glissa et changea de situation. Je parvins à l'ajuster de nouveau ; mais ces dernières manipulations produisirent une nouvelle et violente hémorrhagie. Je fus obligé d'abandonner l'opération.

J'attribuai mon insuccès à la petitesse même de la surface de la coupe ; je voulus y remédier en l'élargissant avec une bordure de caoutchouc. Mais, ne pouvant obtenir ce que je voulais, je me décidai à *faire un nouvel essai avec le même instrument*, espérant être plus heureux dans cette nouvelle application ; mais, comme la première fois, le fond de l'utérus ne put être maintenu au contact de la coupe, qui se déplaça comme la première fois, et comme la première fois détermina une abondante hémorrhagie. Cette femme, âgée de 48 ans, et se trouvant très proche de l'âge de la ménopause, il y avait moins d'inconvénient à ne pas obtenir la réduction, d'autant mieux que l'hémorrhagie paraissait déjà enrayée par l'énucléation même de la tumeur. Je résolus néanmoins de faire une dernière tentative avec le réducteur de Withe, de Buffalo. Je ne réussis pas davantage. Je suis cependant convaincu que je serais arrivé à un meilleur résultat dans cette dernière opération, si j'avais pu passer la main dans le vagin et exercer des manipulations sur le fond de l'utérus. Mais l'étroitesse du vagin m'empêcha de le faire. De guerre lasse, et sur l'avis des docteurs M'Clintock, Denham et Kidd, je procédai, le 10 février suivant, à l'ablation du fond de l'utérus avec l'écraseur.

Les deux lèvres de la plaie furent ramenées au contact par des sutures de catgut. La malade, ayant été chloroformée, n'éprouva pas de douleur ; elle ne présenta ni élévation de température, ni signes d'hémorrhagie ou de péritonite. Le vagin fut injecté avec de l'eau tiède : ce fut le seul pansement. Au bout d'une semaine, elle se levait, marchant dans l'appartement, etc., et peu de temps après put retourner chez elle, entièrement guérie.

En somme, la réduction des inversions par le pessaire fixe à bandes élastiques a donné de bons résultats, même des résultats très brillants, entre les mains d'Aveling. Nous croyons néanmoins, comme le prouve la dernière observation de Lombe Atthil, qu'on peut en appeler au moins jusqu'à présent du jugement un peu prématuré d'Aveling. Certainement, son procédé a une grande valeur, mais d'autres procédés, notamment ceux de Tyler Smith et de Wetterlein, n'en ont pas une moindre, et suivant toutes les probabilités, les jours de ces derniers procédés, qui ont rendu tant de services, ne sont pas encore absolument passés, comme Aveling l'a annoncé.

Nous venons de passer en revue les différents procédés qui ont été proposés ou employés pour la réduction de l'inversion utérine.

Tous n'ont pas la même valeur.

Dans la méthode hypogastrique, les procédés fondés sur les trois modes de taxis sont les plus sérieux. Le procédé par refoulement central est surtout applicable aux inversions récentes, volumineuses, frappées d'inertie.

Le procédé par refoulement périphérique est applicable à tous les cas, pourvu que l'utérus inversé ne soit pas trop volumineux.

Le procédé par refoulement latéral offre les mêmes avantages et en même temps une grande facilité d'exécution et des chances plus grandes de réussite. C'est celui que l'on doit choisir de préférence, quand il est possible de l'employer.

Ces trois procédés, du reste, peuvent être employés successivement dans le même cas, et ne sont pour ainsi dire que trois variétés d'un procédé unique que l'on pourrait désigner sous le nom de *Procédé hypogastrique* simple.

Quant aux autres procédés de la méthode hypogastrique, ils me paraissent aujourd'hui constituer plutôt des curiosités scientifiques que des moyens vraiment pratiques. Nous rejetons absolument le repoussoir de Viardel, et l'incision hypogastrique de G. Thomas ; nous croyons qu'on substituera toujours avantageusement le procédé par le taxis latéral ou périphérique au procédé de Barrier et au déroulement hypogastrique d'Emmet ; quant au réducteur utérin de Withe, de Buffalo, et aux incisions cervico-utérines de Barnes, ils ne constituent en réalité que des ressources exceptionnelles, qui peuvent faciliter le taxis dans certaines circonstances, que nous ne devons pas dédaigner, mais dans lesquelles nous ne saurions voir des procédés usuels.

Dans la méthode rectale, le procédé de Courty a le grand inconvénient, à nos yeux du moins, d'exiger l'abaissement préalable de l'utérus, l'implantation des pinces de Museux dans son tissu, pour maintenir cet abaissement, et le maintien prolongé de cette position. Il expose d'ailleurs à des éraillures péritonéales par cet abaissement préalable, à des déchirures de la muqueuse rectale par les manœuvres mêmes des doigts. Ce procédé, bien qu'il ait encore de nombreux adhérents, me paraît devoir être rejeté. Tout au plus pourrait-on, dans quelques circonstances où cela est possible, recourir au procédé de Dawson, dans lequel les doigts se faisant opposition permettent d'échapper au danger des éraillures vaginales ; ce moyen ne rentrant du reste, comme quelques-uns de ceux que nous avons indiqués déjà, que dans la catégorie des ressources exceptionnelles.

Dans la méthode vaginale, le procédé cervico-vaginal, sous sa forme rapide, *procédé d'Aran*, et sous sa forme lente, *procédé 2ᵉ d'Emmet*, a également le tort d'introduire des instruments dans le tissu même de l'utérus ; il expose plus que le procédé utéro-vaginal aux inflammations métro-péritonéales ; il est d'une application plus difficile, produit souvent des déchirures de tissu, des échappées d'instruments qui dérangent toute l'économie de l'opération ; et avec tous ces inconvénients, il n'offre pas d'avantages réels sur le procédé utéro-vaginal. Sauf dans des cas exceptionnels, celui-ci doit être préféré.

Ces observations ramènent la série des procédés utiles à un nombre très restreint ; ce sont :

Le procédé hypogastrique simple avec ses trois modes de taxis, applicables, le premier surtout, aux inversions récentes, le second à toutes les inversions d'un volume moyen, le troisième à ces mêmes inversions d'un volume moyen, et surtout aux inversions anciennes et arrivées à la période d'état. On peut y joindre, à la rigueur, le procédé par le deuxième réducteur utérin de Withe, de Buffalo, qui permet de prolonger presque indéfiniment ces taxis, sans danger pour la malade, sans fatigue pour le chirurgien ; et dans quelques rares circonstances, les incisions de Barnes.

Le procédé utéro-vaginal sous ses deux formes rapide et lente.

Ces derniers s'adressent surtout aux inversions de la période d'état. Le procédé utéro-vaginal à forme rapide, surtout lorsqu'il se trouve combiné avec le taxis latéral, acquiert une importance considérable au début du traitement d'une inversion ancienne ; il doit être préféré à tout autre ; c'est surtout avec son aide que l'on peut en une séance obtenir une guérison. Il doit avoir le pas sur le procédé rectal ; il offre plus de simplicité dans le manuel opératoire et, grâce à l'intervention du taxis latéral, il offre autant de sûreté. Toutefois, dans les cas d'abaissement préalable de l'utérus, de relâchement notable des ligaments ronds, il convient d'aider à la fixation de l'utérus par l'adjonction d'un point d'appui dans le rectum et de recourir au procédé rectal modifié par Dawson dont nous avons parlé.

Quant au procédé utéro-vaginal à forme lente, il a donné des résultats tellement beaux, tellement inattendus, qu'on doit le considérer comme une des belles conquêtes de la chirurgie moderne.

Aujourd'hui le chirurgien mis en présence d'une inver-

sion utérine ancienne me paraît devoir surtout porter toute
son attention sur le procédé utéro-vaginal, sous ses deux
formes, faire une première tentative de réduction immédiate avec l'aide du taxis latéral; si elle ne réussit pas, essayer
la réduction lente par l'emploi du pessaire à air ou à eau;
si la réduction n'est pas obtenue du 8ᵉ au 10ᵉ jour, faire
une nouvelle tentative de réduction rapide, en employant
au besoin le réducteur de Withe de Bulfalo. Si elle ne
réussit pas, laisser reposer la malade quelques jours et
recommencer ainsi à deux ou trois reprises, avant de renoncer complètement à ce moyen de guérison. Après
l'étude analytique que nous avons faite des moyens de
réduction dont il dispose, le chirurgien sera toujours à
même d'apporter à ces procédés les modifications spéciales
que des conditions exceptionnelles pourraient demander.

Il faut bien l'avouer, toutefois, les tentatives de réduction ne réussissent pas toujours; les chirurgiens les plus
habiles et les plus experts dans ces manœuvres les ont
vues souvent échouer.

Dans une observation intéressante de Velpeau (1), cet
éminent chirurgien fut appelé à faire la dissection d'un
utérus renversé, et dont l'inversion remontait à deux
mois environ, la mort étant survenue quelques jours
après le premier retour des règles. Malgré les efforts les
plus soutenus, il ne put en obtenir la réduction sur la
table même d'autopsie; il est vrai qu'il rencontra des
adhérences notables dans la cavité du sac utérin. Il peut
donc y avoir des conditions anatomiques qui empêchent
matériellement la réduction. Comme nous l'avons démontré, elle doit être aussi plus difficile dans les inversions
du 3ᵉ degré ou complètes.

Nous ne devons pas perdre de vue, d'ailleurs, que les
tentatives de réduction ne sont pas toujours inoffensives.
L'état de ramollissement de l'organe peut amener pendant l'opération même des ruptures utérines (Depaul et
Nélaton) (2), des déchirures avec hernies de l'intestin à

---

(1) Velpeau, *Gaz. méd.*, 1842, p. 115.
(2) Depaul, *Soc. anat. Bullet.*, 1860.

l'extérieur (Le Chaptais de Bolbec) (1), et l'état puerpéral, des péritonites, des résorptions et une mort rapide,
comme on le voit dans les observations de Deleurye,
Brown, Castex, etc. (2).

Nous avons relevé un cas de mort noté par West (3)
à la suite de la simple application d'un pessaire à
air; et un cas de mort de Lawson Tait (4) à la suite
de l'application d'un pessaire à eau; nous notons encore
un cas de mort entre les mains de Swiederski (5),
à la suite de la réduction d'une inversion de 3 ans;
deux cas de mort survenus dans la pratique de Withe,
de Buffalo (6), après la réduction d'une inversion de
16 jours et d'une inversion de 15 mois; enfin 4 cas de
mort, comprenant, il est vrai, probablement les deux cas
de Withe relatés dans la statistique de Barnes (7), sur
dix opérations de taxis forcé.

Ces faits prouvent avec quels ménagements, avec quelle
prudence il convient de conduire les tentatives de réduction, et lorsque, après l'emploi méthodique et raisonné
des moyens que nous avons indiqués, on ne peut l'obtenir,
il faut ne pas oublier qu'il reste une dernière ressource,
une ressource extrême, dans un péril extrême, celle de
l'ablation de la matrice elle-même, dont il nous reste à
parler.

Nous n'acheverons pas ce chapitre sur les réductions
sans résumer au moins sous quelques rapports l'ensemble
des observations que nous avons parcourues en étudiant
leur histoire.

Nous ne donnerons point le tableau complet des inversions récentes sur lesquelles la réduction a été appliquée

---

(1) Le Chaptais de Bolbec, *Arch. gén. méd.*, 4ᵉ série, t. 9, p. 494.
(2) Obs. de Deleurye, dans sa *Dissertatio de utero inverso*, 1758. —
Brown, *Gaz. méd.* 1855, p. 34. — Castex, *Gaz. hebd.*, t. 6, 1859.
(3) West, *Leçons cliniques sur les maladies des femmes*. Trad. fr., p. 289.
(4) Lawson Tait, *Diseases of Woomen*, 1877. Dublin, p. 142.
(5) Swiederski, *Dissert. de uteri inversione*, Berlin, 1853, et *in* Labrevoit, p. 40.
(6) Withe, *Americ. journ of sc. med.*, 1858-1859.
(7) Barnes, *Leç. clin. malad. des femmes*. Trad. fr., p. 145.

comme moyen de traitement. Nous noterons toutefois que, sur 80 observations que nous avons relevées, et que nous rapportons en note, avec indice bibliographique, entre les années 1850 et 1880, nous ne trouvons pas moins de 14 morts et un seul cas d'irréductibilité (1).

Cette mortalité de 18 p. 0ŗ0 doit être certainement accrue, par ce fait indéniable que presque tous les cas de guérison sont publiés, tandis que beaucoup d'insuccès

---

(1) 1. Broaven, 1854, *The med. circul.*, 1854 ; *Gaz. med.*, 1855, p. 534. M. — 2. Brown, 1855, *Gaz. méd.*, p. 34. G. — 3. Verity, 1873, *Med. chron.* Montreal Nov. M. — 4. Castex, 1859, *Gaz. hebd.*, t. 6. M. — 5. Proel, *Monastch. fur geburtsk*, t. 26, p. 436. M. — 6. Mlle Penson, *Gaz. hebd.*, 1862, p. 154. G. — 8. W. Irwin, 1860, *North. Am. med. surg. review*, p. 93. G. — 9. Nélaton et Depaul, *Soc. anat.*, 1860, p. 399. M. — 10. Herr, *Bull. Thérap.*, 1861, p. 138. G. — 10 bis. Id. G. — 11. L. Guyon, *Rev. méd. chir. prat.*, 1861, p. 64. G. — 12. A. Van Dick, 1861, *Am. journ.*, t. 42, p. 495. G — 13 et 14. Brand, 2 cas, *Am. journ. of. med. sc.*, t. 41, p. 282. G. — 15. P. Withe, id., t. 42, p. 582. G. — 16. Scholchaumer, 1862, *Rev. méd.*, t. 1, p. 466. G. — 17. Ellis, 1862, *Am. med. journ.*, 1862, t. 43, p. 572. M. — 18. Stewens, 1862, *Cincinnati Lancet and observer*, t. 5, p. 85. G. — 19. Comergio, 1861, id., p. 158. G. — 20. Cowan, id, p 171. G. — 21. Thorne, 1863, *Cincinnati Lancet and observer*, t 6, p. 390. G. — 22. G. Rigden, 1864, *The Lancet*, 1864, p. 689. G. — 23, 24. Depaul, 186., 2 cas, *in* Weiss, thèse 1873, p. 32. G. — 25. Marion Sims, 1865, *British med. journ.*, t. 1, p. 470. G. — 26. Denham, 1866, *Half Yearly Abstr. of med. sc.*, t. 44, p. 334. G. — 27. G. Moller, 1867, *British med. journ*, t. 1, p. 357. M. — 28. G.-F. Hodgson, id., t. 2, p. 149. G. — 29. Wecker Sam, 1867, *Cincinnati Lancet and observer*. vol. x, p. 12. G. — 30. W. Bryant, 1868, *Brit. med. journ.*, t. 1, p. 179. G — 31. T. Smith, id. G. — 31 bis. Ch. Rob. Thomson, id., p. 478. G. — 32. Webster Adam, 1868, id., 1871, t. 4, p. 84. G. — 33-34. Tyler Smith, 2 cas. *Am. med. journ.*, 1869, t. 41, p. 282. G. G. — 35. Coward, 1870, *British med. journ.*, t. 2, p. 560. G. — 36-37. Tarnier, 2 cas, thèse de Weiss, 1873, p. 34 et 35. G. G. — 38. Spœth et Bauner, 1870. Thèse de Gibert 1872, p. 16. M. — 39. Troisier Panas, 1870, *Bull. Soc. anat.*, p. 391. M. — 40. J. Thomson, 1871, *Brit. med journ.*, t. 2, p. 697. G. — 41. Braxton-Hicks, 1872, id., t. 2, p. 582. G. — 42. Braxton Hicks 1872, id., t. 1, p. 470. M. — Thornes Joyce, 1872, id., t. 2, p 630. G. — 41-45-46. Braxton Hicks, 3 autres cas, 1872, *ibid.*, t. 1, p. 470. G. G. G. — 47. Lecler, 1872, thèse de Gibert, p. 19. *Boston med. journ.*, 1872. G. — 48. Chambers, 1874, *The Lancet*, p. 159. Irréd. — 49. Kemper, 1874, *British med. journ.*, t. 2, p. 496. G. — 50. Gervis, 1875, *The Lancet*, p. 594. G. — 51-52. Waterlen, 2 cas, *Ann. gynéc* 1876, t. 2, p. 355. G. G. — 53. Ad. Grape, dans Hayem, 1876, t. 7, p. 614. G. — 54. Duncan, 1877, *Edinb. med. journ.*, Thèse Gibert, 1879, p. 15. M. — 55. Hickmann, 1877, *Brit. méd.*, t. 1, p. 232, thèse Gibert, p. 18. M. — 56. X. 1877, Thèse Gibert, p. 19, et *Obstet journ.*

sont laissés sous le boisseau. Si, des inversions récentes soumises immédiatement aux moyens de réduction, nous passons aux inversions sur lesquelles ces mêmes moyens ont été appliqués après une certain temps, nous trouvons deux ordres de faits, suivant que la réduction a été obtenue dans la période pour ainsi dire puerpérale, celle dans laquelle, suivant les Anglais, s'accomplit l'*involution*, et que, pour prendre un chiffre fixe, nous considérerons comme composée de 40 jours, et comprenant l'espace de temps qui s'écoule entre l'accouchement et le retour de couches ; ou suivant que la réduction a été obtenue après la période même de l'involution, c'est-à-dire dans les inversions dites chroniques.

Nous allons présenter deux tableaux distincts de ces deux ordres de faits.

---

mars. G. — 57. J. Blacke, 1877, *Boston Surg. med. journ.* G. — 51. Elkington, 1877, *Brit. med. journ.*, t. 1, p. 231. G. — 59. Brumwell, 1878, *Brit. med journ.*, t. 1, p. 672. G. — 60. Al. Ford, 1878, *ibid.*, t. 1, p. 787. G. — 61. X. 1878, *ibid.*, t. 1, p. 862. G. — 62. Wright, 1878, *ibid.*, p. 862. G. — 63. Dazet, 1878, *Rev. méd*, t. 1, p. 584. M. — 64. Elder, 1879, *The Lancet*, vol. 1, p. 905. M. — 65. Burdel, 1879, thèse Gibert, p. 16, et *Ann. gynéc.*, t. VI, p. 129. — 66. Evans, 1879, *The Lancet*, vol. 1, p. 869. G. — 67. Scott, 1879, *Am. journ. obst.*, 1880, p. 56 ; *Ann. gynéc.*, 1880, t. 2, p. 149. G. — 68. Gibert, 1879, thèse de Paris, n° 567, p. 14. M. — 69. Homolle, 1879, *ibid.* G. — 70. Abbot, 1879, *ibid.*, p. 19, et *Boston med. journ.* M. — 71. Darby, 1879, *The Dublin journ.*, 1879. G. — 72. Mac Swiney, 1879, *Brit. med. journ.*, t. 1, p. 325. G. — 73. Wallace, 1879, *ibid.*, t. 2, p. 361. G. — 74. Ferry, 1879, *Am. journ. obst.*, janvier 1879. — 75-76. S. Hague, 2 cas, 1880, *Brit. med. journ.*, t. 1, p. 886. G. G. — 77. Stephenson, 1880, *ibid.*, t. 1, p. 816. G. — 78. Poleck, 1881, *Am. journ. of. obst.*, t. 14, p. 827. G. — 79. Caskie, 1879, *Glasgow med journ.*, avril. G. — 80. Batbedat, *Ann. de gynécologie*, 1880, t. 2, p. 49. G.

Ier **Tableau.** — Réduction des inversions dans la période d'involution.

Années	Auteurs.	Indice bibliographique.	Procédé employé.	Age de l'inv.	Résul.
1716	1. Genselmius.	*Act. erud. Lips. in Maj.*	Taxis.	pl. jours.	G.
1746	2. Hoin.	*Acad. de ch.*, t. III, p. 382.	id.	4 jours.	G.
1787	3. Chopart.	Dailliez, thèse, p. 86.	id.	8 jours.	G.
1799	4. Ané et Lassoujade	id. — p. 87.	id.	5 jours.	G.
1826	5. Von Siebold.	Weiss, thèse, p. 61.	Pessaire à tige.	q. q. jours.	G.
1831	6. Borggrève.	*Med. Zeitung*, n. XXIII.	id.	3 jours.	G.
1835	7. Smart.	*Am. journ.*, vol. 16, p. 81.	id.	21 jours.	G.
1853	8. Martin d'Orléans.	*Gaz. des hôp.*, 1853.	Injections d'eau.	8 jours.	G.
1858	9. Withe de Buffalo	*Am. journ. of med. sc.*, 1858.	Réducteur de Withe.	7 jours.	M.
1859	10. Medendhal.	*Cincinnati Lancet*, july 1859.	Réducteur de Withe.	16 jours.	G.
1860	11. Woodson.	*Am. journ. of med. sc.*, 1860.	Pessaire à air.	6 jours.	G.
1861	12. A. Van Dick.	*Am. journ.* 1861, t 42, p. 495.	Taxis.	8 jours.	G.
1862	13. Ch. Cowan.	*Edinb. med. journ.*, 1862.	id.	80 heures.	G.
1865	14. Fessenmayer.	*Gaz. de Strasbourg.*, 1866.	Pessaire à air.	1 mois.	G.
1872	15. Courty.	*Traité mal. de l'ut.*	id.	20 jours.	G.
»	16. West.	Cité par Courty, id.	id.	12 jours.	M.
1876	17. Ad. Grape.	*Upsales lækare fœren Farhandt*, XX, 6, p. 529.	id.	4 jours.	G.
1878	18. Denucé.	Notre obs. 123.	Taxis latéral.	10 jours.	G.

II° Tableau. — Réduction des inversions chroniques.

Années	Auteurs.	Indice bibliographique.	Procédé.	Age de l'inv.	Résul.
1847	1. Valentin de Vitry.	Notre observation , 107.	Taxis. Ethérisation.	16 mois.	G.
1852	2. Canney.	— 135.	id.	6 mois.	G.
janvier 1852	3. Barrier de Lyon.	— — 125.	id.	15 mois.	G.
mars 1853	4. Wl. Swiderski.	De uteri inversione, Berlin, 1853.	id.	3 ans.	M.
1857	5. Tyler Smith.	Notre observation 142.	Pessaire à air.	12 ans.	G.
1858	6. Floret.	Aran, Mal. utér., p. 909.	Pessaire à cupule.	ancienne.	G.
1859	7. Withe de Buffalo.	Notre observation 123.	Réducteur de Withe.	15 mois.	G.
1859	8. Withe de Buffalo.	Am. journ. of med. sc., 1859.	id.	6 mois.	M.
1859	9. Bockenthal.	Notre observation 143	Pessaire à air.	6 mois.	G.
1859	10. Teale de Leeds.	Med. Times and Gaz., 20 août 1859.	id.	30 mois.	G.
1859	11. West.	Med. Times and Gaz., octobre.	id.	12 ans.	G.
1859	12. W. Lawrence.	London med. Gaz., 1859. .	Solution d'alun.	3 ans 5 m.	G.
1860	13. Sims.	Notre observation 113.	Taxis latéral.	1 an.	G.
1862	14. Nœggerath.	— — 114.	id.	13 ans.	G.
1863	15. Courty.	Traité des mal. de l'ut., p. 917.	Pessaire à air.	10 mois.	G.
186.	16. Lawson Tait.	Barnes, Traité mal. ut., p. 618.	id.	ancienne.	M.
1864	17. Belin et Meker.	Gaz. méd. Strasbourg.	Inj. astring. (perch.de fer).	7 semain.	G.
1865	18. Fessenmayer.	Gaz. méd. Strasbourg, 1866.	Pessaire à air.	16 mois.	G.
1865	19. Emmet.	Notre observation 126.	Massage ut. abdom.	8 mois.	G.
1866	20. Emmet.	— 127.	id.	13 mois.	G.
1866	21. Bernibaum.	Monatsch. fur Geb., t. XX, p. 194.	id.	4 ans.	Tamp.
1867	22. J. Worster.	Am. journ. of med. sc., p. 405.	Pessaire à air.	4 ans.	G.
1867	23. Foucher.	Bull. gén. thér., p. 159.	id.	2 ans.	G.

Année	Nom	Référence	Traitement	Durée	Rés.
1868	24. Barnes.	Notre observation 129.	Incision. Taxis.	6 mois.	G.
1868	25. Emmet.	— — 133.	Suture du col.	13 mois.	G.
186.	26. West.	Courty, *Trait. mal. de l'utérus*, p. 917.	Pessaire à air.	7 mois 1|2	M.
1868	27. West et Schroder.	*Lyon méd.*, 1870, p. 555. — *Berlin. Klin Wochenschr.* 1868.	id.	2 ans.	G.
1868	28. James Hake.	*Liverpool. med. and Surg. reports*, 1868.	id.	ancienne.	G.
1869	29. Gaillard Thomas.	Notre observation 130.	Procédé intra-abdom.	21 mois.	G.
187.	30. Gaillard Thomas.	— — 131.	id.	ancienne.	M.
1870	31. Vital.	*Gaz. méd.*, 1871.	Pessaire à air.	25 mois.	G.
1870	32. Albanèse.	*Gaz. clin. di Palermo*, 1870.	id.	6 mois.	G.
1870	33. Wetterlein.	*Ann. de gyn.*, 1876, t. II, p. 358. — Notre observation 144.	Colpeurynter.	45 mois.	G.
1872	34. Braxton Hicks.	*Brit. med. journ.*, 1872, p. 237.	Taxis.	10 mois.	G.
1872	35. Avard.	*Journ. méd. et chir. prat.*, p. 545.	Pessaire à air.	25 mois.	G.
1872	36. Withe de Buffalo.	*Buffalo med. journ.*, aug. 1872.	Réducteur.	22 ans.	G.
1873	37. G. Johnston.	*The Dubl. journ.* juillet.	id.	ancienne.	G.
1873	38. Frankerd.	*Obst. journ.*, 1re année, p. 319.	Pessaire à air.	ancienne.	G.
1873	39. Rob. Barnes.	— —	Incis. Pess. à cup. élast.	6 mois.	G.
1873	40. G.-H. Kidd.	*The Dublin journ.*, juillet.	id.	ancienne.	G.
1873	41. Greenlagh.	*British med. journ.*, 1873, t. II, p. 347.	Taxis.	5 ans.	G.
1874	42. Ramsay.	Gaillard Thomas, *Dis. of Woomen.* 1874.	Pessaire à air.	ancienne.	G.
1875	43. Netzell.	*Hygiea*, XXXVII, 2ᵉ série, p. 69.	id.	pls. mois.	G.
1875	44. Kemps.	Notre observation.	Incisions.	5 ans.	G.
1875	45. Spœth.	— — 145.	Colpeurynter.	29 mois.	G.
1875	46. E.-C. Coxe.	*New-York med. Records.*	Réducteur de Withe.	ancienne.	G.
1875	47. J.-H. Edwart.	*Brit. med. journ.*, 2, p. 296.	Taxis digital.	3 mois.	G.
187.	48. Marion Sims.	Barnes, trad. fr., p. 518.	Pessaire à tige.	ancienne.	G.
1875	49. Lawson Tait.	*Brit. med. journ.*, 1878, p. 843.	Réducteur de Withe.	6 semain.	G.
1875	50. Dawson et Bourke.	*Revue de Thér. méd. ch.*, p. 628. *New-York med. journ.*, 1875.	Douches chaudes.	2 ans.	G.
1875	51. W. Kelley.	*Brit. med. journ.*, t. II, p. 296.	Taxis.	4 mois.	G.
1876	52. Metzel.	Hayem. 1876, t. VII, p. 614.	Ecartement du col. Taxis.	ancienne.	G.

Années	Auteurs.	Indice bibliographique.	Procédé.	Age de l'inv.	Résul.
1876	53. Heyvard Smith.	*Obst. soc. of London.*	Taxis digital.	3 mois.	G.
1877	54. Hickmans, 2 cas.	*Obst. soc. — Med. Times and Gaz.*, vol. 1, p. 245.	id.	ancienne.	G. M.
1877	55. Duncan (Matth.)	*Edinb. med. journ.*	Redresseur cupul. élast.	2 ans.	G.
1877	56. Duncan (Matth.)	— — —	Incision du col.	5 mois.	G.
1877	57. Em. Grassi.	*Gaz. med.*, p. 440.	Tamponnement.	50 jours.	G.
1877	58. J. Black.	*The Boston med. and Surg. journ.* 1879, p. 211.	id.	6 semain.	G.
1877	59. William et Wilson.	*Bull. gén. de Thérap.*, t. XCIII.	Incision et taxis.	16 mois.	G.
1877	60. Heywood.	*Brit. med. journ.*, t. I, p. 231.	Taxis.	3 mois.	G.
1877	61. L.-C. Stephens.	*Am. suppl. to the med. journ.*, juill. 1877.	id.	ancienne.	G.
1878	62. Courty.	*Gaz. méd.*, 1878, p. 426. *Assoc. fr.*, 1878.	Pessaire à air.	4 mois 11 j.	G.
1878	63. Braithwarte.	*Lancet*, 1878, p. 791.	id.	ancienne.	G.
1878	64. Lawson Tait.	*Lancet*, 1878, p. 791.	id.	ancienne.	G.
1878	65. Tyler Smith.	*Am. journ. obst.*, 1878.	id.	11 ans.	G.
187.	66 à 75. Withe de Buffalo, 9 cas.	Gaillard Thomas, *Traité Clin. des mal. des femmes*, trad. fr., p. 389.	Réducteur de Withe.	9 cas anc.	9 G.
1879	76. X.	*Obst. journ. of great Brit.*, avril 1879.	Pessaire à air.	2 ans 4 m.	G.
1879	77. Dawson.	*Obst. soc. New-York*, p. 167.	Procédé rectal.	ancienne.	G.
1879	78. J. Williams.	Hayem, 1879, p. 599.	Pessaire à bandes élast.	22 mois.	G.
1879	79. Thornburn.	*Brit. med. journ.*, t. I, p. 737.	Taxis.	10 semain.	G.
1879	80. Traugot Kronner.	*Ann. de gynécol.*, t. 2, p. 315. Notre observation 146.	Colpeurynter.	14 mois.	G.
1879	81. Nœggerath.	*Amer. journ. of obst.*, vol. XI, p. 694.	id.	ancienne.	G.
1879	82. Aveling.	*Brit. med. journ.*, 1879 t. II, p. 359.	Pess. cupul. élast.	ancienne.	G.
1879	83 Aveling.	— — —	id.	28 mois.	G.
1880	84. Wing.	*Gaz. méd.* Paris, 1880, p. 648.	Pessaire cupuliforme à bande élastique.	14 mois.	G.

Le premier de ces deux tableaux, qui comprend les inversions de fraîche date et encore dans la période d'involution, renferme 20 cas, dont deux seulement ont entraîné la mort. C'est une moyenne de mortalité de 10 p. 0ɪ0. 7 cas ont été opérés par le taxis, 3 par le pessaire à tige, 2 par le réducteur de Withe, 2 par le pessaire à air. 6 cas sont sans désignation de procédé.

La réduction a pu être obtenue à toutes les époques de la période d'involution, depuis 3 et 4 jours jusqu'à 30 jours, ce qui, vu la moyenne de la mortalité, atténue un peu, sans l'infirmer toutefois, le jugement sévère porté par Hunt, Withe de Buffalo et Lombe Atthil, sur la gravité des tentatives de réduction pendant la période d'involution.

Le second tableau est plus important; il présente le résumé de la plupart des cas de réduction des inversions anciennes consignés dans la science.

Ceux que j'ai pu relever sont au nombre de 84, depuis l'année 1847 où Valentin, de Vitry, accomplit le premier cette belle conquête de la chirurgie moderne.

Sur ces 84 opérations, nous ne trouvons que 5 morts, soit 6 p. 0ɪ0 à peu près.

Ces réductions se divisent, quant aux procédés employés, de la manière suivante : 22 par l'emploi du pessaire à air de Gariel; 3 par celui du pessaire à eau ou colpeurynter, 14 par celui du réducteur de Withe; 6 par celui des pessaires à bandes élastiques; 4 par celui des pessaires fixes ou tamponnements; 5 par les incisions de Barnes; 2 par le procédé rectal de Courty; 2 par le procédé intra-abdominal de Thomas; 3 par les injections variées; 1 par le procédé d'occlusion du col d'Emmet. Dans les autres cas, le procédé n'est pas indiqué et rentre dans les divers modes de taxis.

Sous le rapport de l'âge de l'inversion, nous trouvons 27 cas dans lesquels l'âge est indéterminé. Nous savons toutefois qu'il s'agit d'inversions chroniques. Les autres, au nombre de 56, se répartissent de la manière suivante :

8 de 40 jours (laissés à la période d'involution) à 3 mois; 10 de 3 à 6 mois; 6 de 6 mois à 1 an.

En somme, dans la première année après l'involution accomplie.   24

Dans la deuxième année.   16

Dans la troisième année.   6

Dans la quatrième année.   3

Dans la cinquième année.   2

Dans la onzième année.   1

Dans la douzième année.   2

Dans la treizième année.   1

Et dans la vingt-deuxième année.   1
                                            ――
                                            56

Le plus grand nombre de ces réductions se rapporte, comme on le voit, à la première année, puis à la seconde, puis à la troisième. Après ces trois premières années, elles deviennent des raretés, qui se retrouvent toutefois dans la 4e, dans la 5e, dans la 11e, dans la 12e, dans la 13e. Un seul cas exceptionnel se trouve à la 22e.

De ces faits semblent naturellement ressortir ces conclusions :

1° La réduction doit être tentée à tous les âges de l'inversion ; elle offre toutefois d'autant plus de chances de réussite qu'elle se rapproche de la fin de la période d'involution. Après la limite de 12 à 13 ans, on ne trouve plus que le fait exceptionnel de Withe à 22 ans. Barnes fait, en effet, remarquer, et avec raison, qu'à un âge avancé, l'inversion devient réfractaire à la réduction, mais en même temps compatible avec l'existence (1).

« En résumé, dit-il, je crois qu'on peut physiologique-« ment diviser les inversions en trois catégories répondant à « des indications très nettes : 1° l'inversion récente récla-« mant une réduction immédiate ; 2° l'inversion chroni-« que simple, où le taxis, aidé ou non par la contention « élastique et les incisions du col, est indiqué ; 3° l'inver-« sion *sénile* (celle dans laquelle la contractilité muscu-« laire de l'utérus semble éteinte), où le taxis doit être

_____

(1) Barnes, *British med. journ.*, 6 sept. 1879, p. 359 et suiv.

« essayé, quoiqu'il offre peu de chances de succès, et où
« l'amputation, la dernière ressource, offre en somme
« moins de dangers que dans les deux premières caté-
« gories. »

Toutes les inversions ne sont point, en effet, susceptibles
de réduction. Il serait certainement intéressant de
relever le nombre de celles qui ont échoué entre les mains
des chirurgiens les plus exercés et les plus habiles.

Cette statistique serait fort difficile à établir d'une
manière absolument exacte. On peut, toutefois, l'établir
d'une manière approximative en s'attachant à cette remarque que dans presque tous les cas, surtout dans les
cas modernes, où l'amputation a été pratiquée, elle ne l'a
été qu'après des essais multiples et infructueux de réduction. Le nombre des cas d'inversion dans lesquels la réduction a échoué répond donc approximativement au nombre
de ceux auxquels les chirurgiens modernes ont appliqué
la dernière ressource, c'est-à-dire l'amputation de la matrice, dont nous allons nous occuper actuellement.

ARTICLE III.

ABLATION DE L'UTÉRUS PAR LES VOIES NATURELLES, OU HYSTÉ-ROTOMIE EXTERNE.

Nous avons déjà eu l'occasion d'établir, dans la
partie historique de ce travail, que Thémison, Soranus,
Moschion, Paul d'Egine, avaient, dans l'antiquité, admis
la possibilité de l'ablation de la matrice renversée et
gangrenée ; que, dès la Renaissance, Guattenara, Béni-
vieni, Béranger de Carpi, Damianus, Schenek de
Graffenberg, Bauhin, Molinetti, avaient accepté et
appliqué ces vues des anciens; mais que, suivant toutes
les probabilités, ils n'avaient enlevé que des polypes.
Nous avons reconnu que A. Paré, le premier, avait
emporté sûrement une partie de la matrice, mais d'une
manière peu consciente, et dans un cas de polype.
Nous avons vu enfin qu'à partir d'Ambroise Paré, en lais-

sant de côté les tumeurs exclusivement constituées par des polypes, qui, jusqu'à l'époque de l'Académie de chirurgie, ont été si souvent enlevés comme des matrices renversées, on trouvait deux séries d'opération très authentique d'extirpation au moins partielle de la matrice : l'une s'adressant à des renversements produits par la descente d'un polype, et sur lesquels nous aurons à revenir plus tard; l'autre s'adressant à des renversements consécutifs à l'accouchement, et qui sont les seuls qui doivent nous occuper en ce moment.

Nous avons passé en revue les observations qui ont précédé notre siècle. Celle d'Arnould, 1678 ; celle d'Asselin, 1764 ; celle de Faivre, 1767 ; celle de Deleurye, 1778 ; celles de Bardol et Beaufils, 1788 ; celles de Hunter, de Dumbarton , 1799 , sont les seules dans lesquelles l'opération ait été pratiquée régulièrement par des mains chirurgicales : deux par l'excision , celles d'Arnould et de Deleurye , et qui ont entraîné la mort ; quatre par la ligature, celles d'Asselin, de Faivre, de Bardol et Beaufils, de Hunter, de Dumbarton, sur lesquelles trois malades sur quatre ont survécu.

Voilà les vrais initiateurs de l'opération de l'hystérotomie, dont les débuts laissent déjà prévoir la supériorité de la méthode de la ligature sur celle de l'excision.

Ajoutons, toutefois, que quelques faits parfois heureux, dus au hasard ou à l'ignorance des sages-femmes et des rebouteurs entre les mains desquels ils se sont passés, et que la série des opérations d'ablation pratiquée sur des matrices renversées par le fait d'un polype , notamment les opérations d'Ambroise Paré, de Vieussens , de Slévogt, de Gaulard, de Laumonnier de Rouen, de Baudelocque et Desault, ont également contribué à éclairer la question dans ses origines et dans ses résultats.

N'oublions pas, cependant, de noter que Baudelocque, appelé dans les derniers jours du xviiie siècle, et après cette première série de faits, à émettre son jugement sur cette opération, est arrivé à cette double conclusion :

1° Qu'il ne faut pas amputer la matrice dans les renversements qui se produisent pendant l'accouchement, parce qu'on doit toujours tenter de les réduire ;

2° Qu'il ne faut pas amputer la matrice renversée à la suite d'un polype , parce qu'on doit toujours arriver à distinguer celui-ci et à pouvoir le séparer de la matrice.

On comprend, dès lors, l'espèce de froideur, pour ne pas dire d'aversion, qui s'empare, à cette époque, de nos chirurgiens à l'égard de cette question. Pendant les quarante premières années de ce siècle, sauf quelques rares exceptions, la plupart d'entre eux évitent de l'aborder, et s'ils le font, ils n'en parlent qu'avec effroi ou avec dédain. C'est bien à ce moment que l'école française s'en détache décidément. La question passe alors tout entière dans l'école anglaise, qui ne la repousse point.

Une seconde et importante conséquence du verdict de Baudelocque se fait jour en même temps et à peu près partout à la fois. C'est que l'ablation de la matrice, qui jusque-là avait toujours été appliquée dans les cas d'*inversion récente*, prend immédiatement rang dans les inversions anciennes, et au bout de quelque temps leur semble exclusivement réservée.

En parcourant les relevés d'opérations de 1800 à 1850, dans une série de 43 cas, on trouve encore quelques opérations pratiquées sur des inversions récentes (Sauter, 1822; Desormeaux et Deneux, 1824; Wolf, 1825; Coocke, 1835; Moos, 1836). Mais ce sont les seules et les dernières. Toutes les autres de la même série, et, depuis 1836, toutes sans exception, même en poursuivant les recherches jusqu'à nos jours, ce qui augmente beaucoup leur nombre, ont été pratiquées sur des inversions anciennes.

Nous avons donc le droit de dire, bien que jusqu'à présent personne n'ait cherché à formuler cette proposition :

Que l'extirpation de la matrice doit être exclusivement réservée aux cas d'inversion ancienne, quand on n'a pu en obtenir la réduction. De fait, cette loi est acceptée de tout le monde aujourd'hui.

Cette loi, d'ailleurs, tire sa démonstration et sa confirmation des considérations anatomiques suivantes :

Dans la période puerpérale, peu de temps après l'accouchement, l'amputation de la matrice offre des dangers particuliers. D'abord, le péritoine est plus disposé à s'enflammer ; d'autre part, la matrice est très volumineuse. Elle contient encore les trompes, les ovaires, souvent des anses intestinales, quelquefois une portion de la vessie ; la section risquerait de léser des organes importants, et dans tous les cas laisserait une très large ouverture du péritoine, et par conséquent faciliterait d'autant l'inflammation péritonéale. Dans cette première période, l'idée d'extirpation me paraît devoir être écartée ; c'est à la réduction qu'il faut recourir, épuiser toutes les méthodes, tous les procédés, et si l'on ne peut l'obtenir, gagner du temps par l'emploi de moyens palliatifs, et surtout par l'allaitement, qui conjure pendant bien des mois la menace hémorrhagique, afin de laisser au retrait de la matrice le temps de s'accomplir.

Ce premier point bien établi, avant d'aborder l'étude des méthodes et procédés divers d'après lesquels l'ablation de la matrice a pu être pratiquée, il me paraît utile d'examiner les conditions générales dans lesquelles se trouve l'organe malade, les conséquences que sa section doit entraîner et les indications qui en résultent.

L'utérus est un organe essentiellement vasculaire, voué d'ailleurs à des congestions périodiques, qui deviennent plus prononcées et presque permanentes dans l'état d'inversion. Dans ces circonstances, l'amputation de la matrice expose donc à des hémorrhagies graves. D'autre part, l'inversion transforme la matrice en une sorte de sac communiquant avec l'abdomen, et qui devient un véritable diverticulum de la cavité péritonéale. Dès lors, l'amputation de l'utérus renversé établit une communication directe entre le vagin et le péritoine, permet à l'air, au sang, aux sécrétions diverses de passer de l'une dans l'autre, et crée ainsi les conditions les plus favorables au développement de la péritonite. Le but constant du chirurgien, quand il aborde une semblable opération, doit donc être, d'une part, de prévenir ou de combattre les hémorrhagies, et, de l'autre, d'empêcher la communication du vagin avec le péritoine de s'établir, en combinant son opération de manière à obtenir du même coup la chute de l'utérus, la suppression de l'hémorrhagie et l'oblitération du vagin.

A ce point de vue, le choix du lieu précis sur lequel doit porter l'opération, c'est-à-dire la détermination du lieu d'élection, n'est point indifférent.

Quelques chirurgiens du siècle dernier avaient proposé d'extirper la matrice tout entière, en faisant porter la section sur l'extrémité supérieure du vagin. Les autres, et c'est le plus grand nombre, ont pris pour lieu d'élection le point rétréci, le pédicule du globe utérin.

Sans doute, lorsque l'on faisait encore l'opération dans la période puerpérale, on pouvait être embarrassé. Après l'accouchement, quand l'inversion vient de se produire, alors que le col est effacé, que la matrice renversée entraîne le vagin, on peut se demander s'il ne vaut pas mieux porter du coup la section au delà de la matrice, de manière à la supprimer tout entière. En 1821, Weber (1) fit avec bonheur une opération de ce genre, et comme dernière ressource, sur une femme mutilée par une sage-femme. Mais nous croyons avoir établi, avec Baudelocque, que l'on ne doit plus faire aujourd'hui l'opération à cette première période de l'affection, sauf dans des cas exceptionnels, comme l'était, du reste, le cas de Weber.

Reste à savoir quel est le lieu d'élection que l'on doit choisir quand l'affection est arrivée à la période d'état.

Ici deux cas sont à considérer. S'il s'agit d'une inversion incomplète ou du deuxième degré (nous savons qu'après l'involution de la matrice, dans la période d'état, la rétraction de la matrice et du col amène cette forme déterminée que nous avons décrite, et dans laquelle la matrice retournée devient une tumeur pédiculée), l'hésitation n'est plus permise, c'est sur le pédicule lui-même, qui se trouve un peu au-dessus du point de jonction du corps et du col, que l'opération doit être pratiquée.

C'est, en effet, le point où l'on ne risque pas de rencontrer des organes importants, tels que l'intestin ou la vessie; le point où les hémorrhagies paraissent moins redoutables, le point surtout où l'ouverture de communi-

---

(1) Weber, *Siebold journal*, t. 5, p. 407.

cation du vagin avec le péritoine sera le moins considérable et le plus facile à combler par l'adossement des séreuses.

S'il s'agit d'une *inversion* complète ou du 3ᵉ degré, le cas est plus complexe. A la période d'état, ce degré de l'inversion conserve la plus grande ressemblance avec l'inversion récente du 2ᵉ dégré. Le col n'est plus apparent, le pédicule de la tumeur se continue directement avec le vagin renversé ; n'y a-t-il pas avantage de porter alors la ligature sur la partie vaginale du pédicule ?

Quelques observations modernes nous fournissent quelque lumière sur ce point :

D'une part, les observations de Jude Hue et de Poinsot (1), dans lesquelles l'opération ayant porté sur la partie inférieure du pédicule, malgré le degré de l'inversion bien constaté, le col s'est reformé et reconstitué après l'opération heureusement terminée.

D'autre part, l'observation de Cazin (2), dans laquelle la section ayant été faite deux centimètres environ au-dessus de la portion rétrécie a porté entièrement sur le vagin, comme le démontre le dessin de la pièce, où l'on voit au-dessus du rétrécissement de la tumeur des lambeaux excisés qui appartiennent manifestement à la portion ascendante et évasée du pédicule, c'est-à-dire au vagin, et surtout quand on tient compte de cet autre fait que l'excision a été pratiquée un centimètre au-dessous de la ligature. C'est donc bien, dans ce cas, sur le vagin que l'opération a été pratiquée. La guérison a été également obtenue, mais au moyen d'une cicatrisation en ombilic, et dans laquelle il n'existe aucune trace du col.

Ces deux procédés suivis de succès peuvent laisser, dans ce cas, quelque incertitude sur le choix du lieu d'élection.

Notons toutefois que la section vaginale expose davantage à la lésion d'organes importants, tel que l'intestin; qu'elle laisse après la guérison une cicatrice moins pro-

---

(1) J. Hue et Poinsot, *Bull. Soc. chir.*, 1879-1880.
(2) Cazin, *Ibid.*, 1879.

tégée dans le fond du vagin contre les chocs venus du dehors et susceptible de s'érailler ou de se rompre ; qu'elle mutile davantage l'organe malade, et que par conséquent il semble plus juste de donner la préférence à la section utérine.

Pour pratiquer celle-ci, il faut se rappeler que les traces de l'anneau, quand elles existent, et dans tous les cas la différence de coloration et de densité des deux muqueuses, permettent toujours de fixer le point où l'utérus finit et où le vagin commence. C'est à un centimètre au moins au-dessous de cette ligne de démarcation que la section doit porter, si l'on veut pratiquer la section utérine ; à un centimètre au moins au-dessus, si l'on préfère la section vaginale.

Les différentes méthodes d'ablation de la matrice ou d'hystérotomie peuvent être rapportées à quatre méthodes, suivant que la section éliminatrice a été pratiquée par l'emploi des *instruments tranchants*, EXCISION ; par l'emploi de *l'écraseur linéaire de Chassaignac*, ÉCRASEMENT ; par l'emploi des *applications caustiques*, CAUTÉRISATION, ou par l'emploi d'*un lien constricteur*, LIGATURE.

Nous allons étudier successivement ces quatre méthodes.

I. — Méthode de l'excision.

Cette méthode est probablement née du hasard. Dans les temps reculés comme dans les temps modernes, on rencontre en effet des cas d'ablation de l'utérus pratiquée par des mains ignorantes avec cette audace inconsciente à laquelle le succès ne fait pas toujours défaut.

Je vais donner d'abord l'énumération de ces cas extra-scientifiques, dans lesquels on peut sans doute trouver encore quelques enseignements, d'autant plus que quelques-uns d'entre eux ont été, à un moment donné, dirigés par de vrais médecins, mais qui, pour la plupart, ne peuvent, à aucun titre, être présentés concurremment avec les faits d'ablation chirurgicale de la matrice.

J'emprunte la plupart de ces faits à la thèse de Labrevoit (1), et par son intermédiaire à celle de Breslau.

I. — CAS SUIVIS DE GUÉRISON.

I. Obs. déjà citée, 34. — Wrisberg, 1782 (2), a rapporté le fait d'une sage-femme qui, en présence d'une inversion produite par les tractions exagérées du placenta, ne craignit pas de réséquer la matrice avec un couteau. Il s'écoula des torrents de sang. L'hémorrhagie fut arrêtée par une syncope. Wrisberg fut appelé deux jours après. Il reconnut une large ouverture entre le vagin et la cavité abdominale. La guérison fut néanmoins obtenue.

II. Obs. 163. — Osiander, professeur à Gœttingue vers 1800 (3), rapporte qu'une sage-femme ayant tiré la matrice avec le placenta hors du vagin, la coupa au niveau de celui-ci, sans que cette résection ait été funeste à l'accouchée. Osiander faisait venir chaque année cette femme à son cours pour être touchée par ses élèves.

III. Obs. 164. — Bernhard, 1802 (4), raconte, au rapport de Breslau, l'histoire d'une sage-femme qui, à la suite d'une inversion survenue dans un accouchement, coupa l'utérus avec un rasoir. L'hémorrhagie, qui fut violente, put être arrêtée avec de la glace. La malade guérit avec un *rectocèle*.

IV. Obs. 165. — Rottger, 1820 (5), au rapport de Breslau, raconte le cas d'une inversion due à un polype. Un rebouteur excisa la tumeur par fragments; cette opération téméraire amena une forte hémorrhagie. Rottger, appelé à temps, put lier l'utérus et sectionner au-dessous. La malade guérit. La menstruation serait, à ce qu'il paraît, revenue.

V. Obs. 166. — Weber, 1821 (6), mentionne le fait d'une inversion due à un polype. Une sage-femme ayant arraché la tumeur, la gangrène survint. Weber plaça une ligature sur le vagin luimême et fit la section au-dessous de la ligature le 5e jour. La malade se rétablit.

VI. VII. Obs. 167-168. — Velpeau, 1836 (7), cite deux

---

(1) Labrevoit, thèse de Strasbourg, 1865.
(2) Wrisberg, *Hufeland's journal*, t. xvi. — *Gazette salutaire*, n° 29, juillet 1768. — *Dictionn. des sc. méd.*, t 31, p 220.
(3) Osiander, *Dict. des sc. médic.*, t. 31, 1819, p. 221.
(4) Labrevoit, thèse de Strasbourg, 1865, t. 7, p. 49.
(5) Labrevoit, *loc. cit.*, p. 40.
(6) Weber, *Siebold's*, t. 5, p. 407, et Labrevoit, *loc. cit.*, t. 49.
(7) Velpeau, *Méd. opér.*, t. 4, p. 417 et suiv.

cas relatés, l'un par Viardel, l'autre par Caillé, dans lesquels des sages-femmes ont excisé l'utérus renversé. Les deux cas suivis de guérison.

VIII. Obs. 169.—Coocke,1835(1), relate l'observation suivante : Une sage-femme tire sur l'utérus renversé qu'elle prend pour un second enfant et le détache en partie ; Coocke fut alors appelé et fit une ligature au-dessus des débris de l'utérus arraché ; il retrancha ensuite ceux-ci au moyen d'une section nette au-dessous de la ligature. L'utérus renfermait l'ovaire droit et les trompes. La malade guérit. Elle n'éprouva d'autre accident que l'induration passagère d'un sein.

IX. Obs. 170.—Perrachi,1837 (2).—Une sage-femme,en présence d'une inversion utérine survenue pendant un accouchement, tira tellement sur la tumeur, qu'elle arracha l'utérus. La guérison fut cependant obtenue.

X. Obs. 171. — Kuhlbrand, 1839 (3). — Inversion, arrachement partiel de la tumeur utérine, réduction, guérison.

XI. Obs. 172. — Rossi, 1841 (4). — Dans des circonstances semblables,une sage-femme détacha en grande partie l'utérus par des tractions immodérées, et acheva l'opération avec un couteau. La guérison fut très rapide.

XII. Obs. 173. —X..., 1850 (5).—Un rebouteur, au dire de Breslau, arracha avec violence l'utérus renversé et ses annexes. La guérison eut lieu en 17 jours. Toutefois, il resta à la partie supérieure du vagin une fistule recto ou iléo-vaginale. Cependant les matières intestinales reprirent plus tard entièrement leur cours.

XIII. Obs. 174. — Oldham, 1850 (6), rapporte le fait d'une sage-femme qui, tirant sur l'utérus, le renversa, l'arracha et acheva l'excision avec le bistouri. La malade guérit.

XIV. Obs. 175. — X..., 1851 (7). — Une sage-femme arracha l'utérus et l'un des ovaires par des tractions exagérées sur le placenta. La guérison fut néanmoins obtenue.

---

(1) Coocke, *Lancet*, 16 janvier 1836. — Labrevoit, *loc. cit.*, p. 50.
(2) Perrachi. *Gaz. des hôpitaux*, 1842.
(3) Kuhlbrand, *Gaz. méd.*, 1839.
(4) Rossi, *Gaz. méd.*, 1841.
(5) Breslau, *in* Labrevoit, thèse citée, p. 51.
(6) Oldham, *Gaz. méd.*, 1850, p. 310.
(7) *Medecines isch. corresp. blatt de Bavière.* — *Gaz. méd.*, 1851, p. 712.

II. — CAS SUIVIS DE MORT.

I. Obs. 176. — Stalpart Van der Wiel, 1687 (1). — Une sage-femme, dans un cas d'inversion, coupa l'utérus. Mort presque immédiate.

II. Obs. ant. 30.—Ruysch, 1691 (2), rapporte un cas dans lequel un praticien fit l'excision de la masse utérine à la suite d'un renversement puerpéral ; il se produisit une grande hémorrhagie qui entraîna la mort.

III. IV. V.—Théophile Bonnet (3) rapporte les trois observations suivantes :

Obs. 177. Bohn, 1679. — L'utérus avait été arraché, ce qui entraîna la mort une heure après.

Obs. 178. — Saunders, 1679. — Observation de Saunders, dans laquelle un polype avait été l'occasion d'un renversement. Polype et renversement furent enlevés d'un même coup par un rebouteur de l'époque. La mort fut le résultat de cette opération téméraire.

Obs. 179. — Bohemer, 1679. — Il s'agit d'un cas dans lequel l'arrachement de l'utérus par une sage-femme occasionna également une mort immédiate.

VI. Obs. 180.—Mauriceau, 1694 (4).— Observation d'une femme qui mourut par l'ignorance d'un chirurgien qui lui avait violemment tiré la matrice, croyant que c'était un corps étranger.

VII. Obs. 181. —Dailliez, 1803 (5), cite dans sa thèse le fait suivant : Une sage-femme de Paris, témoin pour la première fois, après 40 années de pratique, d'un renversement de matrice auquel elle venait de donner lieu par sa trop grande précipitation à extraire l'arrière-faix, chez une jeune accouchée, prend le viscère renversé pour une môle et ne cesse de tirer dessus pour l'arracher que quand la victime de son ignorance n'existe plus.

VIII. Obs. 182. — Baxter, 1810 (6), raconte également qu'une sage-femme, dans des circonstances analogues, arracha l'utérus et amena une mort immédiate.

IX. Obs. 183.— Velpeau, 1836 (7), cite un fait rapporté par Ulm,

---

(1) Stalpart Van der Wiel, *Obs. rar. med. anat. chir. Centuria*, Leyde, 1687.
(2) Ruysch, *Obs. anat. chir. Centuria*, 1691, p. 24. Obs. 26.
(3) Th. Bonnet, *Sepulchretum*, 1679, p. 175 et suiv.
(4) Mauriceau, *Obs. sur la gross. et l'acc. des femmes*, obs. CIX p. 90.
(5) Dailliez, thèse citée, p. 54
(6) Baxter, *Ann. de litt. étrang.* Gand, t. 15 — Labrevoit, thèse citée, p 52.
(7) Velpeau, *Méd. op.*, t. 4, p. 417.

dans lequel une sage-femme coupa l'utérus renversé avec un rasoir ; la mort s'en suivit.

X. Obs. 184.— Septime Hunter, 1839 (1). — Observation rapportée par Breslau, et dans laquelle un rebouteur arracha un utérus renversé qu'il prenait pour une môle, et détermina ainsi une mort rapide.

XI. Obs. 185.—Lowenhard, 1850 (2), a donné le fait suivant : Dans un cas de présentation transversale, la sage-femme se livra à des manœuvres d'une violence telle qu'elle retira l'utérus avec la tête de l'enfant. Elle le coupa ; il se produisit un prolapsus des viscères dans le vagin, puis un état de collapsus général, et la mort bientôt après.

XII. Obs. 186.—Th. Paget, 1869 (3), donne la relation d'un fait dans lequel une jeune femme de 24 ans, après un travail régulier, fut soumise, au moment de la délivrance, à des tractions que l'on a pu croire modérées, mais qui n'en ont pas moins amené l'arrachement complet de l'utérus et la mort.

XIII. Obs. 187.— John Boy, 18.. (4), cité par Ramsbotham et par A. Lée, rapporte un fait dans lequel, à la suite d'une adhérence du placenta, un praticien tira sur le cordon, amena l'inversion de l'utérus et le morcellement du placenta. Il s'ensuivit une grande hémorrhagie et un grand affaiblissement de la malade. Le médecin, ayant saisi quelques lambeaux pendants, exerça sur eux de grands efforts de traction, et croyant avoir affaire aux débris d'un faux germe, se mit en devoir de les exciser avec des ciseaux. La malade s'évanouit et mourut pendant cette opération. Les parties ainsi enlevées furent conservées, et on put constater qu'elles contenaient l'utérus, l'ovaire droit, sa trompe, une partie du vagin, la trompe gauche, la plus grande partie du rectum, le cœcum, l'appendice vermiculaire, la portion ascendante du côlon, la portion transverse, l'iléon, la partie inférieure du jéjunium, une grande partie de l'intestin grêle, du mésentère et de l'épiploon arraché à la grande courbure de l'estomac. Ce praticien fut poursuivi en justice et acquitté.

XIV. Obs. 188. —Sentex, 1871 (5). — Le pendant de cette triste et précédente histoire est bien celle de cet officier de santé, le sieur X., du département des Landes, qui, d'après les faits consi-

---

(1) Septime Hunter, *in* Labrevoit, thèse citée, p. 52.
(2) Lowenhard, *Revue mensuelle du Rhin*, 1850. — Labrevoit, thèse citée, p. 52.
(3) Th. Paget, *Journal de méd. et de chirurgie de Bruxelles*, 1869, t. 1, p. 540.
(4) Ramsbotham, *Process of parturition*, Amstelodami ed., p. 616. — A. Lée, *Americ. journ.*, 1860, oct., p. 340.
(5) *Bordeaux médical*, 20 déc. 1874, n° 51, p. 401.

gnés dans un rapport juridique du docteur Sentex, s'était livré aux manœuvres obstétricales suivantes: « Appelé auprès d'une « femme qui venait d'accoucher, pour procéder à sa délivrance, « le sieur X. finit, à la suite d'incroyables manœuvres et malgré « les supplications réitérées de la femme et des assistants, par « attirer à la fois au dehors le placenta, une portion de l'utérus « et cinq mètres d'intestin. L'intestin fut sectionné d'un coup de « couteau ; la malade succomba deux heures après l'opération dans « d'affreuses tortures..... Autre rapport: Il travailla (sic) ainsi, au « dire des témoins, pendant près de trois heures consécutives... Au « bout de ce temps, il demanda à une des assistantes un couteau, « et coupa d'un seul coup ce qu'il ne cessait de sortir du ventre « de la pauvre femme... Enfin, d'après le rapport du docteur C., à « l'examen duquel ont été soumises les pièces résultant de l'opé- « ration pratiquée par le sieur X., celles-ci comprenaient : *le pla-* « *centa auquel adhéraient dix centimètres de cordon ombilical ;* « *la partie latéro-postérieure droite de l'utérus, à laquelle tenait* « *la trompe de Fallope ; cinq mètres d'intestin grêle et une petite* « *portion du gros intestin.* »

Le sieur X. fut, comme son confrère anglais, poursuivi en jus- tice. Il argua pour sa défense de l'impossibilité d'obtenir le pla- centa, de la crainte qu'il avait d'un enchatonnement et de l'infec- tion purulente qui en eût été la conséquence fatale, de la nécessité, enfin, dans laquelle il avait cru se trouver d'éviter cet acci- dent, en obtenant à tout prix le placenta. Il fut faiblement condamné.

Dans cette déplorable observation, le mot *inversion n'est pas prononcé.* Mais une inversion partielle a dû exister nécessairement, si l'on veut bien ne pas perdre de vue cette espèce de paralysie locale qui saisit, d'après les travaux de Leroux, de Rokitansky, d'Hergott, de Nancy (1), la partie de l'utérus sur laquelle le placenta s'insère, et qui s'accompagne souvent d'une friabilité considérable de cette paroi de la matrice. On conçoit que les premières tractions exercées sur le placenta très adhérent ont dû amener la dépression, la procidence interne de cette partie de l'utérus, et que l'action des doigts peur accrocher et décoller le placenta a pu déchi- rer en même temps cette portion ramollie de la paroi de l'utérus ainsi attirée en ronde-bosse vers sa cavité. Alors

(1) Hergott, *Ann. de gynécologie*, 1881.

le malheureux et ignorant praticien, sentant toujours renaître sous ses doigts des lambeaux informes qu'il prenait pour des condylomes ou des portions déchirées du placenta, et ayant perdu complètement la tête, s'est décidé à terminer d'un coup cette étrange opération obstétricale.

. La statistique n'a pas grand'chose à tirer de ces faits. Quelques-uns de ceux qui ont abouti à la guérison ne l'ont fait que grâce à l'intervention de chirurgiens sérieux, qui ont pu réussir à réparer ou à atténuer les fautes commises (observations de Ruysch, de Stalpart Van der Wiel, de Wrisberg, de Rottger, de Weber, de Coocke). Quant aux autres, on ne connaît que ceux dont les auteurs ont été trahis par quelque indiscrétion. Mais les plus nombreux sans aucun doute sont restés inconnus, échappant ainsi à toute publicité et à la vindicte publique.

De leur ensemble il ressort néanmoins que la matrice a pu être enlevée, dans certaines circonstances, sans que la mort ait été la conséquence fatale de cette mutilation, et les vrais chirurgiens ont dû s'efforcer de tirer au moins un profit de ces cruels exemples, qui certainement n'ont pas été sans influence sur les origines de la *méthode de l'excision*.

La méthode de l'excision se réduit à une formule fort simple. Pour la mettre à exécution, il suffit de saisir à l'aide de pinces de Museux ou d'érignes le globe utérin, de le ramener à la vulve, et d'en pratiquer la section à l'aide des instruments tranchants proprement dits : bistouri ou ciseaux.

Telle quelle, cette méthode rencontre, comme nous l'avons indiqué, trois écueils dans son application : 1° l'hémorrhagie par la section des artères vaginales, qui peut devenir formidable ; 2° la large communication qui se trouve ainsi établie entre le vagin et la cavité abdominale ; 3° le redressement du col qui, comme nous l'avons vu, se produit d'une manière presque invincible et tend à porter le sang et les exsudats qui suivent la section, directement dans la cavité péritonéale. Il semble difficile, d'après cela, que la malade échappe à ces périls multiples.

Quelques modifications importantes ont été apportées à la méthode dans le but de conjurer les dangers ; nous les indiquerons à mesure que nous les rencontrerons, et dans la revue synthétique que nous en présenterons, nous pourrons les rapporter à un certain nombre de procédés.

Ceux-ci sont presque aussi nombreux que les observations qui les ont fait naître, et doivent être plutôt considérés comme des cas particuliers que comme les procédés généraux d'une méthode dont les chirurgiens tendent aujourd'hui à s'éloigner. Il sera bon toutefois de les faire connaître et d'en donner la nomenclature.

Nous allons donc d'abord rapporter et, autant que possible dans leur ordre chronologique, la série des observations dans lesquelles cette méthode a été suivie. Nous donnerons avec quelques détails les plus importantes d'entre elles.

Nous mettrons sur la même ligne, sous le rapport du traitement par l'excision, et même par l'ablation en général, les inversions dues à l'accouchement et les inversions dues à des polypes, parce que, dans ces deux ordres de cas, l'opération, portant directement sur la matrice elle-même en état d'inversion, entraîne les mêmes conséquences et offre les mêmes avantages et les mêmes inconvénients.

I. G. (1). Obs. 10, déjà citée. Ambroise Paré, 1575. — Nous rappelons pour mémoire l'importante observation d'Ambroise Paré, probablement le premier cas authentique d'une excision régulière. La maladie ayant pour point de départ un polype, et celui-ci ayant fait irruption à l'extérieur, l'opérateur emporta le polype, et avec lui une masse charnue, dans laquelle on retrouva un ovaire. La malade guérit.

II. M. Obs. 29, déjà citée. Stalpart Van der Wiel, 1687. — L'excision de l'utérus renversé amena la mort.

III. G. Obs. 24, déjà citée, 1700. — Nous avons également rapporté le cas analogue de Slevogt, mentionné par Morgagni et dans

---

(1) En tête de chaque observation nous mettrons un chiffre romain indiquant son n° d'ordre chronologique, et l'une des deux lettres G. M., indiquant si l'opération a amené la guérison ou la mort.

lequel le chirurgien, croyant exciser un polype, enleva en même temps une portion de la matrice et un ovaire.

IV. M. Obs. 30, déjà citée. Ruysch, 17... — L'utérus fut également réséqué. La malade succomba rapidement.

V. M. Obs. 189. Arnould, 158. (1). — Mauquest de Lamotte rapporte qu'Arnould, chirurgien de l'Hôtel-Dieu, fit l'amputation de la matrice dans un cas de renversement. La malade mourut.

VI. G. Obs. 190. — Vater, 1707 (2), raconte un cas d'amputation heureuse de la matrice à la suite d'une inversion.

VII. G. Obs. 191. — Dieterich, 1745 (3), a aussi mentionné sous le nom de chute de la matrice un cas d'inversion dans lequel l'extirpation de la matrice fut pratiquée avec succès. Il semble, d'après l'observation, qu'il s'agissait d'un polype ayant entraîné l'inversion de l'utérus.

VIII. M. Obs. 192. Deleurye, 1778 (4). — Dailliez nous apprend que Deleurye fit une opération analogue à celle d'Arnould et qui eut le même résultat.

« M. Deleurye, dit Dailliez, appelé, dans le cours de février 1878,
« auprès d'une femme dont la matrice avait été renversée à la
« suite de la délivrance et sans doute tiraillée par la sage-femme,
« ne pouvant en obtenir la réduction, se décida à l'amputer et le
« fit sur-le-champ. Tout ce qu'on put connaître des suites de cette
« entreprise fut qu'elle n'a point sauvé la femme, qui est morte
« le troisième jour de l'opération... Ce fait serait encore ignoré,
« si un instant d'espoir n'avait aveuglé son auteur au point de
« lui faire confier son secret à des hommes incapables de le
« garder. »

C'est sans aucun doute au même cas, et par suite d'une confidence analogue, que se rapporte le fait mentionné dans le *Dictionnaire des sciences médicales* (5), où il est dit que : « Deleurye rapporte un cas de ce genre *opéré avec succès* ». Ce succès ne laisse, du reste, aucune autre trace dans la science.

IX. G. Obs. 193. — Marchal, de Strasbourg, le père (6), vers le

---

(1) Mauquest de Lamotte, *Traité d'acc.*, t. II.

(2) Vater, *Diss. de morbis uteri*, in-4°, Witembergiæ, 709.

(3) Dieterich, *Discours sur la chute de la matrice et sur l'extirpation de cet organe pratiquée avec succès*, in-4°, Ratisbonne, 1745, et *Dict. des sc. méd.*, t. 31, p. 221.

(4) Dailliez, thèse citée, 1803, p. 104.

(5) *Dict. des sc méd.*, t. 31, p. 221.

(6) Marchal, *Dict. des sc méd*, t. 31, p. 221. — Bourgery, *Anatomie*, t. 7, texte. — Velpeau, *Méd. opér.*, t. 4, p. 424, 1836.

commencement de ce siècle, a pratiqué l'amputation de la matrice dans un cas d'inversion suite de couches. L'opérateur commença par appliquer une ligature simple. Mais la constriction ne tarda pas à devenir si douloureuse que l'on dut enlever le fil et pratiquer l'excision immédiate. L'opération fut heureuse et, d'après un détail transmis probablement par la tradition, mais consigné dans l'ouvrage de Velpeau et dans celui de Bourgery, la femme qui en avait été l'objet vécut encore 9 années, et à sa mort put être examinée anatomiquement par Marchal lui-même. L'absence de l'utérus put ainsi être vérifiée.

X. M. Obs. 86, déjà citée. H. Paletta, 1812 (1).— Observation dans laquelle le chirurgien, croyant enlever un polype, fit l'excision de la matrice elle-même, ce qui amena la mort.

XI. G. Obs. 194. Gebhard, 1836 (2). — Breslau, dans sa dissertation, a donné cette observation de Gebhard dans laquelle l'inversion était compliquée de prolapsus. L'amputation fut faite avec des ciseaux. Le chirurgien se contenta de lier les artères utérines. L'opération réussit parfaitement.

XII. G. Obs. 195. Velpeau, 1836 (3). — Cette observation me paraît mériter d'être reproduite dans tous ses détails.

« Une dame de Châteauroux, âgée de 24 ans, accouchée depuis
« près de trois ans, n'avait jamais cessé d'être tourmentée par
« des pertes. Quelques chirurgiens du pays qu'elle habitait
« avaient d'abord eu l'idée d'une inversion utérine ; les autres
« s'étaient arrêtés à celle d'un polype. Étant venue à Paris, cette
« dame consulta plusieurs praticiens qui adoptèrent tous cette
« dernière opinion. L'extirpation était décidée, quand je fus prié
« de la voir à mon tour. Ayant conçu quelques doutes, je renou-
« velai l'examen de la tumeur, qui avait le volume d'un œuf, la
« densité, l'élasticité, la forme d'un corps fibreux abaissé dans
« le vagin. Ayant porté la main sur l'hypogastre, puis l'indicateur
« aussi haut que possible dans le rectum, je pus m'assurer qu'il
« n'existait rien à la place de la matrice, et je crus pouvoir
« affirmer qu'il s'agissait d'une inversion. » L'opération suivante fut pratiquée par Velpeau : « Je saisis la tumeur avec une pince
« érigne dont je chargeai mon aide. Deux doigts de la main
« gauche portés en avant servirent de guide à un long couteau
« courbe avec lequel je divisai couche par couche tout le collet
« de l'organe, de manière à n'en laisser que ce qui était embrassé
« par le col de l'utérus. Porté par la plaie, le doigt entra libre-
« ment dans le péritoine. Il fut aisé de s'assurer aussitôt après
« que la totalité du corps de l'utérus avait été enlevée. L'hémor-

---

(1 et 2) Breslau, *Dissert. de totius uteri extirpatione*, Munich, 1852. — Labrevoit, thèse citée, p. 50.
(3) Velpeau, *Méd. opér.*, t. IV, p. 424 et suivantes.

« rhagie fut légère, mais des douleurs accablantes, des crampes,
« une agitation extrême, des syncopes qui survinrent bientôt
« après persistèrent avec tant d'intensité pendant trois jours, que
« nous avions tout à fait désespéré de la malade. Des prépara-
« tions efficaces, des frictions mercurielles finirent par calmer ces
« accidents, si bien qu'en moins d'un mois la guérison fut
« complète, et ne s'est point démentie. »

Cette observation offre, comme on le voit, une très
grande simplicité dans l'opération, une très grande netteté dans le résultat. C'est un très beau succès. Mais à
côté de ce succès, et depuis, que de revers ont été enregistrés !

XIII. G. Obs. 196. Luytgœrens, 1839 (1). — Luytgœrens, ayant
à traiter une inversion suite de polype, fit également la section
par l'instrument tranchant, en se bornant à lier les artères. La
cavité péritonéale de la tumeur se trouva obstruée par des
adhérences, ce qui contribua sans aucun doute au succès de
l'opération.

XIV. Obs. 197. Langenbeck, avant 1840 (2). — Voici l'opération
pratiquée par Langenbeck sur une femme atteinte *de prolapsus
incomplet de la matrice accompagné de dégénérescence squirreuse.*
Langenbeck se proposa d'inciser circulairement le vagin au-
dessus de la partie malade, d'arriver avec précaution jusqu'au
péritoine, puis, faisant en sorte de ne pas ouvrir cette membrane,
de séparer soigneusement la matrice par énucléation dans toute
son étendue, de telle sorte qu'il fût possible d'enlever cet
organe en laissant intacte la séreuse, que l'on devra réduire en
dernier lieu.

Cette opération réussit très bien, ce que l'on attribua à ce que
l'air ne pénétra pas dans l'abdomen. Elle fut très laborieuse, et
cependant Langenbeck, ayant trouvé sain le fond de la matrice,
ne l'extirpa pas tout entière (3).

Il ne s'agit point ici d'inversion ; mais cette opération,
qui renferme une belle conception chirurgicale, paraît
également applicable au traitement de cette dernière
affection.

Dans un cas d'inversion, on pourra en effet faire une

---

(1) *Ann. de la Soc. méd. de Gand*, 1839. — Tabrevoit, *loc. cit.*, p. 50.
(2) Bourgery, *Anat. hum.*, t. 7, texte, p. 339, pl. 75.
(3) Langenbeck, *De totius uteri extirpatione*. Berolini, 1826.

première incision circulaire sur le pourtour du vagin, à

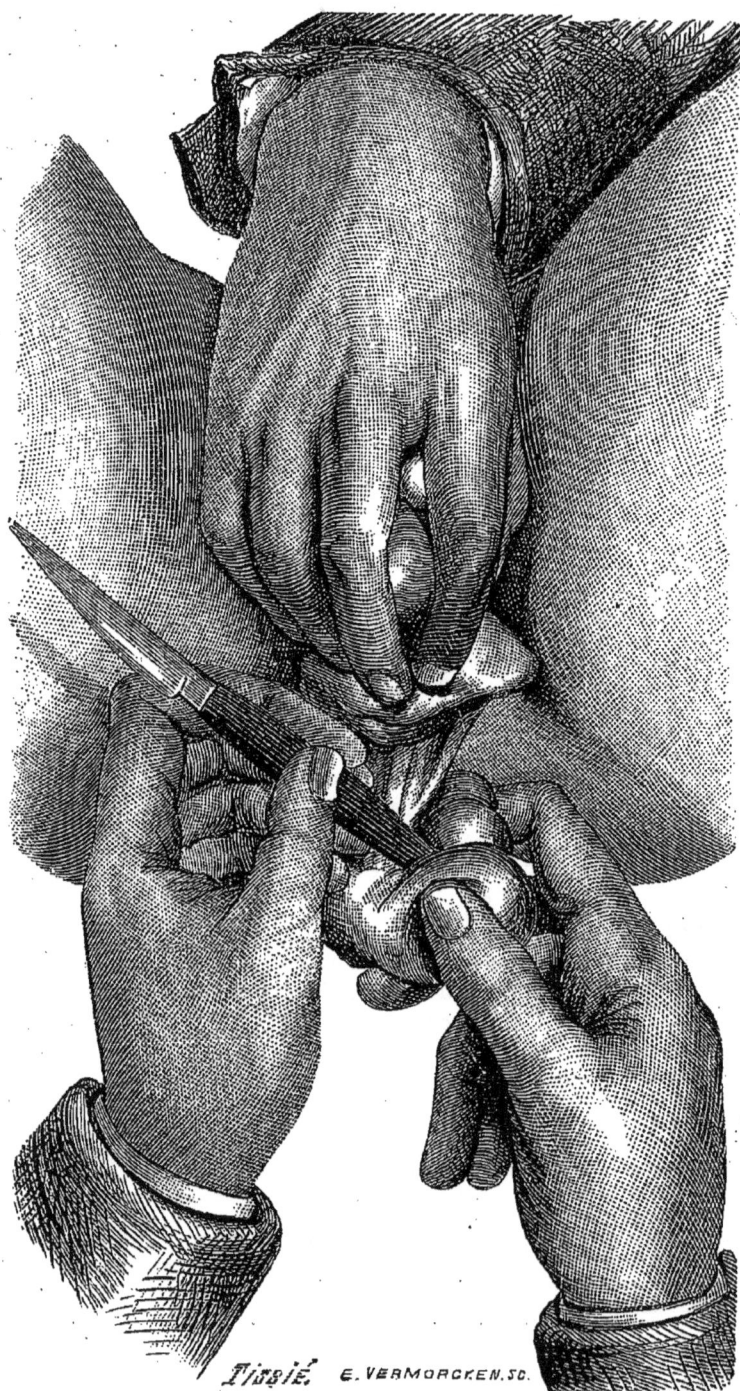

Fig. 84. — Procédé d'excision de Langenbeck. — Par décollement de la séreuse.

une courte distance de son insertion au col utérin. Cette incision conduit l'instrument du chirurgien dans le tissu cellulaire qui double les fossettes sous-péritonéales et permet de reconnaître le faisceau composé de péritoine doublé des ligaments ronds et larges, qui plonge dans le sac utérin, comme une corde dans un puits. C'est ce faisceau ou cette corde que l'on doit s'appliquer à isoler à petits coups et à séparer de la tunique musculeuse utérine. Une incision verticale sur cette tunique musculeuse facilitera certainement cette dissection. La rétraction cicatricielle suffira sans aucun doute pour ramener vers le point de section ce sac séreux devenu flottant.

Ce procédé n'est sans doute qu'une vue de l'esprit, mais il se rapproche tellement du procédé pratiqué par Langenbeck sur le prolapsus, qu'en le transportant dans le traitement de l'inversion, on peut le considérer toujours comme une application nouvelle, et à peine détournée de sa voie première, du procédé de Langenbeck.

XV. G. Obs. 198. — Higgins, 1843 (1), a publié une observation d'inversion consécutive à un polype, qu'il a heureusement traitée par l'excision et qui me paraît très importante par suite de quelques particularités. Je crois utile de la donner avec quelques développements.

Il s'agit d'une femme de 17 ans, n'ayant jamais eu ni accouchement ni fausse couche. Elle avait eu quatre fois ses règles, les dernières avec des douleurs assez intenses et une véritable perte.

« Vers les premiers jours d'avril, elle fut prise d'une nouvelle « perte sanguine, avec des douleurs expulsives siégeant « dans l'utérus et ressemblant à celles du travail ; elles persis- « tèrent quelques heures, puis cessèrent soudainement, et la « malade découvrit alors un corps volumineux qui remplissait « le vagin et faisait saillie hors des lèvres.

« Elle entra à l'hôpital le 20 avril 1843. Elle était très ané- « mique. On découvrit à l'entrée des parties génitales une masse « ferme et charnue, recouverte à sa base par une autre gros- « seur molle et fongoïde. Ces deux tumeurs, distinctes mais « unies, avaient entre elles deux le volume du cœur d'un adulte. « En distinguant de plus près, on reconnut qu'elles étaient unies

---

(1) Higgins, *Gaz. méd.*, 1850, p. 309. — *Monthly journ. of med. sc.*, 1849.

« par un pédicule large d'un demi-pouce et un peu moins long.
« La première idée fut qu'il s'agissait d'un polype... Mais, pour
« mieux discerner la nature de ces tumeurs, on résolut d'enlever
« d'abord la plus éloignée. On en vint aisément à bout. La
« tumeur restante parut alors sous la forme d'une masse ovoïde,
« ferme au toucher, très sensible, du volume d'un œuf de dinde ;
« sur le fond de l'abrasion de l'autre tumeur, on apercevait la
« trace de fibres musculaires. En touchant par le vagin, au lieu
« de l'orifice dilaté du col qu'on s'attendait à trouver, on fut
« arrêté à 3 ou 4 pouces de profondeur par un cul-de-sac, et immé-
« diatement au-dessous de lui, on sentit un bourrelet saillant
« encerclant le sommet de la tumeur. Le palper au-dessus du
« pubis fit reconnaître l'absence de tout corps représentant l'u-
« térus. »

Higgins comprit dès lors qu'il s'agissait d'un polype qui avait
entraîné un renversement de la matrice, et pour convaincre ses
collègues qui doutaient encore, « il leur fit voir sur la surface de
« la tumeur *l'orifice des trompes de Fallope et put introduire*
« *dans chacune d'elles des soies de porc à 2 ou 3 pouces de*
« *profondeur* ».

L'état empira, des ulcérations se développèrent sur la tumeur
par le contact de l'urine, la faiblesse devint extrême, la situation
menaçante, et des tentatives de réduction qui furent faites ayant
échoué, Higgins se décida à l'opération. « La malade ayant été
« placée comme pour la lithotomie, *il fit tirer l'utérus en bas et*
« *entoura le vagin aussi haut que possible avec un ruban aplati,*
« *puis, l'ayant serré,* il excisa immédiatement au-dessous l'utérus
« tout entier avec un bistouri. Ceci fut exécuté en quelques se-
« condes et sans hémorrhagie. Après avoir introduit un speculum
« à deux vulves, *Higgins passa trois points de suture à travers les*
« *tissus, à peu de distance du bord divisé ;* il essaya de relâcher le
« cordon ; un flot de sang l'obligea de le serrer de nouveau au
« moyen de la double canule qui maintint le degré de striction
« voulu. » Vives douleurs dans le ventre, opium à haute dose. Le
soir, on veut relâcher le cordon, nouvelle hémorrhagie ; il faut le
serrer derechef. Le lendemain, on relâche de nouveau le cordon,
pas d'hémorrhagie. Les douleurs cèdent. Le 3e jour, on enlève le
cordon, on coupe les fils des sutures. Le 4e jour, grande amélioration, guérison deux mois après. « *Le vagin avait trois pouces de*
« *longueur et se terminait par un cul-de-sac sur le milieu duquel*
« *on sentait une ligne de cicatrice.* »

Cette observation présente plusieurs particularités très
importantes.

La première, c'est que la section a manifestement porté
sur le vagin et non sur l'utérus. Il est dit, en effet, d'une
part, que la ligature d'attente a été placée sur le vagin,

et que la section a été pratiquée immédiatement au-dessous, et, d'autre part, qu'après la guérison le vagin présentait un simple cul-de-sac terminé par une ligne cicatricielle, ce qui est bien le caractère anatomique de la section du vagin lui-même.

La seconde est l'emploi de cette ligature d'attente qui maintient l'hémorrhagie pendant trois jours, et arrive ainsi à favoriser suffisamment la formation des caillots pour supprimer, après cette époque, tout écoulement de sang. Malgré son succès évident, cette pratique a eu peu d'imitateurs.

La troisième, enfin, est l'adjonction *de la suture* à l'excision. Cette seconde innovation a au contraire exercé une grande influence sur l'avenir de cette opération. Elle l'a rendue moins meurtrière et plus régulière. Elle a été acceptée par la plupart des chirurgiens venus après Higgins. Elle donne à l'opération d'Higgins la valeur d'un procédé nouveau et important, que l'on peut désigner sous le nom de procédé d'excision d'Higgins.

XVI. M. Obs. déjà citée, 90. Velpeau, 1843 1). — « Nous avons « opéré, dit Velpeau, il y a un an environ, une femme d'une tumeur « grosse comme le poing ; nous en avons pratiqué l'excision. « Nous avouons que nous nous demandâmes pendant l'opération « si nous opérions sur un polype ou sur l'utérus ; nous vîmes « bientôt pourtant qu'il s'agissait du premier. Nous eûmes le « malheur de voir succomber cette femme à une péritonite que « rien ne put arrêter. Nous pûmes reconnaître par l'examen anatomique que le fond de l'utérus avait été entraîné par le polype. « Il s'agissait bien d'une inversion, mais d'une inversion secon- « daire survenue par suite de la présence d'un polype. »

XVII. M. Obs. 199. Velpeau, 1844 (2). — Une femme âgée de 35 ans est entrée à la Charité pour se faire traiter de pertes hémorrhagiques continuelles. La cause de ces pertes se trouve dans un renversement complet de l'utérus existant depuis un accouchement qui remonte à deux ou trois ans..... « Voici comment nous « procéderons à l'opération : la matrice sera saisie avec des « pinces et des érignes implantées dans sa substance, et l'organe « sera lentement amené au dehors. Alors nous la traverserons

---

(1 et 2) Velpeau. *Leçon clinique*, rédigée par Pajot, *Gaz. des hôp.*, sept. 1844, p. 443.

« dans sa racine avec deux ou trois gros liens. Ces liens ainsi
« placés d'un côté à l'autre agiront en se réunissant en avant,
« comme le fait la suture qu'on emploie dans le bec-de-lièvre, par
« exemple ; ils auront pour but de produire le rapprochement
« des surfaces vives, et il nous a semblé que de la sorte nous
« nous mettrions à l'abri de l'hémorrhagie. » L'opération a été
immédiatement pratiquée d'après les règles ainsi tracées par
M Velpeau. Le vagin a été tamponné et l'opérée reportée dans
son lit. Les deux premiers jours, la malade accuse des douleurs
vives dans le ventre, qui s'est ballonné, en restant cependant peu
sensible. Le lendemain de l'opération, la malade n'a pas uriné, elle
a dû être sondée. Le pouls donne 80 pulsations, la langue est pâle
et humide, la face n'est pas grippée ; mais les symptômes de la
péritonite vont bientôt en s'aggravant. La malade succombe.

Cette observation, malgré son insuccès, offre ce fait très
important, c'est que le chirurgien français, à peu près à
la même époque qu'Higgins en Angleterre, avait proposé
la suture immédiate après l'excision, comme le meilleur
moyen hémostatique, et la meilleure garantie contre les
accidents péritonéaux. Le procédé de l'excision avec
suture a donc en réalité été proposé à peu près simultanément en Angleterre par Higgins, en France par Velpeau. Nous devons avouer toutefois que, dates en main, la
priorité reste au chirurgien anglais.

XVIII. G. Obs. 200. Michalowski, 1844 (1). — Ce chirurgien rencontra sur une femme de 22 ans une inversion qui datait de 13 mois
et qui avait été prise d'abord pour un polype ; mais un examen
attentif au speculum, l'exploration par le rectum, le vagin et
l'hypogastre, le cathétérisme de la vessie, etc., permirent de redresser cette erreur. L'état de la malade était tellement menaçant
que l'auteur se décida à l'opération. « Au moyen d'une pince
« de Museux on amena l'utérus hors de la vulve, et la section fut
« rapidement exécutée avec des ciseaux courbes. » La douleur
fut presque nulle. Point d'accidents. 15 jours après, cette
malade est partie pour la campagne. 4 mois après : « Au toucher,
« on trouvait le fragment du col si bien cicatrisé qu'on recon-
« naissait difficilement la trace de l'instrument tranchant... La
« pièce pathologique divisée longitudinalement a présenté dans
« la cavité anormale remarquablement petite les replis de la

_____

(1) Michalowski, *Journ. de méd. pratique de Montpellier*, mai 1845. *Arch.
gén. méd.*, 1848, t 16, p. 247.

« séreuse ramassés, durcis, d'apparence fibreuse. Cette disposi-
« tion explique en partie le succès de l'opération. » (La pièce est
au Musée de Montpellier.)

XIX G. Obs. 201. Bradley, 1874 (1). — Une dame de 25 ans,
mère de 4 enfants, donna le jour à un enfant à terme. La sage-
femme n'obtint le placenta qu'en tirant très fort sur le cordon.
La manœuvre entraîna une *inversion complète* de l'utérus et du
vagin..... « Ce n'est que quinze jours après que je fus mandé
« auprès d'elle. Un examen attentif me montra que l'utérus était
« complètement retourné, très enflammé, et qu'il présentait une
« tache noirâtre de la grandeur d'une pièce de 5 francs en argent.
« Le pouls était à 120; la malade très prostrée avait une expres-
« sion d'angoisse sur le visage. Les docteurs Stephenson et
« Brown furent appelés en consultation. Nous résolûmes de pra-
« tiquer l'amputation des parties, à cause de la gangrène qui nous
« détournait de toute tentative de réduction. La malade mise en
« position et chloroformée, *je fis une incision à gauche au-des-*
« *sous des artères vaginales, j'allai à leur recherche et en prati-*
« *quai la ligature.* En même temps, après avoir fait cesser l'hé-
« *morrhagie, je réunis bout à bout, au moyen d'un fil et d'une*
« *aiguille, les orifices béants des veines ;* je fis de même du côté
« opposé, puis je détachai entièrement les parties et je refoulai
« ce qui restait du vagin. Lavages avec une solution d'extrait
« de saturne et de tannin, eau-de-vie, opium, etc. On intro-
« duisit dans le vagin un linge troué imbibé de glycérine et de
« créosote, et bourré de charpie, le tout maintenu par un bandage
« en T. Le pansement fut renouvelé toutes les 24 heures, avec
« lavages au permanganate de potasse, opium, vin de Porto, etc.
« Cessation des symptômes inquiétants au bout de 8 jours; au
« bout d'un mois, la malade se promenait dans sa chambre. Elle
« a parfaitement guéri. »

Cette observation est très remarquable, parce qu'elle
témoigne que l'opération n'a pas été livrée au hasard, et
que le chirurgien a fait des efforts considérables pour
empêcher l'hémorrhagie, et pour empêcher ce redressement du col si souvent funeste. Deux points importants
sont en effet à noter :

1º La section a été précédée de la ligature des artères,
et de la suture bout à bout des veines principales, ce qui
a dû prévenir toute hémorrhagie sérieuse.

---

(1) Bradley, *Ann. gynécol.*, 1876, t. 1, p. 30. — *The med. and Surg.
rep. of Philadelphia,* 29 août 1874.

2° L'inversion était *complète* et s'accompagnait, comme cela arrive toujours en pareil cas, d'une inversion partielle du vagin. La section a sans aucun doute porté sur le vagin et n'a eu par conséquent aucune tendance à se retourner vers la cavité péritonéale et à y verser et le sang et les sécrétions septiques que les bords de la section peuvent produire.

XX. G. Obs. ult. V. T. O. Palasciano, 1875.—Dans cette observation que nous aurons l'occasion de donner avec détails plus tard, à propos de la méthode de la cautérisation, Palasciano ayant à traiter une femme de 31 ans atteinte depuis 6 ans d'une inversion puerpérale, après avoir ramené la tumeur à la vulve, enserra le pédicule dans une anse de fil de fer rougi; il ajouta à cette anse une seconde anse de fil ordinaire, avec l'intention de laisser celle-ci après avoir enlevé l'autre, puis il opéra à un centimètre 1[2 au-dessous des ligatures l'excision de la tumeur, sans nulle perte de sang. Quand il voulut enlever le fil de fer, l'autre fil se détacha également, en sorte que l'opération se réduisit à une véritable excision, avec arrêt préalable de la circulation, et traitement préventif des hémorrhagies au moyen d'une cautérisation circulaire mais nécessairement superficielle du pédicule.

XXI. G. Obs. 202. Smith, de Leeds, 1877 (1). — Grégory Forbes mentionne un cas d'inversion utérine opérée par le Dr Smith, de Leeds. La tumeur, prise pour un polype, fut enlevée d'un coup de ciseau; il y eut une légère perte de sang. La femme souffrit beaucoup et se trouva fort affaiblie. Aucun mauvais symptôme ne survint ultérieurement, et la malade guérit parfaitement. Il ne pouvait y avoir de doute sur l'existence de l'inversion elle-même, un des ovaires ayant été retrouvé au fond de la tumeur.

XXII. Obs. 203. — Gosselin, 1877 (2). — Une jeune femme de 31 ans entra, le 25 juillet 1877, dans nos salles, venant d'une salle de médecine avec la mention qu'elle avait un polype pour lequel l'opération était urgente. Une anémie intense existait chez elle. On était frappé de la pâleur de son visage, de la décoloration de ses lèvres, de ses gencives, de ses conjonctives palpébrales. Son pouls était dépressible et fréquent; elle avait des palpitations; cependant elle avait, malgré sa faiblesse apparente, conservé assez de force pour travailler. Son appétit s'était, il est vrai, conserve, et elle réparait en partie ce qu'elle perdait incessamment.

Elle nous dit, en effet, qu'elle avait perdu beaucoup de sang

---

(1) Smith de Leeds, *British med. journ.* 1877, p. 231 (*Soc. de gynécologie de Londres, compte-rendu*).

(2) Gosselin, *Clinique chir. de la Charité*, t. 3, p. 103, 1879.

depuis une année et, malgré la conservation de son énergie et de son appétit, elle avait fini par se sentir épuisée et obligée d'entrer à l'hôpital.

Questionnée sur ses antécédents, elle nous dit qu'elle avait eu un enfant à l'âge de 24 ans, que depuis elle n'était pas redevenue enceinte. Particularité remarquable, elle était accouchée il y a dix ans, et elle n'avait commencé à perdre du sang que neuf années après. En touchant la malade par le vagin, je sentis au fond de ce conduit un corps arrondi gros comme un marron qui sortait de l'orifice utérin. Ce dernier était rempli par une portion rétrécie du même corps qui ressemblait parfaitement au pédicule d'un polype, pédicule un peu plus gros cependant qu'il ne l'est dans beaucoup de cas. Par le toucher rectal, il me sembla que je trouvais l'utérus à sa place. Par le palper hypogastrique, je ne le sentis pas nettement... Je présumai que le polype existait incontestablement.

Le 30 juillet, j'annonçai à la malade que j'allais l'opérer ; je la fis mettre en travers sur son lit. Je m'étais proposé d'abord de faire, avant l'opération, l'exploration de la cavité utérine par l'hystéromètre, mais j'étais sous l'influence d'une idée préconçue. Celle-ci résultait de ce que la malade avait été considérée dans un autre service comme atteinte de polype, et m'avait été adressée avec un diagnostic tout fait ; elle résultait aussi de ce que le long temps (neuf années, chose tout à fait exceptionnelle !) écoulé entre l'accouchement et les premières hémorrhagies éloignait de mon esprit la pensée d'un renversement.

Au moment où je venais de saisir la tumeur avec les griffes de la pince de Museux pour l'attirer légèrement, la malade se mit à crier, à se plaindre vivement et à remuer. Ces douleurs qui ne se rencontrent guère dans les opérations de polype, et qui auraient dû m'éclairer, sous l'influence de la même idée je les attribuai à une hyperesthésie exagérée, fruit de l'anémie. Loin de me laisser guider par ce symptôme important, désireux de supprimer le plus tôt possible les souffrances, je renonçai à mon projet d'employer l'hystéromètre, et je fis immédiatement la section avec les ciseaux courbes. Je remarquai bien que cette section continuait à être douloureuse ; que le pédicule était plus gros qu'à l'ordinaire et qu'il nécessitait l'action réitérée de l'instrument.

Je dois dire qu'au premier abord, en voyant une tumeur arrondie, blanche, dure, malgré les quelques doutes éveillés dans mon esprit à la fin de l'opération, je crus encore à un polype fibreux. Un examen plus complet vint bientôt et malheureusement modifier cette opinion.

La malade continua à souffrir beaucoup pendant les heures qui suivirent l'opération ; elle eut des vomissements. Le soir, elle se plaignait de douleurs intolérables avec des suffocations. Le pouls était très fréquent. Une injection de morphine parvint toutefois à calmer et la douleur et la suffocation. La malade dormit un peu la nuit. Le lendemain, elle se sentait mieux. Elle n'avait pas perdu de sang, mais je lui trouvai la face grippée, le pouls était petit, la température à 39°5. La péritonite était menaçante. Le soir, les vomissements revinrent, le lendemain il y avait un ballonnement considérable ; la péritonite se prononçait, sans paraître encore avoir une gravité désespérante. Dans la nuit du 2 au 3 août, il y eut une hémorrhagie abondante et, malgré les soins les mieux entendus, la malade mourut quelques heures plus tard, 60 heures après l'opération.

Autopsie. D'abord la pièce fut fendue du haut en bas dans son milieu ; je reconnus bientôt que l'intérieur était creux, lisse, évidemment revêtu d'une séreuse ; qu'un stylet conduit de bas en haut dans cette cavité sortait sans effort par la portion rétrécie qui représentait le pédicule.

D'autre part, l'autopsie elle-même nous a permis de constater dans l'excavation pelvienne des caillots sanguins abondants, provenant sans aucun doute de l'hémorrhagie. Nous avons trouvé dans la cavité péritonéale un épanchement séreux mélangé de flocons, des arborisations et des fausses membranes sur un bon nombre de circonvolutions. Enfin à la place où devait se trouver l'utérus, il n'y avait rien qu'une plaie froncée par laquelle est sorti le doigt indicateur engagé dans le vagin.

Nul doute, la tumeur enlevée n'était pas un polype ; c'était une portion considérable du fond de la matrice renversée.

Cette observation de Gosselin est digne d'être notée, d'abord au point de vue du diagnostic , par l'analyse détaillée qu'il en donne, par la synthèse qu'il en tire et qui fournit des règles précises qui semblent devoir, à l'avenir, mettre les praticiens à l'abri de ces erreurs de diagnostic sur lesquelles nous avons tant insisté dans le chapitre où nous avons traité cette question, et qui néanmoins se reproduisent encore si souvent entre les mains mêmes des meilleurs d'entre eux.

Obs. 204. Macdonald, 1881 (1). — Une femme âgée de 32 ans avait une inversion datant de 5 ans et survenue à la suite d'un accouchement. L'utérus faisait saillie hors du vagin. A deux reprises, des tentatives de réduction furent faites sous le chloroforme, mais demeurèrent infructueuses. L'utérus restait retourné, congestionné, saignant. Des douches vaginales chaudes furent

---

(1) Macdonald, *Edinb. med. journ.*, p. 193, sept. 1881. — Hayem, *Rev. des sc. méd.*, t. XIX, p. 159.

d'abord employées pour réduire le volume de la tumeur ; puis une nouvelle opération fut tentée. Dans les efforts de réduction, le vagin se déchira à son insertion sur le col, et l'utérus tout entier pénétra dans la cavité péritonéale. Ce ne fut pas chose facile que de l'en retirer... Aucune anse intestinale n'était sortie heureusement par la solution de continuité, et l'utérus put être ramené comme primitivement dans le vagin. Il ne restait, dès lors, qu'une ressource, amputer l'utérus, *ce qui fut fait séance tenante au moyen d'un écraseur ; mais l'instrument vint à se casser, et il fallut achever l'opération avec des ciseaux (excision)*, ce qui produisit une hémorrhagie et de grandes difficultés pour la ligature des vaisseaux. Malgré tous ces contre-temps, l'opération réussit et la malade finit par guérir.

Malgré l'emploi de l'écraseur pendant une partie de l'opération, cette observation appartient bien à l'excision. C'est par l'excision que l'ablation a été définitivement accomplie, et l'opération a précisément présenté tous les inconvénients et tous les dangers de cette méthode : sauf cependant que l'usage temporaire de l'écraseur a bien pu contribuer à modérer l'hémorrhagie.

Voici maintenant le tableau des résultats obtenus dans l'inversion utérine par cette méthode de l'excision.

Tableau des résultats obtenus par la méthode de l'excision.

N°ˢ	Auteurs.	Date.	Age de la malade.	Orig. de l'inv.		Age de l'inv.	Termin.		Observations.
				Acc.	Pol.		G.	M.	
I	A. Paré.	1575	45 ans.		P.		G.		
II	Stalpart Van der Wiel.	1687	»	Acc.		Réc.		M.	
III	Slevogt.	1700	»		P.	Réc.	G.		
IV	Ruysch.	17..	jeune.	Acc.		Réc.		M.	
V	Arnould.	158.	»	A.	»	Récent.		M.	
VI	Vater.	1707	»	»	»	»	G.		
VII	Dieterich.	1745	»	»	P.	»	G.		
VIII	Deleurye.	1778	»	A.	. »	R.	»	M.	
IX	Marchal de Strasbourg.	18..	»	A.	»	R.	G.	»	
X	Paletta.	1812	»	A.	»	Chron.		M.	
XI	Gebhard.	1836	»		»	»	G.		Ligature des vaisseaux dans la plaie.
XII	Velpeau.	1836	24 ans.	A.	»	3 ans.	G.	»	Excision simple.
XIII	Luytgœrens.	1839	»	»	P.	»	G.	»	Ligature dans la plaie.
XIV	Langenbeck.	av 1840	»	»		»	»	»	Procédé spéculatif. Dédoublement des tuniques utérines, isolement de la séreuse.
XV	Higgins,	1843	17	»	P..	q. q. m.	G.	»	Diagnostic par les orifices des

Nos	Auteurs.	Date.	Age de la malade.	Orig. de l'inv.		Age de l'inv.	Termin.		Observations.
				Acc.	Pol.		G.	M.	
									trompes.Ligat.d'attente.Sect. du vagin. Suture de la plaie.
XVI	Velpeau.	1843	»	»	P.	»	»	M.	Erreur de diagnostic.
XVII	id.	1844	35	Acc.	»	3 ans.	»	M.	Suture de la plaie.
XVIII	Michalowski.	1844	22	A.	»	13 m.	G.	»	Excision simple.
XIX	Bradley.	1874	25	A.	»	R. (15 j.)	G.	»	Lig. préventive des artères, section sur le vagin. Pansement avec tampon antisept.
XX	Palasciano.	1875	31 ans.	A.	»	6 ans.	G.	»	Cautérisation, ligature et excision.
XXI	Smith de Leeds.	1877	»	»	»	»	»	G.	Excision simple.
XXII	Gosselin.	1877	31	A	»	10 ans.	»	M.	Err. diag. Excision simplè.
XXIII	A. Macdonald.	1881	32	A.	»	5 ans.	G.	»	Eraillure du vagin. Passage du globe utérin dans le péritoine.
				13	7	»	13	8	

En résumé, l'excision de la matrice, dans les cas d'inversion, d'abord méthode irrégulière, introduite par les sages-femmes et les rebouteurs, a été, depuis, adoptée par les chirurgiens, améliorée, perfectionnée par eux, et est enfin devenue une vraie méthode régulière. Aux sections simples des premiers temps on a joint successivement : 1º la ligature des artères, faite pour la première fois par Luytgœreus, pour arrêter l'hémorrhagie, et proposée depuis comme moyen préventif par Bradley, qui lie les artères vaginales dès le début de l'opération ; 2º la ligature préventive et provisoire du vagin au-dessus du col de l'utérus, comme Higgins l'a fait pour empêcher l'hémorrhagie ; 3º la suture des lèvres de la plaie, pratiquée pour la première fois par Higgins et à peu près à la même époque par Velpeau, et qui a le double avantage de contribuer à arrêter l'hémorrhagie et d'empêcher le renversement des lèvres de la plaie de bas en haut, renversement qui, comme nous l'avons vu, se produit presque fatalement, et apporte ainsi dans le péritoine lui-même le sang et les produits septiques, qui ne tardent pas à lui succéder sur les lèvres de la plaie ; 4º la section du pédicule transportée sur le vagin lui-même, comme nous l'avons noté dans l'observation de Bradley, et qui enlève également au pédicule cette faculté de se relever qui appartient exclusivement à un moignon utérin auquel adhèrent les ligaments ronds ; 5º le décollement de la tunique musculaire ou musculo-muqueuse, suivant la méthode de Langenbeck, ce qui permettrait au chirurgien de faire l'excision de l'utérus inversé sans pénétrer dans le péritoine.

De cet ensemble de faits consignés dans les diverses observations, on peut tirer la division de la méthode en quatre procédés principaux, qui sont :

1º *Le procédé d'excision simple,* dont Velpeau, Michlowski, Smith de Leeds nous ont offert des exemples plus heureux que sages. Dans ce procédé, la ligature des artères sur les lèvres mêmes de la plaie a été avantageusement ajoutée par Gebhard et par Luytgœreus. Bradley a renchéri sur ce perfectionnement en liant, avant l'opération, les artères vaginales. Observons, toutefois, que le moyen proposé par Bradley n'est applicable que lorsque la section porte sur le vagin ; il constituerait une faute et une erreur si on voulait l'appliquer à une excision portant sur l'*utérus lui-même*, les artères utérines ne procédant pas des mêmes sources artérielles que les artères vaginales. La ligature d'attente proposée par Higgins remplit la même indication.

2° *Le procédé par isolement de la séreuse ; procédé de Langenbeck.* Ce procédé a été suffisamment décrit à propos de l'observation de Langenbeck. Les difficultés de son exécution sont probablement la cause qu'il n'est pas entré dans la pratique.

3° *Le procédé de la suture ; procédé d'Higgins ; procédé de Velpeau.* C'est bien le perfectionnement le plus sérieux apporté à la méthode de l'excision. La suture, en effet, ferme immédiatement l'ouverture utéro-péritonéale, amène l'adossement des séreuses, l'adhérence cicatricielle qui conduit à une prompte guérison. A l'hémorrhagie Higgins a opposé, dans son procédé, la présence d'une ligature d'attente sur le vagin qui arrête la circulation, mais qui peut avoir l'inconvénient de l'arrêter trop complètement et d'amener la gangrène des lèvres de la plaie. On ne l'a guère employée depuis, malgré le succès d'Higgins. Velpeau s'était proposé, en mettant ses sutures un peu profondes et comprenant toute l'épaisseur des lèvres de la plaie, d'obvier ainsi à l'écoulement du sang par la compression même de ces lèvres résultant de la constriction même de chaque point de suture. Peut-être, pour obtenir ce but, eût-il mieux valu substituer la suture enchevillée à la suture à point passé. Mieux vaut encore s'en tenir aux moyens hémostatiques ordinaires employés au moment de la section du pédicule et faire la suture simple après.

4° *Procédé de la section vaginale ; procédé de Bradley.* Ce procédé n'est guère applicable qu'aux *inversions complètes.* Dans ce cas même, il me paraît fort dangereux de négliger la suture et de recourir simplement à un pansement par le tampon anti-septique.

De ces quatre procédés, le premier est trop aventureux ; le second trop exceptionnel ; le quatrième n'est applicable que dans des circonstances déterminées. Reste donc, comme procédé acceptable, le troisième, c'est-à-dire l'excision suivie de la suture après une hémostase bien faite, c'est-à-dire le procédé d'Higgins ou de Velpeau.

Dans ces conditions, l'opération offre encore quelques chances sérieuses de succès. Du reste, nous pouvons reconnaître que la statistique de ses résultats n'est pas aussi désespérante qu'on aurait pu le supposer de prime abord.

Nous trouvons en effet, contre 13 cas de guérison, 8 cas de mort, soit une mortalité de 38 p. 0[0 environ.

N'oublions pas toutefois, comme nous l'avons déjà dit, que bien des chirurgiens ne sont guère portés à publier leurs insuccès ; que quatre au moins, sur les huit cas de mort que nous avons enregistrés, ne sont arrivés à la connaissance du public que par suite de certaines indiscrétions, et que, sans se tromper, on peut affirmer que la majeure partie des insuccès survenus dans les opérations de ce genre ont été tenus secrets, ou ont du moins échappé au contrôle de la publicité.

Nous aurons, du reste, à voir plus tard, en présence des autres méthodes d'ablation de la matrice, quelle est la valeur réelle de celle que nous venons d'examiner, c'est-à-dire de l'*excision.*

II. — Méthode de l'ablation par l'écrasement linéaire.

L'invention des instruments propres à pratiquer les sections mousses, d'abord l'ingénieux instrument de Chassaignac, *l'écraseur linéaire* (fig. 85), plus tard les constricteurs de Maisonneuve (fig. 86), devaient conduire nécessairement les chirurgiens à recourir à ce mode de section dans l'opération de l'ablation de l'utérus.

Trois praticiens illustres, Mac Clintock en Angleterre, Aran en France, Marion Sims en Amérique, le mirent

en effet en usage, à peu près à la même époque, vers
1859, et probablement à l'insu les uns des autres.

La priorité me paraît, toutefois, apparteuir à Mac Clintock. Son observation a été publiée en 1859. Et comme il
est donné dans cette observation des détails qui datent de

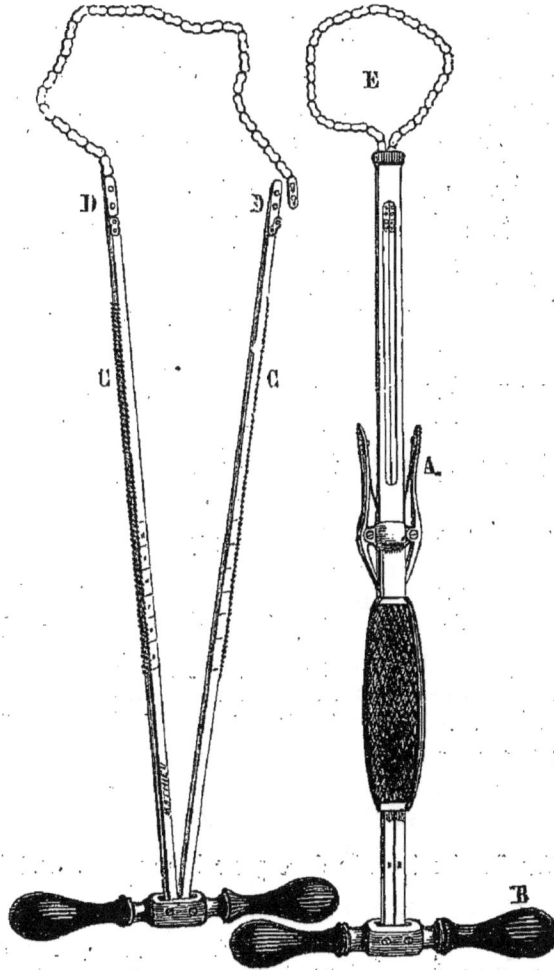

FIG. 85. — Ecraseur linéaire de Chassaignac.

six semaines, elle remonte sûrement à la fin de l'année
1858. Celle d'Aran a été rapportée pour la première fois
par lui, dans ses *Leçons cliniques sur les maladies de l'u-
térus*. Cet ouvrage porte le millésime de 1858, mais il a

été publié en plusieurs fascicules, et les derniers fascicules, dans lesquels se trouve l'observation, n'ont paru qu'à la fin de 1859. Le commencement de l'observation, comme le dit l'auteur, remontait à *l'année précédente*, et l'opération ne fut pratiquée que le 17 février de *la présente année*, c'est-à-dire de l'année 1859.

L'observation de Sims est du mois de novembre 1859.

Ces trois observations sont très remarquables ; elles poursuivent toutes les trois et avec le secours de moyens différents un objectif commun, la lutte contre le symptôme si redoutable de l'hémorrhagie ; elles méritent d'être reproduites toutes les trois avec assez de détails.

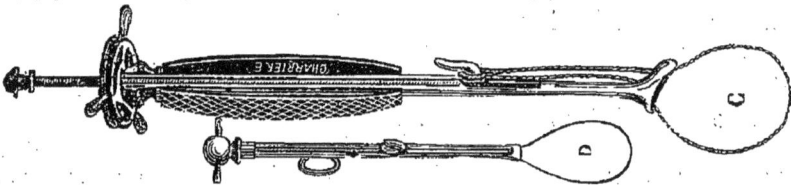

FIG. 86. — Constricteurs de Maisonneuve.

I. G. (1). — Obs. 205. Mac Clintock, 1858 (2). — Anne Ratigan, âgée de 22 ans, portait depuis 12 mois environ, à la suite de son premier accouchement, un renversement de l'utérus qui s'accompagnait de métrorrhagies abondantes ; la tumeur avait le volume d'une grosse noix, et était supportée par un pédicule qu'entourait l'orifice du museau de tanche sans le serrer étroitement. En abaissant la matrice à l'aide d'une pince-érigne, on effaçait complètement l'orifice du col, de telle sorte que la surface de l'utérus se continuait directement avec celle du vagin. Quand on laissait la tumeur reprendre sa situation habituelle, une sonde introduite dans l'orifice du col ne pénétrait qu'à un centimètre de profondeur.

Mac Clintock essaya à trois reprises de réduire l'utérus en le malaxant. Ces séances durèrent de 15 à 25 minutes, et quand la main introduite dans le vagin était fatiguée, on refoulait l'utérus en haut à l'aide d'un instrument analogue au bâton de Depaul.

_____

(1) Nous mettrons, comme dans l'article précédent et dans les suivants, la lettre G. ou la lettre M., pour indiquer l'issue de l'opération, guérison ou mort.

(2) Mac Clintock, *Dublin Quaterly journal of med. sc.*, n° 53, février 1859. — *Arch. gén. méd.* 1859, t. 1, p. 490.

Cet instrument fut également mis en usage deux fois par jour, en dehors des séances de taxis. Celles-ci s'accompagnèrent chaque fois d'une telle prostration qu'on crut devoir y renoncer. Il ne restait plus d'autre ressource qu'une opération. On plaça en conséquence une ligature sur le col de l'utérus et, après l'avoir médiocrement serrée, on la laissa en place pendant 48 heures ; il n'y eut pas d'autres accidents que quelques nausées, des menaces de syncope et une douleur modérée. Le troisième jour, l'utérus fut abaissé à l'aide de la pince-érigne et la chaîne de l'écraseur placée dans le sillon creusé par la ligature. Le fil enlevé, on serra l'écraseur, et l'utérus tomba au bout de 8 minutes. L'opération n'avait pas été très douloureuse et ne fût pas suivie d'hémorrhagie.

Les jours suivants, la région hypogastrique était un peu endolorie et tuméfiée ; mais ces accidents cédèrent à un traitement très simple, et la malade rentra chez elle parfaitement guérie, six semaines après l'opération.

En examinant, après la guérison, le col utérin, on trouva qu'il avait l'aspect d'un col de multipare ; la sonde y pénétrait à une profondeur d'un tiers de pouce.

Mac Clintock, comme on le voit, a emprunté à Higgins la ligature temporaire médiocrement serrée, qui, sans amener la mort des tissus étranglés, suffit pour arrêter le cours du sang dans les gros vaisseaux et pour écarter les accidents hémorrhagiques. La pratique inaugurée par Mac Clintock, si ingénieuse qu'elle soit, n'offre pas cependant une sécurité complète, et laisse encore une part trop grande à l'imprévu et aux surprises du hasard.

Aran, dans un cas fort analogue à Mac Clintock, conçut l'espoir d'obvier à l'hémorrhagie, en se servant de l'écraseur exactement de la même manière que dans l'ablation des polypes, et en conduisant l'instrument avec une très grande lenteur. Son observation, qui se termina fatalement, eut néanmoins un très grand retentissement.

II. M. Obs. 206. Aran, 1859 (1). — « Une jeune femme de 24 « ans avait été prise, à la suite d'un accouchement (10 avril 1856), « d'une perte de sang presque foudroyante, qui l'avait laissée « sans connaissance et en proie à des convulsions pendant deux

---

(1) Aran, *Leçons cliniques sur les maladies de l'utérus*, p. 914. 1858-59.

« jours. L'hémorrhagie s'était prolongée pendant une quinzaine
« de jours avec assez d'abondance. Depuis, la malade n'avait
« cessé de perdre du sang ; dès que l'écoulement de sang se sus-
« pendait, il était remplacé par des flueurs blanches abondantes.
« Depuis cette époque, elle offrait tous les phénomènes de l'ané-
« mie... Chaque retour des règles était marqué par une hémor-
« hagie qui durait de 15 à 18 jours avec une grande abondance...
« L'existence de ces hémorrhagies fréquentes, habituelles, ayant
« débuté dans l'accouchement au moment de la délivrance, étaient,
« bien de nature à faire penser à un renversement de l'utérus, et
« je fus bientôt confirmé dans cette idée par l'examen avec le
« doigt. Je trouvai entre les lèvres du col entr'ouvert une tu-
« meur du volume d'une pomme, arrondie, molle, élastique, sen-
« sible à la pression. Je reconnus qu'elle se continuait avec les
« restes du col par un sillon circulaire que le doigt ne pouvait
« franchir. Par le rectum, mon doigt ne put dépasser la hauteur
« du col ; je ne pouvais remonter jusqu'au-dessus du point d'in-
« vagination ni sentir une sonde préalablement introduite dans
« la vessie. En revanche, la palpation abdominale ne percevait
« pas la résistance habituelle derrière le pubis, et en combinant
« le palper abdominal avec le toucher vaginal, j'arrivai sur une
« espèce d'entonnoir formé par l'utérus invaginé... Une première
« tentative de réduction fut faite sans succès le 27 septembre
« 1858...
« Deux nouvelles tentatives furent faites encore dans le mois
« d'octobre, tout aussi infructueuses. MM. Nélaton et Richet vou-
« lurent bien se joindre à moi, le 14 novembre, pour examiner la
« malade ; leur avis unanime fut qu'il y avait peu à espérer de la
« réduction, et que l'on devait penser à débarrasser la malade de
« sa cruelle infirmité. Avant d'en venir à cette extrémité, je pro-
« posai de transformer par des cautérisations successives avec
« le fer rouge la surface muqueuse qui fournissait les hémorrha-
« gies, en un tissu de cicatrice qui ne se laisserait plus pénétrer
« par le sang. Le résultat de ces cautérisations fut très remar-
« quable ; les hémorrhagies paraissaient suspendues, mais reve-
« naient au bout de 15 jours. Au mois de décembre, entre deux
« cautérisations, j'essayai le procédé de Tyler Smith ; la présence
« du pessaire dans le vagin développait des douleurs dans le
« ventre et un état fébrile avec frisson, de sorte qu'après deux
« tentatives, je dus y renoncer. Le 2 janvier 1858, je fis une der-
« nière tentative de réduction désespérée mais inutile. Il ne me
« restait plus qu'une ressource, l'opération. Je me décidai pour
« la ligature avec l'écraseur linéaire : je procédai le 18 février 1859
« à l'opération. La tumeur mise à nu avec un speculum bivalve,
« je la saisis avec les pinces de Museux et je l'entraînai lente-
« ment jusqu'à l'orifice vulvaire, que je lui fis franchir ; la chaîne
« de l'écraseur fut glissée jusqu'à la base de la tumeur et serrée
« légèrement. Les premiers degrés de la constriction furent mar-
« qués par des douleurs très vives, surtout au début. L'opération

« fut conduite avec la plus grande prudence. On avait serré d'un
« cran toutes les 5 minutes d'abord, puis toutes les 4 minutes.
« Vers les dernières, la malade accusa dans le bas-ventre une
« horrible douleur. Nous pressons la fin de l'opération, qui avait
« duré *sept quarts d'heure*. La tumeur, du volume d'un gros œuf,
« était coupée très net, sa cavité était presque virtuelle, les parois
« se touchaient presque partout ; la section mesurait de 10 à 15
« millimètres. De l'un des angles s'élevait une sorte de mamelon
« d'où se détachaient les annexes coupés au-dessous de l'ovaire
« et du pavillon restés dans la cavité abdominale. Ma première
« idée fut qu'une hémorrhagie s'était faite à l'intérieur du ventre ;
« cependant il n'y avait pas eu d'hémorrhagie par le vagin. Les
« phénomènes de péritonite prirent le dessus, et la malade suc-
« combait le 20 février, 59 heures après l'opération.
  « A *l'autopsie*, épanchement sanguin considérable, et dans la
« cavité pelvienne un demi-verre environ d'une boue sanguino-
« lente ; quelques fausses membranes dans le petit bassin. Au
« fond de l'excavation pelvienne, on aperçoit une ouverture trans-
« versale de 2 centimètres de long sur 2 millimètres de large :
« c'est la *partie de l'utérus divisée par l'instrument* qui a remonté
« *dans la cavité abdominale*. Cette cavité communique librement
« par cette ouverture avec le vagin, qui contient le même pu-
« trilage sanieux que le petit bassin. La surface de la section
« montre encore les petits orifices vasculaires qui ont fourni
« l'hémorrhagie, etc. »

Comme on le voit, Aran avait procédé avec beaucoup
de prudence ; son opération fut menée avec une grande
lenteur et ne dura pas moins de sept quarts d'heure. Il
espérait, en agissant ainsi, empêcher l'hémorrhagie et
créer une disposition à l'adhérence péritonéale ; il n'obtint
ni l'un ni l'autre résultat. La malade mourut rapidement
des suites d'une hémorrhagie dans le péritoine.

Pour obvier plus sûrement à cet inconvénient hémorrhagique que nous venons de signaler, Sims a jugé
plus prudent d'emprunter, pour la méthode de l'écrasement linéaire, le second moyen préventif qu'Higgins avait
proposé pour l'excision simple, c'est-à-dire l'adjonction
de la suture à la section obtenue par l'écraseur. Voici
son observation, qui me paraît très intéressante.

III. G. Obs. 207. Marion Sims, 1859 (1). — La malade, âgée de 39

(1) Marion Sims, *Chirurgie utérine*, trad. fr. par Lhéritier, 1866, p. 151.

ans, avait eu une fausse couche et deux couches à terme, la dernière le 26 décembre 1858. Le travail avait été long, la délivrance
difficile. Le médecin remarqua *que quelque chose était descendu
et s'était retourné* ; l'hémorrhagie fut abondante. Depuis, les pertes de sang se reproduisirent très fréquemment. Il en résulta une
faiblesse et une anémie extrêmes, des syncopes fréquentes, etc.
Le repos et les soins les plus habiles et les plus attentifs du
Dr Emmet parvinrent à ranimer un peu sa santé. Nous pûmes
songer à tenter la réduction. La malade ayant été éthérisée, nous
essayâmes un taxis prolongé pendant 4 heures. Nous pûmes faire
remonter l'utérus dans la cavité cervicale, où nous cherchâmes en
vain à le maintenir au moyen d'un tampon styptique. « Si j'eusse
« adopté alors le pessaire du Dr Tyler Smith, ajoute Sims, le ré-
« sultat eût été différent. » 18 jours après, nouvelles tentatives,
aussi infructueuses. Les vénérables Valentin Mott et W. Francis,
médecins consultants de l'hôpital, furent d'avis que l'ablation de
l'organe était la seule ressource qui restât... « Alors nous atti-
« râmes l'utérus dans le vagin et nous pratiquâmes autour du
« col une forte ligature ; nous serrâmes solidement à l'aide d'une
« vis, dans l'intention de faire l'ablation de l'organe. Mais le trou-
« ble général fut si intense, si alarmant (nausées, douleurs exces-
« sives), qu'il fallut retirer l'appareil au bout de 2 heures...
« Enfin le premier novembre, la malade fut chloroformée, la
« chaîne de l'écraseur placée autour du col, près de l'orifice, et
« serrée. L'opération était à moitié faite quand un anneau se dé-
« tacha. Une autre chaîne ayant été appliquée, l'organe fut tran-
« ché. Toutefois, le ligament large du côté droit ne fut pas com-
« plètement séparé. J'allais enlever la chaîne et la tumeur, quand
« tout à coup l'hémorrhagie, la plus effroyable que j'aie jamais
« vue, se manifesta et remplit en un instant tout le vagin de sang
« artériel. Heureusement, le sang venait de cette partie du liga-
« ment encore adhérente à l'utérus. Je retirai vite cet organe et
« passant l'index et le médius par le col dans la cavité abdomi-
« nale, je pus comprimer les restes du ligament contre le bord
« de l'ouverture cervicale, ce qui arrêta l'hémorrhagie. On fit la
« ligature de la portion non divisée du ligament large, et au
« moyen de porte-éponges, le sang fut retiré avec soin de la
« cavité péritonéale. *Les bords divisés du col furent réunis au
« moyen d'un fil d'argent par cinq ou six sutures séparées. Les
« bords du col se réunirent par première intention. La malade
« se rétablit rapidement.* »

Cette observation appelle l'attention à bien des titres ;
comme on le voit, elle nous offre presqu'un traité complet de la thérapeutique chirurgicale de l'inversion. En
effet, après plusieurs tentatives de réduction, après l'essai
d'un tamponnement spécial, après une tentative de liga-

ture qui ne fût pas supportée, Sims se décide à faire la
section à l'aide de l'écraseur linéaire ; il eut, malgré l'emploi de cet instrument, une hémorrhagie formidable ; il
lia les vaisseaux, étancha le sang avec soin et dans le
vagin et dans la cavité péritonéale, puis il appliqua 5 ou
6 points de suture métallique sur les bords de la plaie,
qui se cicatrisa par première intention.

Que doit-on le plus admirer, de la persévérance du
chirurgien qui, par tous les moyens possibles, tente la
guérison, ou des ressources inépuisables de notre organisme qui, au milieu de tant d'incidents imprévus et de
périls renouvelés, finit par la donner ?

IV. M. Obs. déjà citée, 51. Personnelle, 1860. — C'est vers le
même temps, en 1860, que j'eus l'occasion de faire une nouvelle
application de l'écraseur linéaire dans un cas d'inversion ancienne prise malheureusement pour un polype, chez une fille-
mère qui avait réussi à tenir sa grossesse cachée, et ses résultats
complètement ignorés. L'opération fut suivie d'insuccès. J'ai
déjà rapporté tout au long cette observation dans la partie ana-
tomo-pathologique de ce travail.

V. G. Obs. ult. V. T. O. Shepard, 1863 (1). — L'observation de
Shepard est relative à une femme de 25 ans atteinte d'une inversion datant de trois années, et sur laquelle il pratiqua une opération heureuse. Mais cette opération est difficile à classer. Elle est
donnée par plusieurs auteurs comme un exemple d'application de
l'écraseur linéaire, puis, l'anse de l'écraseur venant à céder, de
l'application de la ligature simple avec excision. La malade
guérit.

Le chirurgien a-t-il voulu, comme Courty devait le
faire plus tard, comme Collomb l'avait fait autrefois, appliquer une ligature métallique ? Le fil s'est-il rompu ou
a-t-il simplement glissé faute d'être solidement fixé à la
partie mobile de l'instrument ? Autant de questions auxquelles il serait difficile de répondre. Ce qu'il y a de certain, c'est que l'opération n'a pas été faite au moyen de
l'écraseur, et que l'observation appartient en réalité à la

---

(1) Shepard, *Gaz. hebd.* 1864, p. 125. — *Med. Times,* 1863.

méthode de la ligature simple, à laquelle nous la ren-voyons.

VI. G. Obs. 208. Mac Clintock, 1862 (1). — *Inversion suite de polype, avec procidence complète du vagin.* —« Une femme de 66 « ans entra dans le service gynécologique de l'hôpital de Lying « le 1er avril 1862. Elle n'avait jamais été mariée, et ses règles « avaient cessé depuis 15 ans environ. Sa santé avait toujours été « bonne avant la maladie actuelle, et elle n'avait éprouvé ni hé-

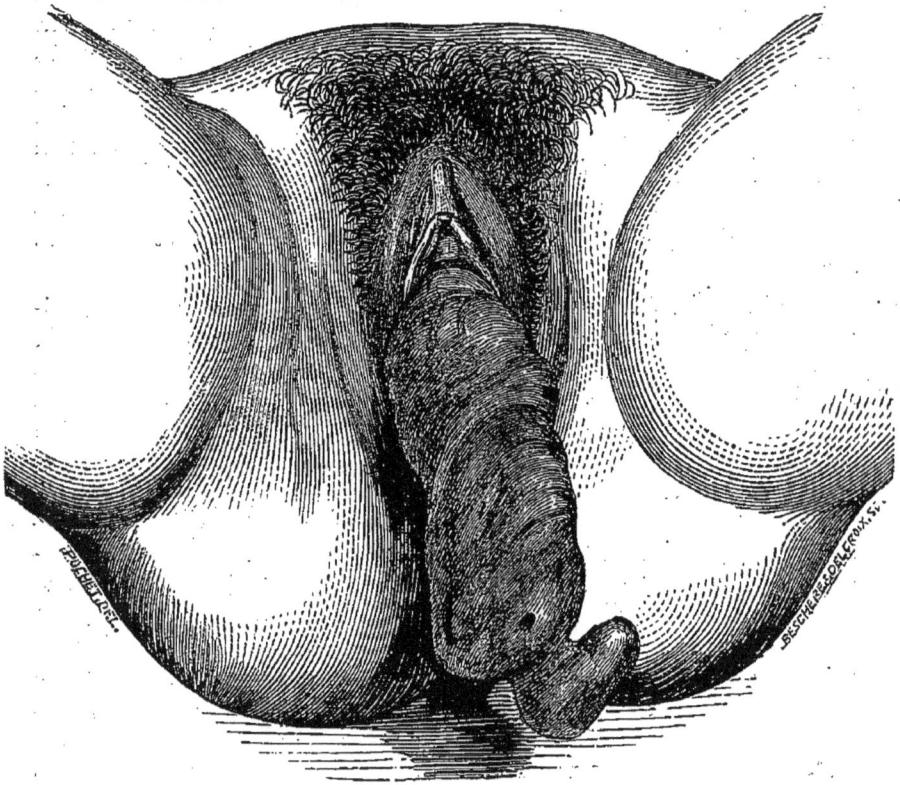

FIG 87.

« morrhagie, ni pertes blanches. Six semaines avant son entrée à « l'hôpital, en frottant vigoureusement un plancher, elle éprouva « des nausées, et pendant un violent effort de vomissement une « tumeur fit subitement irruption à l'extérieur du vagin avec un

(1) M. Clintock, *Clinical memoirs on diseases of woomen.* Dublin, 1863, p. 97.

« flot de sang. Malgré un essai de réduction, cette tumeur était
« restée à l'extérieur.

« Elle se composait de 3 parties (voy. fig. 87) ; à l'extrémité
« un polype fibreux séparé du reste de la tumeur par une sorte
« de col. La portion supérieure n'était autre que le vagin retourné.
« La partie intermédiaire était plus grosse que le polype et
« constamment humide, ce qui tenait à une sorte d'ulcération
« générale ; elle correspondait à l'utérus en état d'inversion. Ce
« qui fut confirmé par la découverte des trompes de Fallope à sa
« surface et le passage d'un petit stylet dans leur orifice.

« Le Dr Denham, après avoir ramené le vagin et l'utérus dans
« le bassin, enleva, le 14 avril, le polype au moyen de l'écraseur.
« Il y eut une hémorrhagie qui put être arrêtée par l'emploi des
« hémostatiques et la compression du doigt. L'inversion était trop
« complète pour que l'on pût espérer la réduction. L'extirpation
« de l'utérus fut dès lors décidée. En conséquence, le Dr Denham
« étant absent, je me résolus à poursuivre l'opération par la
« méthode déjà employée dans une précédente observation, avec
« cette différence que je décidai de laisser la ligature *trois jours*
« *au lieu de deux* avant d'arriver à l'amputation.

« Le 21 avril, une ligature avec une corde de fouet fut appli-
« quée sur la légère dépression formant la limite entre le vagin
« et l'utérus, elle fut serrée et maintenue en place au moyen de
« la double canule de Levret, ce qui causa une grande douleur à
« la patiente. Un peu de vin et une dose de solution de morphine
« ne furent point gardés par l'estomac. Dans l'espace de quel-
« ques heures, l'utérus devint froid et d'une couleur plom-
« bée. Bientôt il se montra un peu tuméfié, d'une couleur noi-
« râtre et recouvert sur toute sa surface d'un suintement hé-
« morrhagique veineux. La ligature fut resserrée, le cathétérisme
« pratiqué et la tumeur enveloppée d'une compresse imbibée de
« perchlorure. La malade prit un peu d'opium. Elle eut quelques
« douleurs lancinantes ce jour-là dans le bas-ventre. Le lende-
« main, 22 avril, elle fut beaucoup mieux, dormit, urina, put
« prendre quelques aliments, un peu de vin, et continua
« l'opium. Le 23, elle va très bien. La ligature s'est abaissée d'un
« quart de doigt pendant la nuit, et encore un peu le matin. Elle
« occasionne quelques douleurs dans le bas-ventre et un peu de
« sensibilité à l'épigastre. Il y avait une suppuration fétide et
« une ulcération en dessous de la ligature qui était en place
« depuis 72 heures, et avait creusé un léger sillon dans le tissu
« de l'utérus. La surface extérieure de celui-ci était devenue
« noire, sèche et dure. Je l'étreignis avec un petit écraseur de
« Maisonneuve, ayant un fil de fer en guise de chaîne, qui m'avait
« été prêté par le Dr Churchill. Celui-ci voulut bien m'assister
« dans cette opération comme dans beaucoup d'autres. Qu'il re-
« çoive ici mes remerciements. Mais, à cause de la densité du
« tissu utérin, l'effort de l'instrument était trop considérable, et à

« deux ou trois reprises il causa un ébranlement tel dans la tu-
« meur, que je dus l'enlever et le remplacer par l'écraseur à
« chaîne, avec lequel je pus effectuer la séparation de l'utérus en
« 15 minutes. Il survint une légère hémorrhagie qui céda à l'em-
« ploi des réfrigérants. La malade éprouva, vers la fin de l'opéra-
« tion, une grande douleur, mais la supporta avec un grand cou-
« rage. Le pouls était très faible, la sueur perlait en larges
« gouttes sur le front de la malade. Je relevai ses forces avec du
« vin et lui administrai de l'opium.

« En examinant l'utérus, le sac péritonéal n'offrait pas d'in-
« flammation et ne présentait pas la moindre trace d'adhérences
« nouvelles en aucun point de sa surface.

« La convalescence marcha de la manière la plus satisfaisante ;
« aucun symptôme redoutable, ni frisson, ni vomissement, ni
« fièvre, ni péritonite. Pour tout traitement, il lui fut administré
« un grain d'opium par nuit.

« Restait la tumeur formée par la portion renversée du vagin.
« Elle était encore gonflée et sensible à la pression après 8 à 10
« jours. Je m'étais proposé de la réduire par la voie qu'elle avait
« suivie pour sortir, mais dans cette tentative la force que je dus
« employer détermina une douleur considérable, je crus plus
« prudent d'y renoncer. Le 16 mai, 33 jours après l'opération, le
« Dr Cronyn y réussit sans accident et put remettre le vagin à sa
« place dans le bassin. La tumeur ne redescendit plus pendant
« la durée du séjour de la malade à l'hôpital, qui fut d'un peu
« plus d'une semaine. »

Cette observation présente deux points principaux à
noter et qui donnent matière à réflexion.

1° L'inversion, comme dans beaucoup des cas qui succèdent à des polypes, était absolument *complète* et accompagnée de l'inversion d'une portion notable du vagin.
Après la mémorable observation de Levret, c'est peut-
être celle où cette procidence du vagin est la plus considérable. L'opération a porté non point sur l'utérus, non
pas même sur le col, mais sur le vagin lui-même, comme
nous en avons déjà cité plusieurs exemples.

2° La ligature préalable ou préventive est restée
plus longtemps et a été plus serrée que dans la première
observation de Mac Clintock. Elle ne s'est pas bornée à
empêcher l'effusion du sang, en coagulant celui-ci dans les
vaisseaux, elle a déterminé un véritable étranglement des
tissus et la mortification des parties sous-jacentes. Par
ce fait même, ce procédé se rapproche beaucoup plus de la
ligature proprement dite que de l'excision par l'écraseur.

Toutefois, par cela seul que la ligature a été enlevée après trois jours, avant l'apparition d'aucune adhérence péritonéale, comme l'atteste l'examen de la tumeur enlevée, et que l'écraseur appliqué dans ces conditions a encore donné naissance à une douleur assez forte et à une certaine effusion de sang, nous nous croyons autorisé à laisser cette observation dans la catégorie de celles dans lesquelles l'agent principal de l'extirpation a été l'écraseur.

Toutefois nous devons enregistrer la sorte de progression suivie par l'auteur. Sa seconde opération se rapproche beaucoup plus que la première des procédés usuels de la ligature. Il reste dans tous les cas un reproche à lui faire, c'est d'enlever la ligature et de faire la section avant que les adhérences péritonéales soient accomplies, c'est-à-dire de laisser une porte ouverte à l'introduction de l'air ou des produits septiques dans la cavité péritonéale. Un pas de plus dans la même voie, certainement l'auteur aurait proposé de laisser la ligature en place et de faire l'excision au bout de trois ou quatre jours ; ce qui, comme nous le verrons plus loin, est un des bons procédés de la ligature.

VII. M. Obs. 209. Wilson, 1864 (1).— *Inversion suite de polype.* — L'inversion s'était produite chez une femme d'un certain âge. Elle ne put être réduite. La tumeur présentait des signes de gangrène commençante, avec de graves symptômes généraux. Le docteur Wilson se décida à pratiquer l'ablation de l'utérus au moyen de l'écraseur. L'instrument fut appliqué vers la partie moyenne de la tumeur et conduit avec lenteur. Après l'extirpation, qui se fit sans une douleur extrême, la tumeur présenta une production fibreuse vers le fond de l'organe. Tout alla assez bien jusqu'au *onzième jour.* A ce moment, la malade, ayant reçu de mauvaises nouvelles, tomba dans un état de prostration dont elle ne put se relever et mourut le lendemain.

VIII. G. Obs. 210. Cheppin, 1867 (2). — *Inversion chronique de l'utérus, suite d'accouchement. — Réduction impossible.*— L'opération est décidée et pratiquée par le D⁻ Cheppin à l'aide de

---

(1) Wilson, *Edinburgh méd. journ.* janvier 1864. — *Dict. annuel des progrès des sc. méd.*, de Garnier, 1864, p. 31, art. *Amputation de l'utérus.*
(2) Cheppin, *Southern Journ. of med. sc.— British méd. Journ.* 24 août 1867. — *Bullet. de Thérap.* 1867, t. 2, p. 523.

l'écraseur linéaire. La section fut complète au bout de 28 minutes. L'utérus avait été enlevé *dans sa totalité*, ce qui prouve que le renversement était complet et que la section avait porté sur le vagin lui-même. Avec l'utérus l'ovaire et la trompe gauche avaient été enlevés. L'ovaire droit n'avait pas suivi l'ovaire gauche, et la trompe de ce côté, comprise dans le pédicule, avait été coupée au voisinage du corps utérin. Après la section, une anse intestinale était venue faire irruption à travers l'ouverture péritonéale. On la réduisit et la plaie fut fermée à l'aide du *clamp suture* de Sims. Le 3e jour, on constate que la plaie vaginale s'est réunie par première intention. Au bout de trois semaines, les fils métalliques et le clamp s'étant détachés, on put reconnaître que la cicatrisation était complète. La santé de cette femme se rétablit rapidement, et elle put revenir à ses occupations ordinaires.

Nous voyons dans cette observation, comme dans celles de Sims, les bons résultats de l'adjonction de la suture à l'excision par l'écraseur ; ses effets salutaires sont rendus plus évidents encore dans le cas actuel par la hernie momentanée de l'intestin à travers la plaie, hernie qui a pu être réprimée et maintenue par la suture.

IX. G. Obs. 211. Baker de Birmingham, 1867 (3). — La malade avait environ 42 ans. Neuf ans plus tôt, 15 jours après un accouchement laborieux, elle eut une hémorrhagie violente, accompagnée de la sortie d'une tumeur considérable. La tumeur fut replacée par feu le Dr Wilcox de Warwick. Depuis, la malade a eu des hémorhagies incessantes, tantôt profuses, tantôt modérées. La plupart du temps elle reste étendue. Il y a 10 ou 11 mois, on lui a enlevé un petit polype au moyen du serre-nœuds. Les symptômes ne s'étant pas améliorés, elle est entrée à l'hôpital général de Birmingham, où l'on reconnut une inversion complète. La constriction du corps de la tumeur par le col lui donnait une grande ressemblance avec un polype ; mais la sonde ne pouvait pénétrer à plus d'un centimètre dans l'utérus, et le fond n'était pas appréciable dans l'hypogastre. Très affaiblie, la malade demande à guérir à tout prix. Il fut décidé qu'on tenterait la réduction sous le chloroforme ; si ce moyen ne réussissait pas, l'excision serait pratiquée. Le 30 novembre 1867, la tentative de réduction ayant été sans effet, l'utérus fut attiré en bas et sectionné avec l'écraseur à chaîne ; quelques petits vaisseaux donnèrent du sang, l'hémorrhagie fut

---

(1) Baker de Birmingham, Note lue à la session de l'association, section locale des comtés de Birmingham et Midland, 2 novembre 1868. — *British med. Journ.* 5 décembre 1868, p. 600.

arrêtée par l'application d'un fer rouge. Comme il y avait encore une légère hémorrhagie en nappe, on comprima la surface de la section avec une petite éponge. La fièvre dura 2 ou 3 jours, avec des douleurs abdominales; les symptômes cédèrent, et la malade entra en pleine convalescence.

X. G. Obs. 212. Martino Barba, 1872 (1). — Giacomina Mariani, âgée de 25 ans, a eu deux enfants dans l'espace de deux ans. La première couche fut bonne, mais la seconde fut suivie d'une inversion par le fait d'un travail trop précipité. La réduction fut impossible. Alors des hémorrhagies graves survinrent. La malade fut bientôt réduite à un état d'anémie très sérieux. Martino Barba se décida à tenter l'extirpation de l'utérus, trois mois après la production de l'inversion.

Martino Barba avait employé d'abord l'écraseur linéaire de Chassaignac, puis termina l'opération par la ligature au moyen d'une anse métallique. Les pièces extirpées laissaient voir clairement des portions de ligaments larges et de la trompe de Falloppe. L'utérus avait été extirpé complètement, moins une faible partie du museau de tanche. Les premières suites de l'opération furent très menaçantes. Il n'y eut pas d'hémorrhagie abondante, mais la malade fut prise d'une syncope qui dura sept heures et qui contribua probablement à conjurer l'hémorrhagie; puis la malade fut prise d'une péritonite qui céda au bout de quatorze jours. Enfin la malade, guérie, sortait de l'hôpital le 22e jour.

Dans le fait de Martino Barba, l'écrasement linéaire a été combiné avec la ligature métallique. Cette pratique se rapproche beaucoup de celle que j'ai employée plus tard (obs. ult. V.T.O.), et dans laquelle la ligature a été faite directement par un petit écraseur mené très lentement et qui est resté en place jusqu'au 14e jour, qui fut celui de la chute de la tumeur. Régulière et progressive, cette seconde constriction a pu permettre une surveillance plus efficace des phénomènes inflammatoires et laisser aux adhérences qui doivent unir les surfaces adjacentes le temps de s'établir. On peut éviter ainsi bien des accidents, si surtout on a le soin de combattre par des injections antiseptiques les effets de la gangrène de l'organe.

Je reproche au procédé de Barba le changement d'instrument, qui a pu, au moment où il a été fait, amener dans

---

(1) Mart. Barba, *Il Morgagni*, 1872. — *Gazette méd. de Paris*, 1873, p. 44. — Robert Barnes, trad. fr., p. 622.

le champ même de l'opération des ébranlements qui ont pu devenir funestes. Dans tous les cas, la durée de l'opération fut très longue, puisque l'utérus ne se détacha que vers le 25e jour.

XI. Obs. 213. Hall Davis (1), 1872. *Guérison.* — Hall Davis rapporte un cas où il a amputé l'utérus dix mois après l'accouchement, avec l'écraseur à fil métallique, sur une femme très affaiblie par des hémorrhagies successives et sur laquelle tous les moyens de réduction avaient échoué. Il ne commença pas par tirer le col, pour éviter de voir la portion du col coupée se retirer brusquement vers le péritoine. Il n'eut pas d'hémorrhagie, l'opérée se rétablit. Il calma la douleur par des injections de morphine répétées toutes les six heures, pendant les douze premiers jours ; car, chaque fois qu'il les suspendait, la malade était prise de vives douleurs utérines et ovariennes. Le pouls était très petit et la température descendit à 36°,11.

En examinant la pièce, on constata des adhérences péritonéales, qui furent sans aucun doute une sauvegarde contre la péritonite et qui, rendant la réduction impossible, justifiaient l'amputation.

Cette observation est une des premières dans lesquelles les injections de morphine à dose réfractée ont été employées comme moyen puissant pour calmer les douleurs, et certainement aussi pour modérer l'inflammation.

Quant à la précaution qu'a prise le chirurgien de ne pas exercer de traction sur l'utérus pour ne point allonger le pédicule et rendre, après la séparation de l'utérus, sa rétraction vers le péritoine d'autant moins grande, elle est vaine probablement pour le but qu'il se proposait, parce que cette rétraction tient à des conditions physiologiques bien autrement puissantes et que nous avons développées ailleurs ; mais elle peut rendre de grands services contre l'inflammation, en évitant les tiraillements si souvent funestes du péritoine.

XII. G. Obs. 214. Smith et Greenhalgh, 1873 (1). — Une femme,

---

(1) Hall Davis, *Obstet. med. Soc. Transactions,* 1873, séance du 3 avril 1872.—Rob. Barnes, trad. fr., p. 622.—*Lyon med.,* 1872, t 2, p. 206.
(2) Smith et Greenhalgh, obs. rédigée par le Dr Hope, sous la direction du Dr Greenhalgh. *St Bartholomew's Hospital* ; *British med. journ.,* 20 septembre 1873, p. 347.

âgée de 28 ans, entra à l'hôpital le 9 novembre 1872. Elle nous raconta qu'avant son accouchement elle jouissait d'une excellente santé. Elle était accouchée d'un enfant vivant, deux ans et demi avant son entrée, après un travail très difficile qui ne dura pas moins de 3 jours. Une violente hémorrhagie s'ensuivit, accompagnée de douleurs abdominales intenses et d'un profond collapsus. Elle avait gardé cette impression, qu'une portion du placenta était restée dans l'utérus pendant deux jours, et qu'alors une tentative pour l'extraire avait déterminé les plus vives souffrances. Depuis sa réception à l'hôpital, elle n'avait cessé de perdre du sang en plus ou moins grande quantité, et avait éprouvé par temps d'abondantes hémorrhagies. Pendant les six premiers mois de son séjour à l'hôpital, elle fut soumise à diverses tentatives de réduction, qui furent toutes sans succès. Elle fut prise, à ce moment de son traitement, d'une légère atteinte de petite vérole, et retourna quelques jours chez elle pour la convalescence de cette affection. Elle continua à perdre du sang et devint bientôt incapable de faire quoi que ce soit. Sa santé s'altéra graduellement et elle tomba dans un épuisement complet. Elle revint à l'hôpital ; lors de son entrée, elle était très anémique et très faible. La peau était chaude et souvent la nuit couverte de sueur ; sa langue était pâle et chargée. Les fonctions digestives étaient assez régulières, le pouls régulier aussi, mais fort compressible et à 96. Elle n'éprouvait point de douleur. Le ventre n'était point sensible à la pression. Elle conservait une petite perte de sang vaginale.

A l'examen, on trouva que le vagin avait son ampleur ordinaire et contenait dans son intérieur une tumeur ovale assez molle, élastique, dont le grand axe correspondait à l'axe même du vagin. Au-dessus de la tumeur se trouvait une rigolle plus prononcée en avant, dans laquelle le bout des doigts pouvait s'engager. On constatait l'absence absolue du globe utérin par la pression dans la région hypogastrique. La malade fut soumise à un régime réparateur, vin, fer, quinquina, tout ce qui peut en un mot refaire la santé.

Le 18 novembre, un pessaire à air fut placé dans le vagin ; il causa beaucoup de souffrance à la malade, mais n'amena aucune diminution de la tumeur. Peu de jours après, une nouvelle tentative de réduction fut faite au moyen du taxis, la main ayant été introduite dans le vagin et le globe utérin manipulé pendant 20 minutes sans le moindre résultat. Nulle hémorrhagie ne suivit ces manœuvres. Le ballon à air fut de nouveau appliqué. Ces essais de réduction par le taxis furent répétés pendant plusieurs semaines sans modification dans le volume de la tumeur. Les retours périodiques des hémorrhagies furent combattus par diverses applications astringentes. L'oxyde de zinc, l'acide gallique, le matico et d'autres hémostatiques furent administrés à l'intérieur. On eut recours également à l'ergot, au cannabis indica, à l'extrait de pervenche majeure, avec des résultats passagers. Le coton iodé fut appliqué localement. Au mois de mars 1873, la malade eut de nouvelles hémorrhagies qui la mirent fort bas. Les hémorrhagies graves correspondaient généralement avec les époques cataméniales.

Vers le moi d'avril, elle se trouva assez bien, reprit des forces, et l'épuisement sembla donner un peu de trève. Mais, au commencement de juin, les hémorrhagies reparurent encore, entraînant un tel trouble dans l'économie, que la malade retomba dans son ancienne anémie, avec faiblesse et rapidité du pouls, œdème de la face et des extrémités. Dès lors, son existence se trouvant fort compromise, l'on dut songer à une consultation, qui décida l'extirpation de la tumeur. Le 25 juin, M. Smith enleva les deux tiers de l'utérus au moyen de l'écraseur. L'opération fut menée doucement et dura 8 minutes. Des injections sous-cutanées de morphine furent faites immédiatement, et il n'y eut point d'hémorrhagie de quelque importance à la suite de l'opération ; aucun mauvais syptôme ne se montra. La malade revint graduellement à la santé. Elle reprit ses couleurs et la vivacité de son regard. Elle fut en état de quitter l'hôpital, cinq semaines après l'opération, et en pleine convalescence. A cette époque, l'examen vaginal permit de reconnaître une dépression circulaire au lieu où se trouve ordinairement l'orifice utérin, ressemblant de tous points à cet orifice et au col de l'utérus.

Dans les réflexions dont le docteur Hope fait suivre cette observation, il ajoute : « Cette méthode opératoire « par l'écraseur paraît décidément favorable ; l'emploi de « cet instrument diminue beaucoup les chances d'hé- « morrhagie. La masse de la tumeur est immédiatement « enlevée, et il ne reste ainsi aucun foyer de putréfaction « en contact avec les parois vaginales, et par conséquent « aucune source de septicémie. »

Telle est l'opinion très nettement exprimée qui, dès 1873, semblait prendre le pas en Angleterre.

XIII. M. Obs. 215. Valette, 1875 (1). — « Qu'on soit bien per- « suadé, dit Vallet, que l'écrasement linéaire est une opération très « dangereuse. Je connais un fait, *dont il ne m'appartient pas de* « *publier les détails* qui le prouvent. L'écraseur resta appliqué « *vingt heures ;* les douleurs furent tellement épouvantables, les « accidents de nature tellement pressante, que l'on fut obligé de « desserrer la chaîne, et la malade mourut dans la journée. »

---

(1) Valette, *Clinique chirurgicale de Lyon*, Paris, 1875, p. 197.

XIV. G. Obs. 216, de Delens, 1875.— Cette observation, publiée d'abord sans nom d'auteur dans une revue clinique (1), a été reproduite plus tard, par son auteur même, dans une séance de la Société de chirurgie. « J'ai fait, dit-il, l'ablation d'un utérus « inversé que j'avais pris pour une tumeur fibreuse. La tumeur « avait le volume d'un œuf, et il ne me vint pas à la pensée qu'un « utérus inversé pût avoir un pédiculo aussi mince que celui que « je rencontrai. Pour faire cette amputation, je me suis servi de « l'écraseur sans anesthésie ; il y eut une douleur très vive au « moment de la constriction. L'opération dura 25 minutes. La « patiente a guéri. Je l'ai revue longtemps après l'opération. Au « toucher vaginal, on constatait un col à peu près comme à l'état « normal. Cependant, M. M. Malassez avait trouvé dans la « tumeur enlevée tous les éléments de l'utérus et les deux « trompes. »

Dans le compte rendu clinique de ce fait donné par Gillette, cinq années auparavant, on trouve quelques détails qui complètent cette observation :

« Chez une jeune femme en proie depuis plusieurs années à « des hémorrhagies utérines répétées et à des douleurs lombai-« res violentes, le toucher vaginal fit reconnaître une tumeur « volumineuse arrondie, très peu douloureuse à la pression, assez « résistante, qui fut prise pour un polype fibreux. Le chirurgien, « glissant une chaîne d'écraseur jusqu'à la partie la plus élevée « de la masse, l'enleva entièrement. Le corps du délit fut envoyé « à un histologiste, qui reconnut immédiatement en lui l'*utérus* « *et les trompes*. Ce qu'il y eut de plus surprenant, c'est que la « femme ne présenta pas le moindre accident du côté de la ca-« vité abdominale. Les hémorrhagies cessèrent, et elle retourna « chez elle, guérie, et ne se doutant pas qu'elle n'avait plus de « matrice. »

Cette observation est, comme on le voit, très importante à plusieurs points de vue :

1° Elle offre un nouvel exemple de ces erreurs de diagnostic entre le polype et l'inversion qui, malgré l'état très avancé de la science d'aujourd'hui, se reproduisent encore et pour ainsi dire périodiquement. Ce qui démontre bien une chose, c'est la difficulté parfois presque insurmontable de ce diagnostic.

2° Elle démontre, une fois encore, l'innocuité que les

(1) Gillette, *Union médicale*, 1875, p. 115. — Delens, *Soc. de chir. Bullet.* 1880, t. VI, p. 410.

opérations de ce genre peuvent parfois présenter, mais que l'on doit bien se garder de prendre comme une règle générale, surtout lorsqu'on les rapproche de quelques autres opérations semblables.

3° Elle offre un nouvel exemple d'une sorte de retour des règles après l'ablation de la presque totalité de l'utérus.

XV. M. Obs. 217. Tillaux, 1875 (1). — Une jeune femme de 32 ans (hôpital Lariboissière), au lit depuis 6 mois, se trouvait très affaiblie et très anémiée par des hémorrhagies abondantes et douloureuses, et devenues très fréquentes depuis deux ans surtout. Ces hémorrhagies avaient pour cause un énorme fibrôme remplissant le vagin et la cavité utérine, occupant le petit bassin et remontant dans la région hypogastrique jusqu'à deux travers de doigt au-dessous de l'ombilic. Sur les prières de la malade, dont l'état devenait très inquiétant, M. Tillaux se décida à pratiquer l'opération, tout en regrettant de ne pouvoir, en raison du volume excessif de la masse morbide, se rendre un compte exact de son lieu d'implantation. Sous l'influence de tractions sur le fibrôme saisi avec des pinces de Museux, le périnée céda et la tumeur franchit la vulve. Mais, dans cette nouvelle situation, il ne fut pas plus facile d'apprécier le point d'adhérence du polype. Le chirurgien, à l'exemple de Jarjavay, pratiqua alors sur la masse antérieure du corps fibreux une incision longitudinale et profonde. Un doigt plongé au fond de cette incision sentait le doigt de l'autre main qui avait contourné la tumeur aussi haut et aussi en arrière que possible ; il en conclut qu'il n'y avait entre eux deux aucune partie de tissu utérin interposé. Laissant alors le bistouri, il passa autour de la masse la chaîne de l'écraseur et parvint ainsi à l'extirper. La tumeur enlevée avait environ 20 centimètres de diamètre dans tous les sens. Elle présentait à son point culminant une plaque lisse et rosée de la largeur d'une pièce de 5 francs. On espéra un instant que cette plaque n'était qu'une portion de la lèvre postérieure du col, mais, quarante-huit heures après l'opération, la malade succombait à une péritonite suraiguë, et à l'autopsie on put se convaincre que le fond de la matrice, lieu d'implantation du polype renversé en cul de bouteille et qui avait suivi celui-ci dans sa migration, avait été, au moment de l'opération, complètement enlevé par la chaîne de l'écraseur (2).

_____

(1) *Bullet. soc. chir.*, 1875. — *Union méd.*, 1875.
(2) Une observation de Lefort (*Bullet. soc. de chir.* 1882) offre certaines analogies avec cette observation de Tillaux. Le cas a été observé par Verneuil et Lefort, et montre combien peut être grande, dans les cas de ce

XVI. G. Obs. déjà citée 72. Personnelle, 1875. — J'ai rapporté moi-même une observation qui offre quelque analogie avec celle de Tillaux. Il s'agissait d'une tumeur très volumineuse remplissant le vagin, sensible au-dessus du pubis, et que le doigt ne pouvait contourner de manière à se renseigner sur ses attaches supérieures. Je n'attirai pas la tumeur au dehors. Avec des porte-nœuds je pus passer un fil à sa partie supérieure, puis une chaîne d'écraseur, sur ce que je supposais être le pédicule. Celui-ci me parut assez volumineux; je fis néanmoins l'opération, qui fut fort douloureuse. Quand elle fut terminée, je ne doutais pas qu'une partie de la matrice n'eût été enlevée; je constatai en effet qu'une portion limitée de la paroi de l'utérus, probablement déprimée par les tractions du polype, avait été enlevée et qu'il y avait une communication entre la cavité utérine et le péritoine. La malade eut une péritonite, mais qui, traitée énergiquement, se termina par la guérison.

XVII. G. Obs. déjà citée 72. Personnelle, 1875. — Dans un second cas de polype que je rencontrai vers la même époque, je fus obligé, à cause d'accidents hémorrhagiques fort graves, d'attirer en dehors de l'utérus, au moyen de l'incision du col et de tractions directes par des érignes, le polype encore inclus dans la matrice; puis je procédai, tout en laissant le polype à l'intérieur du vagin, afin d'éviter les forts tiraillements, à son extirpation, après avoir passé la chaîne d'un petit écraseur autour de son pédicule. L'opération ne présenta aucun incident, sauf un peu de douleur. Après l'ablation de la tumeur, je remarquai que le pédicule enlevé était constitué par une portion de la paroi utérine, qui avait été étreinte par l'instrument, mais non probablement dans toute son épaisseur. La traction exercée sur le polype, qui était sessile, avait probablement attiré et soulevé la paroi utérine, qui avait ainsi été pincée et entamée par l'instrument. La malade eut, vers

---

genre, la difficulté du diagnostic. I s'agit d'une femme qui était à Lariboisière en 1872. Elle avait une tumeur volumineuse faisant issue hors de la vulve, et par le toucher on ne constatait pas de cul-de-sac. On pensa à une tumeur fibreuse du fond de l'utérus ayant amené un renversement de l'organe. L'état de la malade était grave, l'intervention chirurgicale était urgente. Ayant incisé la tumeur avec le thermo-cautère, on reconnut sa nature fibreuse ; elle fut énucléée. Un constricteur ayant été appliqué au-dessus du polype, on enleva ce qu'on croyait *le reste de la tumeur utérine*. La mort survint 48 heures après. A l'autopsie, *on retrouva l'utérus en place*. La tumeur fibreuse s'était développée dans la partie vaginale du col ; elle avait déterminé un grossissement et un allongement considérable de la portion libre du col, ce qui explique l'effacement des culs-de-sac, et la présence d'un pédicule utérin que l'on a enlevé, croyant avoir affaire à l'utérus lui-même. Dans tous les cas, cette observation ne peut être mise en ligne de compte avec celles dans lesquelles l'utérus a été enlevé par l'écraseur à la suite de son inversion.

le troisième jour de son opération, une péritonite qui se généralisa lentement, ne présenta pas des symptômes très violents, et arriva sans trop d'obstacles à la guerison.

Ces trois observations : celle de Tillaux et les deux miennes, montrent bien comment les polypes adhérents à la matrice, parfois sous l'influence des tractions exercées par le chirurgien, produisent des *dépressions plus ou moins grandes* de la matrice, qui peuvent être saisies pendant l'opération et entraîner ainsi de véritables extirpations partielles de cet organe. Ces trois observations indiquent trois degrés bien nets et décroissants de ces dépressions formant saillie à l'intérieur de la matrice, et pouvant être atteintes et enlevées par l'écraseur linéaire employé à la section du pédicule.

XVIII. G. Obs. 218. A. Macan, 1877 (1). — Une femme de 46 ans, réglée depuis sa quatorzième année, commença, vers l'âge de 32 ans, à être sujette à des métrorrhagies périodiques fort abondantes qui mirent sa vie en danger... En 1876, elle s'aperçut, dans des efforts de défécation, qu'une tumeur sortait par le vagin. Elle pouvait être réduite; mais le 30 juillet, à la suite d'une marche un peu longue, elle cessa d'être réductible. Cette tumeur était d'un rouge violacé; elle semblait pédiculée et s'engageait entre les lèvres du col de la matrice; mais les moyens d'exploration ordinaires ne permettaient pas de retrouver le fond de cet organe. On diagnostiqua une inversion utérine produite par un corps fibreux. Les jours suivants, la tumeur, échappant à toute tentative de réduction, descendit de plus en plus. Bientôt il ne fut plus possible de sentir ni les lèvres ni l'orifice du col... l'inversion était complète. Huit jours après l'apparition de la tumeur au dehors, elle commença à s'ulcérer et des symptômes fébriles et putrides à se déclarer.

Examen local. — On voyait hors de la vulve une large tumeur qui commençait à se gangrener. Le pédicule était fort long; il s'implantait d'une part en bas obliquement sur la tumeur, et en haut il se continuait sans ligne de démarcation avec le vagin. Ce pédicule, plus long que les pédicules ordinaires des polypes, ne permettait pas de douter qu'il ne représentât l'utérus lui-même en état d'inversion totale.

On résolut d'enlever la tumeur et de tenter plus tard la réduction de l'utérus. On recourut à l'écraseur, en l'appliquant au-

---

(1) *The Dublin journ. of med. sc.* 1877, p. 64. — Hayem, *Rev. des sc. méd.*, t. XI, p. 170, 1878.

dessous du fond de l'utérus, de manière à ne pas léser cet organe. Après l'ablation du polype, on essaya vainement de réduire l'utérus. On se décida alors à l'enlever séance tenante, en raison surtout de la fétidité de l'écoulement vaginal qui laissait soupçonner l'existence d'une gangrène de l'utérus. Un écraseur de Chassaignac fut placé vers la partie moyenne de l'utérus et la section s'opéra aisément; mais, comme il y avait un peu d'hémorrhagie, le chirurgien ne repoussa pas les restes de l'utérus dans la cavité abdominale, il fit au contraire des sutures pour remédier à cet écoulement sanguin et établir la réunion des bords de la plaie. On se borna ensuite à faire des injections antiseptiques.

Pendant l'opération, la malade eut une faiblesse; on la releva avec de l'eau-de-vie et des injections d'éther. Les premiers jours, il y eut des vomissements, des douleurs péritonéales, puis une diarrhée qui faillit compromettre le succès. La convalescence s'établit cependant, et 15 jours après, la guérison était complète.

Quelques points méritent de nous arrêter dans cette observation.

L'auteur reconnaît lui-même, dans les réflexions qui suivent son opération, que l'amputation de l'utérus a été prématurée et a par cela même failli emporter la malade. Je crois, en effet, que l'on doit, dans les cas de ce genre, faire l'opération en deux temps. D'abord enlever le polype; cela suffit souvent, soit parce que, débarrassée de ce poids la matrice tend à remonter d'elle-même; soit parce que les hémorrhagies peuvent cesser d'elles-mêmes, surtout si l'âge de la malade est voisin de la ménopause; enfin parce que, si l'on doit venir à l'opération définitive, il est bon de laisser la malade se reposer et se refaire après l'ébranlement de la première opération. Notons également l'emploi de la suture, suivant les procédés d'Higgins et de Velpeau, dans l'excision, et, qui transportés par Sims, par Cheppin et par Macan, dans les ablations par l'écraseur linéaire, ont été, dans ces derniers cas, d'une application fort heureuse.

XIX. G. Obs. 219. Maberly, 1877 (1). — Le docteur H. Maberly

---

(1) Maberly, *Transac. of obst soc. of London. — British med. journ.* 1877, p. 231. Cette observation est rapportée par Maberly. Il est certain toutefois que les docteurs Godson et Greenhalgh y ont pris une part active. — Voy. aussi *The Lancet*, 24 février 1877, p. 277.

décrit le cas suivant : La malade, âgée de 21 ans, avait eu un enfant ; l'accouchement fut facile, mais suivi d'une hémorrhagie violente. Elle resta depuis sujette à des pertes de sang. A l'examen, le Dr Greenhalgh trouva le vagin très relâché, très élargi, et l'utérus en inversion. Trois essais de réduction furent tentés, mais en vain, par les docteurs Greenhalgh et Godson. L'utérus fut alors amputé *au moyen de l'écraseur*. La nuit après l'opération, il survint une forte hémorrhagie qui fut arrêtée par des applications de glace sur le ventre et sur le vagin. Dès lors, la malade s'achemina vers la guérison. La convalescence fut lente.

XX. G. Obs. 220. 1re, Godson, 1877 (1). — Le docteur Clément Godson décrit le cas suivant : Une femme, âgée de 31 ans, avait eu des couches faciles pour la naissance de son premier enfant, il y a deux ans et demi environ. Depuis ce moment-là, elle ressentait comme un poids, une tumeur dans le vagin, qui semblait s'abaisser au moment des époques menstruelles. Elle était très faible et anémique. A l'examen, on constata une inversion de l'utérus. Le docteur Godson et le docteur Greenhalgh qui lui prêtait son concours firent quatre tentatives de réduction par le taxis, mais sans résultat. Ils introduisirent alors un tampon de glycérine et de tannin soutenu par un pessaire à air dans le vagin, en vue d'une réduction graduelle ; mais ce fut en vain, et il fallut bientôt enlever celui-ci à cause d'une forte hémorrhagie. Finalement, ils recoururent à l'ablation de l'utérus au moyen de *l'écraseur*. La malade éprouva encore quelques légères hémorrhagies, mais recouvra assez vite la santé.

XXI. G. Obs. 221. 2e, Godson, 1877 (2). — Une seconde malade, après un long et laborieux accouchement datant déjà de deux ans et demi, et après avoir éprouvé depuis ce temps-là de fréquentes hémorrhagies, vint consulter les mêmes chirurgiens. A l'examen, ils constatèrent l'existence d'une inversion. Après divers essais de réduction par taxis qui restèrent infructueux, voyant que les hémorrhagies persistaient et que l'état de faiblesse extrême qui en résultait allait en croissant, ils décidèrent l'amputation. Celle-ci fut pratiquée sans perte de sang au moyen de l'écraseur, et la malade se remit rapidement

Ce qui frappe dans ces trois observations, c'est l'espèce de laisser-aller avec lequel les auteurs parlent de l'opération par l'écrasement linéaire, autrefois si redoutée.

Ils ne se donnent plus la peine de décrire l'opération.

_____

(1) Godson, *Transact. of obstetric. soc. of London.* — *British med. journ.* 1877, p. 231. — *Med. Times and Gaz.* 1877, t. 1, p. 245. Le docteur Greenhalgh a pris également une part active à l'opération.

(2) Godson, *Ibidem.*

Après leur compte-rendu, à peine sait-on même que la été le chirurgien qui a pratiqué l'amputation. Ajoutons que les succès se rapprochent, s'accumulent même, si l'on peut ainsi parler, et dans le tableau que nous présenterons tout à l'heure, on ne trouvera pas moins de dix succès de suite dans les dix derniers cas qu'il contient.

XXII. G. Obs. 222, de Budd, de New-York, 1879 (1).— Thomas cite ce fait à l'appui « de la théorie d'Oldam et de Kiwisch qui préten-« dent que l'inversion commence toujours par une corne, puis « qu'elle se continue par le fond jusqu'à ce que la totalité de « l'organe soit inversée. J'ai moi-même, ajoute-t-il, observé un « cas qui prouve que si ce mode d'inversion n'est pas le plus « fréquent, il peut du moins se rencontrer quelquefois. Il s'a-« gissait d'une malade qui, après avoir souffert de métrorrhagies « pendant plusieurs années, vint réclamer les soins du docteur « A. Budd, de New-York. Après examen, ce praticien découvrit « une tumeur située à l'entrée de la cavité utérine, qu'il considéra « comme un polype. Ce diagnostic établi, il enleva la tumeur à « l'aide de l'écraseur, et il fut très surpris de voir que la tumeur « enlevée n'était autre que la corne gauche de l'utérus, avec une « partie du tube de Fallope correspondant. Non seulement la « malade n'eut aucun accident grave, mais elle guérit parfai-« tement. »

Cette observation offre un grand intérêt; elle confirme, en effet, certaines vues émises par Oldham et par Kiwisch, et fournit une arme importante aux partisans de cette théorie sur laquelle nous nous sommes déjà expliqué.

XXIII. G. Obs. 134, déjà citée. Lombe Atthil, 1879.—Nous avons déjà rapporté cette observation importante dans laquelle le chirurgien, aux prises avec une inversion chronique, fit diverses tentatives de réduction, notamment essaya le procédé préconisé par Emmet et qui consiste à faire la suture des lèvres du col, après avoir enfermé le globe utérin dans la cavité cervicale. Tous les essais furent infructueux, et le chirurgien se décida à faire « l'application de l'écraseur, opération sans hémorrhagie qui « donna un excellent résultat ».

XXIV. G. Obs. 223. — Rob. Barnes, 1879 (2). —C'est en novem-

---

(1) Budd, dans Thomas Gaillard, *Clinique des maladies des femmes*, trad. fr., 1879, p. 377.

(2) Robert Barnes, *British med. journ.* 6 septembre 1879, p. 359.

bre 1877 que je vis la malade. Agée de 47 ans, elle avait accouché pour la dernière fois il y a 10 ans. Depuis, elle avait eu de
fréquentes hémorrhagies, plus nombreuses et plus considérables
depuis quelque temps. Maîtresse d'hôtel, elle menait une vie
active et avait un grand embonpoint. Je trouvai une tumeur,
de consistance dure, de la grosseur d'une tête d'enfant, occupant
le petit bassin. Je pus au toucher circonscrire la tumeur, et la
trouvai rattachée à la cavité utérine par un pédicule étroit. Je
l'enlevai à l'écraseur, sans grande hémorrhagie. La tumeur eut
quelque peine à passer à la vulve. C'était un fibro-myome.
La convalescence fut rapide, et la malade reprit bientôt ses
travaux.

En mai 1879, elle me rappela, à la suite de nouvelles métrorrhagies alternant avec des pertes abondantes, teintées de sang. La
malade, quoique ayant encore engraissé. était pâle, prostrée. Je
trouvai dans le vagin une tumeur de la forme et du volume d'une
poire, pourvue d'un pédicule continu de toutes parts avec les
parois vaginales. Je crus devoir l'enlever sans délai. J'appliquai
une chaîne d'écraseur, me croyant derechef en présence d'un
polype; mais les douleurs de la malade à la première constriction
me firent soupçonner une inversion. Un nouvel examen confirma
ce dernier diagnostic. L'état de la malade ne permettant pas
d'essayer le long et pénible procédé de la réduction progressive
par compression élastique, je continuai l'ablation et sectionnai
le pédicule. Il y eut quelque hémorrhagie, arrêtée par une application de teinture d'iode. La malade se plaignit de douleurs violentes dans l'abdomen, soulagées par les opiacés. La température s'éleva dès la première semaine à 100° 1{2 et 102° Fahren-
heit; le pouls, à 104. M. le Dr Turrell m'a fait savoir, le 6 juillet,
que la malade allait bien. La cicatrice, examinée au speculum,
était complète.

La pièce est déposée au musée de l'hospice Saint-Georges. La
cavité invertie contient l'extrémité des tubes de Fallope et des
ligaments ronds.

Cette observation a donné à Barnes l'occasion de faire
quelques remarques importantes sur les différentes espèces d'inversion. Il distingue trois variétés : 1° l'*inversion
récente* qui réclame une *réduction immédiate* ; 2° l'*inversion chronique des adultes*, où le taxis aidé de la
contention élastique et des incisions du col est indiqué ;
3° l'*inversion chronique sénile*, où le taxis doit être
essayé quoiqu'il y ait peu de chances de succès, et où
l'amputation, la dernière ressource, offre en somme moins
de danger que dans les deux premières catégories. De plus,
ces inversions séniles sont susceptibles d'être mieux tolé-

rées par les malades et compatibles avec un certain état de santé.

XXV. G. Obs. 162, déjà citée. Lombe Atthil, 1881 (1). — Une femme âgée de 48 ans, non mariée, entra le 15 novembre 1880 au *Rotunda auxiliary hospital*. La menstruation était douloureuse et très abondante Les pertes augmentaient incessamment, devenaient de véritables hémorrhagies. Les douleurs, d'abord très violentes, avaient peu à peu cessé. Cette femme, soumise à l'examen du Dʳ O'Meara, ne se laissa visiter que fort imparfaitement. Le docteur O'Meara crut cependant à un polype. A l'époque de son entrée à l'hôpital, les pertes étaient plus abondantes que jamais, et l'anémie extrême. Elle se refusa d'abord à tout examen et n'y consentit que pendant une chloroformisation. Je pus alors reconnaître que la tumeur vaginale, un peu inégale et bosselée, sortait du col de la matrice; qu'entre la tumeur et le col il n'existait qu'une gouttière fort peu profonde, que la matrice n'occupait pas sa place habituelle, et que, par conséquent, il devait y avoir une inversion de l'utérus compliquant un polype fibreux. Le polype et l'utérus formaient une tumeur unique, et ce n'est que par des recherches minutieuses que je pus constater un sillon de séparation entre les deux. Je procédai alors à l'énucléation de la tumeur en me servant d'un manche de scalpel ; cette première opération se fit assez facilement. La tumeur avait la grosseur d'un œuf. La malade se remit rapidement. Je me décidai alors à essayer la réduction. Je fis d'abord des tentatives inutiles avec le réducteur (*repositor*) d'Aveling, et une troisième tout aussi vaine avec le réducteur (*repositor*) de Withe. J'attribuai ce triple insuccès à l'impossibilité où j'étais, vu l'étroitesse du vagin, de passer la main dans ce canal pour guider les instruments, et je me décidai finalement à procéder à l'ablation du fond de l'utérus avec l'écraseur. Je fis cette opération sans difficulté le 10 février. La malade, ayant été chloroformée, n'a pas souffert et n'a présenté ni élévation de température, ni menace de péritonite. Après l'ablation de l'utérus, je ramenai l'une vers l'autre les deux lèvres du corps de l'utérus par des sutures de fil de catgut. Le vagin fut ensuite injecté avec de l'eau tiède. C'est le seul traitement que nous lui fîmes subir. Au bout d'une semaine, la malade se levait dans l'appartement et put bientôt retourner chez elle.

Cette observation toute récente continue la série des succès obtenus dans les derniers temps par les chirur-

---

(1) Lombe Atthil, *The Dublin journal of med. sc.* 1881, t. ɪɪ, p. 72.

giens anglais au moyen de l'écraseur, qui semble entre leurs mains un instrument usuel et à peu près sans danger.

A ces observations on pourrait joindre une observation de Mac Donald (Obs. 204 déjà citée), mais dans laquelle l'opération par l'écraseur, comme celle de Sheppard, ne put être terminée et fut achevée par l'excision.

L'ablation de l'utérus par l'écraseur se rapproche beaucoup de l'excision, sur laquelle elle me paraît cependant un progrès ; elle n'évite pas toujours l'hémorrhagie, mais elle l'atténue ordinairement et quelquefois même la supprime tout à fait. Comme l'excision, elle a subi, de la part des chirurgiens qui l'ont employée, un certain nombre de perfectionnements, tous dirigés contre cet accident possible.

L'un des premiers qui aient été proposés est une grande lenteur imprimée à la marche de l'écraseur. Comme nous l'avons vu, Aran a mis 7 quarts d'heure pour obtenir la séparation de l'utérus, et un chirurgien de Lyon cité par Vallet, 20 heures. Dans les deux cas, les malades sont mortes, ce qui prouve, au moins, que ce moyen est souvent inefficace. Dans les succès nombreux obtenus dans ces dernières années, nous voyons au contraire que les chirurgiens ont ramené cette durée à 8 et 10 minutes.

A l'imitation d'Higgins, Mac Clintock a essayé la ligature temporaire, mais, au lieu de l'employer concurremment avec la section pour modérer l'issue du sang, ainsi que l'avait fait son prédécesseur, il l'emploie primitivement, et son procédé se rapproche ainsi de celui de la ligature suivie de l'excision ; il en diffère toutefois en cela que la ligature, après 48 heures (1re observation) ou 72 heures (2e observation), est retirée, et la section faite ultérieurement.

Nous donnons ci-après le tableau des inversions traitées par l'écraseur linéaire.

Ecrasement linéaire.

N°ˢ	Auteurs.	Ann.	Age de la malade.	Orig. de l'inv. Pol.	Orig. de l'inv. Acc.	Date de l'inv.	Terminaison Guér.	Terminaison Mort.	Observations.
I	Mac Clintock.	1858	22 ans.		A.	1 an.	G.	»	Ligature préventive.
II	Aran.	1859	24		A.	21 mois.	»	M.	Hémorrhagie péritonéale.
III	M. Sims.	1859	39		A.	11 mois	G.	»	Hémorrhagie violente. Suture.
IV	Denucé.	1860	25		A.	18 mois.	»	M.	Accouc. né; tum. prise pour un polype. Erreur de diagnostic.
V	Sheppard.	1862	25		A.	3 ans.	0	»	Opération inachevée. Résultat 0.
VI	Mac Clintock.	1862	66	P.	»	»	G.	»	Ligature préventive de 3 jours.
VII	Wilson.	1864	Agée.	P.	»	»	»	M.	
VIII	Cheppin.	1867	»	»	A.	Chron.	G.	»	Suture. Hernie intestinale. Section vaginale.
IX	Baker.	1868	»		A.	9 mois.	G.	»	Cautère actuel contre l'hémorr.
X	Barba.	1872	»		A.	3 mois.	G.	»	Syncope de 7 heures.
XI	Hall Davis.	1873	Jeune.	»	A.	10 mois.	G.	»	N'attire pas le col à l'extérieur.
XII	Smith (Greenhalgh).	1874	28 ans.	»	A.	3 ans.	G.	»	
XIII	X. Vallet.	1875	»	»	A.	Chron.	»	M.	Ecraseur laissé 20 heures. Douleur atroce. On l'enlève.
XIV	Delens.	1875	Jeune.	»	A.	Chron.	G.	»	Erreur de diagn., renversement pris pour polype
XV	Tillaux.	1875	36 ans.	P.	»	»	»	M.	Péritonite.
XVI	Denucé.	1876	45 ans.	P.	»	»	G.	»	Péritonite.
XVII	Denucé.	1876	35 ans.	P.	»	»	G.	»	Péritonite.
XVIII	Macan.	1877	46 ans.	P.	»	»	G.	»	Suture.
XIX	Maberly.	1877	Jeune.	»	A.	Chron.	G.	»	
XX	Godson.	1877	31 ans.	»	A.	2 ans.	G.	»	
XXI	Godson.	1877	Jeune	»	A	2 ans 1/2	G.	»	
XXII	Budd.	1879	Jeune.	»	A.	Chron.	G.	»	Enlèvement d'une corne de l'utérus.
XXIII	Lombe Atthil.	1879	Jeune.	»	A.	Chron.	G.	»	La suture du col, d'après le procédé d'Emmet avait échoué.
XXIV	Barnes.	1879	47 ans.	P	»	»	G.	»	Opération en deux temps.
XXV	Lombe Atthil.	1880	48 ans.	P.	»	»	G.	»	Idem.
XXVI	Macdonald.	1881	32 ans.	»	A.	5 ans.	0	»	Opération inachevée, comme celle de Sheppard; résultat 0.
				8 P.	17 A.		19 G.	5 M.	

Il résulte toutefois de ce procédé un danger réel et qui fait probablement qu'on y a renoncé depuis : c'est que les adhérences péritonéales ne sont pas encore complètement formées au moment de la section, ce qui met le péritoine en communication avec l'extérieur et laisse une porte ouverte à tous les genres de septicémie et à la péritonite.

La suture a été également proposée pour parer au même inconvénient hémorrhagique, et cela à l'imitation d'Higgins et de Velpeau. Nous en trouvons des exemples accompagnés de succès dans les observations de Sims, de Cheppin et de Macan. C'est un procédé qui a bien son mérite, et qui peut être toujours employé en pareille occurrence, comme l'un des plus puissants correctifs de l'emploi de l'écraseur.

On peut y joindre, si l'hémorrhagie est abondante et produite par des vaisseaux assez considérables, l'application soit du cautère actuel (observation de Baker), soit de quelque substance caustique, comme la teinture d'iode (observation de Barnes) ou le nitrate d'argent.

Aidé de ces moyens, l'ablation de l'utérus par l'écraseur n'offre pas des résultats défavorables.

Si nous retranchons, en effet, de la série d'observations que nous venons de relever, celles de Sheppard et de Macdonald, dans lesquelles l'opération a été terminée par une autre méthode, il nous reste 24 cas, dont cinq terminés par la mort, c'est-à-dire une moyenne de 20 à 21 morts p. %. Résultat bien meilleur que celui donné par la statistique des excisions.

III. — Méthode de la Cautérisation.

Cette méthode est caractérisée par le fait que la section du pédicule est opérée par un mode quelconque de cautérisation. Elle a pour but de parer à l'hémorrhagie, d'amener l'adhérence séreuse du canal du pédicule et d'atténuer considérablement les phénomènes inflammatoires.

Elle comprend plusieurs procédés que nous allons décrire successivement.

I. *Procédé de la section du pédicule par les causti-ques.* — Ce procédé consiste ordinairement dans l'emploi d'une sorte de clamp ou pince à pression dont les mors, coudés à angle droit sur le reste de la pince, sont cannelés et peuvent recevoir dans la cannelure, qui a 2 millimètres de largeur et de profondeur, un caustique tel que la pâte de Canquoin.

Avec cette pince armée de son caustique, on peut saisir et fixer le pédicule, qui se trouve ainsi soumis à une application caustique à peu près linéaire, propre à amener l'inflammation adhésive de la séreuse péritonéale et la séparation rapide de la tumeur.

Cette opération a été proposée et préconisée par Va-lette, de Lyon, à propos d'une malade entrée dans son service. Voici le résumé de son observation ; je don-nerai avec détail la description du manuel opératoire.

Obs. 224. Valette, de Lyon, 1875 (1). — Il s'agit d'une femme de 42 ans, dont le dernier accouchement remontait à 4 ans.

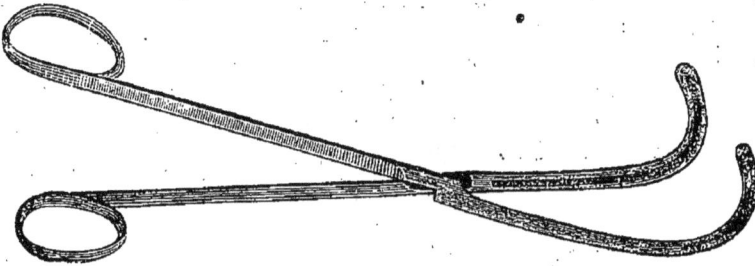

FIG. 88. — Pince de Valette.

Hémorrhagies violentes 2 ans après ; il y a huit mois, elle éprouva des douleurs très vives, comparables à celles de l'accouchement, et qui cessèrent par l'apparition brusque à la vulve d'une tu-meur très dure, du volume des deux poings. Cette tumeur est composée de deux parties, une tumeur polypeuse inférieure-ment, et au-dessus une seconde tumeur, séparée de la première par un pédicule très court, large de 3 centimètres, et qui avait à

─────────────────────

(1) Valette, *Clinique chirurgicale de l'Hôtel-Dieu de Lyon.* Paris, 1875, p. 202.

peu près le volume d'un utérus à l'état de vacuité. « La partie
« supérieure de cette tumeur se prolonge et se perd dans le va-
« gin ; le doigt introduit dans cette cavité est arrêté de tous les
« côtés par un cul-de-sac peu élevé en avant, beaucoup plus pro-
« noncé en arrière et sur les côtés. Promené dans tous les sens,
« le doigt est ramené sur la tumeur sans sentir la moindre sail-
« lie ni le moindre sillon. La partie inférieure du pédicule pré-
« sente à son centre une consistance plus ferme, plus dure : c'est
« le col utérin. »

L'opération fut décidée et exécutée de la manière suivante :

« La malade n'est pas anesthésiée, elle est placée sur le bord
« du lit, le bassin très élevé, de façon à favoriser le retrait du
« paquet intestinal, dans le cas où une anse aurait eu de la ten-
« dance à descendre dans l'infundibulum péritonéal de nouvelle
« formation. J'ai, dans le même but, exercé quelques pressions
« sur le pédicule vaginal et tâché de reconnaître à travers les
« tissus le col utérin dirigé en haut. » (Ce cas est donné par
M. Valette comme un cas dans lequel la muqueuse de l'utérus se
continue directement avec celle du vagin. Inversion du 3ᵉ degré.)
« Ces précautions prises, le pédicule a été saisi immédiatement
« au-dessus du col utérin, entre les deux branches de l'instrument,
« qui ont été serrées fortement. Pour plus de précaution et pour
« éviter le retrait du pédicule, quatre épingles fortes et longues
« ont été placées au-devant des branches. Ceci fait, j'ai enlevé
» toute la tumeur avec le bistouri à un centimètre environ en
« avant des pinces ; il ne s'est pas écoulé de sang ; la constriction
« était donc suffisante. »

Les choses, dans cette opération, se passèrent très simplement ;
3 jours après, on enlève les pinces caustiques et on embrasse la
partie mortifiée dans une anse de fil métallique, afin d'empêcher
ce pédicule de remonter trop haut. Au 15ᵉ jour, ce pédicule se
détache ; il a 3 centimètres de longueur ; au 36ᵉ jour, l'examen fait
donne le résultat suivant : « le vagin est complètement fermé en
« haut par une cicatrice épaisse et résistante ». Un an après,
cependant, le médecin de cette malade écrit à M. Valette qu'en
pratiquant le toucher il a senti *le col utérin reformé*. Pour compléter cette observation, il faut dire que la tumeur enlevée ne
contenait qu'une grande partie du corps de l'utérus, et que probablement, suivant l'auteur, le col était en grande partie contenu
dans le moignon gangrené, qui s'est détaché beaucoup plus tard,
et dont on n'a pas pu déterminer la composition.

Valette a pratiqué deux autres opérations par le même
procédé, l'une encore avec succès, l'autre suivie de mort.
Nous nous arrêterons un instant sur chacune d'elles.

M. Obs. 225. 2ᵉ de Valette, 1872 (1).— « Une femme de 28 ans entre
« à l'Hôtel-Dieu de Lyon le 6 janvier 1872. Nous recueillons les
« renseignements suivants. Il y a deux ans, elle accoucha à
« terme (elle était primipare) ; les douleurs furent si promptes
« que, surprise à l'improviste, elle se jeta sur son lit et l'enfant,
« dit-elle, fut projeté au dehors à un mètre de distance. Les suites
« de couches ont été bonnes, et la menstruation reparut dans de
« bonnes conditions.

« Un an plus tard et huit jours après une époque menstruelle,
« il se montra une métrorrhagie très abondante, suivie d'une
« syncope. A dater de ce moment, les règles deviennent irrégu-
« lières et les métrorrhagies fréquentes.

« A son entrée à l'hôpital, la malade est profondément anémiée,
« d'une pâleur et d'une faiblesse extrêmes. Le ventre n'est pas
« douloureux ; un écoulement séro-sanguinolent abondant et
« fétide se fait par les parties génitales.

« Par le toucher on constate dans le vagin la présence d'une
« petite tumeur arrondie, mollasse, mamelonnée, du volume d'une
« petite orange. Elle est légèrement pédiculée. On ne trouve sur
« la surface aucun orifice et nul vestige de col utérin. La région
« hypogastrique paraît vide. On ne sent pas le globe utérin,
« malgré la souplesse des parois abdominales. Une sonde de
« femme introduite dans la vessie est facilement sentie avec le
« doigt introduit dans le rectum. Ces signes étaient suffisants
« pour faire diagnostiquer une inversion utérine. Au speculum,
« on constate, comme au toucher, qu'on ne peut découvrir l'orifice
« utérin et que la surface de la tumeur se continue sans ligne de
« démarcation avec la paroi vaginale.

« Le 6 janvier, la malade accuse une vive douleur à la cuisse
« gauche. Le membre est tuméfié. Malgré cette complication de
« phlébite, les indications me paraissent si pressantes que je me
« décide à faire l'ablation de l'utérus. L'opération a été faite le
« 10 janvier par le même procédé que dans l'observation précé-
« dente. »

Du 10 au 24 janvier, il ne se passe rien d'anormal ; les douleurs
sont modérées du côté du ventre ; la malade urine facilement ; le
13 janvier, on enlève les pinces caustiques et on place dans la
rainure du pédicule laissée par celles-ci un fil métallique souple
et médiocrement serré. Ce fil métallique est, au bout de quelques
heures, entraîné assez haut dans le vagin. Le 15 janvier, éclate
une nouvelle phlébite sur la jambe droite. Le 17 janvier, il se
produit une garde-robe assez abondante. Le pouls, dans cet intervalle de 14 jours, varie entre 92 et 104... et la température entre
37º,6 et 38.

---

(1) Valette, *Clinique chirurgicale de l'Hôtel-Dieu de Lyon.* Paris, 1875,
p. 211.

Le 24, au matin, la malade est prise d'un frisson intense et prolongé, suivi d'une sueur abondante ; le pouls monte à 140 et la
température à 40°,4 ; les traits sont altérés ; une légère traction du
fil métallique détermine la chute du pédicule ; il est constitué par
une petite masse, une espèce de bourbillon, qui présente une
fétidité repoussante. Du 25 au 29, les symptômes vont s'aggravant : diarrée, coliques, embarras respiratoire, grippement de la
face, etc. ; le pouls reste aux environs de 140, et la température
aux environs de 40°. Le 29, l'oppression devient extrême, les extrémités se refroidissent et la mort arrive à 10 heures du soir.

A l'autopsie, on trouve du pus dans le péritoine ; on en trouve
dans les plèvres, ce qui indique un état de septicémie et de
pyoémie généralisé. Pas d'abcès ni dans le foie ni dans le pou-
mon. Localement on constate les faits suivants : « J'ai d'abord
« exploré la région avec le speculum. Quel n'a pas été mon éton-

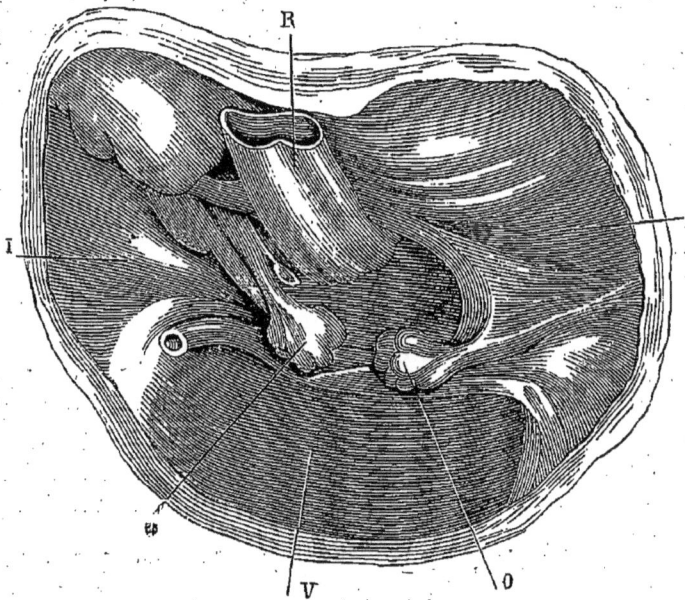

Fig. 89. — Cavité pelvienne vue d'en haut. OO, ovaires ; R, rectum ; V, face
abdominale du péritoine qui recouvre la vessie. (Valette.)

« nement et celui des assistants de voir au fond de l'instrument
« le col utérin avec son aspect à peu près normal » ! Or, avant
l'opération, on avait trouvé : « une tumeur arrondie du volume
« d'une petite orange, pédiculée à sa base ; sur sa surface, nul
« vestige de col ; les culs-de-sac du vagin effacés... La surface
« de la tumeur se continuait sans ligne de démarcation avec la
« paroi vaginale ». Cette description indique bien encore un cas
d'inversion du 3° degré, ou utéro-vaginale (ce qui n'a pas em-
pêché le col de se reconstituer).

« En examinant la cavité pelvienne, débarrassée du paquet in-
« testinal, je vis cette cavité séparée en deux parties par une
« cloison transversalement placée et qui était constituée par les
« deux ovaires, les trompes et le ligament large. A la partie
« moyenne de la cloison, entre les 2 ovaires, dans le point qu'aurait
« dû occuper la matrice, existait une échancrure profonde; il
« était facile de voir que l'utérus était absent (fig. 89).

« Le vagin avait son aspect ordinaire; le col occupe sa position
« normale (la malade était morte le 23e jour après l'opération);
« il est vertical et existe presque en totalité; il a environ

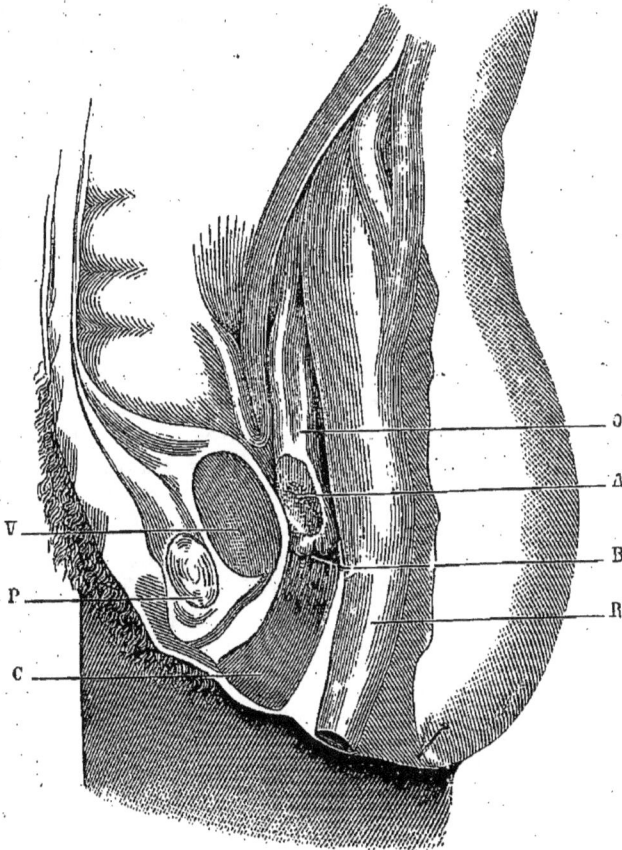

Fig. 90. — Coupe antéro-postérieure de la cavité abdominale. A. place qu'occupait
l'utérus ; B. portion restante du col; C. vagin; P. pubis; V. vessie; R. rectum; O.
ovaire et ligament large droits.

« 2 centimètres de longueur. La cavité du col persiste, mais en
« haut elle est fermée par un tissu de cicatrice encore mou. La
« cavité péritonéale est, du reste, complètement fermée de ce
« côté » (fig. 90).

Valette insiste, et avec raison, sur le mécanisme suivant lequel, lorsque l'utérus a été enlevé, le col reparaît avec sa conformation première. Et remarquons que, dans le cas actuel, le fait est d'autant plus important que l'inversion était bien du 3e degré et que, pendant l'inversion, le col était à peu près complètement effacé. Nous avons déjà longuement insisté sur les lois physiologiques suivant lesquelles cette reconstitution se fait. Valette se reproche, et avec raison, d'avoir négligé à dessein les injections antiseptiques, de peur de détacher trop tôt les escharres et d'exposer les tissus qui viennent d'être séparés par la cautérisation à des hémorrhagies. C'est une faute, et certainement il vaudrait mieux renoncer au procédé que renoncer à ces précautions antiseptiques reconnues aujourd'hui absolument indispensables. Ajoutons, enfin, que l'état putride de la tumeur au moment de l'opération et la phlébite qui l'avait précédée, créaient des conditions déplorables au moment de son exécution.

G. Obs. 226. 3e de Valette, 187. (1). — Madame M. de Tournon, âgée de 22 ans, accoucha à la fin de décembre 1871 ; ses couches furent suivies d'hémorrhagies abondantes. Deux mois après, le Dr Lasaigne, appelé à lui donner des soins, reconnaît l'existence d'une inversion utérine. Il fit des tentatives vaines de réduction. Je proposai une nouvelle tentative avec l'aide des anesthésiques, et si elle échouait, je ne voyais de chances de salut que dans l'extirpation de la matrice. Ma proposition ne fut pas agréée, et je me retirai... Elle consulta plusieurs médecins et combattit les hémorrhagies par tous les moyens possibles. De guerre lasse, elle se décida, au mois de juillet 1872, à venir à Lyon saisir la branche de salut que je lui avais offerte. Elle se trouvait dans un état de faiblesse extrême, pâle et exsangue. Le voyage fut fort pénible et ne put se faire qu'en bateau à vapeur. On ne pouvait l'asseoir sur un fauteuil sans qu'elle fût prise de lipothymie. La situation était très grave ; je réclamai le concours de mon collègue, M. Bouchacourt ; il fut d'avis d'essayer encore la réduction. Nous fîmes trois tentatives, toujours avec le même insuccès. L'état de la malade était si grave, que j'essayai de la dissuader de l'opération. Je dus céder aux instances de la malade, qui cette fois-ci la réclamait avec opiniâtreté.

---

(1) Valette, *Clinique chirurgicale de l'Hôtel-Dieu de Lyon*, 1875, p. 220.

Elle fut pratiquée le 1ᵉʳ août 1872. Des douleurs très vives qui se maintinrent pendant les deux premiers jours forcèrent le chirurgien à retirer les pinces caustiques dès le lendemain de l'opération, et de les remplacer par une anse de fil métallique. Une grande amélioration suivit ce pansement. Des injections d'eau phéniquées et d'eau de Paggliari furent faites tous les jours. Les symptômes ne tardèrent pas à s'améliorer. Dès le 20 août, elle put retourner dans son pays et se considérer avec raison comme guérie. Malheureusement, l'anémie profonde dans laquelle elle avait vécu pendant de longs mois avait profondément altéré sa santé, et dès l'année suivante, soit pour cette cause, soit par une disposition héréditaire, cette malade était atteinte d'une irrémédiable tuberculose.

Le résultat de ces trois opérations de Valette sont, en mettant les choses au mieux, deux guérisons et un cas de mort par infection purulente, ce qu'il faut bien noter, vu l'innocuité que l'école de Lyon décerne volontiers à l'emploi des caustiques dans les opérations.

Ce procédé très logique n'a pas répondu à l'attente de son auteur.

M. M. Obs. 227-228. Ollier et Gayette, cités par Gillette (1). — Gillette, dans une de ses revues cliniques, rapporte une communication de M. le Dʳ Mollière, d'après laquelle deux opérations de ce genre avaient été pratiquées par MM. Gayette et Ollier. Les deux malades ont succombé.

Nous aurions donc un total de 5 opérations, dont deux succès et trois morts. Ce qui ne constitue pas une statistique fort encourageante.

Ces insuccès, du reste, peuvent tenir à trois causes principales : 1ᵒ Le point précis où l'application du caustique doit être faite ne me paraît pas nettement déterminé dans les observations de Valette, et cela me paraît surtout tenir à l'obscurité qui régnait encore alors sur la détermination exacte des inversions du 2ᵉ et du 3ᵉ degré ;

2ᵒ L'enlèvement du caustique du 2ᵉ au 3ᵉ jour, qui peut ne pas avoir encore produit des adhérences suffisantes au niveau du canal séreux qui double le pédicule ;

_____

(1) Gillette, *Union méd.*, 1875.

3° La déplorable coutume de faire immédiatement ou presque immédiatement l'excision de la partie de la tumeur située au-dessous de la ligne d'application du caustique, qui permet au moignon de se redresser suivant la loi physiologique que nous avons indiquée, et de porter au contact du péritoine la surface de section qui peut n'être point encore cicatrisée et qui est en puissance de productions purulentes ou de liquides septicémiques.

Quelques précautions dans le sens que je viens d'indiquer rendraient sans doute à ce procédé les conditions d'innocuité qu'on était en droit d'en espérer.

II. *Procédé de la section du pédicule par l'anse galvano-caustique.* —Ce procédé est dû à M. Courty. Voici comment il le décrit et les résultats qu'il a obtenus:

G. Obs. 229. Courty, 1876 (1). — « J'essayai, dans deux cas, la « section lente de l'utérus à l'aide de l'anse galvano-caustique.

« Chez ma première malade, l'anse galvano caustique entourant « le col fut échauffée quelques secondes, puis refroidie quelques mi- « nutes, alternativement trois ou quatre fois, de manière à la faire « pénétrer, en la serrant chaque fois un peu plus, dans la partie « carbonisée. La même manœuvre fut recommencée toutes les 4 « heures (sauf pendant la nuit), de telle sorte qu'en deux jours « l'utérus tomba, sans que l'ouverture qui résultait de la section « parût rester béante. Néanmoins, *une péritonite pelvienne* légère « en fut la conséquence, mais la malade fut bientôt sur pied.

M. Obs. 230. 2e, de Courty, 1876 (2). —« Chez mon autre malade, je « voulus tenter, comme chez la première, la section lente à répé- « tition par la seule anse galvano-caustique, qui en définitive « avait eu une réussite encourageante ; mais l'irritabilité nerveuse « de la malade, surexcitée par une irrégularité dans la marche de « la pile (irrégularité qui m'a fait renoncer définitivement à l'em- « ploi de cet instrument, tant qu'il ne sera pas réglé pour chaque « emploi particulier par un physicien ou qu'il n'aura pas été sin- « gulièrement perfectionné), amena peu à peu des attaques d'hys-

---

(1) Courty, *Annales de gynécologie*, 1876, t. 2, p. 165. Courty ajoute : « Cet essai a été fait également, si mes souvenirs ne me trompent pas, « par un autre chirurgien, et *probablement* avec succès ». Je n'ai trouvé aucune trace de cette observation.

(2) Courty, *ibid.*

« térie de plus en plus formidables, lesquelles firent place à un
« délire furieux, suivi d'attaques éclamptiques et d'une conges-
« tion cérébrale qui emporta la malade le 4ᵉ jour, après le
« détachement complet de l'organe, du reste sans signes de péri-
« tonite. »

Je trouve encore les traces d'une dernière opération
de ce genre rapportée par Mackensie.

M. Obs. 231. Mackensie, 1877 (1). — En supposant, dit Mackensie, que les tentatives de réduction aient échoué, il ne reste que
la ressource de la ligature ou de l'excision, qui l'une comme
l'autre rencontrent de sérieuses objections. Dans des circonstances semblables, nous résolûmes d'enlever la portion inversée de
l'utérus par le moyen de l'*anse galvano-caustique* ; mais, après
avoir commencé l'opération proposée, la malade mourut avant
qu'il fût possible de l'achever. Ce qui nous met dans l'impossibilité de rendre compte des effets de cette opération.

En somme, comme bilan de ce procédé, 3 cas : une guérison après péritonite — une mort par suite d'accident
nerveux — une mort pendant l'opération elle-même.
Statistique fort peu encourageante.

III. *Procédés mixtes par l'amputation ou la ligature
et la cautérisation.* — Je mentionnerai sous ce titre,
quelques observations que j'ai recueillies dans les auteurs.

G. Obs. déjà citée, 191.— Baker, de Birmingham (2), rapporte un
cas de guérison après l'amputation faite avec l'écraseur à chaîne.
La surface saignante et surtout les vaisseux un peu volumineux
furent touchés avec le cautère actuel. Ce n'est là, comme on le
voit, que comme moyen hémostatique, que la cautérisation très
partielle et très limitée a été mise en usage.

Palasciano, de Naples, a, dans un cas d'inversion ancienne, appliqué avec bonheur également une sorte de
procédé mixte de ligature et de cautérisation.

---

(1) Mackensie, *Trans. of obst. soc. of London. — British med. jour.*
1877, p. 231.
(2) Baker, *British med. journal*, 1868.

G. Obs. 232. Palasciano, de Naples, 1873 (1). — Une femme
âgée de 26 ans, eut, à la suite d'un second accouchement, une
hémorrhagie formidable, qu'on eut beaucoup de peine à arrêter
et qui se renouvela 8 jours après. 40 jours après les couches, le
*professeur T. examina la malade et crut reconnaître un polype
utérin. Deux autres professeurs confirmèrent ce diagnostic et con-
seillèrent l'opération.*

Palasciano, appelé en consultation, reconnut l'inversion ;
il essaya les méthodes connues de réduction, qui furent absolument vaines, et proposa l'amputation.

Ce n'est que six ans après, que Palasciano revit la malade et
que l'opération fut acceptée. Il ramena graduellement la matrice
à la vulve, et put alors placer sur le pédicule de la tumeur, à un
centimètre 1r2 au-dessous de l'orifice de l'utérus en inversion,
une anse de fil de fer rougi et la serrer graduellement. Quand
les douleurs devinrent très vives, Palasciano cessa de serrer ; il
ajouta à l'anse métallique une autre anse de fil, dans l'intention
de laisser cette dernière après avoir enlevé l'autre. Alors il opéra
à un centimètre au-dessous de la ligature, en deux coups de
ciseaux, l'amputation de tout le corps de la matrice, sans faire
perdre à la malade une goutte de sang. L'anse métallique fut alors
enlevée, le fil se détacha également ; le moignon utérin se retira
peu à peu dans l'intérieur du vagin, et on tamponna avec une
éponge douce. L'opération avait duré 20 minutes. La masse amputée contenait le corps entier de l'utérus ; le vagin et les ovaires
avaient été respectés. La malade guérit rapidement. — Deux
mois après, il y eut une apparence de retour des règles, qui ont
continué à marquer pendant 4 mois, c'est-à-dire jusqu'à l'époque
où l'observation fut publiée.

La conduite de Palasciano doit-elle servir d'exemple ?
Je ne le pense pas. La cautérisation ne devait pas être
profonde ; nous savons avec quelle rapidité un fil rougi
se refroidit au contact de nos tissus ; cependant elle a
suffi pour empêcher l'hémorrhagie. La ligature de secours
ne pouvait guère ne pas glisser après l'ablation de la première et la section de la tumeur ; l'opération s'est donc
trouvée immédiatement transformée en une simple excision, sur laquelle on avait employé un moyen anti-hémos-
tatique préventif, c'est-à-dire dans des conditions un peu
meilleures que celles des excisions simples.

---

(1) Palasciano, *Arch. de chir. prat.*, vol. XII, 1 et 2 février 1875, Naples.
— Hayem, *Revue des sc. méd.*, t. VIII, p. 233.

L'opération eût été bien plus régulière et en même temps plus simple et plus sûre, si le chirurgien se fût contenté de placer sa ligature au fil de fer rougi et de la laisser sur place après l'avoir fortement serrée.

Courty a donné une observation qui, sous plusieurs rapports, peut être rapprochée de celle de Palasciano. En voici le résumé donné par Courty lui-même. Il s'agit encore de l'emploi de l'*anse galvano-caustique, mais combinée, cette fois, avec la ligature.*

G. Obs. 233. Courty, 1876 (1). — « Chez une autre malade, « pour éviter le développement de la péritonite, je me contentai « de creuser un sillon avec l'anse galvano-caustique, et j'appliquai « dans ce sillon une ligature en fil végétal très fort que je serrai « avec un serre-nœud. La malade guérit assez facilement ; mais « je fus obligé de réappliquer deux fois en six jours le fil qui « s'était dérangé. »

Spencer Wells à également combiné la cautérisation avec la ligature élastique. Après l'application de celle-ci, il a pratiqué la section du pédicule avec le *thermo-cautère*. L'observation est très intéressante et mérite d'être rapportée avec tous ses détails.

G. Obs. 234. Spencer Wells, 1871 (2). — D. T., âgée de 27 ans, a eu son premier enfant il y a un an; l'accouchement fut long et terminé par le forceps, la malade étant chloroformée. Le lendemain il y eut une chute de l'utérus, qui fut replacé. Une semaine après, dans un accès de délire, la malade sortit de son lit, et une nouvelle chute se produisit. A la Noël 1876, une hémorrhagie eut lieu ; la malade fut traitée pendant quelque temps pour cela, lorsqu'à la fin il fut reconnu qu'on avait affaire à une inversion de l'utérus ; les hémorrhagies continuèrent plus ou moins jusqu'à son entrée au *Samaritan Hospital*, dans le service de M. Spencer Wells, le 6 juin 1877. Quelques jours après son admission, M. Wells essaya la réduction de l'inversion, la patiente étant sous l'influence du bichlorure de méthylène, mais sans succès. L'amputation de l'utérus fut décidée, aussitôt que la malade serait un peu remise des efforts faits pour la précédente réduction. Elle était dans un tel état d'anémie, occasionnée par ces fré-

(1) Courty, *Annales de gynécologie*, 1876, t. 2, p. 166.
(2) Spencer Wells, *Brit. med. journ.*, t. 2, 17 septembre 1877, p. 694.

quentes hémorrhagies, que M. Spencer Wells pria le docteur
Roussel de l'assister et de préparer la transfusion, pour le cas où
beaucoup de sang serait perdu pendant l'opération. Le 27 juin, à
2 heures 30 de l'après-midi, la malade, ayant été mise sous l'influence du bichlorure de méthylène,est placée dans la position de
la lithotomie.

M. Wells attira en bas l'utérus inversé, passa deux
épingles à travers le col, à angle droit l'une de l'autre, et autour
d'elles plusieurs tours de ligature élastique de Dittel. L'utérus
fut amputé par le thermo-cautère, et le moignon avec les épingles
et la ligature fut refoulé dans le vagin ; pas une goutte de sang
ne fut versée ; la malade souffrit beaucoup, pendant les premières 24 heures, de douleurs dans la région lombaire. Le second
jour, la température, prise à 5 heures du soir, était de 100°,04, le
pouls 132, respiration 24. La malade se plaignait beaucoup de
mal de tête. Un bonnet de glace fut placé sur la tête à 9 heures
du soir, la température étant montée à 100°,06. Elle tomba rapidement jusqu'à 1 heure du matin. Le troisième jour, le bonnet
de glace fut retiré ; la température était de 99°,04 ; les maux de
tête avaient disparu. La température augmentait néanmoins tous
les jours, vers 5 heures de l'après-midi, jusqu'à 100°,04, et le pouls
se maintint de 128 à 115 jusqu'au dixième jour. Le dixième jour,
un lavement fut administré et les intestins furent dégagés. Vers
le douzième jour, M. Wells retira une des épingles, et vers le
seizième, l'autre épingle et la ligature. Cette opération fut suivie
de maux de tête, d'augmentation de température et de précipitation du pouls pendant un jour ; le lendemain matin, la température était de 100°,02, pouls 140.

La malade se leva sur son lit le vingt-troisième jour après
l'opération et put marcher le vingt-septième jour. Le moignon
ressemblait à un utérus naturel, avec un col ouvert, anfractueux
et inégal. La malade quitta l'hôpital assez bien, le 24 juillet, et
il vint à notre connaissance qu'elle recouvra rapidement ses forces Après examen de la portion de l'utérus qui fut énucléée, il
fut reconnu qu'aucune tentative de réduction, même les incisions
latérales, n'auraient pu réussir : la surface péritonéale de l'utérus
inversé et le corps de celui-ci se tenant étroitement par des
adhérences intimes qui auraient nécessité pour leur séparation
l'usage d'un instrument tranchant.

M. Wells dit qu'il ne se serait pas servi de la ligature élastique ni du cautère, si la malade n'avait pas été dans un état d'anémie aussi avancé Son opinion est que le cautère seul ne doit pas
inspirer grande confiance, sauf dans des cas semblables où il est
absolument nécessaire d'éviter une hémorrhagie.

Nous reviendrons sur cette observation à propos de la
ligature élastique. Nous noterons dès à présent qu'elle
est un des rares exemples de l'emploi du thermo-cautère

dans ce traitement de l'inversion, et que, dans ce cas, la ligature a été le moyen principal de traitement, tandis que le cautère n'est que la partie accessoire, il a servi simplement à pratiquer l'*excision après la ligature*, ce qui lui enlève en grande partie son importance.

C'est en restant dans un courant d'idées analogues que Courty en est venu à proposer dans la ligature élastique de tracer la voie de la ligature par une cautérisation circulaire, soit avec un cautère cultellaire, soit avec le thermo-cautère. Cette idée émise par lui a été mise à exécution, comme nous le verrons ultérieurement, par ses imitateurs, Chauvel, Poinsot, etc.

Enfin Corradi, également dans une observation très remarquable de ligature élastique que nous aurons à étudier plus tard (obs. ultérieure V. T. O.), fit, après l'application de la ligature, l'excision de la tumeur sous-jacente au moyen de l'anse galvano-caustique, et appuya sa cautérisation par une application immédiate de bourdonnets imbibés de perchlorure de fer.

(Voyez, à la page suivante, le tableau des opérations pratiquées par la cautérisation.)

En somme, cette méthode de l'ablation de l'utérus par la cautérisation, en laissant de côté les procédés mixtes, qui se rapportent en réalité à d'autres méthodes, n'a donné que des résultats assez équivoques.

Le procédé de Valette. . . . . 3 morts sur 5

Le procédé de Courty par l'anse galv.-caust. . . . . 2 — — 3

Au total . . . 5 morts sur 8

Ce qui donne une moyenne fort peu encourageante de 62 à 63 morts sur 100.

Cautérisation.

Nos		Noms des Auteurs.	Ann.	Age de la malade.	Orig. de l'inv.		Date de l'inv.	Termin.		Observations.
					Pol.	Acc.		Guér.	Mort.	
I		Valette de Lyon.	1870	42 ans.	»	Acc.	4 ans.	G.		
II		Valette »	1872	28 ans.	»	A.	2 ans.	»	M.	
III	Clamp caustique.	Valette »	1872	22 ans.	»	A.	9 mois.	G.	»	5 cas. 2 G. 3 M.
IV		Ollier et Gayette.	1875	»	»	A.	Chron.	»	M	Péritonite.
V		Ollier et Gayette.	187.	»	»	A.	Chron.	».	M.	
I	Anse g.-caust.	Courty.	1876	»	»	A	Chron.	G.	»	
II		Courty.	1876	»	»	A.	Chron.	»	M.	
III		Mackenzie.	1877	»	»	A.	Chron.	»	M.	3 cas. 1 G. 2 M.
		Baker.	1868	»	»	»	»	»	»	Obs. déjà citée. Ecraseur cautère actuel. V. tableau par l'écraseur.
						»			»	
	Procédés mixtes.	Palasciano.	1875	26 ans.		A.	6 ans.	G.	»	Anse de fil de fer rouge. Excision. V. tableau Excision.
		Courty	1875	»	»	A.	»	G.	»	Anse galv.-caustique. Ligature prog. V. tableau Ligature.
		Corradi.	»	»	»	»	»	»	»	Obs. citée plus loin. Ligature élastique. Anse g.-caustique. V. tableau Lig. élastique.
		Spencer Wells.	1877	»	»	A.	Chron.	G.	»	Lig. élastique. Sect. au thermocautère. V. tab. lig. élast.

IV. — Méthode de la ligature.

La méthode de la ligature cherche, comme la précédente, et d'une manière plus mesurée, à obvier au triple inconvénient que présente l'amputation de la matrice : l'hémorrhagie, l'ouverture du péritoine et les résorptions septicémiques. Ce sont encore des médecins français, Vieussens et Dumas de Montpellier (voy. obs. 23, déjà citée), qui, à la fin du xviie siècle, inauguraient avec succès la méthode de la ligature dans le traitement de l'inversion utérine. Dans ce premier cas, il s'agissait d'un renversement consécutif à un polype. Mais Vieussens et Dumas savaient fort bien que ce polype était accompagné d'une inversion utérine et que leur opération devait porter sur la matrice. Pendant le cours du siècle suivant, on trouve les opérations analogues quelquefois inconscientes de Gaulard (obs. 9, déjà citée) et de Laumonier de Rouen (obs. 25), et plus tard celle de Desault et Baudelocque (obs. 26), et celle de Beaufils et Bardol (obs. 27). D'autre part et parallèlement à ces faits, en 1766, Asselin d'Amiens (obs. 31), et en 1767, Faivre de Vesoul (obs. 32), firent les premières ligatures pour des inversions de matrice survenues à la suite d'un accouchement. Et encore Asselin ne se rendait-il pas un compte absolument exact de ce qu'il faisait en pratiquant cette opération dont j'ai donné les détails dans la partie historique de cet ouvrage. Faivre de Vesoul est donc en réalité le vrai fondateur de la méthode de la ligature dans l'ablation de la matrice renversée après l'accouchement, comme Vieussens l'avait été dans les cas de renversements produits par des polypes.

La voie qu'il a inaugurée a été suivie, en 1799, par Al. Hunter de Dumbarton.

Hunter de Dumbarton clôt ainsi les travaux du xviiie siècle, et paraît prêt à recueillir pour lui, et pour l'école anglaise qui commençait à poindre, l'héritage de l'école française, qui semblait devoir un moment s'éclipser.

Obs. 235. Hunter de Dumbarton, 1799 (1). — La malade était accouchée le 27 janvier 1799 ; une abondante hémorrhagie se produisit immédiatement après le travail. Le jour suivant, une tumeur apparut, probablement des débris placentaires dans le vagin. Le 8e jour, elle fut expulsée à l'extérieur, et avec elle l'utérus en état d'inversion ; elle put être séparée, bien que fort adhérente, du fond de l'utérus. Mais celui-ci ne put être remis en place, une ligature fut serrée autour du pédicule, et l'excision pratiquée six heures après. Aucune douleur, aucun mauvais symptôme ne survinrent après l'opération. La malade quitta le lit au bout de 15 jours et était guérie au bout d'un mois. Les règles ne reparurent pas.

Cette observation offre de grandes analogies avec celles d'Asselin et de Faivre de Vesoul que Hunter ne paraissait pas connaître, non plus que les observations d'inversions polypeuses soumises au même traitement et publiées en France dans les dernières années du XVIIIe siècle.

A partir de cette époque, les observations se multiplient.

Nous laisserons de côté, pour le moment, les faits d'inversion produits à la suite des polypes, qui forment pour ainsi dire une classe à part, et dont le traitement offre souvent quelques particularités spéciales.

A ne considérer que les inversions qui succèdent à des accouchements, nous noterons un fait remarquable, c'est que jusqu'à présent la ligature n'a été appliquée que dans des cas d'inversion récente.

Or, un grand progrès préparé par les travaux de Baudelocque s'accomplit précisément à cette même époque, la ligature fut aussi appliquée avec succès aux inversions anciennes, considérées jusqu'alors comme incurables.

Il est intéressant et curieux de rechercher les origines de ce progrès et d'établir, s'il est possible, quel en fut le promoteur.

Comme nous l'avons vu dans la partie historique de ce travail, c'est dans les dernières années du XVIIIe siècle, en

_____

(1) Hunter de Dumbarton, *Annales* de Duncan, 1800. — Jacquemier, *Manuel d'acc.*

1791, et par les mains de Bouchet de Lyon et de Collomb, que cette conquête fut faite (obs. 38). Ajoutons, toutefois, que l'observation qui en offrait la démonstration n'ayant point été publiée en son temps par Bouchet, et ayant été publiée par Collomb sous un titre douteux, et sous le nom d'une maladie qui depuis a été contestée par tous les chirurgiens, passa presque inaperçue, et qu'elle n'a pu être rétablie dans son vrai jour que bien des années après, par la revendication légitime de Bouchet fils, et grâce à la puissante intervention de la critique moderne.

Aussi nous voyons sans étonnement, dès le commencement du siècle suivant, les chirurgiens qui entreprirent les premiers une semblable opération procéder par tâtonnements, et laisser en doute un moment à qui appartient cette seconde priorité.

Les noms de Clarke, de Chevalier, de Galot et de Newnham ont été mis en avant. Mais en réalité elle appartient à Clarke. L'observation de Clarke date en effet de 1803. Bien qu'elle n'ait été publiée qu'en 1806, elle est antérieure à celle de Chevalier, qui date de 1804, et qui du reste, comme nous le verrons par la suite, se rapporte probablement à une inversion suite de polype. Quant à celle de Galot, elle est trop incomplète pour entrer en ligne de compte. Celle de Newnham est plus précise et mieux ordonnée que celle de Clarke ; mais ces trois observations ont, dans tous les cas, le tort d'arriver en retard, et de n'être après tout qu'un perfectionnement de l'idée mise à exécution par Clarke, après Bouchet, bien entendu.

G. Obs. 236 Clarke, 1803 (1). — « Au mois de juin 1803, « je fus consulté par une jeune femme qui depuis environ onze « mois était accouchée de son premier enfant, et dont la santé « depuis lors était restée dans un état des plus précaires. Après « sa délivrance, elle avait ressenti des douleurs très vives et « éprouvé une grande perte de sang ; elle était même restée longtemps sans connaissance et paraissait avoir couru les plus « grands dangers. En portant un bandage pour soutenir ce qu'on

---

(1) Clarke, *Edinburgh med. and surg. journal*, 1806, t. 2, p 419.

« supposait être une chute de la matrice et en prenant une mé-
« dication tonique, cette dame finit par se trouver un peu mieux.
« Elle put même un jour 'aller jusqu'au marché voisin. En y
« réfléchissant, elle pense que, pendant les onze mois qui ont
« suivi sa délivrance, c'est le seul jour où elle se soit trouvée réelle-
« ment assez bien. Bientôt après, elle alla de Dublin dans un lieu
« éloigné et devint sujette à des métrorrhagies abondantes pour
« lesquelles elle consulta plusieurs médecins. Quelques-uns des
« médecins consultés parlèrent d'une inversion utérine, et ne
« firent aucun examen pour en acquérir la certitude. Dans ces
« circonstances, je n'hésitai pas à lui proposer de l'examiner par
« le toucher, ce à quoi, dans son état maladif, elle accéda volon-
« tiers. Je trouvai une tumeur ronde, charnue, suspendue dans
« le vagin, à un doigt et demi au-dessus de la vulve. Sur la
« part.e antérieure de la tumeur, je crus trouver le museau de
« tanche dilaté ; sur la partie postérieure, je ne pus distinguer
« rien d'analogue. Ne doutant pas que cette tumeur, que je con-
« sidérai pour ma part comme un polype, fût la cause de la ma-
« ladie, je proposai pour le lendemain une consultation avec un
« chirurgien éminent ; celui-ci, après examen, admit la probabilité
« de mon diagnostic. Un effort décisif était nécessaire pour arra-
« cher la malade à une fin imminente Nous convînmes de passer
« une ligature sur la tumeur suivant la méthode employée pour
« les polypes. Pendant les premiers jours, il y eut de grandes
« douleurs et des vomissements fréquents. Nous donnâmes de
« l'opium, et des lavements pour conserver la liberté du ventre
« La patiente fut très courageuse, résolue à se débarrasser, si
« c'était possible, du mal qui rendait sa vie si misérable. Après
« avoir fréquemment serré la ligature autant que la prudence le
« permettait, au bout de 15 jours nous l'enlevâmes. Désespérant
« de réussir par cette méthode, cependant nous émîmes l'espoir
« qu'après une telle constriction la tumeur pourrait se détacher
« d'elle-même. La douleur et les insomnies ayant cessé, sa santé
« s'améliora rapidement. Les hémorrhagies cessèrent. La malade
« prit les bains de mer et se croyait rétablie, quand, après un
« effort extraordinaire, une tumeur considérable fît soudainement
« irruption au dehors de la vulve. La malade alors revint en ville.
« Nous reconnûmes que la tumeur que nous avions liée était
« l'utérus, alors partiellement, maintenant complètement ren-
« versé. Après examen nouveau, et encouragé par le résultat d'un
« cas raconté dans l'*Edinburg medical annals*, 1799, par M. Hun-
« ter de Dumbarton, nous convînmes d'amputer la tumeur pen-
« dante. Avant de faire une opération si inusitée, nous jugeâmes
« opportun de soumettre notre avis à deux confrères. Ils le par-
« tagèrent et, le 18 novembre 1803, une ligature mince fut atta-
« chée très serrée environ un doigt au-dessus de la trace de la
« première ligature. La tumeur fut excisée au bistouri avant
« que la malade soupçonnât que l'opération fût commencée. Sa

« guérison fut rapide et complète. Six semaines après, elle était
« capable de marcher presque aussi bien qu'auparavant. »

En somme, dans cette intéressante observation, nous
voyons que Clarke commet d'abord une erreur de diagnostic ; il prend une inversion pour un polype ; il croit lier
un polype et le lie à la manière des polypes au moyen d'un
serre-nœud ; le lien est mal supporté ; il l'enlève, reconnaît plus tard son erreur, et place alors en connaissance
de cause, à la manière de Hunter de Dumbarton, une ligature fixe sur l'utérus renversé, et fait enfin la section
immédiate. La malade guérit. C'est bien en définitive le
premier exemple, après l'observation trop tôt oubliée de
Bouchet, d'une extirpation de la matrice dans un cas d'inversion chronique. Avouons, toutefois, que les tâtonnements et les tergiversations diminuent un peu sa valeur.

L'opération des inversions anciennes par la ligature, à
partir de ce moment, entre de plain-pied dans la pratique
chirurgicale.

Les faits, en effet, se succèdent et se multiplient jusqu'à
l'année 1850.

A cette époque, une nouvelle révolution s'opère dans le
traitement de l'inversion chronique, à la suite de la belle
découverte de leur réductibilité par Valentin de Vitry. A
partir de ce moment, ces opérations de ligature qui
devenaient la règle ont dû devenir et sont devenues en
effet l'exception, mais encore, il faut le dire, une exception qui, dans les cas extrêmes, offre une précieuse ressource, et d'autant plus précieuse, que les perfectionnement nouveaux apportés à cette opération semblent la
rendre de jour en jour moins périlleuse.

La méthode de la ligature tend, comme nous l'avons dit,
à un triple résultat : prévenir l'hémorrhagie ; obturer le canal péritonéal ; empêcher les résorptions septicémiques.

En effet, la constriction exercée sur le pédicule amène
le sphacèle de l'organe et sa séparation. Cette séparation
s'accomplit sous l'influence d'un travail d'élimination et
d'ulcération qui se produit au point d'application de la ligature, et qui s'accompagne ordinairement d'une inflamma-

tion adhésive suffisante pour oblitérer les vaisseaux et le conduit péritonéal qui existe dans le pédicule.

Toutefois il ne faut pas perdre de vue que cette méthode a aussi ses dangers. J'ai déjà noté avec insistance cette douleur spéciale que présente le globe utérin à la pression. Si la pression est très forte, cette douleur devient considérable, elle s'irradie profondément dans les fosses iliaques et dans l'abdomen. Si la pression va jusqu'à l'étranglement, elle peut déterminer, avec une douleur intolérable, un ébranlement nerveux profond qui s'accompagne de refroidissement, de petitesse du pouls, de vomissements, de nausées, de grippement de la face, etc., qui ressemble à la stupeur des grands traumatismes et qui, par son exagération même, peut entraîner la mort. C'est cet état que les chirurgiens anglais ont décrit sous le nom de *Shock*.

A ces premiers dangers, il s'en joint de plus grands encore. La péritonite adhésive qui est sollicitée pour l'oblitération du conduit péritonéal peut dépasser son but et se changer en pelvi-péritonite et même en péritonite généralisée.

D'autre part, l'ulcération que détermine la présence d'un corps étranger tel que la ligature peut marcher ou trop vite ou irrégulièrement, atteindre les vaisseaux avant leur oblitération, et donner lieu à des hémorrhagies plus ou moins sérieuses.

Enfin le sphacèle de l'organe, le liquide sanieux qui en découle, les odeurs malsaines qui en résultent, créent autant de conditions mauvaises qui peuvent conduire à la septicémie.

On a cherché à éviter ce dernier inconvénient en combinant l'excision avec la ligature. Cette modification apportée à la méthode de la ligature est applicable à tous les procédés ; aussi nous paraît-il juste, avant d'aborder l'étude de ceux-ci, de juger sa véritable valeur.

L'excision appliquée après la ligature enlève une partie morte qui, comme nous l'avons vu, peut devenir dangereuse par sa présence. Au premier abord, l'excision semble ne soulever aucune objection.

Cependant, avant de procéder à l'excision, il faut être bien sûr que la ligature a mordu sur les tissus, qu'elle ne peut glisser, ce qui entraînerait de véritables désastres. Nous trouvons en effet trois observations : l'une de Watkinson (1) ; la seconde de Meerhold (2) ; la troisième de Velpeau, dans lesquelles la section, faite très peu de temps après la ligature, entraîne la chute de celle-ci, une hémorrhagie consécutive, des symptômes inflammatoires graves et la mort.

Nous donnerons, avec quelques détails, l'observation de Velpeau, comme offrant un exemple mémorable de ces terribles accidents.

M. Obs. 237. Velpeau, 1840 (3). — Une femme de 26 ans, à la suite de ses premières couches, eut une inversion de matrice, et à la suite de ces accidents, des hémorrhagies fréquentes qui l'avaient complètement épuisée. La combinaison de la ligature et de l'excision parut à Velpeau le meilleur procédé opératoire.

« Les cuisses et le bassin fixés dans la position convenable, la
« tumeur utérine fut saisie avec des pinces de Museux et dou-
« cement attirée à l'entrée du vagin, où on la maintint, pour
« passer d'avant en arrière, dans toute son épaisseur, une anse de
« fil avec laquelle Velpeau voulut rendre la traction de l'organe
« plus facile et plus sûre qu'avec la pince de Museux, qui peut
« entamer et lacérer les tissus. Au moyen de ce fil, la tumeur
« ayant été amenée hors de la vulve, on porta jusqu'à sa racine
« une forte ligature qui fut assez énergiquement serrée, et d'un
« seul coup de bistouri, à un centimètre au-dessous de l'étran-
« glement, on retrancha toute la tumeur... La malade ne mani-
« festa de douleur bien vive en aucun temps de l'opération, qui
« devint ainsi des plus simples. 1er jour, point d'écoulement de
« sang, potion laudanisée. — 2e jour, douleurs assez vives au
« ventre, nausées fréquentes, sangsues et onguent mercuriel. —
« 3e jour, amélioration ; on continue l'opium. — 4e jour, les vo-
« missements revinrent, les douleurs de ventre s'exagérèrent.
« Les symptômes prirent une marche effrayante et rapide. La
« malade succomba dans le milieu de la nuit... A l'autopsie, ni
« rougeur, ni pus dans les deux tiers supérieurs de l'abdomen.
« Le tiers inférieur était rempli d'un liquide noirâtre, couleur de

---

(1) Watkinson, 1862, *Statistique* de Breslau, *in* thèse de Labrevoit,
p. 42.

(2) Meerhold, voy. Salomon, thèse de Dorpat, 1836, et Labrevoit,
p. 52.

(3) Velpeau, *Gaz. des hôpitaux*, 1840, p. 225.

« chocolat foncé, un litre environ, qui remplissait le petit bas-
« sin. Ce liquide était évidemment du sang en partie décom-
« posé... Ce qui restait de la matrice et de ses annexes était im-
« prégné de ce liquide... La ligature,qui s'était détachée la veille
« au soir, flottait au milieu de ce magma. Point de péritonite. La
« malade a succombé à l'hémorrhagie qui s'est produite soit par
« la rétraction des parties voisines de la ligature, soit par
« l'affaissement de la lèvre supérieure du moignon qui aura pu
« glisser au-dessous de la ligature et l'abandonner, si elle était
« trop peu serrée. En pareille circonstance, on devrait faire un
« étranglement plus fort et placer en avant de la ligature une
« anse de fil passée dans les deux lèvres et allant d'une partie
« latérale à l'autre. »

C'est pour rendre impossible ce dérapement de la ligature que Desault et Baudelocque (1) ont pratiqué la ligature par fragmentation ou la double ligature ; à l'aide
d'une aiguille munie d'un double fil, ils traversent le centre du pédicule, et avec chacun des deux fils ils lient
une moitié du pédicule. Cette manière de faire a l'inconvénient de produire de prime abord une plaie du péritoine, et d'augmenter ainsi les chances d'accidents consécutifs ; il me paraît devoir être rejeté, et pour la ligature
simple je crois qu'il est plus sage et plus sûr de ne pas
faire l'excision de suite après la ligature et d'attendre au
moins 4 ou 5 jours.

Même dans ce cas elle n'est pas sans péril. Supposons,
comme cela arrive ordinairement, que la matrice renversée soit dans le vagin. La ligature est posée, la malade, remise dans son lit, est soumise aux épreuves pénibles des premiers jours de l'opération : est-il sage de
remettre la malade dans une position spéciale ? d'introduire des instruments explorateurs ? d'imprimer des
mouvements à l'organe malade ? Est-on bien sûr de ne
pas augmenter les chances de péritonite ? Pour ma part,
je crois préférable d'attendre la chute naturelle de la
matrice, en faisant des lavages et des injections avec un
liquide antiseptiques (acide phénique, permanganate

---

(1) Desault et Baudelocque, *Rec. périodique de la Soc. de méd. de Paris*,
1798, et Dailliez, thèse citée, p. 59.

de potasse). En bonne pratique, la règle à suivre me paraît pouvoir se résumer dans la proposition suivante : L'excision après la ligature ne doit être faite que long-temps après l'application de celle-ci, lorsque l'état gan-gréneux est manifeste, et dans le cas surtout où les organes sont à l'extérieur.

Quant aux autres dangers de la ligature que nous avons énumérés plus haut, l'étranglement, la péritonite, l'hémorrhagie, c'est dans la manière même d'opérer la ligature, dans le *modus faciendi*, que nous trouvons les moyens de les conjurer.

La méthode de la ligature renferme en effet deux groupes de procédés : l'un qui ne comprend qu'un seul procédé, celui des anciens, par la ligature *fixe ou à pression unique*, exécutée en un seul temps, dans laquelle on fait un nœud définitif, dont *l'action est en réalité dé-croissante* à mesure que la section des tissus qu'elle em-brasse en amène le relâchement ; l'autre qui comprend les procédés dans lesquels l'action de la ligature peut être ou est incessamment renouvelée, et que l'on peut désigner sous le nom de *procédés à pression soutenue*.

Pour bien comprendre la valeur relative de ces deux espèces de ligature, il me paraît indispensable d'entrer dans quelques détails sur les résultats physiologiques que donne chacune d'elles.

Par le fait de la constriction violente qui est son essence même, la ligature simple ou fixe amène en outre des phénomènes d'étranglement dont nous avons déjà parlé, et sur lesquels nous aurons à revenir, la section rapide, quelquefois presque immédiate de la partie superficielle du pédicule, et le tassement du tissu qui compose sa partie centrale.

La conséquence de cette première action de la ligature est une sorte de relâchement dans la constriction qu'elle exerce. La ligature ne serrant dès lors la partie qu'elle étreint que d'une manière incomplète, il en résulte une certaine persistance dans la vitalité ou au moins dans la perméabilité vasculaire de l'axe du pédicule, persistance qui entraîne une lutte longue entre ces tissus qui ne sont point encore complètement désorganisés et la ligature qui les serre faiblement. Cette lutte aboutit à une usure ulcérative progressive de ces tissus, comme celle que produit le contact permanent d'un corps étranger. Ce contact à faible pression détermine un travail destructeur plus physique que physiologique, qui ne s'accompagne pas d'un véritable travail réparateur, et qui, dans sa marche, peut atteindre soit des vaisseaux capables encore de donner du sang et de rester béants dans le foyer de l'ulcération, soit le canal séreux qui est au centre même du pédicule, et qui peut n'être pas oblitéré au moment même où l'ulcération arrive jusqu'à lui. C'est donc surtout la ligature simple qui expose aux dangers que nous avons signalés, c'est-à-dire à l'étranglement d'abord, puis aux hémorrhagies, aux absorptions septicémiques et à une inflammation péritonéale possible.

La ligature à pression soutenue a une toute autre action. Sans doute, immédiatement après son application, elle peut déterminer des phénomènes fort analogues à ceux de la ligature fixe, quand elle est vivement serrée du premier coup, c'est-à-dire l'étranglement et la section presque immédiate des premières couches du pédicule. Mais déjà ici apparaît une grande différence. Cette constriction violente qui est indispensable dans la ligature simple n'est plus nécessaire ici. On dispose d'un moyen d'augmenter la constriction, on peut donc ménager l'organe, et l'habituer à supporter graduellement le degré de pression voulue.

De là deux avantages : 1° on peut éviter les inconvénients de l'étranglement dont nous avons montré le danger; 2° on peut éviter aussi la section pour ainsi dire traumatique des parties superficielles du pédicule.

Dans ces conditions, voici quelle est l'action de la ligature. Serrée sans violence, elle ne coupe plus la première couche extérieure du pédicule, elle tasse seulement les tissus de cette couche ; serrée un peu plus, elle produit le même effet de tassement sur une seconde couche; et serrée de nouveau sur une troisième couche ; on arrive ainsi à déterminer le même degré de tassement sur toute l'épaisseur du pédicule jusqu'au centre même.

Si, comme le veulent quelques chirurgiens, on serre

vivement le pédicule du premier coup, après la première section de l'écorce du pédicule, la ligature, au lieu d'arriver au relâchement, est ramenée immédiatement et maintenue au degré de tension qui produit, comme nous venons de le voir, le tassement successif de toute l'épaisseur du reste du pédicule.

Dès lors il existe dans le pédicule *un véritable disque* ou cylindre sans vitalité, et ne laissant plus aucune perméabilité ni aux vaisseaux ni au canal séreux central. Ce disque devient par cela même dur, momifié, pour ainsi dire, inaltérable, et forme une sorte de barrière ou de cloison de séparation entre la partie de l'utérus qui est au-dessus et qui est vivante, et la partie qui est au-dessous et qui cesse définitivement de faire partie de l'organisme vivant. Aussitôt il s'établit, par les procédés habituels d'inflammation éliminatrice, une ligne de démarcation entre le mort et le vif, qui se fait toujours aux dépens du vif, et qui existe par conséquent non plus au niveau de la ligature, mais immédiatement au-dessus.

De là quelques phénomènes que bien des observateurs ont notés, tout en ayant beaucoup de peine à les expliquer, et que l'on peut résumer ainsi : 1° La ligature reste attachée au disque qu'elle étreint et qui ne tombe qu'avec elle.

2° La tumeur atteinte de bonne heure par la gangrène, et n'ayant pas subi le travail de tassement, de momification que nous avons indiqué pour le disque, se détache à peu près constamment la première (voy. fig. 91), laissant appendues à ce disque quelques fibrilles ou franges de tissu sphacélé.

3° Le fossé de séparation qui amène la chute de la ligature est toujours au-dessus de celle-ci, et non à son niveau.

4° Le disque lui-même, lorsqu'il est séparé de la ligature, présente un tissu très dur, très ferme, et qui a la forme d'un bouton de chemise dont la partie rétrécie est moulée par le lien qui l'étreignait, dont le bouton inférieur forme une espèce d'efflorescence irrégulière d'où partent les fibrilles ou quelques lambeaux du tissu gangrené qui s'en sépare, et le bouton supérieur un petit cône à

surface très nette, et qui marque la réparation nette du
mort et du vif (fig. 91).

Nous trouverons plus tard des témoignages très démon-
stratifs de ces faits dans l'observation que j'ai publiée
moi-même en 1877 sous le nom de procédé de *ligature à
pression graduée* (1), et dans les observations de Cazin, de
Chauvel, de Périer (2), que nous aurons, du reste, l'occasion
de rapporter plus tard (V. T. O.).

Comme on le voit, par l'emploi de ces procédés à pression soutenue, on peut soustraire la malade aux dangers
de l'étranglement. On supprime également toute ulcération mécanique par le contact ou le frottement d'un corps

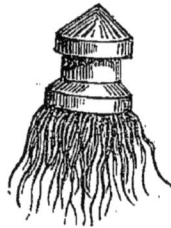

FIG. 91. — Schema représentant l'effet de la ligature soutenue formant sur le pédicule
un disque renflé en haut en forme de cône, et en bas en forme de franges.

étranger, et on le remplace par le travail d'élimination
naturelle des parties gangrenées, travail qui, procédant,
suivant une loi physiologique bien déterminée, d'une
inflammation essentiellement adhésive et réparatrice,
amène l'oblitération des vaisseaux et l'adhérence des
séreuses sous-jacentes, et fait par conséquent disparaître
à peu près sûrement toutes les causes d'hémorrhagie,
de péritonite et de septicémie.

Passons maintenant à l'étude des différents procédés
de la méthode par la ligature.

Ces procédés sont au nombre de trois : 1° Le procédé
de *ligature fixe*, qui se fait en un seul temps, et qu'on
pourrait désigner sous le nom de procédé *de ligature à
pression unique* ;

---

(1) Lecture à l'Académie de Médecine, 1877.
(2) *Bulletin de la Soc. de chirurgie*, 1879.

2º Le procédé *de ligature successive ou progressive*, qui se fait en plusieurs temps ou à plusieurs reprises, et qu'on peut désigner sous le nom *de ligature à pression répétée*;

3º Le procédé de *ligature élastique*, dont l'action ne s'interrompt pas, et que l'on peut désigner sous le nom *de ligature à pression continue*. Nous consacrerons un paragraphe spécial à *chacun* de ces procédés.

I. *Procédé de ligature fixe à pression unique.* — Ce procédé est des plus simples. Après avoir placé la malade sur le bord d'un lit dans la position ordinaire du speculum, on procède à la ligature (fig. 92).

Si la matrice renversée n'est pas à l'orifice de la vulve, on peut l'y ramener doucement avec des pinces de Museux, ou les pinces spéciales de Périer. On peut aussi, dans ce cas, mettre la matrice en évidence au moyen du speculum univalve de Sims. Dans ce cas, la malade doit être placée dans la position genu-cubitale, et le fil passé soit directement, soit au moyen d'un porte-nœud.

Le fil ayant été ainsi engagé autour du pédicule de la tumeur, on le serre vigoureusement ; le fil peut être en chanvre, en soie ou en métal ; dans ce dernier cas, au lieu de faire un nœud, on serre le fil en le tordant avec les mains ou avec un instrument spécial. On peut également, à la manière de Desault et Baudelocque, appliquer la double ligature ainsi que nous l'avons indiquée. Quelques jours après, et dans les conditions que j'ai notées, on peut faire l'excision.

Les deux inconvénients de ce procédé sont : 1º d'étrangler immédiatement le pédicule de la tumeur ; nous savons les conséquences qui peuvent en résulter. Nous savons toutefois qu'on peut leur porter un remède très efficace par l'emploi du chloroforme pendant l'opération, par l'emploi de l'opium à l'intérieur après l'opération, et mieux encore des injections sous-cutanées de morphine ; 2º et surtout de faire un nœud fixe qui ne tarde pas à se trouver relâché dès les premiers effets d'ulcération produits sur la surface du pédicule. La tension de la constriction exercée autour du pédicule se trouve ainsi infiniment variable et devient régulièrement décroissante ; ce qui retarde souvent beaucoup la chute de la ligature, et

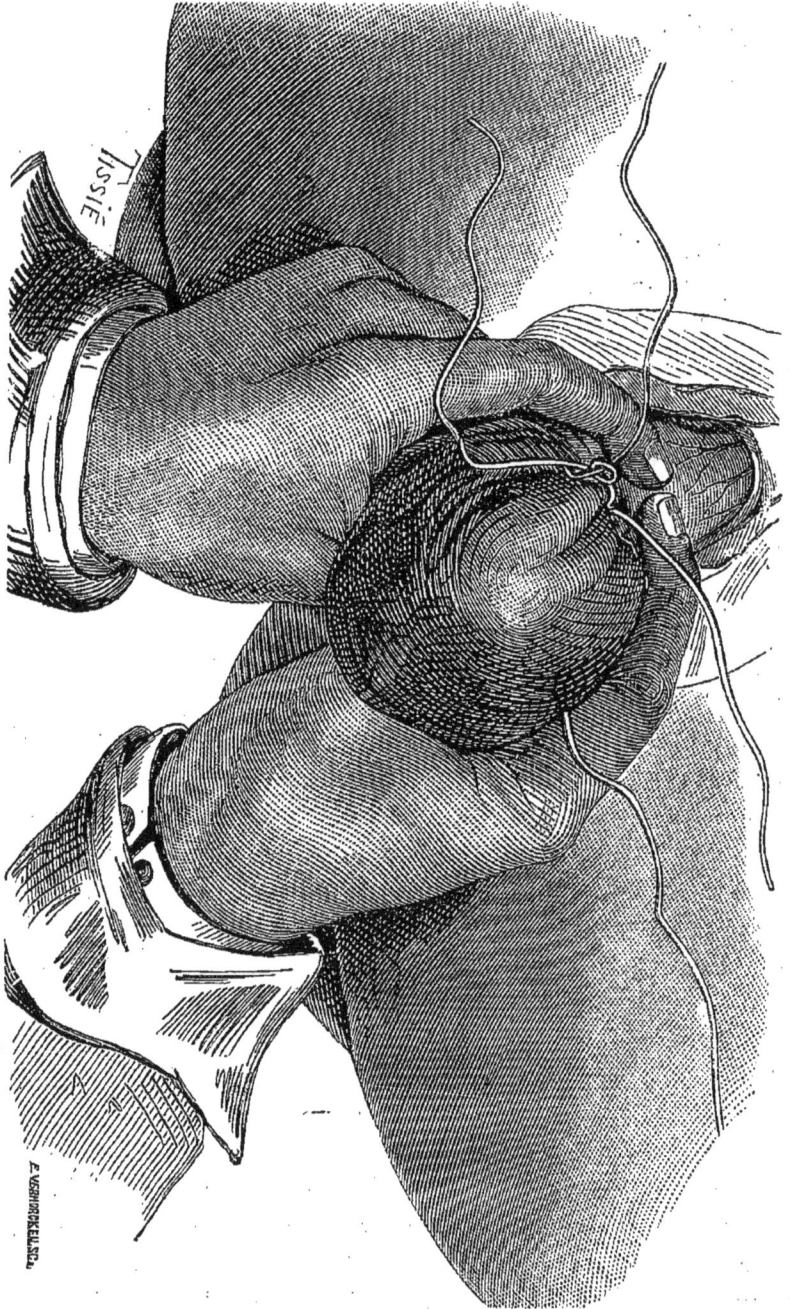

Fig. 92. — Ligature fixe (Bourgery).

prolonge inutilement le traitement. La ligature par l'em-

ploi de ce procédé ne tombe guère que du 20ᵉ au 30ᵉ jour;
quelquefois même, par l'ajournement presque indéfini de sa
chute, elle force le chirurgien à renouveler la ligature, traçant ainsi la voie aux procédés suivants de ligature à
pression soutenue. C'est également cette lenteur de la
chute de la ligature, et le sphacèle qui s'ensuit pour la tumeur, qui ont engagé la plupart des chirurgiens à considérer l'excision presque immédiate comme le corollaire
obligé de la ligature simple. Nous avons déjà insisté sur
les graves dangers que cette pratique peut entraîner.

Les premières observations, celles de Dumas et Vieussens, de Gaulard, de Laumonier, d'Asselin, de Faivre de
Vesoul, de Desault et Baudelocque, de Beaufils et Bardol,
rentrent toutes dans ce procédé. Nous les avons suffisamment analysées dans la première partie de cet ouvrage
pour ne pas y revenir en ce moment.

Il faut bien reconnaître toutefois qu'à partir du XIXᵉ
siècle ce procédé est graduellement abandonné. En voici
la raison : jusqu'à la fin du siècle dernier, la ligature
dans l'inversion s'appliquait toujours à des inversions
récentes, survenues au moment. même de l'accouchement ou à la suite de l'expulsion de polypes volumineux. L'état aigu de l'affection, le volume de la
tumeur, sa présence presque constante à l'orifice de la
vulve, la nécessité où l'on se croyait être d'agir immédiatement pour arrêter l'hémorrhagie, faisaient préférer l'emploi de la ligature simple, suivie de l'excision immédiate
pour se débarrasser des masses putrides, à celui de la
ligature à pression progressive et des instruments plus
ou moins encombrants que nécessite son exécution.

Mais dès le commencement de ce siècle, lorsque, par
les progrès de la chirurgie, les inversions utérines anciennes devinrent aussi justiciables de la ligature, la chro-
nicité de l'affection, le retrait de la tumeur dans le vagin,
sa ressemblance même avec les polypes peu volumineux
et intra-vaginaux amenèrent naturellement les chirurgiens
à user à leur égard des procédés employés contre ces
derniers.

La ligature avec le serre-nœud de Levret ou de Desault,
avec les canules de Gooch, se substitua peu à peu à la

ligature simple, tout en laissant subsister parmi les chirurgiens, pendant quelque temps encore, l'habitude de faire l'excision à la suite de la ligature.

Cette pratique entra si vite dans les mœurs chirurgicales que son introduction passa presque inaperçue, et que dans beaucoup d'observations écourtées il n'est même pas fait mention si la ligature est simple ou à pression progressive.

On peut établir toutefois, d'une manière générale, les règles suivantes :

1° Les inversions récentes traitées par la ligature l'ont été en général par la ligature à pression fixe ;

2° Les inversions chroniques, si semblables par les symptômes extérieurs aux polypes, ont en général été soumises comme ceux-ci à la ligature à pression soutenue ;

3° Les inversions consécutives aux gros polypes offrent ordinairement, par suite de leur volume et de leur mode de production, des analogies avec les inversions récentes et ont plus généralement été justiciables de la ligature simple.

Toutefois quelques exceptions, comme nous le verrons plus loin, sont venues souvent modifier ces règles générales.

Nous allons maintenant passer la revue des observations d'inversions soit récentes, soit anciennes, soit puerpérales, soit polypeuses, que nous avons pu réunir, et dans lesquelles le traitement par la ligature fixe à la suite de l'inversion immédiate ou presque immédiate de l'organe me paraît avoir été employé.

Voici du moins celles que nous avons pu réunir (1).

I. G Obs. ant. 23. Vieussens et Dumas de Montpellier, 1698. — Inversion suite de polype. Ligature. *Guérison.*

II. M. Obs. ant. 9. Gaulard, 1732. — Inversion suite de polype. Chute naturelle du polype. Apparition d'une seconde tumeur formée par la matrice renversée. Ligature. Mort le 37me jour.

_____

(1) Nous continuerons à désigner par les lettres G. et M. la terminaison de l'observation par la guérison ou par la mort.

III. G. Obs. ant. 31. Asselin, 1766. — Inversion puerpérale récente. Ligature. *Guérison.*

IV. G. Obs. ant. 32. Faivre de Vesoul, 1767. — Inversion puerpérale récente. Ligature simple. *Guérison.*

V. G. Obs. ant. 25. Laumonier de Rouen, 1784. — Inversion suite de polype. 1re ligature utérine. *Guérison.* 2e ligature vaginale. *Mort.*

VI. G. Obs. ant. 26. Desault et Baudelocque, 1787. — Inversion polypeuse récente. Ligature fixe (ligature double). *Guérison.*

VII. M. Obs. ant. 77. Beaufils et Bardol, 1788. — Inversion suite de polype. Ligature fixe. *Mort.*

VIII. M. Obs. ant. 39. M. A. Petit, Rey et Desgranges, 1798. — Inversion puerpérale ancienne prise pour un polype. Ligature fixe. Accidents. Enlèvement de la ligature. *Mort.*

IX. G. Obs. ant. 235. Al. Hunter de Dumbarton, 1799 (1). — Inversion récente. Ligature fixe. *Guérison.*

L'observation de Hunter de Dumbarton clôt le xviiie siècle et ouvre le xixe, puisqu'elle date en réalité de 1799, mais n'a été connue qu'en 1800 et 1802.

X. M. Obs. 238. Watkinson, 1803 (1). — Inversion récente. Ligature. *Mort.*
Après l'application de la ligature, l'excision fut pratiquée immédiatement. Le lien ne tarda pas à glisser et amener une hémorrhagie mortelle.

XI. G. Obs. ant. 236. Clarke, 1803. — Inversion puerpérale ancienne, prise d'abord pour un polype. D'abord ligature progressive, comme pour les petits polypes. On y renonce au bout de 15 jours. Inversion reconnue. Deuxième ligature, ligature fixe cette fois, et excision immédiate. *Guérison.*

XII. G. Obs. 239. Galot de Provins, 1809 (2). — Inversion ancienne. Ligature fixe. *Guérison.*
Sur la nature de la maladie et sur le fait de l'opération, il ne peut y avoir aucun doute. Mais la relation qui nous en a été transmise se borne à la phrase suivante : « Laennec commu- « nique une observation de M. Galot, médecin à Provins, sur « une extirpation de matrice, dont la pièce pathologique est mise

----

(1) *Annales* de Duncan. Edinburgh, 1800. — *Hufeland's journal*, 1802, mars. — Jacquemier, *Acc.*, t. 2, p. 580.
(2) *Bull de la Soc. de la Fac. de médecine de Paris*, t. 2, p. 15, 1809. — Cité aussi par Breslau et par Labrevoit, Thèse de Strasbourg, 1865.

« sous les yeux de la Société ». Quant à la guérison, elle est affirmée par Labrevoit, bien que l'observation ait été publiée avant que le résultat en fût connu. Je n'ai pu retrouver, pour ma part, de témoin vivant de cette opération à Provins. Mais, comme nous le verrons plus loin, une opération semblable, pratiquée dans des circonstances analogues dans la même ville, en 1838, par Hublier, élève de Galot, et avec l'assistance de son ancien maître, paraît indiquer qu'Hublier avait trouvé dans l'opération de Galot, et sans doute dans son succès, un encouragement à marcher sur les traces de son prédécesseur. D'ailleurs, l'assurance donnée par Breslau de ce succès, ainsi que de celui d'Hublier, laissé également dans le doute par son auteur, semble indiquer que Labrevoit avait pris des informations en temps opportun à ce sujet, et j'ai pu constater par moi-même que son affirmation était véridique, au moins pour Hublier ; elle doit donc l'être également pour Galot.

XIII. G. Obs. 240. Baxter, 1811 (1). — Inversion récente. Ligature fixe. *Guérison.*

Mme X., âgée de 37 ans, se levait depuis cinq semaines, quand on constata une inversion de l'utérus qui venait faire saillie à l'extérieur ; une aiguille à séton, armée d'un fil double, fut passée à travers la portion du vagin renversée avec l'utérus, et chaque moitié de cet organe servant de pédicule fut étreinte dans une ligature. Une autre ligature fut placée sur la totalité du vagin, au-dessus des premières. Le vagin fut alors coupé à un pouce et demi au-dessous des deux ligatures, et l'utérus entier se trouva extirpé. La ligature inférieure tomba le dixième jour, la supérieure résista un peu plus longtemps. Au bout de six semaines, la malade était très bien. Une apparence de règles se montra le mois d'octobre suivant, et une fois encore depuis.

West oppose quelques objections à cette observation, et se demande si l'on ne doit pas la considérer comme un simple polype. Il ressort cependant de la lecture de cette observation que la ligature a été appliquée sur le vagin renversé en partie ; que la tumeur a été reconnue cinq semaines après un accouchement, d'où il paraît résulter qu'elle était bien une inversion puerpérale tardive, et que cette inversion, lorsqu'elle a été constatée, était absolument complète.

XIV. G. Obs. ant. 165. Rottger, 1820. — Inversion suite de

---

(1) *Med. et physic. journ.*, vol. 25, p. 210. — *Med. chir. Trans.* vol. xxxv. — Thèse de Breslau, Dorpat. — A. Lée, case, 120. *Am. med. journ.* 1869.

polype. Ligature. *Guérison*. — Comme nous l'avons vu, un rebouteur essaya d'extirper cette tumeur. Une grande hémorrhagie mit les jours de la malade en danger. Rottger, alors appelé,
lia l'utérus et sectionna au-dessous de la ligature. La malade
guérit et eut en outre un retour de la menstruation.

XV. G. Obs. ant. 166. Weber, 1821. — Inversion due à un polype. Ligature. *Guérison*. — Comme nous l'avons vu, une sage-
femme, voulant extirper la tumeur, arracha la matrice, ne laissant que des débris sphacélés. Weber, alors appelé, plaça une
ligature sur le vagin lui-même et fit la section au-dessous de la
ligature le 5e jour. La malade guérit.

XVI. M. Obs. 241. Dubois. 1824 (1). — *Inversion récente puerpérale. Mort.* — Dubois rapporte un cas où l'utérus avait été
lié à cause de l'abondance de l'hémorrhagie. La gravité des
symptômes survenus à la suite de cette opération nécessita
l'enlèvement de la ligature, ce qui n'empêcha pas la malade de
succomber.

XVII. G. Obs. 242. Rheineck, 1824 (2). — Inversion due à un
polype. *Guérison.* — La ligature appliquée sur la base de la tumeur tomba le septième jour. La malade se rétablit.

XVIII. G. Obs. 243. Staub, 1828 (3). — Inversion due à un polype. Ligature. *Guérison.*

XIX. Obs. ant. 169. Cooke, 1835 (4). — Inversion récente. Arrachement de l'utérus. Ligature sur le pédicule. *Guérison.*

L'observation de Cooke se rapporte à un cas où une
sage-femme, tirant sur un utérus renversé qu'elle prenait pour un second enfant, avait déterminé de graves
déchirures de la matrice. Le chirurgien, intervenant
fort à propos, appliqua une ligature au-dessus de ces déchirures et fit l'excision de l'organe ainsi mal-
traité au-dessous de la ligature. Il eut le bonheur de
sauver sa malade.

XX. G. Obs. 244, Moss, 1836 (5). — Inversion chronique. Ligatures
multiples. *Guérison.*

Une femme de 41 ans était depuis 6 ans atteinte d'inversion.

---

(1) Boivin et Dugès, *Maladies des femmes*, vol. 1, p. 242.
(2) Rheineck, *Siebolds journal*, t. v, p. 628. — Breslau et Labrevoit,
loc. cit.
(3) Staub, *in* Breslau et Labrevoit, *loc. cit.*
(4) Cooke, *Lancet*, 16 janvier 1836.
(5) Moss, *Lancet*, t. I, p 18. 359, 37. — *British and foreing med.
Review*, avril 1837, p. 562.

Celle-ci formait une tumeur complètement extérieure et ulcérée ; une première ligature de corde de l'Inde fut appliquée le 26 mars 1835. D'autres ligatures furent successivement appliquées à diverses époques, avec de la corde de fouet, du catgut, du fil de fer, sans qu'il fût possible d'atteindre le but qu'on se proposait. Une escharre circulaire se formait, on ne pouvait arriver à détruire complètement la tumeur. De violentes douleurs, des spasmes, des vomissements étaient occasionnés chaque fois par les ligatures. Dans le cours de ce traitement, chaque ligature était enlevée au bout d'une semaine, en raison de la gravité des symptômes. Le 16 décembre, la tumeur fut excisée au-dessous de la ligature. Il se produisit une hémorrhagie profuse qui nécessita la ligature des vaisseaux. Le 31 décembre, la malade put quitter son appartement, et le 8 janvier reprendre ses occupations habituelles. Au bout de 3 semaines, il se fit une hernie intestinale à travers une éraillure de la cicatrice. Ce qui semble bien indiquer que la section avait porté sur le vagin. Malgré cela, la malade guérit. Les règles furent remplacées par des oppressions périodiques.

XXI. G. Obs. 245. Meerhold, 1836 (1). — Inversion ancienne. Ligature. Hémorrhagie. *Mort.*

Il s'agit, dans cette observation, d'un renversement de la matrice datant d'une année. Une ligature fut appliquée et l'excision pratiquée au-dessous. Soit que le lien ne fût pas solidement fixé, soit par le fait d'une rétraction de la portion de l'utérus étreinte par la ligature, celle-ci se dégagea de l'utérus ; il en résulta une hémorrhagie considérable, une péritonite et la mort.

XXII. G. Obs. 246. Kuttler, 1837 (2). — Inversion chronique. Ligature. *Guérison.* — L'inversion datait de 4 ans, une ligature fut appliquée, et la section pratiquée au-dessous de la ligature ; celle-ci se détacha le 3ᵉ jour, heureusement après l'oblitération des vaisseaux. La malade guérit. Les règles auraient reparu depuis.

XXIII. M. Obs. ant. 237. Velpeau, 1840. — Ligature ; excision au-dessous. L'utérus, dès le troisième jour, se dégage de la ligature. Hémorrhagie. Péritonite. *Mort* au bout de 72 heures.

XXIV. G. Obs. 247. Jurgens, 1841 (3). — Inversion suite de polype. Ligature avec un double fil d'argent. Section au-dessous de la ligature le 14ᵉ jour. *Guérison.*

XXV. G. Obs. 248. Betschler, 1842 (4). — Inversion suite de tumeur

(1) Meerhold, *in* Salomon, thèse de Dorpat, 1836.
(2) Huttler, *in* Breslau, *loc. cit.* — Labrevoit, *id.*
(3) Jurgens, *in* Harlen, *Diss. de utero inv.* Dorpat, 1853.
(4) Betschler, *in* Engelbrecht, *Diss. de utero inverso.* Berlin, 1843.

intra-utérine. Ligature. *Guérison.* — La tumeur était composée de néoplasmes malins, elle devait ressembler à celles que Levret a décrites sous le nom de *Polypes vivaces.* L'utérus renversé fut soumis à la ligature, qui amena la chute de l'organe. La malade survécut à l'opération.

XXVI. Obs. 249. Hublier, de Provins, 1848 (1). — Inversion chronique. Ligature. *Guérison.*

Le docteur Hublier, chirurgien en chef des hôpitaux de Provins, soumit, le 4 juillet 1848, à l'Académie, un utérus enlevé le 23 du mois précédent.

« Cette opération, dit-il, a été faite en présence de M. Galot, « médecin des hôpitaux de Provins, et de M. le docteur Raphaël, « médecin en chef des hôpitaux de la même ville.

« L'utérus, à l'état d'inversion, était sorti du vagin depuis « deux mois (l'accouchement remontait à trois mois environ) ; « il ressemblait entièrement à la figure donnée par Bourgery et « que nous avons reproduite figure 92. Au-dessus de l'utérus et « du rétrécissement qui indiquait l'union du col au vagin, se « trouvait une autre tumeur formée par la partie supérieure du « vagin renversé, et qui sortait également en dehors de la vulve « (inversion complète).

« L'opération s'est composée d'une double ligature passée à « travers le vagin, au-dessus du col, et de l'excision des parties « situées au-dessous, pratiquée d'avant en arrière. Mais, avant « de placer les ligatures, il était important de s'assurer que l'in- « térieur du cul-de-sac formé par le vagin et la matrice ne con- « tenait pas d'intestin. — Aussi, une incision préalable a été « faite sur le corps de l'utérus, de haut en bas, en avant et sur « le milieu de l'espace qui sépare les deux trompes, de manière « à permettre l'introduction du doigt jusque dans le vagin. C'est « après cette exploration, qui a donné toute certitude sur l'ab- « sence des intestins dans la tumeur qu'il fallait enlever, que la « double ligature a été placée. Après l'excision, une seconde « ligature a été placée en masse, afin d'arrêter le sang que « laissaient écouler des artères incomplètement comprimées. »

Examen de la pièce. — « L'utérus que je soumets à l'examen « de l'Académie, ajoute Hublier, présente sur la face anté- « rieure une incision qui a été prolongée par son sommet, et un « peu sur la face postérieure, après l'excision, afin de laisser « voir l'intérieur de la cavité. La base, qui tenait au vagin, pré- « sente une surface coupée dans le tissu de la matrice elle-même, « obliquement d'avant en arrière et un peu de bas en haut. Entre « cette surface oblique et l'incision sur la surface antérieure « existe une espèce de point formé par toute l'épaisseur des

---

(1) Hublier, *Bullet. Acad. méd.*, t. XIII, 2ᵉ partie, 1847-48.

« parois. Enfin, la face postérieure est intacte ; on voit, presque
« à la partie supérieure de cette face, un mamelon divisé en
« deux lobes par un sillon qui le coupe sur la partie moyenne.
« Il est à croire que ce mamelon est composé par les débris du
« col. Sur chaque face latérale, près de l'extrémité inférieure de
« la tumeur, se trouve une dépression qui indique sans doute
« l'orifice des trompes.

   « Après la ligature, la malade a ressenti les douleurs les plus
« vives dans le bas-ventre. Son pouls est devenu petit, serré ;
« la respiration fréquente, anxieuse ; ses extrémités se sont un
« peu refroidies. Vers midi, du sang s'écoulait encore en nappe ;
« une troisième ligature a été appliquée en masse par-dessus
« les autres, et le sang a cessé de suinter. Ce soir, six heures, la
« malade est calme, le pouls est revenu, ainsi que la chaleur ;
« les douleurs du ventre sont beaucoup plus modérées : il n'y a
« même plus que des points dans la région des fosses iliaques
« qui vont encore jusqu'à gêner un peu la respiration. » —
Hublier dit en terminant qu'il complétera cette observation.

   Ce complément, qui devait être envoyé à l'Académie, ne
se trouve nulle part.

   L'observation de Hublier, comme celle de Galot, son
maître, émanait de la même ville, et comme celle de
Galot elle pèche par un peu trop de précipitation apportée à sa publication avant que l'issue réelle de l'opération
pût être définitivement connue. Comme dans l'observation de Galot, ce résultat si utile à connaître ne se retrouve ni dans les journaux du temps, ni même dans les
comptes-rendus des sociétés qui avaient publié la première partie de l'opération. Nous ne la connaissions que
par l'affirmation du succès sans preuve donnée par Breslau et par Labrevoit. J'ai tenu à savoir, en remontant
aux sources mêmes, si dans la ville de Provins la tradition
n'avait pas conservé le souvenir de ces deux faits importants et de leur terminaison. Je me suis mis en rapport
avec M. le Dr Chevalier, chirurgien en chef de l'hôpital de
Provins, et voici les maigres renseignements qu'il a pu me
fournir sur le fait de Galot, mais en même temps l'excellente rédaction de l'observation de Hublier, complète cette
fois, qu'il a bien voulu me transmettre.

   « Je n'ai pu avoir aucun détail sur l'opération que vous
« croyez avoir été faite par M. Galot, et il est même étonnant
« qu'à propos de l'opération de M. Hublier il n'en ait pas été

« question. M. Galot n'était pas encore mort à cette époque » (la
présentation de la pièce de M. Galot à la Société de la Faculté
de médecine par Laennec lui-même lève tous les doutes à cet
égard). « Quant à l'opération pratiquée par M. Hublier, je vous
« envoie les détails que j'ai pu recueillir de M. le Dr Raphaël,
« médecin de l'Hôtel-Dieu de Provins, qui assistait à l'opération.
« La femme, de 40 à 45 ans, était accouchée trois mois aupara-
« vant. Elle avait une inversion complète de l'utérus; le pro-
« lapsus du vagin était complet également. Entre les cuisses se
« voyait une tumeur bilobée, en forme de gourde. La partie
« supérieure était formée par le vagin, et l'inférieure par l'utérus
« lui-même, *complètement retourné*. M. Hublier traversa la partie
« rétrécie avec un double fil pour faire deux ligatures, l'une à
« droite, l'une à gauche. Ses collègues l'invitaient à faire une
« compression progressive, mais il préféra serrer très fortement
« et autant qu'il lui était possible » (MM. Chevalier et Raphaël
négligent de dire ici qu'une seconde ligature fut appliquée immédiatement par précaution sur le pédicule, comme cela ressort de l'observation même de Hublier); « puis il fit une section
« au-dessous de la ligature. Aussitôt après survinrent des coli-
« ques très violentes, un refroidissement complet et des sueurs
« froides, générales, accompagnées de syncopes répétées. Les tis-
« sus se flétrissant, les coliques diminuèrent; mais il survint une
« hémorrhagie qui obligea le chirurgien à faire une nouvelle
« ligature de tout ce moignon à l'aide d'un fil unique. Nouvelles
« coliques qui s'arrêtèrent encore, et furent suivies d'une nouvelle
« hémorrhagie moins abondante que la première, et arrêtée par
« le tamponnement du vagin refoulé à sa place. *La malade a*
« *guéri* sans nouveaux accidents. L'observation et les pièces ont
« été envoyées à M. Huguier, mais c'était au moment de la révo-
« lution de 1848, et depuis on n'en a pas eu de nouvelles. »

L'observation de Hublier se trouve ainsi dûment complétée. Elle me paraît, comme je l'ai exprimé plus haut,
très propre à éclairer l'observation de Galot, dont elle
confirme le succès : 1° en constatant la présence de Galot
à l'opération de Hublier, présence qu'il est permis d'inter-
préter comme une marque d'encouragement que le maître
apportait au disciple par son propre exemple ; 2° en
confirmant, par l'exactitude avérée des renseignements
donnés par Breslau et Labrevoit sur l'heureuse terminaison de l'opération de Hublier, l'exactitude des renseignements semblables, puisés sans doute aux mêmes sources,
qu'ils ont donnés sur l'opération de Galot.

Cette observation offre en outre un très bel exemple
d'inversion complète qui, comme nous l'avons dit, a pour

conséquence nécessaire le renversement au moins partiel du vagin, et de l'application de la ligature sur le vagin lui-même.

C'est le dernier grand succès d'un procédé qui tend à disparaître, et que l'on pourrait considérer comme enseveli dans son triomphe, si nous n'avions encore à citer deux cas moins heureux et moins éclatants, et qui semblent ne se présenter maintenant que pour remettre à sa véritable place ce procédé qui va s'éteindre.

XXVII. G. Obs. 250. Arnott, 1849 (1). — Il s'agit d'une inversion puerpérale.

La femme avait 37 ans. La maladie datait de seize mois. Le vagin était occupé par une tumeur du volume d'un gros œuf, le pédicule avait la grosseur de l'index. L'affection fut prise pour un polype par trois des premiers accoucheurs de Londres. Deux d'entre eux assistaient à l'opération. Le chirurgien, moins confiant dans la nature du mal, procéda à l'opération avec les plus grandes précautions. Ayant attiré la tumeur au dehors, et le pédicule étant amené sous ses yeux, il incisa couche par couche, et dès qu'il se fût convaincu qu'il s'agissait d'une inversion, il laissa le bistouri et appliqua une ligature serrée au-dessus de l'incision. Péritonite. Mort au bout de quatre jours.

Cette observation rentre bien dans les ligatures simples. Elle en a présenté tous les dangers, notamment la traction exercée sur l'organe malade. De plus, comme dans le cas de Hublier, elle a été incisée jusqu'au péritoine avant la ligature. Elle s'est terminée moins heureusement que cette dernière.

XXVIII. G. Obs. 251. Geddings, 1854 (2). — Inversion. Ligature. Excision. *Guérison.*

Une femme de couleur était depuis neuf ans en proie à une inversion. Comment elle lui était venue, on l'ignorait. La malade avait toujours été grandement fatiguée par cette affection ; mais, au moyen d'un bandage en T, elle avait pu continuer ses occupa-

---

(1) Arnott, *in* Forbes, *Med. ch. Trans.*, vol. 35, p. 148.— A. Lée, *Am. med. journ.* 1862, oct., p. 334, case 115.

(2) Geddings, *Am. journ. med. Sc.*, oct. 1854. — *The Charlestown med. journ. and review*, 1855. — *Gaz. méd.* 1855.— A. Lée, *Am. med. sc.* 1860, oct., p. 328, case 77.

tions habituelles. Dernièrement la tumeur avait augmenté de
volume, de telle sorte que toute réduction était impossible, et
les tentatives qui avaient été faites étaient horriblement douloureuses. Elle avait le volume d'une tête de fœtus à terme et la
forme d'une poire. Elle était pendante entre les cuisses. Sa surface était recouverte d'une membrane muqueuse inégale et
épaisse, érodée et ulcérée en certains points, très irritée et
saignante à la moindre pression. Une forte ligature fut appliquée sur son collet, et celui-ci fut coupé en travers au-dessous
de la ligature au moyen d'un bistouri boutonné et sans grande
douleur. La malade guérit rapidement et se trouve bien à présent.

Cette observation se rapporte sans aucun doute à une
inversion suite de polype, peut-être même à un polype
seul, comme semble l'indiquer l'absence presque complète de douleurs.

West (1) est même assez affirmatif dans ce sens :
« Je ferai remarquer, dit-il, que ce dernier cas d'un utérus
« renversé depuis plusieurs années, rapporté par le
« docteur Geddings de Charleston, laisse de grands
« doutes sur l'existence même de l'inversion. *La masse*
« *enlevée était solide et ne présentait pas trace de*
« *cavité* ».

XXIX. G. Obs. 252. Sheppard, 1863 (2). — E. H., âgée de 25
ans, entre dans mon service, à l'infirmerie de Worcester, le 6 décembre 1862. La malade raconte qu'elle a eu, en mai 1859, son premier enfant. Le travail fut très lent, et la délivrance suivie d'une
violente hémorrhagie. Le 5ᵉ jour, en urinant, elle sentit « quelque
chose descendre ». L'utérus apparut aussitôt hors du vagin, et
fut repoussé au dedans par la sage-femme. La douleur et la
prostration qui suivit furent telles qu'on envoya chercher un médecin. Celui-ci ne pratiqua pas d'examen. Depuis ce jour jusqu'à
son entrée à l'infirmerie, elle eut constamment des ménorrhagies
intenses. Quand je la vis, elle était très anémique, très faible.
Je trouvai, au toucher, dans le vagin, une tumeur, grosse comme
un utérus de vierge : le doigt pouvait circonscrire entièrement
le collet de la tumeur embrassé par l'orifice utérin. La tumeur
saignait au moindre contact. La sonde ne pouvait pénétrer à

---

(1) West, *Leçons sur les maladies des femmes*, trad. franç. 1870,
p. 290, note.
(2) Sheppard, *Med. Times*, 1863, t. II, p. 643.

plus d'un quart de pouce dans la cavité cervicale, et le toucher rectal démontrait l'absence du corps de l'utérus à sa place habituelle.

Je diagnostiquai une inversion utérine, et, d'accord avec plusieurs de mes collègues, la réduction me paraissant impossible, vu l'ancienneté de la lésion, la petitesse de la tumeur, la contraction des tissus, je me décidai à pratiquer l'excision. Je chloroformai la malade, et jetai autour de la tumeur un fil métallique fixé à un serre-nœud. Ceci fut facile, mais le fil métallique cédant, j'attirai en bas la tumeur avec un forceps, et après avoir appliqué une cordelette fine, l'excisai avec des ciseaux courbes. La malade ne présenta aucun mauvais symptôme après l'opération, mais sa faiblesse rendit la convalescence assez longue. La ligature tomba au bout d'une quinzaine.

Je l'ai revue il y a un mois, elle allait assez bien et pouvait faire de légers ouvrages.

L'utérus est conservé au Muséum. On voit parfaitement, dans sa cavité, une partie des ligaments larges et des trompes de Fallope.

Cette observation de Sheppard nous paraît la dernière dans laquelle la ligature simple ait été employée, et employée presque par raccroc.

Depuis le succès retentissant de Hublier, les trois dernières observations ne sont, comme nous l'avons dit, que le témoignage de la décadence de ce procédé. Celle d'Arnold est un insuccès absolu, celle de Geddings laisse du doute sur l'existence même de l'inversion, et celle de Sheppard n'a été qu'un pis-aller heureux.

Tableau des cas d'ablation par la ligature fixe.

Nᵒˢ	Auteurs.	Ann.	Age.	Orig. de l'inv. Pol.	Acc.	Ch. lig.	Date de l'inv.	Résultat. G.	M.	Observations.
I	Vieussens et Dumas.	1695	30 ans.	P.	»	»	»	G.	»	Retour des règles après 10 mois.
II	Gaulard.	1732	70 ans.	P.	»	»	»	»	M.	Lig. en plusieurs temps.
III	Asselin	1766	42 ans.	»	A.Réc.	»	»	G.		Lig. vaginale préalable.
IV	Faivre, de Vesoul	1767	19 ans.	»	A. R.	27 j.	»	G.	»	
V	Laumonier, de Rouen	1784	57 ans.	P.	»		37 ans.	G.	M.	Deux opérations, la première heureuse, la 2ᵉ malheureuse et inutile.
VI	Desault et Baudelocque.	1787	45	P.	»	»	»	G.		Lig. double.
VII	Beaufils et Bardol.	1788	45	P.	»	»	»	»	M.	
VIII	M. A. Petit.	1798	»	»	A.	»	»	»	M.	
IX	Al. Hunter de Dumbarton.	1799	»	»	A. R.	»	»	G.	»	
X	Watkinson.	1803	»	»	A. R.	»	»	»	M.	Dérap. de la ligature.
XI	Clarke.	1806	»	»	A.	»	Chron.	G.	»	
XII	Galot, de Provins.	1809	»	»	A.	»	Chron.	G.	»	
XIII	Baxter.	1811	»	»	A. R.	10 j.	»	G.	⸸	Lig. double sur le vagin Retour de la menstruation.
XIV	Rottger.	1820	»	P.	»	»	»	G.	»	Ret. de la menstruation.

Tableau des cas d'ablation par la ligature fixe *(suite).*

Nᵒˢ	Auteurs.	Ann.	Age.	Orig. de l'inv.		Ch. lig.	Date de l'inv.	Résultat.		Observations.
				Pol.	Acc.			G.	M.	
XV	Weber.	1821	»	P.	»	»	»	G.	»	Ligature du vagin.
XVI	P. Dubois.	1824	»	»	A. R.		v	»	M.	
XVII	Rheineck.	1824	»	P.	»	7 j.	»	G.	»	
XVIII	Staub.	1828	»	P.	»		»	G.	»	
XIX	Cooke.	1835	»	»	A. R.		ᴸ	G.	»	
XX	Moss.	1836	41 ans.	»	A		6 ans.	G.	»	Lig. sur le vagin.
XXI	Meerhold.	1836	»	»	A.		1 an.	»	M.	Dérap. de la ligature.
XXII	Kuttler.	1837	»	»	A.	3 j.	4 ans.	G.	»	id.
XXIII	Velpeau.	1840	»	»	A.		chron.	»	M.	id.
XXIV	Jurgens.	1841	»	P.	»	»	»	G.	»	
XXV	Betschler.	1842	»	P.	»	»	»	G.	»	
XXVI	Hublier.	1848	40 ans.	»	A.		3 mois.	G.	»	
XXVII	Arnott.	1849	37 ans.	»	A.	»	16 mois.	»	M.	Prise pour un polype.
XXVIII	Geddings.	1854	âgée.	P.	»	»	»	G.	»	
XXIX	Sheppard.	1863	25 ans	»	A.		chron.	G.	»	Tentative par l'écraseur.
29				12	17			21	9	

Il résulte de ce tableau que sur les 28 cas qu'il renferme, ou plutôt sur les 29 cas, car l'observation de Laumonier peut compter pour deux cas observés sur le même sujet, on compte 9 cas suivis de mort, ce qui donne une proportion de 31 p. 100 environ, proportion qui s'accroît encore, si l'on ne considère que les inversions puerpérales. Nous trouvons en effet 6 cas de mort sur 17 observations puerpérales, c'est-à-dire une mortalité de 35 à 36 pour cent environ.

Cette mortalité considérable trouve son explication dans l'habitude prise par la plupart des chirurgiens qui pratiquaient cette ligature, de la faire suivre de l'excision immédiate de la portion de l'organe située au-dessous de la ligature. De là des dérapements faciles de la ligature par le retrait même de la portion restante de l'organe. Tels sont les cas de Watkinson, de Meerhold et de Velpeau, qui ont amené la mort par hémorrhagie ; tel est celui de Kuttler, dans lequel la ligature se dégagea le 3me jour sans amener heureusement d'hémorrhagie, et le cas de Hublier lui-même, qui nécessita, par suite des menaces répétées d'hémorrhagie, l'application successive de trois ligatures. On aurait pu sans doute obvier à ces accidents en renonçant à l'excision. Mais, dans ce cas, au lieu de déraper, la ligature se fût relâchée, et eût amené des retards interminables dans les suites de l'opération et des accidents d'un autre ordre par le fait de la décomposition des parties faiblement étranglées par la ligature.

En dehors de ces deux espèces d'accidents qui ont conduit les chirurgiens à renoncer à ce procédé de ligature, nous remarquerons dans cette série d'opérations un fait fort remarquable : c'est la présence de quatre cas, le second de Laumonier et ceux de Baxter, de Weber et de Moss, dans lesquels l'*inversion était complète*, et dans lesquels la ligature a été appliquée *sur le vagin lui-même*, renversé, et 3 fois sur 4 avec succès.

Les procédés de *ligature à pression soutenue*, qui ont définitivement remplacé le procédé de ligature fixe, me paraissent avoir marqué un progrès très sensible dans le traitement des inversions. Aussi je crois devoir m'appesantir sur leur description. Ils constituent, à côté du procédé de ligature simple que nous venons de décrire, deux nouveaux procédés de ligature que l'on peut désigner sous les noms de *procédé de ligature progressive*, ou à *pression répétée*, et de *procédé de ligature élastique* ou à *pression continue*.

II. *Procédé de la ligature progressive ou à pression répétée.* — C'est dans l'observation de Gaulard (obs. 9) que nous trouvons les premiers germes de ce procédé. « Les médecins consultants proposèrent d'ap-« pliquer sur le pédicule de la tumeur qui était visible « à l'extérieur, une ligature que l'on pourrait *resserrer* « de temps en temps. » On ne connaissait encore que la ligature fixe.

La même idée fut mise à exécution d'une autre manière par Desault et Baudelocque dans l'opération suivante (obs. 26). *Dans un premier temps*, le pédicule est pincé entre deux fiches de laiton serrées avec un fil à leurs deux extrémités, ce qui constitue une sorte de clamp. *Dans un*

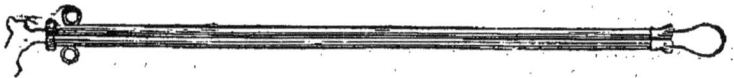

FIG. 93. — Canules de Levret.

second temps, renvoyé au lendemain, les fiches sont remplacées par une double ligature. Nous retrouvons une nouvelle application de ces mêmes idées dans l'observation de Moss, où une série de ligatures fixes fut successivement appliquée.

Mais c'est surtout dans l'invention du serre-nœud par Levret, et dans les modifications heureuses apportées à cet instrument par Bouchet, Desault, Niessen, Mayor, Gooch, Roderic, Bowman, Græfe, Maisonneuve, Kœberlé, et dans l'application de cet instrument à la ligature des polypes, que se trouve la véritable origine des procédés de *ligature à pression soutenue*, appliquées au traitement de l'inversion utérine.

On s'est surtout servi pour le procédé de la ligature
successive ou répétée des tubes de Levret, de Niessen, et
plus tard des tubes de Gooch.

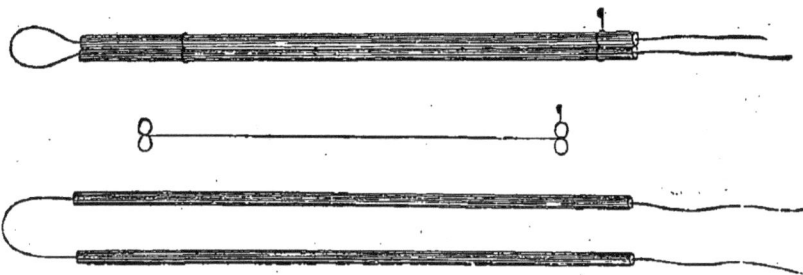

Fig. 94. — Canules de Niessen ou de Gooch.

Plus tard, comme nous le verrons, on se servira de préférence des serre-nœuds de Bowman, de Roderic, de

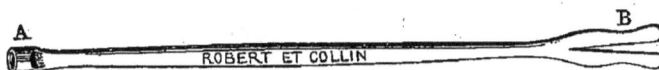

Fig. 95. — Serre-nœud de Desault.

Græfe, qui par les resserrements gradués et sans relâchements intermédiaires qu'il permet d'obtenir, a marqué

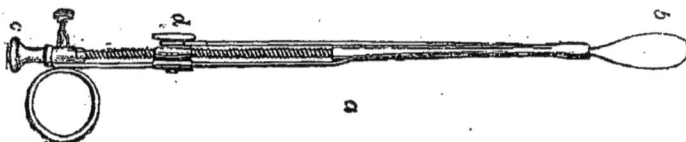

Fig. 96. — Serre-nœud de Græfe.

un nouveau et réel progrès dans ce procédé opératoire.
On a cherché également, mais avec moins de bonheur, à
obtenir les mêmes résultats avec le clamp à vis emprunté
à l'arsenal de l'ovariotomie.

Le procédé de ligature progressive offre d'ailleurs de
grands avantages sur le procédé de ligature fixe, qui n'est
en réalité qu'un procédé de ligature à pression décroissante.

Nous allons, pour ce procédé comme pour le précédent, passer en revue les observations que nous avons pu rencontrer, et noter dans quel cas il a été mis en usage. Après cette revue, nous pourrons mieux en fixer la valeur.

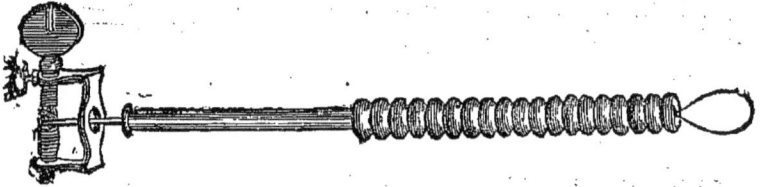

FIG. 97. — Serre-nœud de Roderic ou de Mayor.

I et II. GG. Obs. ant. 37. Collomb, vers 1791 (1). — Ces deux observations, que Collomb a publiées sous le titre de *Renversement de la membrane interne de la matrice*, et que la critique que nous en avons présentée nous a permis de considérer comme deux cas d'inversion utérine dus à des polypes. Dans les deux cas, il s'agit de tumeurs ayant apparu, chez des femmes non mariées, à la suite de certains efforts; faisant issue à travers l'orifice de la matrice, étant descendues dans le vagin, parfois même à l'extérieur de la vulve, ayant une apparence fibreuse au tact et à la vue, et dont l'ablation s'est accompagnée de douleurs utérines violentes, d'une sensibilité caractéristique, s'irradiant dans l'hypogastre et les cuisses, et de symptômes assez graves, tels que vomissements, spasmes, météorismes, délire, etc. Le procédé opératoire est très nettement indiqué : « Je procédai à la « ligature de la tumeur avec un fil d'argent souple passé dans « la double canule de Levret, arrêté à l'un des anneaux. J'em- « brassai le col de la tumeur et, après avoir serré convenable- « ment, j'arrêtai le fil à l'autre anneau ; on le détache, quand il « faut le déployer et le resserrer. »

Ces deux malades, à partir de l'opération, cessèrent d'avoir leurs règles.

Ce sont bien là les deux premiers cas de l'application de la *ligature progressive* ou à pression répétée aux inversions ; toutefois Collomb, comme nous l'avons vu, épousant une vieille théorie d'Arétée et de Soranus tombée en désuétude, commet une erreur de diagnostic et méconnaît la nature réelle du mal.

_____

(1) Collomb, *Œuvres méd. chir. Lyon*, 1798, p. 246.

Dans l'observation suivante, qui est la troisième de Collomb, mais dans laquelle Bouchet, chirurgien éminent de Lyon, a joué le rôle principal, l'erreur et la fausse théorie disparaissent.

III. G. Obs. ant. 38. Bouchet et Collomb, 1791 (1). — Inversion ancienne, suite d'accouchement. Ligature successive.

Dans cette observation, comme nous l'avons vu, il s'agit bien d'une inversion chronique constatée et reconnue par le célèbre Leroux, de Dijon. Elle fut soumise au traitement par la ligature à pression répétée. Bouchet inventa même à ce sujet son serrenœud à chapelet barillet, reprise depuis avec quelques modifications par Roderic et par Mayor. (Voy. fig. 97.) L'opération se fit néanmoins comme dans les deux cas de Collomb, avec les instruments de Levret. La malade guérit et put, comme nous l'avons vu en 1833, en rappeler tous les détails à Bouchet fils.

Après ces premières et importantes observations qui, grâce à la fausse théorie émise par Collomb et à la fausse étiquette dont il les affubla, faillirent tomber dans un oubli irrémédiable, les premiers chirurgiens qui remirent en honneur le procédé de ligature et avec des succès remarquables appartiennent à l'école anglaise. Le premier en date serait Clarke, si, après un essai infructueux, il n'avait renoncé lui-même à ce mode de ligature, pour revenir à la ligature fixe. En somme, nous devons rapporter l'honneur de cette première application, bien entendu, après celles de Collomb et de Bouchet, à Th. Chevalier, dont l'observation, en raison même de la priorité qui lui revient dans ce siècle, mérite qu'elle soit rétablie dans son vrai jour.

IV. G. Obs. 253. Th. Chevalier, 1804 (2). — Inversion utérine partielle, consécutive à un polype. Ligature à pression répétée. — Guérison.

L'observation de Chevalier remonte à l'année 1804. Ce qui nous reste de cette observation nous a été conservé

---

(1) Bouchet, in Collomb, loc. cit — Obs. de Bouchet fils, in Martin de Lyon, 1835, p. 22.
(2) Merriman, Synopsis of diff. parturit., 4e édition, 1826, p. 306.

par Merriman, et consiste dans la reproduction d'une lettre de Chevalier lui-même :

Je vous envoie ci-joint le dessin de M. Richter (fig. 98) sur le
cas de Sarah Tord, cette femme dont j'ai extirpé l'utérus par
la ligature. Le dessin est pris avant l'opération. Je regrette que
mes notes soient incomplètes. Le docteur Boys, qui tenait l'ob-

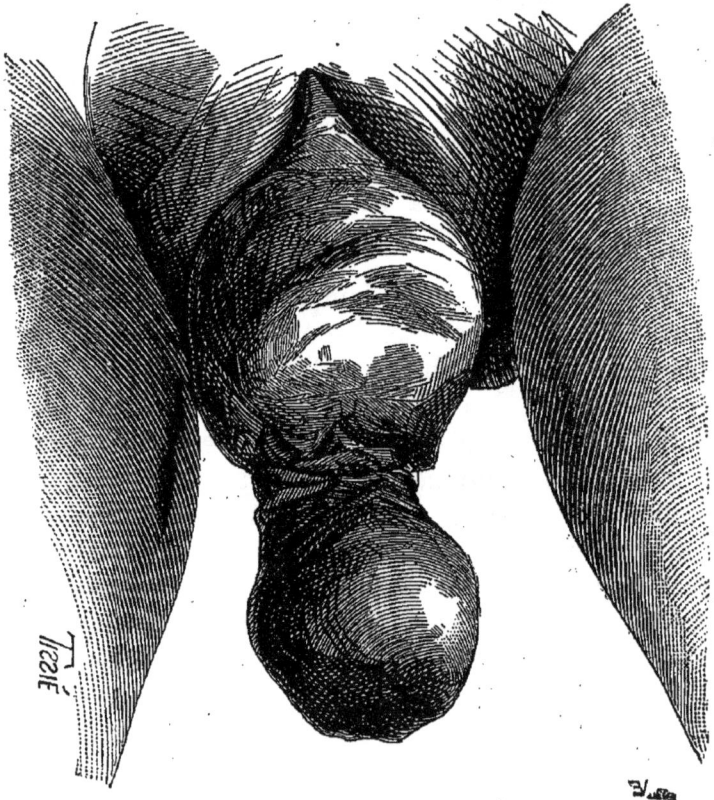

Fig. 98. — Inversion utérine compliquée, obs. de Chevalier.

servation au courant, est mort, et l'on n'a pu retrouver ses ma-
nuscrits. Je suis donc obligé de m'en rapporter à mes souvenirs.
La femme avait cinquante-quatre ans ; elle était petite ; le prolapsus avait eu lieu quelques années auparavant après un travail
pénible. Je crois qu'elle attribuait l'accident à des efforts violents
à la chaise. Sans doute, il s'était produit une inflammation adhésive, grâce à laquelle les parties s'étaient fixées dans leur
nouvelle situation. Le dessin montre clairement que le fond de la
vessie devait avoir été entraîné sous le prolapsus du vagin. Elle
avait une incontinence d'urine continuelle. Le vagin était épaissi,
il avait une teinte blanc laiteux, opaque, et une consistance

comparable à celle du cuir. La surface de l'utérus était le siège d'un suintement constant, muqueux. La tumeur descendait au-dessous du milieu des cuisses, et sa sensibilité, au niveau de la portion utérine, exagérée au moindre frottement, rendait très pénible la station debout. Il était évident qu'en enlevant de cette tumeur le plus qu'il était possible, sans danger, on diminuerait beaucoup les souffrances de la malade. L'utérus était facile à circonscrire. Ce qui m'encourageait beaucoup, c'est que je soignais en même temps une dame chez qui une inversion du vagin, non de l'utérus, n'occasionnait que fort peu de douleurs. En fait, dans les deux cas, le vagin était à peu près insensible.

Le col, autour duquel je passai la ligature, avait environ quatre pouces de circonférence. Le reste de l'utérus, par suite de sa position et de la compression des vaisseaux, était très grossi. La couleur était d'un rouge brun.

La ligature fut appliquée d'abord le 12 avril 1804 et resserrée successivement le 14, le 20, le 23 et le 26. La partie semblait tout à fait morte ; la ligature fut retirée le 2 mai. La souffrance fut un peu intense tout le temps. Le pouls était de 84 le 17 ; 120 le 23 ; 100 le 28. Aucune tension de l'abdomen.

Je la revis de temps en temps pendant plusieurs années. Puis, ayant oublié d'aller la voir pendant assez longtemps, j'appris avec le plus grand déplaisir qu'elle était morte, et qu'on l'avait enterrée sans prévenir aucun médecin.

L'examen de l'utérus, après l'opération, m'avait montré que son inversion était incomplète. Il y avait une sorte d'intususception, de repli des parois sur elles-mêmes. La ligature n'avait toutefois nullement intéressé le fond, resté intact. Le commencement de gangrène avait certainement modifié la structure, mais pas assez cependant pour que l'on ne pût affirmer qu'on avait bien devant soi l'utérus, et non une tumeur en dépendant. D'ailleurs, pour ceux qui avaient vu la tumeur avant l'opération, tout doute était impossible. J'ai encore la pièce dans ma collection.

L'étude attentive de l'observation de Chevalier me paraît toutefois conduire à une conclusion un peu différente de celle de l'auteur.

Il est certain d'abord que l'inversion n'est pas survenue à la suite d'un accouchement, et qu'elle est survenue à un âge où les inversions puerpérales ne se produisent guère, deux raisons qui semblent impliquer la présence d'un polype. D'autre part, la figure annexée à l'observation, et que j'ai reproduite (fig. 98), paraît donner par ses deux tumeurs superposées et volumineuses l'image d'un polype appendu à un utérus renversé. Enfin la confusion même qui règne

dans la description de la pièce anatomique indique suffisamment qu'il ne s'agit pas d'une inversion simple.
« L'examen de l'utérus montre que son inversion était
« incomplète. Il y avait une sorte d'intususception, de
« repli des parois sur elles-mêmes. La ligature avait toute-
« fois laissé le fond intact ; le commencement de gangrène
« avait certainement modifié la structure, mais pas assez
« pour que l'on ne pût affirmer qu'on avait bien devant soi
« l'utérus. »

Si je ne me trompe, cela veut bien dire que la section
avait porté en plein utérus, puisqu'en dessous de la section
le fond était resté intact, mais que les parois de la portion
enlevée offraient une augmentation de volume et un changement de structure qui ne peut s'expliquer que par la
présence même d'un néoplasme, d'un fibrome, par
exemple, développé dans l'épaisseur même de la paroi du
fond de la matrice, et constituant un de ces polypes sessiles dont nous avons déjà donné plusieurs exemples.

En somme, en dehors des observations de Collomb et
de Bouchet père, et de l'essai infructueux tenté par
Clarke l'année précédente, l'observation de Chevalier offre
le premier exemple certain du traitement de l'inversion
chronique par la ligature à pression répétée. C'est cette
même observation qui a été, comme la concordance des
dates le démontre, rapportée par Forbes (1) sans nom
d'auteur, et attribuée par A. Lée (2) à Martin, qui l'avait
rapportée sans doute aussi. Je rapprocherai de l'observation de Chevalier celle de Denman (3), empruntée à son
ouvrage sur la pratique des accouchements et rapportée
par A. Lée.

Cette observation doit en effet remonter à peu près à
la même époque et laisse, comme la précédente, quelques
doutes sur sa véritable nature.

V. G. Obs. 254. Denman, 180. — Inversion polypeuse. Ligature. *Guérison.*

---

(1) Forbes, *Med. chir. Transact.*, vol XXXV, p. 143.
(2) A. Lée, *loc. cit.*, p. 333 et 353. *Am. journ*, 1866.
(3) Denman's, *Midw.*, p. 593, ed. Amst. — A. Lée, *Amer. journ. med. sc.*

Une femme âgée de 60 ans se plaignait d'une tumeur qui, sortie de la vulve, pendait entre les cuisses, et s'accompagnait d'une émission de mucosités et de pus telle, qu'il en résultait pour la malade une extrême faiblesse. A l'examen, M. Clarke reconnut qu'il s'agissait d'une inversion de l'utérus dont la surface entière était ulcérée. Le vagin était en partie aussi renversé, et sa surface ulcérée également par place. Une ligature fut placée autour de la partie la plus élevée de l'utérus, et serrée chaque jour jusqu'au onzième jour, où la tumeur se détacha. La malade n'éprouva pas de très grandes douleurs et se rétablit.

Il est fort probable, d'après le volume de la tumeur et d'après l'âge de la malade, qu'il s'agit ici d'une inversion consécutive à l'irruption d'un polype. Mais, d'après la description que nous trouvons dans A. Lée, il est difficile de décider si la tumeur comprenant et le polype et l'utérus, la ligature a été appliquée sur la limite de l'utérus et du vagin, ou bien si le polype ayant été pris pour l'utérus, l'utérus aurait été pris pour le vagin et la ligature appliquée sur la limite du polype et de l'utérus. L'absence de douleurs notables après l'opération semblerait favorable à cette dernière hypothèse ; mais l'affirmation d'un savant comme Denman, qui avait précisément étudié la question des inversions d'origine polypeuse et donné le premier une bonne planche de cette dernière affection, laisse au moins du doute à cet égard.

Nous arrivons à une observation importante, celle de Newnham. L'observation de Newnham a été publiée en 1817. Elle fait le fond d'un mémoire ayant pour titre (1) : « Essai sur les symptomes, les causes et le traitement de « l'inversion utérine, contenant la relation de l'extirpation « de cet organe, faite avec succès, dans la période chro- « nique de cette affection ».

1860, oct., p. 332, case 97. Cette observation doit se trouver dans une des nombreuses éditions de Thomas Denman, *Introduction to the pratice in midwifery*, entre 1799 et 1816.

(1) Newnham, *An essay on the symptoms, causes and treatment of inversio uteri, with a history of the successful extirpation of the organ during the chronic stage of the disease*. London, 1818, in-8° de 152 pages, analysé dans le *Journal des sc. méd.*, t. XI, p. 275.

Le titre est, comme on le voit, explicite ; il indique nettement la maladie, et la période où elle était arrivée, et le but que s'était proposé le chirurgien. Cette observation est bien la première dans laquelle le chirurgien ait imaginé et ait atteint son but de faire l'ablation d'une inversion chronique puerpérale de l'utérus au moyen de la ligature successive. Si l'on n'avait pas à tenir compte de l'observation de Bouchet, celle de Newnham devrait à juste titre prendre la tête de toutes celles de ce genre.

VI. G. Obs. 255. Newnham, 1817. — *Inversion puerpérale chronique. Ligature progressive.* « Madame Glasscock, âgée de 24 ans,
« vint me consulter, en avril 1817, pour un écoulement fréquem-
« ment accompagné d'hémorrhagie. Elle semblait exsangue ; ses
« forces se perdant, elle avait des syncopes longues et fréquentes,
« etc. Ces hémorrhagies devenaient alarmantes...; je trouvai dans
« le vagin une tumeur pyriforme, ne tenant que par un véri-
« table collet, entourée à son sommet par l'orifice du col de l'uté-
« rus. On pouvait promener le doigt autour de cette tumeur sans
« rencontrer aucune adhérence. Je jugeai, au premier abord,
« *que cette tumeur pouvait être un polype ;* toutefois, après ré-
« flexion, je soupçonnais que ce pouvait être un renversement
« total ou partiel de l'utérus. Le 21 janvier 1817, cette dame
« avait donné le jour à son premier enfant. L'accouchement fut
« naturel ; le placenta était adhérent, une forte hémorrhagie
« suivit son extraction. Ces renseignements favorisaient l'idée
« d'un renversement ; mais les premiers symptômes pouvaient
« provenir d'un polype développé dans l'utérus pendant le cours
« de la gestation, et qui aurait franchi l'orifice après l'expulsion
« du fœtus... Dans cet état d'incertitude, je résolus d'appliquer
« une ligature autour du col de la tumeur, avec la précaution de
« ne pas la serrer assez pour causer de la douleur, ce qui fut
« pratiqué le 7 *avril* 1817. Je serrai la ligature, la malade ne se
« plaignit pas d'abord, mais bientôt les souffrances devinrent
« excessives .. Obligé de quitter la ville pendant quelques heures,
« je jugeai plus prudent de retirer momentanément la ligature ;
« il ne survint aucun accident. Ce que je venais d'observer me
« donnait la conviction certaine que la maladie était un ren-
« versement. Voyant la malade s'affaiblir, certain qu'elle n'exis-
« terait plus dans un mois si l'on ne faisait rien d'efficace, je
« résolus de tenter cette cure. J'appelai en consultation le doc-
« teur Oke ; nous nous arrêtâmes à l'idée d'un renversement, et
« au parti de faire avec prudence l'application d'une ligature.
« Le 13 avril, en conséquence, j'appliquai sur le col de la tumeur
« une ligature de soie très forte, qui fut médiocrement serrée ;
« on administra une grande dose de teinture d'opium. Le 14, on
« resserra considérablement la ligature ; journée pénible, mais

« sans vives douleurs; la malade fut un peu incommodée *par la*
« *canule* (de Levret) *dans laquelle étaient passés les fils, afin de*
« *pouvoir les serrer et desserrer à volonté.* Je trouvai la ligature
« relâchée, et je la serrai un peu. Le 15, on resserra de nouveau
« la ligature; vives douleurs. M. Oke la relâcha. On répéta
« l'opium. Le 16, on remit au lendemain à resserrer la liga-
« ture; le 17, nuit inquiète et douloureuse, sensibilité au côté
« de la région hypogastrique. J'accède, presque malgré moi, à
« la proposition de M. Oke, de relâcher entièrement la ligature;
« on continua l'opium. Le soir, la douleur et la sensibilité avaient
« cessé, il s'exhalait une odeur très fétide. Le 18, tous les symp-
« tômes inquiétants sont évanouis; nous resserrons la ligature,
« légère douleur; même traitement interne. Le 20, on serre,
« encore la ligature ; retour des douleurs. Le 22, on serre de
« plus en plus la ligature, et on répète l'opium. Le 24, on serre
« plus fortement encore; du 24 avril au 6 mai, amélioration générale
« de la santé, cessation des douleurs, mais grande irritabilité
« nerveuse. Le 6, lorsqu'on a voulu toucher à la ligature, la tu-
« meur s'est détachée. A ma grande satisfaction, j'ai vu que c'était
« réellement l'utérus qui était tombé... Depuis cette époque,
« la convalescence s'est opérée de jour en jour, et six semaines
« après l'extraction de la tumeur, Madame Glasscock était par-
« faitement rétablie. »

Cette observation est, comme on le voit, merveilleuse de
netteté et de clarté. Elle reflète tout ce qui s'est passé
dans l'esprit du chirurgien, le doute d'abord, puis la
fine observation ; enfin la décision, la fermeté qui lui
ont permis d'atteindre le but cherché, et de rendre plus
facile et plus sûre une voie nouvellement créée et dans laquelle ses successeurs vont maintenant entrer de plain-
pied et marcher sans hésitation.

VII. G. Obs. 256. Davies, 1818 (1). — *Inversion puerpérale chronique. Ligature progressive.* — Nous n'avons que fort peu de
détails sur cette observation dont nous n'avons pu retrouver la
relation complète. Astley Cooper la cite comme un cas heureux
de l'ablation de la matrice dans une inversion chronique, pratiquée par le Dr Davies dans l'année 1818. Le Dr J. H. Davies, le
fils probablement de celui-ci (2), nous a transmis quelques détails complémentaires sur cette opération, desquels il résulterait
que la ligature se sépara du seizième au dix-septième jour, et

---

(1) Ast. Cooper, *Transac. med. chir.*, t. x, 1819, p. 358.
(2) J.-H. Davies, *Obstetr. med. journ.*, vol. II, p. 1086.

que, malgré une réaction inflammatoire violente, la malade guérit.

VIII. G. Obs. 257. Windsor (1). — *Inversion chronique. Ligature à pression répétée ou successive.*

Le 9 juin 1817, Mme H. Barwick, âgée de 30 ans, primipare, accouche sans difficulté. La délivrance se faisant attendre, son médecin, homme expérimenté, introduit la main dans le vagin, et, trouvant le placenta descendu, l'extrait sans éprouver la moindre résistance ; cependant cette extraction est accompagnée de douleurs excessives, avec tintements d'oreilles. Une hémorrhagie survient, et la malade tombe en syncope. L'accoucheur trouve une inversion et la réduit. Celle-ci se reproduit le lendemain matin.

Le Dr Windsor, appelé en consultation, trouve la malade affaiblie par l'hémorrhagie qui s'est reproduite dans la journée : le ventre est tendu, gonflé, dur. Le pouls est petit, à 120. Au toucher, on constate la présence dans le vagin d'une tumeur du volume du poing, embrassée à son extrémité supérieure par l'orifice utérin, très dilaté. La tumeur, dure, rugueuse, descendait presque jusqu'à la vulve.

L'accoucheur tente en vain la réduction. La malade se plaint de vives douleurs ; une hémorrhagie violente met fin à ces tentatives, et force à recourir à des moyens palliatifs.

Pendant la semaine qui suivit, la malade se remit assez bien. Quand elle se lève ou qu'elle fait des efforts, dans la défécation, par exemple, la tumeur descend plus bas. Puis, à peu près rétablie, la malade nourrit son enfant, et n'a d'autre symptôme qu'une hémorrhagie violente revenant toutes les trois semaines.

Le 15 mai, elle sèvre son enfant. A partir de ce moment, les hémorrhagies reviennent avec une telle abondance et une telle fréquence, que le Dr Windsor, avec l'assentiment du Dr Hull, se décide à pratiquer la ligature le 22 août 1818. — Peu de temps avant l'opération, la malade prend une potion avec 50 gouttes de laudanum, puis elle s'assied sur le bord de son lit, les deux jambes placées de chaque côté sur une chaise. « J'introduisis, dit le « Dr Windsor, ma main gauche, après l'avoir enduite d'huile, « dans le vagin, et trouvai l'utérus si relâché que je pus l'attirer « en dehors de la vulve. Je passai alors autour d'elle une ligature simple de soie forte, et l'attachai aussi serrée que possible ; « puis je passai au même endroit une deuxième ligature, dont « les chefs, passés dans une canule, s'attachaient aux anneaux « placés à l'extrémité opposée de cet instrument. Cette canule, « en cuivre flexible, un peu courbe, avait les dimensions d'un « cathéter ordinaire. Puis l'utérus fut remis en place. Il n'y eut « pas, dans cette opération, plus de trois onces de sang répandu. »

---

(1) Windsor, *Trans. med. chir.*, t. x, 1819, 358.

Le pouls tomba presque aussitôt de 96 à 72; la malade se plaignit de douleurs qui durèrent environ 1 h. 1/2. Médication calmante. La ligature est resserrée de jour en jour. — Des douleurs abdominales apparaissent plus vives le 26, s'accompagnant de vomissements ; le 31 elles sont beaucoup plus intenses. Elles cèdent à des préparations opiacées et à quelques sangsues. Le 1er septembre, on pratique l'excision au niveau de la ligature. Pas d'hémorrhagie et guérison lente, traversée d'une éruption diphthéritique et de salivation.

« Le 24 mai suivant, j'examinai la malade. Au sommet du vagin « je trouve une petite ouverture analogue, au toucher, au mu- « seau de tanche. Je peux y introduire la pulpe du doigt. Le 16 « novembre nouvel examen. Le vagin a sa dimension normale. « Le museau de tanche est saillant comme d'habitude, n'est nulle- « ment dévié. La malade n'a pas eu de ménorrhagie depuis son « opération. »

Il est bon de noter ici que cette observation de Windsor est la première dans laquelle nous trouvons signalée et décrite la reconstitution du col de l'utérus après l'extirpation du globe utérin dans l'inversion.

Nous avons eu la bonne fortune de rencontrer dans nos lectures la fin de cette intéressante observation. César Hawkins (1) l'a rapportée dans une séance de la Société d'obstétrique de Londres et l'a consignée dans ses comptes-rendus.

« Il s'agit bien de la malade opérée par Windsor, le « 22 août 1818, et dont l'histoire a été rapportée par « Astley Cooper le 22 juin 1819.

« La malade est morte d'un accident le 27 octobre « 1854 (c'est-à-dire 34 ans après son opération), à l'âge « de 63 ans. Pendant les 10 premières années qui sui- « virent l'opération, elle avait des pertes de caillots san- « guins qui se renouvelaient à des intervalles variant « de 2 à 6 mois. Graduellement ces intervalles devinrent « plus longs et les pertes disparurent définitivement vers « l'âge de 50 ans. L'examen fait après la mort (1854) « permit de constater que le col de l'utérus était alors dans « son état normal; une sonde put être introduite dans sa « cavité, mais ne pénétra qu'à 3⁄8 de pouce de profondeur,

_____

(1) Hawkins, *British med. journ.*, 1877, p. 231 et suiv.

« c'est tout ce qui restait de la cavité utérine. Toute
« communication avec l'abdomen paraissait fermée par
« une barrière cicatricielle. Du côté de l'abdomen, cette
« barrière se trouvait sous la forme d'une membrane
« molle sur laquelle on rencontrait une trompe de Fal-
« lope avec son extrémité frangée. Auprès on trouvait
« les vestiges d'un ovaire atrophié. Non loin de là, latéra-
« lement, on retrouvait aussi les apparences semblables
« de l'autre trompe et de l'autre ovaire; ces deux organes
« se confondaient en une espèce d'expansion membra-
« neuse dépassant la cicatrice utérine de deux pouces
« environ. Cette femme avait eu 4 fois des hernies étran-
« glées du côté droit. La première fois, aucun traitement
« chirurgical n'ayant été appliqué, il se produisit un phleg-
« mon qui s'ouvrit au bout de huit jours, donnant issue aux
« matières fécales. Six semaines après, l'ouverture se
« ferma spontanément. Ceci se passait en 1840. En 1850,
« elle fut opérée deux fois à six semaines d'intervalle,
« et en 1853, dans une dernière apparition de la hernie,
« celle-ci put être réduite par le taxis, mais après quelques
« difficultés. Sa mort, quelque temps après, fut le résul-
« tat de symptômes sérieux du côté de la tête survenus
« à la suite d'accident de voyage. »

Cette note complémentaire de l'observation de Windsor est, comme on le voit, très instructive au point de vue
de l'anatomie pathologique des cicatrisations que l'on peut
obtenir dans les guérisons par l'emploi de la ligature.

IX. M. Obs. 258. Boyer, 1824 (1). — Inversion récente. Ligature progressive. Nous avons déjà mentionné, à propos des erreurs de diagnostic, l'observation de Boyer, dans laquelle un médecin, dont il
tait le nom, prit une inversion utérine récente pour un polype et
appliqua une ligature, des suites de laquelle la malade mourut,
nous réservant de donner plus tard, à propos du traitement des
inversions par la ligature, les principaux détails de cette intéressante observation : « Une femme âgée de 24 ans, enceinte
« pour la première fois, accouche heureusement le 6 juillet 1824.
« La sage-femme exerce imprudemment des tractions violentes

---

(1) Boyer, *Traité des malad. chir.*, t. x, p. 510.

« sur le cordon ombilical et renverse complètement la matrice,
« qui pend entre les cuisses sous la forme d'une grosse tumeur,
« à laquelle le placenta est attaché.

« Un jeune médecin est appelé ; il regarde la tumeur comme
« un polype sur lequel le placenta est implanté ; il détache ce
« corps et applique une ligature sur la tumeur. La constriction
« de la tumeur à l'aide d'un serre-nœud fait cesser l'hémorrhagie.
« La tumeur est ensuite repoussée dans le vagin.

« Cette ligature ne causa aucun accident remarquable, quoique
« de temps à autre on augmentât la constriction. Le 24 juillet,
« dix-huit jours après l'accouchement, la malade est portée à la
« Charité. Elle y présente l'état suivant : la ligature est très
« lâche ; le doigt indicateur introduit dans le vagin y touche une
« tumeur ronde, assez molle, dont il peut parcourir la circonfé-
« rence, mais ne peut atteindre l'endroit où la ligature est
« placée. Le ventre est souple, presque indolent, et l'on n'y sent
« aucune tumeur. Le pouls est petit, fréquent ; le visage est
« altéré et d'un jaune remarquable.

« La ligature tomba vingt-six jours après l'opération. Le len-
« demain, la tumeur sortit spontanément.

« L'examen de cette tumeur, dont la forme était globuleuse, fit
« reconnaître à sa partie supérieure une cicatrice récente, fron-
« cée, évidemment due à l'inflammation adhésive du péritoine
« au niveau de la ligature. En détruisant cette cicatrice, on pé-
« nètre dans une petite cavité tapissée d'une séreuse aux
« parois fibreuses. Ces circonstances ne me permirent pas de
« douter qu'elle ne fût une portion de la matrice renversée.

« Après la sortie de cette tumeur, le toucher en fit découvrir
« une autre dans le vagin. Celle-ci, moins considérable, était
« pyramidale. On distinguait, sur la partie moyenne de sa base,
« un léger enfoncement rond et froncé ; son sommet était envi-
« ronné par un bourrelet au-dessous duquel le doigt pouvait
« pénétrer à quelques lignes de profondeur. Cette seconde tumeur
« appartenait manifestement à la portion de la matrice renversée,
« au-dessus de la ligature.

« La malade éprouva un bien-être marqué après la chute de
« la tumeur ; elle demanda des aliments. Mais le visage conservait
« son altération et sa teinte jaune.

« Le 4 août (29e jour), à midi, elle éprouva un frisson de deux
« heures, qui se renouvela le soir à dix heures. Les jours sui-
« vants, les accès se reproduisirent : douleurs abdominales,
« vomissements, respiration suspirieuse. Le 7, la malade exige
« qu'on la ramène chez elle ; la fièvre devient continue ; les traits
« s'altèrent de plus en plus ; les forces diminuent rapidement,
« et la malade meurt le 12 août (37e jour).

« *Autopsie.* — Je fis l'examen des parties de la génération en
« présence de MM. les professeurs Deneux et Desormeaux. Voici
« ce qui fut observé : la tumeur qui restait dans le conduit va-

« ginal après la chute de la ligature avait presque entièrement
« disparu. Le peu qui en restait était entouré par un bourrelet
circulaire qui lui était contigu et formait à la partie supérieure
« du vagin une espèce de voûte, au milieu de laquelle était une
« cicatrice enfoncée qui séparait la cavité de l'abdomen de celle
« du vagin. Du côté du bas-ventre, la portion restante de la ma-
« trice formait une espèce d'entonnoir dans lequel s'enfonçaient
« les ligaments larges et les trompes de Fallope. Les ovaires,
« quoique entraînés vers cette espèce d'entonnoir, n'y étaient
« point engagés; ils étaient flottants sur les parties latérales. Le
« fond de l'entonnoir était séparé de la cavité du vagin par une
« cloison très mince, comme nous l'avons dit. »

Cette observation me paraît offrir un grand intérêt, non
point, comme on l'a dit dernièrement à la Société de chirurgie (Jude Hue, Desprez), parce qu'elle offre un des
meilleurs exemples qu'on puisse donner de l'inversion
complète de l'utérus, car tout, au contraire, dans cette
observation, et la description du toucher vaginal après la
chute de la tumeur, et le mode de cicatrisation vérifié
par l'autopsie, plaident en faveur de l'inversion incomplète; mais : 1º parce qu'elle donne une démonstration très
instructive du mode de guérison qui peut survenir après
la section du pédicule et de la possibilité de faire cette
section sans hémorrhagie et sans péritonite par la ligature; 2º parce qu'elle a mis entre les mains et sous les
yeux du grand chirurgien de la Charité un exemple
remarquable qui eût dû conduire un esprit moins prévenu que le sien à une conclusion bien différente de celle
qu'il a tirée. En effet, la malade ayant succombé manifestement à des accidents de pyoémie qui peuvent survenir dans le cours de toutes les opérations même les plus
légères, l'illustre chirurgien aurait dû tenir compte, d'une
part, de certains incidents survenus dans le cours du traitement, du transport à l'hôpital, de la négligence apportée au
serrement de la ligature, qui était fort relâchée au moment
de l'entrée à l'hôpital, des causes qui ont pu contribuer
à l'éclosion des accidents d'infection septicémique et
d'infection purulente; d'autre part, de la longue résistance de la malade aux accidents traumatiques proprement dits; de la cicatrisation locale bien et dûment constatée, et ne pas rejeter définitivement et dédaigneuse-

ment une opération qui avait déjà donné et qui devait donner plus tard de si brillants résultats.

Le jugement de Boyer sur cette question est en effet formel. « Quelquefois, dit-il, des hommes instruits ont « fait cette opération avec connaissance de cause ; pres- « que toujours les résultats ont été funestes (ce qui est « une erreur de bibliographie) ; aujourd'hui tous les pra- « ticiens (il aurait dû dire de Paris) pensent que l'am- « putation ou la ligature de la matrice renversée à la « suite de l'accouchement ne peut pas être admise. » Et joignant l'exemple au précepte, il rapporte un cas d'inversion chronique (1) dans lequel, après quelques tentatives inutiles de réduction : « désespérant d'obtenir « la réduction, je dis à la malade *qu'il n'y avait d'au-* « *tre parti à prendre que de faire la ligature ou* « *d'abandonner la maladie à elle-même. Cette femme* « *se serait volontiers soumise à la ligature, mais je* « *n'osais l'entreprendre, par la crainte des accidents* « *funestes auxquels elle a presque toujours donné.* « *lieu* ».

Cette condamnation était prononcée en 1825, après les opérations d'Asselin, de Faivre, de Desault et Baude- locque, de Bouchet de Lyon, de Hunter de Dumbarton, de Clarke, de Galot, de Newnham, de Davies, de Windsor !

X. G. Obs. 259. Hamilton, 1826 (2). — Inversion chronique. Ligature. *Guérison.*

XI. G. Obs. 260. Granville, cité par Gooch, 1828 (3). — L'inver- sion datait de près de deux ans. Une ligature fut appliquée et serrée chaque jour, et chaque jour en excitant des douleurs très vives, des vomissements, etc. La ligature tomba le 14e jour. Henry Davis vit la malade en 1844, c'est-à-dire seize ans plus tard. La santé était très bonne.

---

(1) Boyer, t. x, p. 490.
(2) Hamilton, *Med. commentaries,* vol. XVI, p. 316. — *Outlines of midwifery,* Edinburgh, 1826, p. 420.
(3) Granville, *in* Gooch, *Diseases of Woomen,* p. 263. — *Lond. med. and surg. journal,* 1828.

XII. G. Obs. 261. Gooch, 1829 (1). — Mrs A. eut un accouchement naturel, mais à la suite une adhérence de placenta. La sage-femme produisit l'inversion en tirant sur le cordon pour en obtenir l'extraction. La tumeur resta incluse dans le vagin. Plus d'hémorrhagie après quelques jours, pas même chaque mois aux époques mensuelles. (L'auteur ne dit pas si la malade était nourrice, l'absence d'hémorrhagie semblerait l'indiquer.) Le docteur Gooch, lorsqu'il l'examina pour la première fois, trouva une tumeur du volume d'une petite pomme, douce au toucher, à pédicule étroit, encerclée par l'orifice du col. La santé générale ne semblait point altérée par cette infirmité. Deux ans après, quand il la vit de nouveau, il la trouva sujette à de fréquentes et abondantes hémorrhagies qui avaient détruit sa santé. Les tentatives de réduction ayant échoué, l'utérus fut lié, et la ligature resserrée de deux jours l'un. Le quatorzième jour, la tumeur se détacha elle parut être le fond de l'utérus, parce qu'elle était creuse comme une coupe, elle offrait le volume d'une petite pomme. La malade se rétablit complètement.

Une seconde observation de Gooch est rapportée par A. Lée (2) et tirée du traité de Gooch sur les maladies les plus importantes des femmes. La relation qu'il en donne : « Accouchement datant *de deux ans ;* ligature appliquée « et serrée *de deux jours l'un.* Beaucoup de douleur à « chaque resserrement nécessitant l'usage de l'opium. La « tumeur tomba *le 14ᵉ jour.* Des douleurs et des vo- « missements entravèrent le traitement ; elle jouit d'une « excellente santé pendant plus de vingt ans », le rapprochement que l'on peut faire entre les dates, me donnent à penser qu'il ne s'agit que d'une seule observation puisée à deux sources différentes, et dont la seconde ne serait que le complément de la première.

XII. M. Obs. 262. Symonds, 1830 (3) — Mᵐᵉ T., aujourd'hui âgée de 18 ans, a accouché à terme, il y a trente mois environ, d'un enfant vivant. Le travail fut lent, et l'on fut obligé d'employer une certaine force pour enlever le placenta. Puis elle eut une fièvre probablement typhoïde, dont la convalescence fut lente. Des hémorrhagies plus ou moins intenses se renouve-

---

(1) Gooch, *Med. chir. Review,* vol. IX, p. 252. — Jacquemier, *Manuel d'accouchement,* t. II, p. 580. — A. Lée, *Amer. med. journ.,* 1860, oct., p. 326.
(2) A. Lée, *Am. med. journ.,* 1860, oct., p. 333, case 107. — Gooch, *On the more important diseases of woomen,* p. 262, 263. 1829.
(3) Symonds, *Lond. med. gaz.,* 1830, 20 nov., vol. 7, p. 247.

lèrent pendant neuf mois, et la malade vint à Oxford. Les médecins qui la virent hésitèrent entre un polype et une inversion
utérine. La malade repartit avant qu'aucune décision fût prise.

Elle revint à Oxford, il y a peu de temps; sa santé ne s'était
guère améliorée : les hémorrhagies reparaissaient d'une façon
irrégulière. Un nouvel examen fit reconnaître une inversion
utérine. L'extirpation fut décidée.

« Après avoir vidé les intestins par un lavement, MM. Webb,
« Price, mon père et moi, étant présents, le col de la tumeur,
« au-dessous du col utérin, fut enserré dans une anse de corde
« à fouet, reliée à l'instrument du docteur Gooch. En serrant la
« ligature, nous eûmes le plaisir de ne surprendre chez la ma-
« lade aucun signe de douleur. Elle nous dit sentir seulement
« quelque chose qui la serrait. Elle eut à ce moment un tremble-
« ment nerveux, avec petitesse et précipitation du pouls, dû sans
« doute aux craintes qu'elle avait éprouvées avant l'opération.
« Après avoir ordonné une potion fortement opiacée, nous
« liâmes à la cuisse le manche de l'instrument, et nous nous re-
« tirâmes, très heureux de la tournure que prenaient les événe-
« ments. M. Webb m'informa le lendemain que, peu de temps
« après notre départ, la malade, souffrant d'une douleur aiguë
« dans le voisinage de la tumeur, l'avait fait appeler. Il était
« convenu de la traiter, autant que possible, comme le docteur
« Gooch l'a indiqué dans son observation, et lui fit ordonner de
« l'opium et des fomentations pour calmer les douleurs. Quand
« je la vis, elle ne souffrait plus. La pression abdominale n'é-
« veillait aucune douleur. Le pouls était petit, fréquent ; la fi-
« gure et la langue assez bonnes. La ligature fut resserrée le
« 3e jour, sans douleur immédiate. La malade se plaignit de nou-
« veau, au bout de 3 heures, et fut encore soulagée par l'opium.
« Le vagin donnait issue à un écoulement fétide, quoique des
« injections fussent faites à chaque instant. Nous serrâmes
« chaque jour la ligature. La santé générale se maintint bien.
« Le fil cassa le 13e jour, et fut immédiatement remplacé. Enfin,
« le 15e jour, il céda, et M. Webb retira, avec la main, la tumeur
« du vagin. L'examen de la tumeur confirma notre diagnostic.
« La petite extrémité donnait accès dans une cavité ovoïde, ta-
« pissée par une membrane brillante et mince, une portion du
« revêtement péritonéal sans doute ; à l'autre bout, les orifices
« des trompes étaient visibles. »

Quoique n'éprouvant aucune douleur, la malade s'affaiblit progressivement pendant 4 ou 5 jours. A la fin du 5e jour, elle fut
prise de douleurs violentes dans l'abdomen. Celui-ci était tendu,
gonflé, sensible à la pression. Le pouls était fréquent, et la malade mourut dans la soirée du 6e jour.

« L'autopsie fut faite le lendemain. — La cavité péritonéale
« contenait environ un quart de liquide purulent. Le bord infé-
« rieur du grand épiploon adhérait au sommet de la vessie, et en

« le soulevant, on faisait couler du pus, des dépôts membraneux
« qui, en grand nombre, faisaient adhérer l'épiploon aux circon-
« volutions intestinales. Pas de congestion notable, sauf dans
« le péritoine du bassin. Mes deux index introduits, l'un dans
« le vagin, l'autre dans le bassin, se rencontrèrent entre la
« vessie et le rectum, d'où je conclus que la cavité péritonéale
« était ouverte en ce point. La vessie et le vagin furent disséqués
« avec soin. Au sommet du vagin, le col et 3 lignes environ du
« vagin formaient un orifice circulaire, où le doigt pouvait passer.
« Son pourtour était noir, et nous ne pûmes voir aucunes traces
« d'adhérence. Tout auprès se trouvaient les ovaires normaux,
« et le reste des trompes. Rien à noter dans les autres viscères. »

L'accident qui a amené la mort ne peut s'expliquer que
de deux manières : ou bien une infection purulente, entraînant une formation de pus dans le péritoine du petit
bassin, a, par le contact de ce pus, déterminé la destruction de la cicatrice commencée, et par suite la communication établie entre le péritoine et le vagin, ou bien, et cela
me paraît plus probable, une cause quelconque, en détruisant la cicatrisation commencée, a amené d'abord la communication entre le vagin et la cavité abdominale, et par
suite la péritonite purulente. La rupture du fil le 13e jour
me paraît être cette cause. Elle n'a pu se faire sans un
ébranlement qui a dû retentir sur la cicatrisation encore
très nouvelle du centre du pédicule.

XIV. G. Obs. 263. Blundell, vers 1830 (1). — Inversion puerpérale chronique. *Guérison.* — L'inversion datait de 16 mois.
La ligature fut appliquée avec l'aiguille de Hunter. L'utérus
gangrené se détacha le 11e jour. Point de mauvais symptômes.
La malade guérit.

XV. G. Obs. 264. Hull, vers 1630 (2). — Inversion chronique.
Guérison. — La ligature fut appliquée, mais la malade se trouvant douée d'une constitution très irritable, elle dut être relâchée fort souvent. La tumeur finit néanmoins par se détacher.
La malade guérit.

XVI. G. Obs. 265. Lasserre, d'Agen, 1831 (3).
Une jeune femme de 17 ans, primipare, accouche assez diffi-

(1) Blundell, *Obst. med.*, p. 808.
(2) *In* Blundell, *Obst. med.*, p. 808.
(3) Lasserre, *Gaz. méd.*, 1835, p. 477.— *Arch. de méd.*, 1832, 2e série,
t. VIII, p. 395.

cilement; des tractions violentes sont exercées sur le placenta. À la suite, il survient des hémorrhagies effrayantes; les hémorrhagies se répètent et amènent une altération profonde de la santé. La malade vint, 18 mois après son accouchement, consulter M. Lasserre, et se soumettre à son examen. « Par le tou- « cher, dit M. Lasserre, je reconnus l'existence d'une tumeur « arrondie, à pédicule très fort, entourée d'un bourrelet fourni « par l'orifice externe de la matrice. Le pédicule de la tumeur « avait environ un pouce d'épaisseur ; il occupait exactement « tout le pourtour de l'orifice utérin; c'est à ces signes que je « reconnus *le renversement* de cet organe, dont le corps pen- « dait dans le vagin, et égalait le volume d'une forte bille de « billard; j'acquis l'intime conviction de l'impossibilité d'opérer « la réduction... je me décidai à l'ablation... Une ligature fut « placée sur le col utérin, le 6 juin 1831. Elle était composée de « plusieurs fils cirés et ne formant qu'un corps solide. Embrassé « par ce lien près de l'orifice utérin, le pédoncule *fut, avec le* « *serre-nœud de Desault, soumis à la compression qui devait en* « *opérer la chute prochaine.* La douleur fut très aiguë et calmée « par des préparations d'opium. » Quelques symptômes abdominaux apparurent et devinrent menaçants. — Le sixième jour, le chirurgien saisit la matrice, l'attira à l'extérieur. Le lien avait détruit les parois et le ligament large du côté droit. Celui du côté gauche était presque à l'état normal. Nouvelle ligature sans serre-nœud, et excision du corps de la matrice. La seconde ligature ne se détacha que 20 jours après. « La guérison était « complète le 28ᵉ jour de l'opération. Un an après, la malade, « étant très bien portante, avait recouvré ses forces et pouvait « s'occuper sans dérangement de ses travaux domestiques, assez « pénibles. — Le flux menstruel n'avait pas reparu. — Le vagin « et l'orifice de la matrice existent encore chez cette femme. »

Cette observation offre de grandes analogies avec celle de Clarke, avec cette différence que Lasserre, en appliquant la ligature à pression répétée, savait bien que c'était à une inversion qu'il opposait ce procédé opératoire. Si, à la fin de l'opération, il a eu recours à la ligature fixe, il ne l'a employée que comme moyen complémentaire dans une opération déjà faite aux deux tiers.

Pour nous, d'ailleurs, elle offre un grand intérêt. Lasserre prend rang dans la pléiade de ces obscurs mais vaillants médecins de province qui, lorsque la grande science représentée par les Boyer, les Dupuytren, les Roux, dédaignait et repoussait cette partie de la chirurgie (voir le verdict porté en 1825 par Boyer, déjà cité), se sont institués les gardiens de la tradition de notre grande école chirurgicale du 18e siècle.

A leur tête nous trouvons Collomb et Bouchet père de Lyon, puis Galot de Provins, Lasserre d'Agen, Hublier de Provins, et enfin, pour terminer cette liste victorieuse, Valentin de Vitry qui, comme nous l'avons vu par sa grande découverte de la réduction des inversions chroniques, a su reconquérir pour la France la place qu'elle semblait sur le point de perdre dans la science gynécologique.

XVII. G. Obs. 266. Bloxam, 1835 (1). — Inversion utérine prise pour un polype par Bloxam père et par Bloxam fils. Application d'une ligature au moyen d'une canule Gooch. Constriction assez énergique. Douleurs violentes. Enlèvement de la ligature. Les chirurgiens reconnurent alors qu'il s'agissait d'une inversion qui s'était produite à la suite d'un accouchement laborieux, avec tractions violentes du placenta, et s'était accompagnée d'une hémorrhagie presque foudroyante. L'inversion datait de six mois : « Nous soupçonnâmes alors que la tumeur pouvait dé-« pendre d'un renversement de l'utérus, ce qui expliquerait les « accidents occasionnés par la ligature.

« ... Nous passâmes une ligature peu serrée autour de la tu-« meur, et nous tirâmes lentement la masse au dehors. Le col de « l'utérus s'est trouvé rempli par la tumeur ; le renversement est « devenu complet; le vagin se trouvait aussi renversé sur lui-« même en forme de cul-de-sac. En passant le bout du doigt « dans cette impasse, on ne sentait plus la matrice dans le bassin. « Ce caractère fut pour nous tout à fait décisif, et nous com-« prîmes avoir affaire à un renversement de la matrice. Nous « nous décidâmes à pratiquer l'opération.

« ... Quinze jours après la première opération (4 août 1835), « nous appliquâmes un cordon à boyau autour de la partie la « plus étroite de la tumeur, à l'aide d'un appareil à polype. La « ligature fut moins serrée que la première fois.

« La douleur fut moins violente aussi et fut calmée par les « opiacés. Les fils sont resserrés de jour en jour. »

Le 16e jour (21 août), la tumeur tombe. « ... La malade guérit « complètement. Les règles sont remplacées par un écoulement « sanguinolent qui revient exactement tous les mois... Ayant « dernièrement examiné de nouveau cette femme, j'ai trouvé

(1) Bloxam, *The med. chir. Review*, 1836, et *Gaz. méd.*, Paris, 1837, p. 122.

« que le museau de tanche peut être très bien distingué : les
« lèvres sont minces, le doigt peut les franchir et passer dans
« une sorte de cul-de-sac. »

Cette observation est évidemment l'une de celles rapportées par A. Lée (1). C'est elle qui fait l'objet de son
observation 102. Il est bon d'établir ici que sur les trois
cas d'inversion traités par la ligature donnés par Lée sous
le nom de Martin, le premier (case 101) est l'observation
de Bouchet père ; le second (case 102), l'observation de
Bloxam, et le troisième (case 103), l'observation de
Th. Chevalier.

Du reste, l'observation de Bouchet père avait déjà été
présentée par Forbes (2) une première fois sous le nom de
Martin (obs. 8), reproduit par Lée, et une seconde fois
sous le nom vrai de Bouchet (obs. 11), d'après Lisfranc (3).
Les deux n'en font qu'une.

XVIII. G. Obs. 267. Williams, 1838 (4). — Une femme de 29 ans,
primipare, éprouva, à la suite de ses couches, une inversion qui
ne put être réduite. — Hémorrhagies fréquentes. — Anémie très
grande. L'inversion datait de huit mois, lorsque Williams, « ne
« voyant aucun moyen de sauver cette malheureuse, se décida à
« appliquer la ligature, au moyen d'une double canule, sur le
« col de l'utérus inverti, qui avait alors repris son volume normal.
« Immédiatement après la constriction du fil, la malade ne se
« plaignit pas. Mais, au bout de dix minutes, la douleur fut si
« vive, qu'on fût obligé de relâcher la ligature. La moindre pres-
« sion était extrêmement douloureuse, même quinze jours après.
« Cependant, on la serra graduellement pendant environ trois se-
« maines, après lesquelles l'organe fut détaché. La malade recou-
« vra peu à peu ses forces : maintenant, sa santé est parfaite. »
XIX. G. Obs. 268. Harrisson, 1840 (5). — Une femme de 28 ans
entre, le 5 décembre 1839, à l'infirmerie de Manchester, atteinte
d'une inversion qui date probablement de cinq années, époque
où eut lieu le dernier accouchement, dans lequel la délivrance
nécessita des manœuvres assez violentes. Au toucher, on constate une tumeur pyriforme, saignant à son extrémité inférieure,

(1) A Lée, *Am. journ.*, 1860, oct., p. 333.
(2) Forbes, *Transact. med. chir.*, t. xxxv.
(3) Lisfranc, *Clin.*, t. iii, p. 400.
(4) Williams, *The Lancet*, 1839, et *Gaz. méd.*, 1839, p. 695.
(5) Harrisson, *Lond. med. surg. gaz.*, 1840, p. 142.

et dont le pédicule est embrassé par l'orifice du col. La réduction semblant impossible, l'extirpation est décidée.

« En conséquence, le 27 février 1840, assisté de MM. Gaskell
« et Smith, je passai une ligature autour de l'utérus. La patiente
« était assise et faisait un effort de manière à abaisser la tumeur.
« L'instrument employé était une simple plaque de fer percée à
« son extrémité d'un trou par lequel étaient passés les deux
« chefs d'une ligature ordinaire, tordue en triple, et passé
« autour de l'utérus, un peu au-dessous du col, échancrée [e]
« l'autre extrémité pour recevoir le nœud des deux chefs.

« La ligature étant suffisamment serrée, le manche de l'ins-
« trument fut attaché à la cuisse. Je revis la malade à huit heures.
« Elle avait uriné et ne souffrait pas. »

Du premier au dix-huitième jour, jour de la chute de la ligature, il y eut un peu de douleur ombilicale et lombaire ; un peu
de fièvre, un peu d'angoisse, un ou deux vomissements. Mais le
fait capital fut l'aspect gangréneux que prit rapidement l'utérus
son abaissement, sa sortie hors de la vulve, les excoriations douloureuses que son contact produisit en ce point. Le summum de
ces symptômes fut le huitième jour. L'amélioration commença
le neuvième et se continua de jour en jour. La ligature fut resserrée à plusieurs reprises. Le sillon correspondant à la ligature
et qui était devenu extérieur, s'accusa de plus en plus, et la
tumeur se détacha définitivement le dix-huitième jour. La guérison fut rapide et bientôt complète

Une remarque singulière ressort de cette observation.
La gangrène et l'inflammation expliquent sans doute l'augmentation de volume de la tumeur, et cette augmentation
l'abaissement progressif de la tumeur vers l'extérieur.
Cette disposition, très exceptionnelle et contraire à
ce qui se passe ordinairement dans les opérations de ce
genre, a mis sous les yeux le lien de la ligature et le lieu
de la séparation de la tumeur au-dessus de celle-ci. Nous
aurons à revenir plus tard sur cette particularité.

Une seconde remarque mérite aussi d'être faite, c'est
la simplicité extrême du serre-nœud inventé pour la
circonstance, une simple plaque de métal, percée d'un
trou à l'une de ses extrémités, échancrée légèrement à
l'autre, et qui constitue une simplification du serre-
nœud de Desault, un avant-coureur du serre-nœud de
Périer, comme nous le verrons plus tard.

XX. G. Obs. 269. Ramsbotham, 1840 (1). — L'inversion remontait à dix mois et demi. La ligature fut appliquée le 5 juin 1840. Des frissons apparurent trois ou quatre heures après l'opération, et furent suivis de tous les symptômes d'une violente inflammation péritonéale. La douleur était si grande et le danger si pressant que la ligature fut enlevée vingt-six heures après son application. Aucune partie d'organe solide ne fut rendue par le vagin. Toutefois, la santé se rétablit, les règles reparurent le 13 juillet, sans douleur, sans expulsion de caillot, et persistèrent régulièrement par la suite sans hémorrhagie.

Cette observation, un peu courte dans son récit, un peu vague dans sa forme, soulève quelques objections qui laissent quelques doutes sur son authenticité : 1° La ligature n'est restée en place que vingt-six heures ; 2° On ne trouve aucune trace de l'expulsion de la matrice ; 3° Les règles se sont rétablies. On peut répondre, il est vrai : 1° Qu'une ligature bien serrée pendant vingt-six heures peut amener le sphacèle de l'organe ; 2° Que dans plusieurs observations, notamment celle de Chauvel et la mienne, la sortie de l'utérus a passé inaperçue ; 3° Que dans un grand nombre d'observations on a constaté la réapparition des règles.

XXI. G. Obs. 270. Portal, 1841 (2). — Femme de 40 ans. Accouchement laborieux, suivi d'une longue maladie de l'utérus, puis de l'apparition d'une petite tumeur. La malade vint à l'hôpital, et, pendant de grands efforts de défécation, la tumeur augmenta tout d'un coup, et en même temps la malade ressentit de vives douleurs dans le ventre. Inversion. Opération quatre ans après l'accouchement, mais peu de jours après la dernière poussée de la tumeur.

« Une ligature modérément serrée fut appliquée sur la base « de la tumeur. La malade la supporta sans incommodité. *Deux* « *jours après, la ligature fut de nouveau serrée.* Quelques jours « ensuite, la ligature ayant pénétré profondément dans la tumeur, « Portal fit l'excision de ce qui restait. Il ne survint aucune « espèce d'accident, et au bout de huit jours il n'en était pas en- « core survenu. »

___

(1) Ramsbotham, *Principles and pract. of obst. med. and surg.*, p. 541 — Et A. Lée, Americ. *journ. med sc.*, oct. 1860, case 111.
(2) Portal, *Il filiatre sebezio, giornale delle sc. med.*, 1841. — *Gaz. méd.*, 41, p. 267

Cette observation est incomplète. Elle ne donne pas l'issue de la maladie. Elle est silencieuse sur la nature de la tumeur, elle manque enfin de tous les détails qui pourraient lui donner de l'authenticité. La marche de l'affection, l'absence de douleur vive au moment de la ligature, l'âge de la malade, l'apparition tardive de la tumeur, laissent dans l'esprit l'idée de l'existence d'un polype, soit seul, soit compliqué d'inversion (1).

XXII. G. Obs. 271. — Esselmann de Nashville, 1843 (2).

J'ai déjà indiqué cette observation, à propos des erreurs de diagnostic. Je la rapporte ici avec ses principaux détails.

Une femme de 32 ans était accouchée depuis une année ; le travail avait été très pénible, très prolongé et suivi d'hémorrhagies abondantes. Lorsqu'elle se leva, elle sentit des douleurs dans les lombes, avec sensation d'un corps qui se déplaçait. Elle continuait à avoir des pertes très abondantes, soit rouges, soit blanches, dans les intervalles. Son médecin crut reconnaître une chute de matrice. Les moyens ordinaires ne purent la soulager. Elle se rendit à Nashville. Là, un médecin distingué diagnostiqua un polype et appliqua une ligature. Les accidents devinrent si alarmants que force fut de l'enlever. C'est alors qu'elle s'adressa au docteur Esselmann, qui la trouva dans un état déplorable, en proie à une fièvre hectique et à tous les symptomes qui annoncent une fin prochaine. En l'examinant par le vagin, il reconnut une tumeur de la grosseur d'une poire, qui parut lui présenter tous les signes d'un polype de l'utérus. C'est dans cette conviction qu'il se décida à pratiquer de nouveau la ligature de la tumeur (1843). Cette ligature donna lieu, au moment de son application, aux plus vives douleurs. La malade fut très prostrée pendant les premières heures ; le pouls presque filiforme. Cependant la réaction ne tarda pas à se faire, et le sommeil fut assez bon pendant la nuit qui suivit l'opération. La ligature fut serrée tous les matins pendant dix-huit jours, au bout desquels la tumeur se détacha. A la grande surprise du médecin, au lieu d'un polype, il trouva l'utérus lui-même. Le rétablissement ne fut pas très rapide. La malade ne put quitter son lit que quelques mois après l'opération. Cependant elle finit, à la longue, par revenir à un bon état de santé.

---

(1) Nous devrions, à la suite de cette observation, donner celle d'un chirurgien américain, Barlett, qui remonte à l'année 1842. Mais cette observation n'a été publiée qu'en 1875. Nous la donnerons à cette date, avec les réflexions importantes qu'elle suggère.

(2) Esselmann, *American journal* et *London med. gaz.*, 1844. — *Arch. gén. de méd.*, 4e série, t. VIII, 1845, p. 478.

XXIII. G. Obs. 272. — Crosse, 1843 (1). — Femme de 29 ans, premier accouchement laborieux. Placenta adhérent. Inversion pendant la délivrance. Réduction immédiate. L'année suivante, nouvel accouchement. Difficultés semblables, grande hémorrhagie, inversion. Les tentatives de réduction furent inutiles. La ligature est pratiquée *un mois* après l'accouchement.

« Le docteur Crosse appliqua sur le col de l'utérus, dans le
« point où la tumeur avait 5 pouces de circonférence, une liga-
« ture de soie, et serra cette ligature sur un serre-nœud, de
« manière à pouvoir, à volonté, augmenter ou diminuer la
« constriction.

« La malade éprouva des douleurs dans les reins et le bas-
« ventre.

« La ligature fut serrée tous les jours, et le 5ᵉ jour, la tumeur
« ayant des apparences gangreneuses, on la coupa à trois quarts
« de pouce au-dessous de la ligature. Le soir même, on s'aperçut
« que la partie de la ligature qui se trouvait d'abord entre les
« grandes lèvres était remontée d'un pouce et demi dans le vagin;
« au 12ᵉ jour, on retira la ligature, laissant à la nature le soin
« de détacher le reste de la tumeur.

« Quelque temps après, l'examen du vagin permit de constater
« qu'il était intact et fermé supérieurement par une fente trans-
« versale qui correspondait au col de l'utérus. »

Contrairement à ce qui s'est passé dans l'observation de Harrisson, dans celle de Crosse nous voyons la tumeur diminuer de volume et remonter vers l'abdomen. C'est ce qui arrive le plus ordinairement, cependant d'une manière moins sensible qu'ici. Ce retrait considérable de l'utérus après l'opération s'explique par le peu d'ancienneté de l'inversion, par le travail d'involution de cet organe qui n'était pas encore terminé.

XXIV. G. Obs. 273. Thatcher, 1843 (2) — Observation rapportée par Crosse. L'inversion s'était produite après l'expulsion d'une masse d'hydatides de l'utérus (peut-être une môle hydatique). Ligature. *Guérison.*

Cette observation présente une particularité étiologique fort rare et fort curieuse dont il n'existe pas, que je sache,

---

(1) Crosse, *Provincial med. and surg. journal,* juin 1844. — *Arch. gén. méd.,* 1848, t. XVI, p. 248.

(2) Crosse, *loc. cit.,* p. 57. — Et West, Trad. française, p. 291.

d'autre exemple dans la science. A ce titre, elle avait déjà fixé notre attention en étudiant les origines possibles de l'inversion.

Nous allons nous occuper maintenant de la série importante des observations de Johnson.

Ces observations sont au nombre de cinq. Mac Clintock, son disciple, a publié la dernière et la plus importante d'entre elles (1). Il fait suivre cette observation de quelques réflexions et d'une note dans lesquelles il indique les quatre autres. « C'est pour la cinquième fois, dit-il, « que le docteur Johnson a enlevé la matrice renversée, « et chaque fois avec un succès complet. C'est la ligature « qu'il a employée dans tous les cas. Dans les exemples « précédents, il s'est servi d'un fil d'argent et d'un fil de « soie tordus ensemble, qu'il a appliqués avec la canule « de Levret. »

Mac Clintock ajoute : « La relation du dernier cas de « Johnson a été publiée par moi dans le *Dublin journal*, « vol. 27e, ancienne série. Dans une note au bas de la « page, on trouvera la relation de deux des autres obser- « vations de Johnson ; les deux dernières ont été pu- « bliées par lui-même dans le 3e volume de « *The* » *Dublin Hospital reports* ». C'est avec ces indications, et « grâce aussi à celles qui nous ont été fournies par For- « bes et par A. Lée, que nous pouvons donner la rela- « tion de chacune de ces observations. »

XXV. G. Obs. 274 1re Johnson, avant 1844 (2). — L'inversion datait de deux ans. Elle fut traitée par la ligature. Celle-ci tomba le 10e jour. La santé de la malade se trouva fort éprouvée par un grand amaigrissement, des crises de toux, de l'œdème des membres inférieurs, et des hémorrhagies considérables. La malade guérit de l'opération, mais succomba au bout de neuf mois à la phthisie. La ligature était composée de fil d'argent recuit et de fil de soie tordus ensemble. Elle fut appliquée au moyen des tubes de Levret.

_____

(1) Mac Clintock, *Dublin journal*, mars 1845. — Il l'a publiée de nouveau dans ses *Clinical memoirs on diseases of woomen*, 1863, p. 81.
(2) Note de Mac Clintock, *Dublin med. surg. journal*, t. XXVII.

XXVI. G. Obs. 275. 2e Johnson (1). — Une femme assez âgée, ayant une inversion depuis plusieurs années, et atteinte d'hémorrhagies continuelles et abondantes, fut soumise à la même opération. La tumeur ne tomba qu'après un temps considérable, complètement ramollie et sphacelée. La ligature était en tout semblable à la précédente, et appliquée de la même façon. La malade guérit.

XXVII. G. Obs. 276. 3e Johnson, av. 1844 (2). — Mrs M..., âgée de 20 ans, était atteinte d'une inversion datant de 14 mois. On prit d'abord le mal pour un polype, et on le traita, comme tel, par la ligature. En serrant celle-ci, on développa une douleur si grande, que l'erreur fut reconnue. On maintint la ligature sans la relâcher, et la tumeur se détacha au bout de 3 semaines. Douleurs violentes, nausées, vomissements, menaces de peritonite pendant toute la durée du traitement, qui aboutit toutefois à la guérison. La ligature fut faite dans les mêmes conditions que la précédente. Les règles reparurent.

XXVIII. G. Obs. 277. 4e Johnson, antérieure à 1844 (3). — L'inversion datait de 6 ans chez une femme de 27 ans. L'application de la ligature fut suivie de douleurs et de rétention d'urine. Elle fut retirée le 2e jour et réappliquée après un intervalle de trois semaines. La tumeur, qui comprenait le fond de l'utérus et une portion des tubes de Fallope, tomba le 19e jour. Mêmes conditions de ligature que dans les cas précédents. *Guérison.*

XXIX. Obs. 278. Mac Clintock, et 5e Johnson, 1844 (4).

Cette observation, qui a été publiée avec tous ses détails par Mac Clintock, mérite d'être présentée ici sous le double nom du disciple et du maître. J'associe d'autant plus volontiers leurs deux noms dans cette observation, que cela permettra d'éviter la confusion qui a souvent été faite, et qui est cause que quelques auteurs l'ont pour ainsi dire dédoublée, et en ont fait deux observations similaires attribuant l'une à Mac Clintock et l'autre à Johnson. Voici cette observation telle qu'elle a été donnée par Mac Clintock.

« La patiente qui fait l'objet de cette observation fut admise « dans le service des maladies chroniques du *Lying Hospital,* « dont le docteur Charles Johnson était le médecin en chef, le « 30 août 1844. Cinq années auparavant, elle était accouchée de

---

(1) Forbes, *Med. chir. trans.,* vol. xxxv, p. 141.— A. Lée, *Am. journ.* 1860, oct., p. 331, case 93.

(2) Mac Clintock, Forbes et A. Lée, *loc. cit.*

(3) Johnson, *the Dublin hospital reports,* t. III. — Mac Clintock, Forbes et A. Lée, *loc. cit.*

(4) Mac Clintock, *Dublin med. surg. journal,* mars 1845, et *Clinical memoirs of diseases of woomen,* 1863, p. 81. — *Arch. gén. méd.,* 4e série, t. XVII, 1848, t. I, p. 244.

« son second enfant. Dans les six dernières semaines de sa
« grossesse, elle avait éprouvé, à diverses reprises, des pertes
« abondantes. Suivant son dire, l'enfant ne s'était pas présenté
« naturellement, et, après un travail très pénible de trente-six
« heures, elle fut soumise à des manœuvres violentes pour hâter
« la sortie de l'enfant et du placenta. Dix ou douze heures après,
« ayant eu besoin de se soulever sur son lit, une tumeur fit saillie
« en dehors du vagin, mais put être immédiatement ramenée à
« l'intérieur. L'état de faiblesse de la malade ne lui permit pas de
« se lever pendant plus de deux mois. Elle se remettait fort len-
« tement. Ce n'est qu'après dix semaines de convalescence qu'elle
« put essayer de reprendre ses occupations. Mais au moindre
« mouvement, une nouvelle hémorrhagie apparaissait. Depuis
« ce temps, jusqu'à l'époque de son entrée à l'hôpital, c'est-à-
« dire dans une période de 5 ans, ces hémorrhagies se repro-
« duisirent fréquemment, et, dans les intervalles, elles étaient
« remplacées par d'abondantes pertes blanches, et reparaissaient
« dès que la malade se livrait à quelque effort physique. La
« pâleur de son teint annonçait un grand affaiblissement. Le
« moindre exercice même modéré occasionnait des palpitations
« et de la dyspnée. Elle éprouvait une douleur lombaire qui,
« quelquefois, amenait une sorte d'angoisse et de malaise qui se
« terminait par des nausées et des vomissements. Chaque fois
« qu'elle faisait un effort d'expulsion ou autre, elle avait le sen-
« timent de la présence de la tumeur dans le vagin. En dehors
« de ces particularités, sa constitution paraissait forte, et elle ne
« ne présentait aucun signe de maladie dans les autres parties
    de son corps.

« Par l'examen intérieur, on constata la présence d'une tumeur
« globuleuse dans le vagin. Quand elle était touchée doucement,
« elle n'occasionnait pas de douleur ; si elle était pressée avec
« rudesse, elle déterminait une sensation de gêne qui se propa-
« geait en arrière dans le dos. La tumeur était d'une couleur
« rouge foncé et avait les apparences d'une surface rude et vil-
« leuse. On voyait distinctement le sang sourdre en différents
« points (au moment de l'examen, les règles existaient). La tu-
« meur était un peu plus longue que large, et entourée comme
« d'un anneau par le col de l'utérus. Une sonde engagée entre
« elle et le col de l'utérus était arrêtée à une distance de 3/4 de
« pouce, et cela dans quelque point de la circonférence qu'elle
« fût dirigée. Cette exploration ne pouvait laisser aucun doute
« sur l'existence d'une inversion. Cette opinion était en accord
« parfait avec les faits que nous venons de relater, notamment
« avec l'apparence villeuse de la tumeur et l'apparition du sang
« sur les différents points de sa surface au moment des règles.
« Comme conclusion de cet examen, le Dr Johnson se décida à
« tenter l'extirpation de l'organe malade au moyen de la ligature.
« En conséquence, avec l'assistance du Dr Hardy et la mienne, il

« passa, en se servant des canules de Gooch, une grosse ficelle à
« ligne de pêche autour du collet de la tumeur. Quand il l'eut
« serrée, la malade se plaignit d'une grande douleur dans le bas
« du dos, et il se fit un petit écoulement de sang. Dans l'après-
« midi il survint de grands maux de cœur et des douleurs si
« fortes dans les reins et dans la région utérine, qu'il fallût relâ-
« cher un peu la ligature, ce qui procura un grand soulagement
« à la malade. Dans la soirée du jour suivant on dut relâcher
« encore la ligature par suite du retour des nausées et des dou-
« leurs dans le bas-ventre. Malgré ce relâchement de la ligature,
« un écoulement fétide se montra dès le second jour après l'opé-
« ration. Ce même jour le pouls avait augmenté de fréquence et
« de dureté. A partir de ce moment cet ensemble de symptômes
« persista, variant seulement d'intensité ; nausées fréquentes ;
« pouls de 100 à 120, mais sans caractère inflammatoire. La
« sensibilité de l'hypogastre était constante, mais plus ou moins
« aiguë suivant les moments. Le point de départ de la plus
« grande anxiété se trouvait dans une vive douleur de la région
« lombo-sacrée. Quelques jours avant la chute de la ligature,
« cette douleur devint intolérable ; l'écoulement qui s'était établi,
« par son âcreté même avait amené une grande irritation du
« vagin. Pour remédier à cela, autant que possible, des injections
« étaient faites chaque jour dans ce canal avec une grande quan-
« tité d'eau chlorurée tiède. En présence de cette irritation du
« vagin, la canule fut enlevée le 11e jour, et la ligature
« abandonnée dans le sillon qu'elle avait contribué à former. Deux
« jours après on tenta de remettre la canule de Levret. Mais
« quand on essaya de serrer de nouveau la ligature, il s'ensuivit
« une telle augmentation dans la douleur et dans les maux de
« cœur qu'il fallût y renoncer. Pour calmer les symptômes les
« plus urgents tels que la douleur, les opiacés durent être em-
« ployés fréquemment. Leur administration quotidienne devint
« indispensable. Dans les premiers jours il fallut aussi pratiquer
« le catéthérisme deux ou trois fois au plus. Le 18e jour, le collet
« de la tumeur était à moitié détaché ; le 28e jour, le Dr Johnson
« divisa avec un bistouri la portion restante qui était devenue
« très petite. L'enlèvement de l'utérus de la cavité vaginale
« causa une grande douleur à cause de l'irritation même du
« vagin, et du volume de la tumeur, qui était celui d'une tête de
« fœtus de cinq mois... La pièce est conservée au musée de Lying
« Hospital. A partir de ce moment, la convalescence marcha d'une
« manière très satisfaisante ; trois semaines après l'enlèvement
« de l'utérus, on trouva par l'examen vaginal le museau de tanche
« un peu volumineux ; au bout de quinze jours la malade se levait
« et le 26e jour elle put rentrer chez elle. Six semaines après
« elle se laissa examiner, à ma requête, par le Dr West, qui m'a
« appris que sa santé était excellente, mais qu'elle éprouvait
« encore par moment une sensation de faiblesse dans le dos. »

Ces cinq observations de Johnson forment, comme on le voit, une belle série non interrompue de succès. La dernière observation, qui est certainement un des premiers travaux de Mac Clintock, offre de plus une grande distinction dans sa rédaction et est le prélude certain de ce que cet illustre chirurgien devait faire et écrire plus tard.

XXX. G. Obs 279. T. Greyson, 1846 (1). — « Madame A... avait « été accouchée de son deuxième enfant, deux ans auparavant, « par un médecin de village. Celui-ci avait fait marcher la ma-« lade dès le 3me jour. Quand elle vint réclamer mes soins, je la « trouvai très anémiée par les hémorrhagies considérables qui « survenaient à chaque époque menstruelle. Je reconnus une in-« version utérine, et, après un essai de réduction infructueux, je « me décidai, sur le conseil du Dr Forbes, à pratiquer l'extirpa-« tion.

« Je saisis la tumeur avec une pince à griffes et l'attirai aussi bas « que possible. Dans cette manœuvre, le museau de tanche dis-« parut, ne laissant aucun doute sur le diagnostic. Je passai « alors une forte cordelette de soie autour de la tumeur, et la « portai le plus haut possible. A défaut d'une double canule, la « cordelette en double fut passée dans l'œillet d'un catheter « d'acier, légèrement incurvé. Je pus ainsi passer très facilement « la ligature et nouer les deux chefs de la corde à l'extrémité « opposée de la tige du catheter, que je laissai dans le vagin en le « fixant simplement à la cuisse correspondante. Le 2e jour il me « suffit de faire tourner l'instrument de 2 ou 3 tours pour res-« serrer la ligature. J'agis de même chaque jour, amenant la « destruction de la tumeur, qui tomba le 9me jour. Durant ce « temps, la réaction fut très modérée. La convalescence marcha « très rapidement.

« Il y a 3 mois de cela. La malade va bien et se promène chez « elle et même un peu dehors. Elle se sent très bien.

« Je crois que les précautions prises souvent pour prévenir l'in-« flammation produisent, la plupart du temps, l'effet contraire. « Je veux parler de ceux qui ne serrent pas assez la ligature dès « l'origine. Une ligature n'est jamais trop serrée, et le but à « atteindre est de détruire la vitalité de l'organe aussitôt. On « préviendra ainsi l'extension du processus inflammatoire et la « résorption des matières putrides.

« L'examen de la pièce m'a montré que j'avais enlevé tout le « corps et le col. Il n'y a pas eu le moindre trouble des mens-

---

(1) Greyson, *Lond. med. surg. gaz.*, 1846, p. 363. — Et Forbes, *Med. chir. transact.*, vol. xxxv. p. 152, 1852.

« trues, ni d'autre symptôme indiquant l'absence de l'organe en-
« levé. »

Dans cette observation, il y a une question importante
soulevée par l'auteur et encore controversée. Faut-il dès
l'origine serrer vigoureusement la ligature, ou la serrer
graduellement et la relâcher au besoin ? L'auteur est
pour la première opinion. La vérité me paraît entre les
deux. Il faut serrer suffisamment dans le principe, mais
pas assez pour amener l'étranglement immédiat ; puis
serrer graduellement en évitant, sous quelque prétexte
que ce soit, de relâcher la ligature. Le relâchement,
surtout le relâchement complet, qui peut rendre une
certaine perméabilité au canal péritonéal, a suffi quelquefois pour amener les accidents les plus grands, ainsi
que le montre l'observation de M. A. Petit que nous
avons mentionnée plus haut (obs. 39).

Probablement aussi l'observation de Boyer dans laquelle la ligature, après le transport de la malade à
l'hôpital, se trouva fort relâchée (obs. 239) ; l'observation de Symonds, dans laquelle la ligature se rompit au
13e jour (obs. 243), et, comme nous le verrons plus tard,
les observations de Coats et de Deroubaix, dans lesquelles
le même accident fut suivi du même résultat, c'est-à-dire
de la mort de la malade (obs. ult. V. T. O.).

Le dernier paragraphe de l'observation de Greyson
soulève une autre question ; il est assez difficile de comprendre que si réellement la ligature a emporté le *corps
et le col* de l'utérus, c'est-à-dire si elle a été appliquée
sur le vagin lui-même, il y ait eu après l'opération le
retour et la persistance normale des menstrues. L'auteur
n'a-t-il pas cru par erreur avoir enlevé le col ? Il est
difficile de répondre à cette question, du moment que la
description anatomique de la tumeur enlevée n'accompagne pas l'observation.

XXXI. M. Obs. 280. Hawkins, 1850 (1). — Il s'agit d'une malade
de 26 ans, épuisée par de fréquentes hémorrhagies. La tumeur,
du volume d'une grosse poire, était adhérente au niveau de son

_____

(1) Hawkins, *in* Forbes, *Med. chir. trans.*, vol. xxxv, p. 152, 1852.

pédicule, qui avait 1 pouce 1/2 de diamètre à la lèvre postérieure
du col. La lèvre antérieure formait un relief assez mince en avant
de la tumeur. On crut d'abord à un polype. La ligature fut pratiquée le 18 mars 1850. Quelques douleurs survinrent ce même jour.
Aucun symptôme de péritonite. Le lendemain, douleurs abdominales profondes, puis coma persistant jusqu'à la mort, qui survint le 25. — Autopsie. Congestion des menninges , ramollissement péri et intra-cérébral , avec extravasations sanguines
dans les noyaux de ramollissement. Le fonds, le corps et une
partie du col de l'utérus étaient en inversion. La portion au-dessous de la ligature était gangrenée. La mort ne trouve pas son
explication dans l'opération même; pas de phlébite péri-utérine;
pas de péritonite diffuse.

XXXII. M. Obs. 281, citée par Forbes, vers 1852 (1).— L'inver-
version remontait à 3 ou 4 mois. Elle fut prise d'abord pour un
polype. La première application de la ligature ne causa pas
grande douleur. En la serrant, le lendemain, on détermina ces
douleurs, qui ne purent être soulagées que par le retrait de la
canule. La ligature fut serrée par torsion le 3ᵐᵉ jour, et l'excision
pratiquée au-dessous le 4ᵐᵉ; on présumait que la vitalité de l'organe était détruite. Il s'ensuivit cependant une grande dépression générale sans vomissements ni péritonite. La mort survint
dans les 24 heures, paraissant provenir du *Shock* résultant de l'o-
pération.

XXXIII. M. Obs. 282. Deroubaix, 1852 (2). — Adèle de M., âgée
de 26 ans, se présente à l'hôpital St-Jean, de Bruxelles, le 26 septembre 1851. Accouchée de son second enfant au mois d'avril 1851,
le travail avait duré longtemps ; la délivrance s'était opérée sans
violence. Huit jours après , en se levant, elle sent une tumeur
faire saillie hors de la vulve. Divers médecins tentent en vain de
la réduire.

A son entrée à l'hôpital , on constate une tumeur pyriforme,
d'un diamètre de deux pouces environ, dont la base est en bas
et descend jusqu'à l'orifice vaginal. Elle est très sensible au toucher, le sommet de la tumeur est couronné par un bourrelet circulaire formé par le col de la matrice. Des exsudations sanguines
ont lieu fréquemment à la surface de la tumeur et l'ont jetée dans
un état d'anémie très prononcé. (Pâleur de la peau et des muqueuses , bruits de souffle au cœur et dans les carotides, etc.)
Tous ces syymptômes indiquent une inversio ı utérine. Nouvelles
tentatives de réduction sans succès. De nouvelles hémorrhagies

---

(1) Forbes, *Med. chir. trans.*, vol. xxxv, p. 152, 1852.
(2) Deroubaix, *Presse méd. Belge*, 1852. Observation rédigée par
Coveliers. — *Revue méd. chir. de Malgaigne*, 1852, t. xii, p. 177. —
Gaz. méd., 1852, p. 753.

survinrent, l'opération est tentée. Elle fut pratiquée le 28 janvier. M. Deroubaix appliqua la ligature aussi haut que possible sur le corps de la matrice, près de l'orifice du col. Le lien, formé de trois fils de chanvre bien cirés et réunis en cordelette, fut serré au moyen du treuil qui termine inférieurement le porteligature à polypes ordinaires, jusqu'à ce que la femme accusât de la douleur.

Une demi-heure après la ligature, douleurs excessivement vives dans le bas-ventre, occasionnant une syncope suivie de vomissements... Le soir même, la ligature est un peu relâchée. Calme immédiat. Trois jours après, 31 janvier, on tend un peu la ligature. Nouvelles douleurs, menaçant d'amener la syncope. On desserre encore. Soulagement instantané, vomissements répétés, médication opiacée. Le 2 février, on serre un peu la ligature, et de même les jours suivants, en calmant les douleurs avec des lavements laudanisés. L'état s'est considérablement amélioré. Le 12e jour (9 février), après une bonne nuit, à 10 heures du matin, plusieurs tours de treuil sont faits à la ligature; douleur croissant à mesure que l'on serre... On entend un craquement. Cri de la malade; rupture de la ligature. La douleur devient atroce. Vomituritions, syncope menaçante. La malade résista quelques jours, mais, le 14, elle fut prise d'angine pultacée et parut succomber principalement à la suffocation dans la nuit du 19 au 20 février (22e jour). — Autopsie. Epanchement purulent dans le petit bassin et dans le flanc droit. Le reste du péritoine est sain. « Une ouverture de la grosseur d'une plume à « écrire met en communication le vagin avec la cavité périto- « néale. Il n'y a plus de matrice. Au fond du vagin reste le col, « ce qui indique que la ligature avait été appliquée sur l'orifice « interne du col de la matrice; le vagin est sain. »

La rupture du fil, dans cette observation, est la vraie cause des accidents. Elle a pu en effet détruire par la secousse les adhérences péritonéales, d'autant moins formées sans doute à cette époque du 10me jour, que l'on avait à plusieurs reprises relaché la ligature, ce qui, comme nous le disions plus haut, empêche ces adhérences de se former, et peut maintenir ou produire à nouveau la perméabilité du canal péritonéal. Bien que la péritonite soit restée partielle, elle n'a pas moins été l'accident principal et la véritable cause de l'insuccès.

Cette observation de Deroubaix a été rédigée et publiée par *Coveliers;* c'est pour cela qu'elle a été attribué par quelques auteurs à Coveliers lui-même et portée sous son nom dans les statistiques à la colonne des insuccés (1). C'est ce qui explique aussi comment des auteurs plus modernes connaissant d'autre part l'observation de Deroubaix ont pu faire sons ces deux noms un double emploi de cette unique observation.

XXXIV. G. Obs. 283. 1re Oldham, 1852 (2). — *Inversion chronique puerpérale.* Dans ce cas, il y avait des hémorrhagies considérables qui nécessitèrent l'opération. Elle fut faite par la ligature. On se servit d'un fil de soie, autour duquel s'enroulait un fil d'argent La ligature fut serrée chaque jour, le 3e et le 4e exceptés. *La ligature tomba le 22e jour.* Il y eut des douleurs assez intenses le 3e jour, et, depuis ce jour-là, des symptômes assez graves : fièvre, irritabilité, prostration, nausées, vomissements. Après la chute de la ligature, on trouva la surface péritonéale de la portion d'utérus détachée, formant une poche d'un pouce de profondeur. La surface muqueuse était très vasculaire. Quinze jours plus tard, la malade quittait l'hôpital avec un museau de tanche d'aspect à peu près normal. En 1854, deux ans après l'opération, le col de l'utérus était mou, mais l'orifice était couvert de granulation. Des *écoulements sanguins* peu réguliers, peu abondants, une fois exceptée, se montrèrent à diverses reprises.

XXXV. G. Obs. 284. 2e Oldham, 1852 (3). — *Inversion suite de polype.* Des hémorrhagies abondantes attribuées exclusivement à un polype décidèrent le chirurgien à pratiquer l'ablation de la tumeur. Elle fut pratiquée au moyen de la ligature. Le chirurgien, qui croyait étreindre un polype, s'aperçut, alors seulement, qu'il avait enlevé du même coup une assez grande portion de l'utérus lui-même. Les accidents, cette fois, survinrent presque immédiatement après la ligature et ne durèrent que 4 jours. La ligature tomba le 20e. La tumeur était décomposée ; c'était un polype fibreux, incorporé à la substance même de l'utérus, qu'il avait entraîné avec lui. La poche péritonéale formée par l'utérus renversé avait un pouce de profondeur, mais ne présentait aucun vestige des trompes ou des ligaments ronds. La malade quitta l'hôpital, guérie au bout de 15 jours. Les règles n'ont pas reparu et sont remplacées par des états congestionnels et douloureux périodiques dans le petit bassin et dans les lombes. Le museau de tanche présente une petite ouverture. La portion va-

---

(1) West, p. 291, cite cette observation sous le nom de Coveliers (*Presse médicale* et *Schmidt's Jahrbucher,* 1852).

(2) Oldham, *Guy's hosp. Reports,* 3e série, t. I, p. 171. — *Arch. méd.,* 1856, 5, série, t. 7, p. 224.

(3) *Ibid.*

ginale du col est revenue sur elle-même. Au-dessus d'elle et à
gauche se sent une tumeur arrondie, douloureuse à la pression,
et qui est évidemment l'ovaire gauche, qui semble avoir été entraîné vers la partie inférieure de l'utérus

Oldham, dans cette seconde observation, a manifestement commis une erreur de diagnostic, il l'avoue, et comme
moyen de l'éviter à l'avenir, il propose le moyen de diagnostic suivant : « La malade étant couchée, on introduit
« l'index de la main droite dans le vagin, en arrière de
« la lèvre postérieure du col, puis on le dirige en avant
« et en haut vers les parois abdominales, tandis que la
« main gauche déprimant ces parois les refoule en bas et
« en arrière de manière à aller à la rencontre du doigt
« placé dans le vagin, et à constater ainsi si, parmi les
« tissus interposés se trouvent le corps et l'utérus. Suivant
« Oldham, l'introduction simultanée d'eau froide dans la
« vessie et le rectum, et leur rencontre à travers les pa-
« rois de ces organes, serait un moyen de diagnostic moins
« certain. »

XXVI. M. Obs. 285. Coats, 1855 (1). — Femme de 44 ans,
sixième grossesse. La délivrance se faisant attendre, la malade
souffle dans une bouteille avec de grands efforts. Le délivre sort,
accompagné d'une abondante hémorrhagie et suivi de très vives
douleurs. Une heure après, en allant sur le vase, elle s'aperçut de
la présence d'une grosse tumeur sortant des parties externes.
Les docteurs Jackson et Davies constatèrent l'inversion. Après
quelques tentatives infructueuses de réduction, ces chirurgiens
crurent une dernière fois l'avoir obtenue. La malade, en effet,
se trouva mieux. Les règles devinrent régulières. Mais, six mois
après, à la suite de grandes émotions, les hémorrhagies reparurent et continuèrent ainsi pendant 14 années.

L'examen fait à cette époque par M. Coats donna les résultats suivants : « Il trouva dans le vagin une tumeur de la forme
« et de la grosseur d'une poire moyenne, qu'il pensa d'abord
« être un polype; mais, n'ayant pu, en la suivant exactement
« avec le doigt, rencontrer l'orifice utérin, il soupçonna un ren-

---

(1) *Assoc. med. journ.*, 20 juillet 1855. —*Gaz. hebdomadaire*, 1855, p.
725. Cette observation a été attribuée à tort par Weiss à Jackson et Davies, qui n'ont joué que le rôle de médecins ordinaires ou consultants de la
malade.

« versement, ce qu'un examen attentif lui confirma en lui mon-
« trant le vagin terminé par un cul-de-sac complet. » (Inversion complète ou du 3e degré).— Opération : « Le 8 juin, il passa
« autour du sommet de la tumeur une ligature à l'aide de la ca-
« nule de Gooch. La douleur devint vive une heure après. Chaque
« jour, la ligature fut serrée davantage, ce qui occasionnait cha-
« que fois une vive douleur passagère et laissait une douleur
« sourde et persistante dans la fosse iliaque droite et dans la
« jambe de ce côté. A partir du 4e jour, tout alla assez bien jus-
« qu'au onzième jour. Le douzième jour, douleur dans le ventre,
« frisson, langue sèche, œdème des cuisses, ballonnement du
« ventre. Le 14e jour, la ligature se rompt au fond de la canule ;
« par une légère traction on amène la tumeur à l'extérieur et on
« lie ce qui restait à diviser, à peu près la grosseur d'un crayon.
« La mort arrive le 16e jour , avant que la tumeur qui était.
« à la vulve fût tombée. »

Cette observation, terminée malheureusement, vient à
l'appui de cette opinion que j'ai déjà émise, que la ligature doit serrer le pédicule suffisamment pour éteindre la
vitalité dans la partie qui est au-dessous et oblitérer le
canal utérin, mais ne doit pas être serrée de façon à couper le pédicule.

La rupture du fil survenue le 14e jour ne peut pas être
considérée, ainsi que nous l'avons vu dans l'observation de
Deroubaix, comme la cause des accidents ; mais elle témoigne de l'exagération des constrictions exercées chaque
jour et qui ont amené l'altération de la partie centrale du
pédicule, et par suite la péritonite et la mort.

XXXVII. G. Obs. 286. Teale, 1855 (1). — *Inversion chronique.*
— Teale présente l'observation d'une femme, âgée de 49 ans,
entrée à l'infirmerie de Leeds pour une inversion irréductible.
Une ligature fut appliquée. La masse tomba le 11e jour. La malade guérit. Telle est la seule indication que je trouve sur cette
observation. S'agissait-il d'une très vieille inversion puerpérale ?
S'agissait-il d'une inversion suite de polype ? L'âge de la malade
serait plus favorable à cette dernière hypothèse.

XXXVIII. G. Obs. 287. Putnam, 1856 (2). — Il s'agit d'une femme
de 22 ans, accouchée de son second enfant. Le placenta était adhé-

(1) Teale, *Med. Times and gazette*, 1er sept. 1855.
(2) Putnam, *Amer. journ. med. sc.*, oct. 1856. — A. Lée, *Am. journal*,
1860, oct., p. 327, case 71.

rent; son extraction fut très douloureuse et accompagnée d'une violente hémorrhagie. Celle-ci se renouvela souvent avec une intensité variable pendant trois mois. Au bout de ce temps, la malade cessa de nourrir ; l'hémorrhagie devint alors continuelle. Un an après ses couches, la malade était devenue anémique, œdématiée et d'une faiblesse extrême. Les tentatives de réduction, malgré l'emploi de l'éther, furent vaines. La tumeur fut liée avec une ficelle. On eut soin de serrer la ligature chaque jour, au moyen d'une vis. Elle se détacha le 11ᵉ jour. La guérison fut parfaite.

XXXIX. M. Obs. 288. 2ᵐᵉ de Putnam, 1856 (1). — La malade avait 25 ans. Dans un premier accouchement, elle avait eu des jumeaux, et s'était considérablement affaiblie en les nourrissant. Dans son second accouchement, elle n'avait éprouvé ni douleur extraordinaire, ni hémorrhagie, ni défaillances, mais seulement une certaine sensibilité dans le bas-ventre. Pendant la première semaine, elle pouvait se soulever et se mouvoir dans son lit plus librement qu'elle ne le faisait auparavant. Le 8ᵉ jour, étant descendue de son lit pour satisfaire un besoin, elle sentit comme une tumeur qui faisait saillie hors du vagin, et qui était plus grosse qu'une orange. La malade eut des souffrances considérables tant que la tumeur ne fut pas replacée dans le vagin. Elle ne reparut plus à l'extérieur, bien qu'il fût nécessaire de la repousser souvent vers le haut, pour éviter une sensation pénible de pression. Ce malaise local alla en diminuant. Elle put rester dans son ménage pendant 8 mois, jusqu'à ce que l'hémorrhagie, redevenant incessante, la forçât à reprendre le lit. Palpitations, battements de cœur, dyspnée, mouvements nerveux, soif ardente, pâleur, grande faiblesse du pouls, langue blanche, etc., tels sont les symptômes qui apparurent. La tumeur avait 2 pouces de large, 2 pouces de long et 1 pouce 1/2 d'épaisseur, et restait maintenue dans le haut du vagin ; une ligature fut appliquée et serrée autant que la malade put le supporter. Mais, le 9ᵉ jour après l'opération, la malade mourut d'épuisement ; la tumeur à peu près séparée, sans trace de péritonite, et la cicatrisation à peu près complète.

XL. G. Obs. 289. 3ᵉ de Putnam, 1856 (2). — Une femme âgée de 23 ans accoucha pour la seconde fois. Il se déclara une douleur inaccoutumée, et une hémorrhagie pendant la délivrance du placenta. Pendant plus d'une année, elle eut continuellement d'abondantes pertes de sang. Epuisement extrême. On essaya, sans y réussir, de faire la réduction. La ligature fut appliquée sur la tumeur, et se détacha vers la fin de la 2ᵉ semaine. La malade se rétablit en passant par les phases habituelles de la guérison.

(1-2) Putnam, *Ibid.*

Dans les trois cas sus-mentionnés, l'auteur fait remonter l'inversion à l'époque de la délivrance.

XLI. G. Obs. 290. 1re, Channing, 1859 (1). — La patiente était âgée de 22 ans, et à son second enfant. L'inversion fut produite par l'enlèvement du placenta et accompagnée d'une grande hémorrhagie. Elle fut reconnue, mais les tentatives de réduction ne furent pas faites immédiatement. De grandes pertes de sang survinrent à chaque période mensuelle, d'où il résulta une grande pâleur et un grand amaigrissement, sans qu'il en résultât toutefois tous les symptômes ordinaires de l'anémie. Huit mois après, le docteur Channing fit des efforts de réduction, avec autant de persévérance que d'inutilité; toutefois sans le secours de l'éthérisation. Les parois de l'utérus restèrent dures, tendues et ne cédèrent pas. Cette tentative provoqua dans les organes une grande résistance et une forte hémorrhagie. Cette tension des organes externes rendit impossible le passage de la main dans le vagin, et difficile l'accès vers le corps de l'utérus; une ligature avait toutefois pu être placée le 10 juin. Elle tomba le 29 du même mois (19e jour). La malade se rétablit.

XLII. G. Obs. 291. 2e, Channing, 1859 (2). — Madame C., âgée de 24 ans, eut un accouchement naturel; mais le placenta adhérent ne put être enlevé que par morceaux, avec beaucoup de lenteur, et dans des flots de sang. L'inversion, sans aucun doute, se produisit à ce moment. Elle amena des hémorrhagies, un grand épuisement, de l'anémie, etc. Aucun examen ne fut fait, il semble, par l'accoucheur qui l'assistait dans ses couches, et l'inversion n'avait pas été reconnue un an après, lorsque le docteur Channing fut appelé. L'utérus fut lié et tomba dans le temps voulu. La malade se rétablit, mais point de menstruation dans la suite.

XLIII. G. Obs. 292. 3e, Channing (3). — Mrs X., âgée de 22 ans, eut un accouchement naturel; mais l'adhérence du placenta nécessita l'emploi de la force, d'où il résulta de grandes douleurs et une violente hémorrhagie. Pendant un an, elle éprouva des pertes de sang et tous les symptômes de l'inversion. Un autre opérateur fut appelé : il découvrit l'inversion, qui jusqu'alors avait passé inaperçue. Le docteur Channing fut alors consulté; il trouva la malade très prostrée et déclinant rapidement. Il appliqua une ligature sur le corps de la matrice; la ligature fut serrée graduellement autant que la malade put la supporter. La ligature et la matrice tombèrent le treizième jour. Le diamètre

---

(1) Channing, *Boston med. and surg. journ.* July, p. 1859 ; et A. Lée, *Americ. med. journ* 1860.
(2-3) Channing, *Ibid*

de la masse utérine était de 2 pouces 1/2. Elle était très résistante. Guérison complète.

XLIV. M. Obs. 293. 4e, Channing, 1879 (1). — Une femme de 35 ans, dans le cours d'un accouchement naturel, éprouva un inversion qui ne fut point reconnue par son accoucheur. Pertes abondantes, épuisement, amaigrissement, douleurs intolérables, telles furent les suites de cet accident. Au bout d'un an, le docteur Channing, appelé, découvrit l'inversion. Il employa la ligature, la serrant journellement. Vers le dixième jour, dans le mouvement que fit la malade pour changer de toilette et de lit, elle eut une défaillance et un grand refroidissement dont elle ne put revenir entièrement. Le troisième jour après, elle mourut. A l'examen, on constata que la ligature était intacte; que la séparation du corps de l'utérus était complète, et que de toute évidence la ligature n'avait point causé l'accident.

« Quatre autres cas d'inversion utérine, dit le Dr Channing, qui se sont produits dans nos environs, sont venus à ma connaissance. »

XLV–XLVI. GG. Obs. 294 et 295. 5e et 6e, Channing, 1859-61 (2). — Inversion puerpérale. *Guérison.*

« Deux de ces cas, d'après ce que j'ai appris, ont été traités par la ligature et avec succès par d'autres chirurgiens. Ces deux cas présentent ce fait commun qu'ils sont survenus de la même façon que la plupart de ceux que j'ai notés; qu'ils n'ont point été diagnostiqués au moment même de la production de l'inversion, et que leurs symptômes ne diffèrent pas de ceux que j'ai indiqués plus haut. »

XLVII–XLVIII. GG. Obs. 296 et 297. 7e et 8e, Channing, 1859 (3). — Dans deux autres cas, l'inversion avait été prise pour un polype. On eut recours à la ligature. La douleur occasionnée par la constriction de celle-ci dépassa de beaucoup celle qui se manifeste dans le traitement des polypes, et qui n'est en général qu'une douleur faible, momentanée et sensible seulement par intervalle. Les tumeurs, dans les deux cas, furent considérées comme des polypes. Elles furent présentées comme telles par les opérateurs aux réunions de la Société de médecine, et là seulement, il fut reconnu qu'elles constituaient en réalité des inversions de l'utérus. Les deux malades guérirent.

Le Dr Channing cite un neuvième cas d'inversion chronique qui lui avait été soumis, mais sur lequel il ne donne pas des détails complets. Il ne dit même pas qu'il

(1-2-3) Channing, *Ibid.*

y ait eu opération ; il nous apprend toutefois que, dans ce dernier cas, l'inversion avait été également méconnue par le premier médecin. Ces huit cas du Dr Channing forment une très belle série, d'autant plus belle que les résultats en sont excellents. Une mort seulement contre 7 guérisons.

XLIX. O. Obs. 298. F. Ramsbotham, 1860 (1).—Inversion puerpérale chronique, hémorraghie violente. Application momentanée d'une ligature qui arrête l'hémorrhagie. La ligature est retirée. L'inversion est réduite. La malade a eu depuis 4 enfants.

Cette observation offre ceci de particulier que la ligature n'a été que momentanée, elle a été opposée à une hémorrhagie pressante. On a pu ainsi obtenir la répression de l'hémorrhagie, et après cette répression, dégager la ligature et reprendre le cours du traitement normal, c'est-à-dire la réduction qui a été obtenue.

Au point de vue de la statistique des résultats de l'opération de la ligature, nous marquons cette observation d'un O, puis qu'elle ne peut entrer en ligne de compte ni parmi les morts, ni parmi les guérisons.

L. G. Obs. 299. Dale de Scarborough, 1872 (2). — Inversion par suite d'un polype vivace ou cancéreux développé sur le fond de la matrice.

Une femme, mère de plusieurs enfants, avait depuis quelques mois des pertes tantôt sanguines, tantôt purulentes, quand elle s'aperçut qu'une longue tumeur molle sortait du vagin, lorsqu'elle faisait des efforts. M. Dale, qui la vit en novembre 1858, trouva le vagin distendu par cette tumeur volumineuse, lobulée, recouverte d'une membrane mince. Le 1er avril 1860, appelé de nouveau pour une rétention d'urine que le cathétérisme soulagea immédiatement, il reconnut que la tumeur était devenue énorme. Elle gênait l'excrétion urinaire et fécale. Aussi le chirurgien, d'accord avec la malade, et après une consultation avec M. Book, procéda-t-il à l'extirpation... Après l'avoir arrachée morceau par morceau avec la main, il reconnut que son pédicule s'attachait au fond de l'utérus renversé. L'ablation de l'utérus lui-même paraissant le seul moyen d'obtenir la cure radicale, on l'entoura d'une forte ligature en cuir qu'on appliqua aussi près que pos-

---

(1) F. Ramsbotham, *North amer. med. chir. Review*, 1860, v. XI, p. 139.

(2) Dale de Scarborough, *The Lancet*, 19 avril 1862. —*Gaz. méd. Lyon*, 1862, p. 221.

sible du col; serré de nouveau le deuxième et le troisième jour, le lien tomba ainsi que la matrice le onzième jour.

L'opération avait produit une douleur très vive, mais il ne s'était manifesté aucun accident sérieux. Au bout d'un mois, la malade put marcher et se trouva complètement guérie.

Quelques semaines après, toutefois, une nouvelle production morbide s'éleva du vagin. Vainement réprimée avec l'alun, elle le fut plus radicalement par les caustiques.

Mais la santé générale s'altéra, les vomissements survinrent, et la malade succomba.

L'autopsie fit reconnaître une dégénérescence cancéreuse du foie et des reins.

Cette observation offre une particularité qui mérite d'être notée. C'est un de ces rares exemples de tumeurs néoplastiques, probablement de cancer développé dans l'intérieur de la matrice, jouant alors le rôle de polype (très probablement ce que Levret appelait une polype vivace), et pouvant, au même titre que les polypes, amener par son développement une inversion. Le cas ici n'est point douteux et a toute la valeur d'une véritable démonstration.

LI. G. Obs. 300. Courty, 1865 (1). — Il s'agit, dans ce cas, d'une nouvelle forme de ligature appliquée sur une jeune femme âgée de 23 ans, et qui depuis deux ou trois ans, à la suite d'un accouchement laborieux, était atteinte d'une inversion. Après des tentatives infructueuses de réduction, Courty se décida à faire une ligature de la tumeur, en se servant d'un fil de fer que l'on serrait graduellement au moyen d'un serre-nœud de Grœfe, c'est-à-dire avec ce même instrument que Maisonneuve a désigné sous le nom de *constricteur* n° 2 (fig. 86). L'utérus se détacha le 30e jour seulement.

Voici le procédé de Courty, tel qu'il le décrit lui-même :

« Le meilleur lien me paraît être celui dont je me suis servi,
« un double fil de fer flexible dont les deux extrémités sont
« passées dans un serre-nœud, de manière à pouvoir maintenir et
« augmenter graduellement la constriction... Dans le cas où j'ai
« employé cette méthode, l'utérus est tombé le 30e jour, sans que
« la malade, qui n'avait que 23 ans, ait couru le moindre danger...
« La ligature agit en ulcérant le point sur lequel la constriction
« s'exerce et en déterminant simultanément le sphacèle de la
« tumeur et la formation d'adhérences péritonéales salutaires...
« La constriction doit, dans les premiers moments, être modé-
« rée jusqu'à ce qu'elle excite une inflammation suffisante pour

---

(1) Courty, *Montpellier médical*, t. XIV, 1865. — *Traité des maladies de l'utérus*, p. 924.

« unir les surfaces adjacentes péritonéales... S'il survient de la
« douleur, des symptômes nerveux, les phénomènes de l'étran-
« glement, il faut se hâter de relâcher le lien. Ordinairement
« ces symptômes cessent. Un peu plus tard, on ramène la
« constriction au même degré, et on l'augmente graduellement...
« Dans les derniers jours, on peut hâter la chute de la tumeur
« par une constriction rapide et sécante du pédicule, les
« adhérences qui ont dû s'établir mettant alors la malade à
« l'abri des accidents auxquels elle aurait été exposée par l'usage
« prématuré de l'instrument tranchant. »

Cette observation de Courty me paraît marquer une
heureuse révolution dans la ligature à pression répétée.
Elle repose en effet sur un instrument bien supérieur à celui qui avait été employé jusqu'alors. Sa sub-
stitution au serre-nœud de Levret, de Desault, de Gooch,
est un grand progrès, parce qu'il permet de serrer progressivement la ligature sans en amener momentanément
le relâchement complet, comme dans l'emploi de la plupart des autres serre-nœuds. Le choix d'un fil métallique
solide, le *fil de fer recuit*, offre cet autre avantage très
précieux d'être inaltérable dans les liquides organiques,
par conséquent à peu près incassable, et d'éviter les ruptures
violentes et imprévues.

Ces deux avantages, qui donnent une si grande sûreté et
une si grande sécurité dans l'opération, ne doivent pas être
compromis par des conseils dont l'application pourrait être
dangereuse. Il vaut infiniment mieux serrer avec beaucoup
de prudence et de lenteur la ligature, que de s'exposer à
être obligé de la relâcher, ce qui, comme nous l'avons vu,
peut avoir de grands inconvénients ; il est également inutile de chercher à hâter à un moment donné la chute par
une *constriction rapide et sécante* qui, par la déchirure
intempestive du pédicule, peut ouvrir la porte aux inflammations péritonéales, et il vaut mieux ne pas perdre de
vue que c'est par l'exfoliation naturelle qui se produit un
peu au-dessus de la ligature que la séparation de la tumeur a lieu avec le moins de danger.

LII. G. Obs. 301. Gooch, 1865 (1). — Inversion utérine suite de
polype. Ligature. *Guérison*.

---

(1) Gooch, *Transactions of the pathologic Society of London*, 1865, p. 208.

LIII. G. Obs. 302. Padieu d'Amiens, 1866 (1). — *Inversion puer-* *pérale chronique.*

Il s'agissait, dans ce cas, d'un renversement complet de l'utérus, remontant à un second accouchement terminé, il y a 8 mois, par une matrone, et donnant lieu depuis à des hémorrhagies continuelles. Une fois cette lésion bien constatée par l'exploration, le docteur Padieu s'occupa d'y remédier par la ligature placée le plus haut possible dans le sillon formé entre le pédicule et le petit bourrelet du col utérin. Les deux bouts du fil sont passés dans les trous de 8 gros grains de chapelet, puis la constriction est opérée par le serre-nœud ordinaire.

Immédiatement après, douleurs très vives dans le bassin s'irradiant dans les reins, altération profonde des traits, sueurs froides, pouls très petit, serré, lent ; nausées. Mais tout cet appareil effrayant cède à l'emploi de l'éther, du laudanum et de frictions sur les membres. La réaction s'établit et les douleurs se calmèrent. Chaque jour, la ligature fut resserrée par quelques tours d'écrou ; concurremment on pratiquait des injections émollientes. Pas d'accidents ultérieurs, et *le 9ᵉ jour*, la ligature tomba avec la tumeur qui, soumise à l'examen histologique de M. le professeur Robin, fut reconnue pour être bien le tissu de la matrice.

Le rétablissement de cette femme fut complet et, appelé un an après dans son village, le docteur Padieu put s'assurer qu'elle se portait parfaitement, et qu'elle s'occupait activement de sa profession de boulangère. Il y avait suppression des menstrues, *et il constata par le toucher l'absence du museau de tanche.* Il reconnut, toutefois, que la partie inférieure du col formait un anneau peu épais, très souple, insensible, au centre duquel le bout du doigt pénétrait aisément dans une espèce de cul-de-sac rétréci et résistant, formé immédiatement au-dessus, et qui marquait la limite supérieure de ce qui restait de l'utérus.

On ne voit guère en quoi cette description diffère de celle que l'auteur aurait pu donner d'un museau de tanche, c'est-à-dire d'un col dont l'orifice serait resté assez dilaté pour permettre au doigt de pénétrer dans ce rudiment de cavité utérine laissé par l'opération. L'observation, du reste, est fort bonne, elle appartient encore à un médecin de province. Elle remonte à la grande tradition du siècle dernier qui s'était perdue à Paris. Ce n'est que 15 ans plus tard, comme nous le verrons bientôt, que cette opération si fréquemment pratiquée en Angleterre, conservée

---

(1) Padieu, *Bullet. de thérapeutique*, 1866, t. I, p. 469.— *Bullet. de la Soc. méd. d'Amiens*, 1866.

précieusement en France par les médecins de province, va faire sa rentrée à Paris sous les auspices de la Société de chirurgie.

LIV. G. Obs. 303. Chassin, 1866 (1). — Inversion complète et ancienne de l'utérus. Extirpation par la ligature. Guérison. Le rapport et l'observation n'ont pas été publiées, que je sache.

LV. M. Obs. antérieure 50. Chavernac, 1867. — Nous avons déjà eu l'occasion de rapporter avec ses principaux détails cette observation. Nous la résumerons ici pour mémoire.

Une femme de soixante ans avait des hémorrhagies fréquentes que son médecin attribuait à un polype. Il existait en effet une tumeur utéro-vaginale. Cette tumeur fut liée le 9 juillet, à 4 h. du soir, avec l'aide d'un serre-nœud. La douleur fut extrêmement vive et suivie des accidents les plus graves : nausées, envie de vomir, abaissement du pouls, refroidissement général, et avec tout cela persistance de l'hémorrhagie. Le Dr Chavernac fut appelé le lendemain matin à 4 heures ; il reconnut une inversion dont il fit remonter l'origine au dernier accouchement de la malade, qui avait eu lieu 32 ans auparavant, alors qu'elle avait 28 ans. Il enleva la ligature. Les accidents semblèrent se calmer un moment, pour reprendre bientôt une nouvelle intensité. La malade mourut le soir même, 28 heures après l'opération.

D'après l'examen critique que j'ai fait de cette opération, il m'a semblé pouvoir établir qu'il s'agissait, dans ce cas, non d'une inversion puerpérale simple, mais d'une inversion compliquée d'un fibrôme qui avait, suivant toutes les probabilités, amené l'inversion à la manière des polypes. J'ajouterai, au point de vue opératoire et clinique qui nous occupe en ce moment, une réflexion qui nous est suggérée par l'observation de M. Chavernac. Sans doute l'état de la malade ne laissait guère d'espoir quand le Dr Chavernac est arrivé auprès de la malade. Sans doute le premier praticien qui avait vu la malade avait commis une faute lourde en appliquant une ligature assez serrée pour occasionner les vives douleurs qui ont été notées, assez lâche toutefois pour permettre à une hémorrhagie considérable de se produire. Mais, après la rectification du diagnostic par le Dr Chavernac, n'était-ce pas une faute plus grande encore d'enlever la ligature, d'ouvrir ainsi une large voie de communication entre la péritonie et les produits déjà altérés contenus dans le sac utérin ; de reproduire ainsi les conditions fatales qui déjà, dans l'observation de M. A. Petit et de Rey, dans celle de Symond, dans celle de Déroubaix, dans celle de Coates, avaient si rapidement entraîné la mort.

---

(1) Chassin, *Bullet. de la Soc. de chir.*, 2° série, t. VII, p. 167, 1866.

Cette remarque n'avait point échappé au Dr Chavernac, et si, comme il le dit lui-même, il n'a pas cédé à sa première pensée qui était de serrer la ligature, c'est qu'il n'osait pas employer le chloroforme, qui lui paraissait nécessaire dans ce cas, et qui lui paraissait en même temps incompatible avec l'état général de la malade. Un praticien d'aujourd'hui, le Dr Chavernac lui-même, n'hésiterait pas certainement, en présence d'un cas semblable : 1° à pratiquer des injections de morphine pour éteindre la douleur ; 2° à resserrer la ligature pour arrêter l'hémorrhagie et diminuer l'irritation nerveuse qu'entraîne si souvent après elle la compression incomplète des filets nerveux.

LVI. Obs. 304. Henry Horton, 1872 (1). — La maladie remontait à deux ans. Elle avait été prise pour un polype et traitée comme tel. Toutefois la ligature n'avait pas été appliquée. A chaque époque menstruelle, la malade était épuisée presque jusqu'à la mort, et pendant un temps assez considérable avant l'opération, l'hémorrhagie était devenue continuelle. Pour lever tous les doutes sur l'existence de l'inversion, un examen minutieux fut de nouveau fait par le toucher. «La flaccidité des parois abdominales « et la mobilité de l'utérus ne permirent de faire le toucher « régulièrement et de reconnaître l'état de l'orifice du col qu'après « avoir fixé le fond de l'utérus avec deux doigts de la main gau- « che. L'inversion fut reconnue et la ligature pratiquée.» Aucun mauvais symptôme n'apparut après l'application de la ligature, si ce n'est une petite hernie intestinale entre les lèvres de la plaie, à propos de laquelle M. Horton conclut, si l'on peut employer cette expression, qu'elle constituait une véritable réunion par première intention entre les intestins et la plaie, qui donnait à la cicatrice de celle-ci une force suffisante pour soutenir le poids de ceux-là. Très peu de temps après l'opération, la malade redevint apte à marcher, à reprendre ses occupations, et put revenir en définitive, au delà même de ses espérances, à toutes les habitudes de sa vie antérieure.

LVII. Obs. 305. Fr. Nyrop, 1873 (2). — Inversion chronique de l'utérus chez une vierge, due à une tumeur sarcomateuse du fond de l'organe. Ligature. *Guérison.*

LVIII. G. Obs. 306. Sinclair, 1874 (3). — Une femme de 36 ans, qui avait eu 5 enfants, et dont la dernière couche *remontait à 8 ans,* se présenta à la consultation du Dr Sinclair toute courbée,

---

(1) Horton, *British med. journ.*, 1872, t. ii, p. 216.
(2) Fr. Nyrop, *Nordisk med. arkiv*, 1873. *Gnak og obstsl meddel serugd. ap Howitz,* Bd. p. 98, 127, 1878. — Hayem, *Revue des sc. méd.*, 1873, t. v. 1re partie.
(3) Sinclair, *Dublin pathological society. Dublin journ. of med. sc.*, sept. 1874. — *The med. and surg. Reports of Philadelphia,* nov. 1874. — *Ann. gyn*, 1876, p. 28, t. i.

avec l'air vieux et malade, et toutes les apparences d'une maladie organique. Elle avait des hémorrhagies fréquentes et une douleur constante dans le bas du dos. Examen : le vagin était rempli par une tumeur. En essayant d'en déterminer le point d'attache, le doigt rencontrait la paroi du vagin réfléchie sur la partie supérieure de la masse et se continuant avec elle de manière à former en haut un cul-de-sac tout autour. La palpation du ventre ne montrait pas l'utérus en place ; en introduisant une sonde dans la vessie et l'index dans le rectum, le doigt rencontrait la sonde, sans autre intermédiaire que les membranes de la vessie et du rectum. Le Dr Sinclair reconnut une inversion puerpérale ancienne et essaya inutilement le taxis ; il se résolut à enlever la matrice... On saisit la tumeur au moyen de la double canule de Gooch, contenant une forte corde à fouet soigneusement cirée. On serra alors vigoureusement la ligature, en sorte que l'utérus se trouva en une seule fois définitivement étranglé. La malade supporta très bien l'opération et éprouva beaucoup moins de douleur que dans la tentative de réduction... ; quelques symptômes abdominaux furent combattus par l'opium et le calomel... La ligature fut resserrée soir et matin. Le 5e jour, la tumeur était dans un état avancé de décomposition, et le Dr Sinclair se décida à l'enlever. Il commença par essayer l'écraseur armé d'un fil d'archal. Mais celui-ci glissa, et il n'enleva qu'une partie restreinte de la tumeur. Un second fil de métal se rompit ; alors la tumeur fut attirée en bas et coupée avec des ciseaux à quelques millimètres au-dessous de la ligature. La canule fut enlevée, mais la ligature laissée en place. En trois jours la ligature et ce qui restait de la portion sphacelée tombèrent. La malade guérit rapidement.

L'examen de la pièce permit de reconnaître dans la cavité péritonéale du sac utérin les restes de l'ovaire et du tube de Fallope d'un seul côté, et de nombreuses adhérences entre les parois de la cavité. Ces adhérences constituent un grand obstacle, dans les inversions chroniques, aux tentatives de réduction qu'elles font ordinairement échouer, comme l'a démontré une observation de Velpeau.

Cette observation de Sinclair est un peu en retard sur les procédés modernes inaugurés par Courty. Le chirurgien se sert encore de la canule de Gooch, de la corde de fouet ; après 5 jours, il perd patience, fait des tentatives inutiles et vaines avec l'écraseur, attire la tumeur à l'extérieur, l'excise avec des ciseaux, toutes manœuvres qui compromettent inutilement la vie de la malade, et d'autant plus inutilement, que la tumeur se détachait d'elle-même trois jours après. C'est néanmoins un succès de plus à enregistrer.

Dans l'observation suivante qui m'est propre, j'ai tâché, au contraire, de perfectionner les progrès déjà accomplis, et d'ajouter encore un peu plus de certitude au procédé imaginé par Courty, par l'emploi du constricteur métallique de Maisonneuve. Il m'a semblé que l'on pouvait obtenir ce perfectionnement en rendant l'action de l'instrument d'une précision à peu près mathématique. J'ai proposé à cet effet de substituer au constricteur métallique le petit écraseur linéaire (fig. 99) à main, sans manche et très léger, que l'on emploie pour les très petites tumeurs, et de l'adapter à l'application de la ligature, fig. 92. Le petit écraseur sans manche se trouve dans une des planches de Churchell avant dernière édition (je crois fig. 112.)

Cette idée m'a été suggérée par deux observations de Mac Clintock et par quelques réflexions d'Aran.

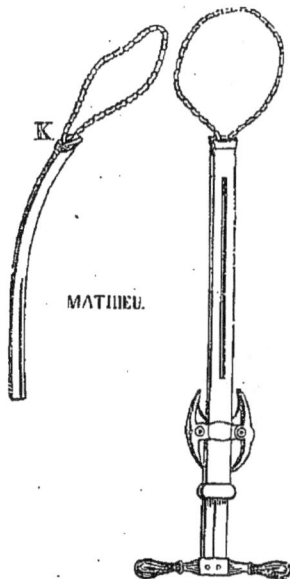

Fig. 99. — Écraseur linéaire, petit modèle.

Dans deux cas d'inversion utérine, Mac Clintock (voir nos obs. 184 et 188) a procédé de la manière suivante : il a posé une ligature modérément serrée sur le pédicule, l'a enlevée au bout de deux jours dans le premier cas, et de trois jours dans le second ; puis il a obtenu alors l'élimination rapide de la tumeur au moyen de l'écraseur linéaire. Ces deux tentatives ont été heureuses.

Dans ces observations, il cherche à obvier aux inconvénients reprochés à l'écraseur, il espère obtenir à l'avance des adhérences séreuses dans l'axe du pédicule et éteindre suffisamment la vitalité dans les tissus du pédicule, pour ne plus avoir à redouter l'hémorrhagie.

Le procédé n'en est pas moins fort aventureux, comme nous l'avons démontré dans l'examen critique que nous en avons présenté. Toutefois, en méditant cette observation, on ne peut s'empêcher de convenir qu'il suffirait de quelques modifications pour faire de ce procédé un procédé aussi simple que sûr. Pourquoi, par exemple, au lieu de faire une ligature qui doit être enlevée au bout de quelques jours et remplacée par un écraseur, ne pas établir de prime abord la constriction par l'écraseur lui-même?

C'est dans ce courant d'idées, et en m'inspirant du passage suivant d'Aran (1) : « Il me semble que la ligature « peut être remplacée par la chaîne de l'écraseur, qui per- « met d'exercer une constriction plus forte et plus gra- « duée, qui offre en outre cet avantage précieux de pou- « voir être relâchée ou serrée à volonté avec la plus grande « facilité... », que j'ai conçu et exécuté avec bonheur l'opération que je rapporterai avec détails dans un moment. Mais auparavant je vais décrire le procédé auquel je me suis arrêté.

La malade étant placée à genou sur le bord du lit, comme pour l'examen au speculum dans la méthode de Sims, j'introduis la valve unique du speculum de Sims de manière à soulever la paroi recto-vaginale; je mets ainsi en évidence toute la paroi vésico-vaginale du vagin et la matrice renversée qui se montre jusqu'à l'insertion de son pédicule dans le canal cervical. Je prends alors un écraseur petit modèle (fig. 99), sans manche, pour qu'il soit plus léger. Je l'arme de sa chaîne, en laissant une anse capable d'embrasser le globe utérin. Je passe à travers cette anse des pinces mousses, avec lesquelles je saisis le globe utérin, sans déterminer de traction, afin d'éviter toute déchirure du tissu utérin et toute éraillure péritonéale. En pous-

---

(1) Aran, *Leçons sur les maladies de l'utérus*, p. 322.

sant alors l'écraseur d'avant en arrière, l'anse offre assez de résistance et de largeur pour suivre la pince qui lui sert de conducteur et dépasser le globe utérin. Il est facile avec l'index ou une autre pince d'aider à ce mouvement de glissement, et de conduire l'anse jusqu'à la partie du pédicule que l'on veut embrasser. Je fais alors marcher les crans de l'instrument de manière à serrer la chaîne sur le pédicule, jusqu'à la production de cette douleur spéciale qui caractérise la constriction du tissu utérin. Je fixe alors l'instrument à l'aide d'un lien sur la cuisse de la malade. Celle-ci est reportée sur son lit et maintenue dans la position horizontale. Les soins consécutifs me paraissent avoir la plus grande importance. Voici ce que j'avais d'abord conseillé. L'écraseur est un instrument mathématique dont l'action se mesure par des crans successifs d'un nombre déterminé. Le pédicule étant compris dans l'anse de la chaîne, on sait exactement le volume de ce pédicule, et combien il faudra faire avancer de crans pour le réduire à néant, c'est-à-dire pour opérer la section. Supposons qu'après avoir embrassé le pédicule, l'instrument ait encore 30 crans à parcourir pour épuiser son action, en faisant avancer trois crans par jour, on devrait obtenir la chute de l'utérus en 10 jours. Ce procédé me paraissait alors avoir tous les avantages de la ligature au serre-nœud, et permettre de se rendre un compte exact du point où en était arrivée l'opération. Mais au bout de quelques jours, comme cela ressort du compte-rendu de mon opération, l'instrument cessa de fonctionner librement, à cause du tassement lent et graduel des tissus compris dans la ligature, qui finit par enrayer la marche de l'instrument.

Cet enrayement, qui d'abord me parut une déception, devint bientôt un trait de lumière. L'étude que j'en fis me permit bientôt de reconnaître la théorie du tassement du pédicule et de la séparation du mort et du vif, non point au niveau de la ligature, mais à une certaine distance au-dessus, comme je l'ai indiqué plus haut (fig. 91).

Dans ces conditions, on conçoit combien j'avais eu raison de me servir d'un petit écraseur et combien il est utile d'en faire un précepte important.

Un grand écraseur pourrait, par sa puissance, vaincre

ce tassement et amener une déchirure prématurée et périlleuse du pédicule. Le petit instrument, par son refus d'action, indique le moment où le tassement du pédicule est abso'u, et où la tumeur et la ligature ne peuvent tarder à se détacher spontanément.

Chaque fois que l'on serre un cran de l'instrument, surtout dans les premiers jours, on détermine une douleur assez vive qui s'irradie dans la fosse iliaque et qui se calme graduellement. Un moyen qui m'a très bien réussi, et qui est généralement adopté aujourd'hui, est de faire une injection hypodermique de morphine à chaque mouvement de l'instrument.

Cette pratique fait disparaître la douleur et est une excellente manière de donner l'opium à dose réfractée, sans fatigue pour l'estomac. On peut y joindre, comme je l'ai fait sur ma malade, l'application de la glace sur le ventre et des injections antiseptiques dans le vagin pendant toute la durée du traitement.

Je vais donner maintenant dans tous ses détails l'observation dans laquelle j'ai appliqué ce procédé. Cette observation a été rédigée sur les notes de M. le docteur Lefeuvre, médecin distingué de Paris, dont ses amis déplorent la perte aujourd'hui, qui était auprès de la malade, qui a fait les tentatives infructueuses de réduction, qui a partagé avec moi la responsabilité de la décision à prendre et de l'opération à exécuter, et qui surtout a dirigé et surveillé le traitement consécutif avec une assiduité, une prudence et une vigilance qui lui donnent, je me plais à le reconnaître hautement ici, une grande part dans le succès obtenu.

LIX. G. Obs. 307. Personnelle, 1874 (1). — Dans le courant du mois d'août 1874, je fus appelé à Royan pour voir une jeune malade atteinte d'hémorrhagies assez fréquentes et assez abondantes pour mettre sa vie en danger. Elle était alors soignée par MM. les docteurs Guilhon de Royan et Lefeuvre de Paris. Voici les

---

(1) Cette observation, qui remonte à l'année 1874, fait le fond d'un mémoire lu à l'Académie de médecine dans l'année 1876. Cette observation, qui n'a pas été publiée *in extenso* à cette époque, a été indiquée par plusieurs journaux suffisamment pour prendre date, mais incomplètement, parfois même incorrectement, par exemple par les *Annales de gynécologie*, qui l'attribuent à M. Donne (*sic*).

antécédents qui me furent rapportés par ces deux confrères distingués :

Madame L. est âgée de 23 ans, d'une constitution assez délicate ; elle était avant son mariage réglée abondamment et avait ressenti de fréquentes douleurs de reins, surtout aux époques catéméniales. Mariée à 17 ans, elle était devenue enceinte trois mois après. La grossesse s'était bien passée et s'était terminée, au mois de juillet 1869, par la naissance de deux filles jumelles. Les suites de couches furent simples, mais les parois du ventre restèrent très flasques. Les règles devinrent moins abondantes qu'avant le mariage. En 1870, après un retard de six semaines, Madame L. eut une hémorrhagie abondante avec caillots, accompagnée de syncope, et probablement due à une fausse couche. Au commencement de novembre 1872, elle se crut enceinte de nouveau, bien qu'une perte sanguine légère persistât pendant les premiers mois. La grossesse fut mise hors de doute par l'apparition des mouvements de l'enfant vers la fin du mois de mars. Le 9 juillet 1873, c'est-à-dire vers le 8ᵉ mois, l'accouchement eut lieu après 4 heures de douleur. La délivrance fut pénible et difficile, probablement à cause d'une légère adhérence du placenta. Les tractions qu'elle nécessita amenèrent l'issue à l'extérieur d'une portion de l'utérus, qui fut repoussée dans le vagin et considérée comme un simple prolapsus de l'organe. L'attention de l'accoucheur fut surtout attirée par une hémorrhagie foudroyante qui se manifesta aussitôt, accompagnée des symptômes les plus graves.

Dans la journée, la malade eut plusieurs syncopes et quelques attaques convulsives, et le soir elle était si mal qu'elle reçut les derniers secours de la religion. La malade se remit un peu dans la nuit, mais l'hémorrhagie continua les jours suivants, un peu moins abondante toutefois. Vers le troisième jour, l'écoulement devint sanieux et d'une odeur mauvaise. Le 9ᵉ jour, l'utérus, dans un effort, sortit encore de la vulve, et fut de nouveau ramené dans le vagin. Le 12ᵉ jour, l'hémorrhagie se calma ; le 20ᵉ jour, la malade put se lever ; les jours suivants, elle fit quelques pas et resta quelques heures dans un fauteuil. Les pertes persistaient très abondantes, épaisses, odorantes et verdâtres.

Le 16 septembre, Madame L. fut portée à sa maison de campagne. En arrivant, elle eut son retour de couches ; l'écoulement sanguin fut assez régulier pendant 4 jours, puis suivi d'une hémorrhagie considérable, qui se termina, dans la nuit du 21 au 22, par l'issue d'un caillot énorme. — Depuis, les règles sont revenues assez régulièrement, le 30 octobre, le 10 décembre, le 17 janvier, commençant toujours par une perte simple pendant deux ou trois jours et se terminant par une hémorrhagie. A chaque période, la malade tombait dans un état de faiblesse extrême, accompagné de vomissements et de syncope, qui chaque fois donnait des craintes sérieuses, puis, l'hémorrhagie cessant, l'appétit revenait, les forces se réparaient un peu, jusqu'à ce qu'une nouvelle hémorrhagie vînt amener un nouvel épuisement. La vraie cause des hémorrhagies n'avait pas été reconnue ; on n'avait employé contre elles que le repos, les injections froides et astringentes, et à l'intérieur les préparations d'ergotine et de perchlorure de fer. Le premier examen sérieux fut fait au mois de janvier par mes deux confrères, le Dr Lefeuvre de Paris et le Dr Guilhon de Royan. Le 20 janvier 1874, ils constatèrent à l'entrée du vagin la présence d'un corps à surface molle et lisse, du volume d'un œuf environ, et donnant la même sensation qu'un polype. Toutefois, en remontant vers le pédicule, ils reconnurent que le doigt était arrêté tout autour du pédicule ; que celui-ci se réfléchissait dans tout son pourtour sur le col qui l'enveloppait comme une collerette rabattue, formant ainsi une véritable rainure circulaire. La palpation abdominale, rendue très facile par la flaccidité des parois du ventre, et combinée avec le toucher vaginal, permirent de reconnaître qu'il n'y avait aucun organe interposé entre le cul-de-sac vaginal et la main placée sur l'abdomen, que c'était bien l'utérus retourné sur lui-même qui occupait le vagin, en un mot qu'on était en présence d'un véritable cas d'*inversion*.

MM. Lefeuvre et Guilhon, sur mon avis écrit et malgré les six mois écoulés depuis l'accouchement, durent alors tenter la réduction. Après avoir endormi la malade, M. le Dr Lefeuvre essaya successivement le taxis sur la totalité de la tumeur, en la saisissant dans sa main, en la pétrissant et la repoussant avec ses doigts distribués autour du pédicule à la manière des hernies, puis le refoulement direct du fond de la tumeur de la matrice avec un ou deux doigts, en ayant soin de soutenir le col avec la main gauche appliquée sur la région hypogastrique, ce qui était facile, grâce à la flaccidité des parois du ventre ; mais il ne put parvenir, malgré des efforts répétés et continués avec persistance, à faire rentrer l'utérus dans l'abdomen. La nuit suivante, l'hémorrhagie se reproduisit, plus forte même qu'à l'ordinaire ; mais elle s'arrêta dès le lendemain. Il prescrivit alors le repos absolu pendant les hémorrhagies, et au contraire des promenades au grand air dans un fauteuil roulant entre les époques, afin de réveiller l'appétit et de relever les forces. Enfin il conseilla de grandes injections d'eau froide et institua surtout comme traitement direct et principal l'application d'un pessaire en cupule qui devait maintenir et repousser la matrice d'une manière continue.

Depuis lors, la malade eut, comme auparavant, ses règles toutes les 5 semaines ; chaque époque fut suivie d'une hémorrhagie violente ; et chaque hémorrhagie des mêmes symptômes : vomissements, syncopes, perte d'appétit, faiblesse extrême, pâleur, etc. Bien qu'entre les époques la malade se remontât un peu, l'épuisement général devenait menaçant.

Le 13 août 1874, je vins de Bordeaux, appelé auprès de la

malade ; une nouvelle consultation eut lieu entre MM. Lefeuvre, Guilhon, médecin à Royan, Guillou, médecin à la Tremblade, et moi. Il fut décidé à l'unanimité qu'en présence d'un état aussi grave, il était indispensable de recourir à des moyens plus héroïques. D'après le récit de la première tentative de réduction, qui n'avait donné ni résultat ni espérance de résultat ; d'après surtout l'état de faiblesse extrême de la malade, qui ne permettait plus les atermoiements, il fut résolu que, quelques jours après la prochaine hémorrhagie qui était imminente, on procéderait à une opération curative, c'est-à-dire à l'ablation de la matrice elle-même. Je fus chargé de l'opération. L'hémorrhagie commença en effet dans la nuit du 13 août et dura jusqu'au 20 ; elle fut plus terrible que les précédentes et démontra la nécessité urgente de l'intervention chirurgicale.

Le 22 août 1874, je procédai à l'opération avec l'assistance de MM. les docteurs Lefeuvre, Guilhon de Royan et Moussous, aujourd'hui professeur d'accouchement à la faculté de Bordeaux. Voici le procédé qui fut suivi. Ayant placé la malade sur les genoux au bord d'un lit, dans la position ordinaire de l'examen au spéculum de Sims, je me servis d'un large spéculum univalve et l'introduisis de manière à soulever la paroi rectale, et à mettre en évidence la paroi vésico-uréthrale et l'utérus en inversion. Saisissant alors l'utérus avec des pinces mousses, sans exercer ni déchirure ni traction sur cet organe, je parvins, en me servant des pinces comme conducteur, à passer autour du globe utérin l'anse de la chaîne d'un écraseur sans manche, un peu courbé sur le plat et de petite grandeur. A l'aide de l'index de la main gauche, je repoussai cette anse de la chaîne jusqu'au niveau du pédicule, et quand la chaîne fut arrivée sur le point voulu, je fis jouer l'instrument de manière à rétrécir graduellement cette anse. Je parvins ainsi à étreindre le pédicule sans douleur. L'instrument avait alors encore 48 crans à parcourir ; au 47e, une légère douleur se fit sentir, au 46e elle devint plus sensible. Procédant avec lenteur et avec prudence, je parvins ainsi au 42e cran. La douleur devenant alors plus forte s'irradiait dans le bas-ventre et surtout dans le flanc droit, puis disparaissait au bout de quelques minutes ; je jugeai convenable de m'arrêter. La malade fut remise dans son lit, et l'instrument fixé à la cuisse au moyen d'un lien, afin d'éviter tout mouvement inopportun. Elle avait bien supporté ce premier temps de l'opération. Elle se sentait seulement énervée. Remise dans son lit, elle eut une petite crise nerveuse comme elle en avait souvent. La soirée fut calme ; le moral était très bon. Le traitement consista dans l'administration de quelques calmants. Le sirop de chloral ne put être supporté, il provoquait des vomissements ; on eut recours alors à des pilules d'un centigramme d'extrait thébaïque qui furent prises toutes les 2 heures. En outre, on fit sur le ventre des onctions de pommade mercurielle belladonée par-dessus lesquelles on mit des vessies de glace fréquemment renouvelées ; pour toute nourriture on donna des bouillons glacés.

23 août.—La nuit a été assez calme, il y a eu trois vomissements ; la malade y était fort sujette ; mais point de douleur dans le ventre, si ce n'est quand la glace était fondue, pas de douleur à la pression, pas de météorisme. Miction assez facile. A 8 heures du matin je serrai le 41e cran sans provoquer ni douleur ni sensation. La matinée fut assez calme, et avec un peu de sommeil ; à 2 heures de l'après-midi, le 40e cran fut mis en mouvement ; point de douleur immédiate ; 3 minutes après elle apparut assez légère et dura vingt minutes ; à 8 heures du soir on passa au 39e cran ; la douleur, encore un peu tardive, fut plus vive et dura une demi-heure : le pouls était à 108, le ventre insensible, et la malade un peu ranimée.

24 août.—Nuit calme, une pilule est prise toutes les trois heures. Le bouillon est parfaitement conservé ; à 1 heure du matin, la peau était chaude, le pouls à 120, mais il n'existait aucune douleur dans le ventre. A six heures la miction devint un peu plus difficile ; le ventre parut un peu météorisé ; le pouls était à 128. Le 38e cran mis en jeu détermina une douleur plus vive dans les reins, les flancs, les aines ; elle dura de 35 à 40 minutes ; on revint au chloral, il fut encore vomi. A 11 heures la malade prend avec plaisir un bon potage au tapioca qui est conservé ; à 2 heures, le 37e cran est poussé. La douleur consécutive fut immédiatement calmée par une injection de sept gouttes de solution de morphine au 25e (1 centigr 1[2) ; à 5 heures la malade prend un bon potage ; suivi d'un peu de vin ; pouls à 128. Aucune douleur abdominale. A 8 heures, on attaque le 36e cran ; injection immédiate de morphine, point de douleur.

25 août. — A deux heures du matin, 35e cran ; injection de morphine ; pas de douleurs. La nuit est calme, mais sans sommeil. L'état général est bon, le pouls est à 128. Le ventre reste un peu météorisé, mais insensible à la pression. L'écoulement, qui depuis l'opération était abondant et blanc, devient un peu odorant. Injection au coaltar. A 7 heures, 34e cran ; légère douleur calmée par l'injection sous-cutanée. A 10 heures, la malade prend avec plaisir un fort potage, suivi de deux biscuits dans du vin. La figure paraît moins pâle, plus animée. A midi, elle peut changer de linge sans fatigue et sans douleur. A une heure l'injection de morphine est faite immédiatement avant de serrer le 33e cran. Douleur nulle. Dans l'après-midi, la malade éprouve des mouvements de gaz et quelques tranchées ; mais le ventre, bien que météorisé, reste insensible à la pression. L'écoulement vaginal est moins abondant, mais devient plus foncé et plus fétide ; on continue les lavages au coaltar. A 4 heures, injection sous-cutanée, 32e cran ; absence de douleur. A 9 heures, le pouls est à 132. Quelques gaz ont été rendus ; le météorisme a un peu diminué ; injection hypodermique, 31e cran sans douleur.

26 août. — A deux heures de la nuit, le pouls est à 128 ; le ventre moins tendu et insensible. L'écoulement vaginal a beaucoup diminué, mais devient plus noirâtre. Injection hypodermique, 30e cran ; légère douleur. A 7 heures, pouls à 112. Le ventre toujours insensible a diminué de moitié. De temps en temps, légères tranchées. Les gaz sont rendus plus facilement. Ce jour-là, on fait avancer l'instrument de 5 crans, du 29e au 25e. Autant d'injections hypodermiques. Douleurs très locales et très passagères. La journée est bonne. Le ventre est à peine météorisé. L'écoulement vaginal est très peu abondant, noir, mais plus fétide encore. La malade prend un filet de sole à midi, trois potages, quatre bouillons, et trois fois un peu de vin.

27 août. — Nuit calme. A deux heures, 24e cran ; à 7 heures, état général bon, voix plus forte ; appétit assez soutenu ; pouls plus plein à 120. L'écoulement vaginal offre toujours une odeur très mauvaise. Lavages de la vulve et injection d'eau phéniquée. 23e, 22e, 21e, 20e, 19e crans dans la journée ; disparition de toute douleur ; l'écoulement est plus fétide ; légère sensation aux derniers crans.

28 août. — A deux heures du matin, 18e cran. On éprouve une certaine résistance. La nuit est calme, mais toujours sans sommeil, malgré 3 centigrammes d'extrait thébaïque en pilules, et 42 goutes, c'est-à-dire 8 centigrammes de morphine en injection administrés dans la journée précédente. L'état général est bon, le pouls à 120 le matin, à 130 le soir ; le ventre est insensible, toujours un peu météorisé. L'écoulement vaginal est noir et prend l'odeur gangreneuse. A 7 heures, on ne peut faire avancer le 17e cran. On l'obtient à 10 heures, mais avec beaucoup de difficulté et en imprimant à l'instrument quelques secousses qui ne causent aucune douleur, bien que l'injection de morphine n'ait pas été faite. A 2 heures, nouvelle impossibilité de faire marcher l'instrument ; à 5 heures, on parvient à pousser le 16e et le 15e crans, enfin, à 7 heures 1τ2, on obtient encore un cran, le 14e. Ce fut le dernier, il en restait encore treize.

29 août. — Etat stationnaire, météorisme modéré, ventre insensible, un peu d'énervement général dû à la contrariété de voir les tentatives vaines faites sur l'instrument. Sensibilité légère à l'extrémité de l'instrument. Aucune douleur dans le ventre. Le soir, à 6 heures, arrivant de Bordeaux, j'essayai aussi, mais sans succès, de faire marcher l'instrument ; je ne m'en alarmai pas, et voyant l'état de la malade satisfaisant, je préférai laisser les choses dans l'état, et confier à la nature le soin d'achever la séparation de l'utérus, que de l'obtenir par une opération que je considérais comme pouvant être encore aventureuse. La malade fut très contrariée de cette décision ; elle eut une petite crise nerveuse. Le soir, cependant, elle reprit courage. Une cuillerée de sirop de chloral lui procura un peu de sommeil.

30 août. — La malade est plus calme, pouls de 108 le matin, à 128 le soir. Le météorisme persiste, mais sans douleur. On continue les injections détersives et antiputrides. On permet à la malade le décubitus latéral, ce qui lui procure un grand soulagement. La malade n'avait pas eu de selles depuis le jour de l'opération. On donna un lavement qui produisit peu d'effet et causa de l'agitation.

31 août. — La nuit s'est ressentie de cette agitation. La journée, néanmoins, est assez bonne ; la malade mange un peu de viande, des potages, prend du vin et des bouillons. Une petite selle naturelle est rendue avec beaucoup de gaz. Le ventre est moins météorisé.

1er septembre. — Le chloral a de nouveau déterminé des vomissements. Le pouls est à 120. L'écraseur semble plus mobile. La malade se retourne dans son lit avec plaisir et mange avec plus d'appétit.

2 septembre. — Rien de notable ; le 3, le ventre paraît plus météorisé. Pour faire cesser la constipation qui depuis l'opération était persistante, le lavement du 30 août n'ayant produit que très peu d'effet, on essaye un premier lavement huileux qui ne donne pas grand résultat, et enfin un lavement purgatif au séné qui amène, après deux heures d'efforts, une selle très abondante suivie d'une grande fatigue.

4 septembre. — La nuit est plus calme, avec un peu de sommeil. La malade a plus de force, elle se soulève elle-même pour se mettre sur le bassin et se retourne seule dans son lit. L'écoulement est toujours peu abondant mais très fétide, malgré les injections à l'eau phéniquée. L'instrument avait un peu changé de position. Sa convexité, au lieu d'être tournée en avant, s'était portée à gauche. Sa mobilité était extrême, et les mouvements qu'on lui imprimait étaient à peine douloureux. M. Lefeuvre se décida à pratiquer le toucher. A droite, dans le cul-de-sac postérieur, il crut trouver la matrice diminuée de volume, insensible, molle, friable et fendue longitudinalement. La journée fut assez bonne, pas de selles naturelles. Un lavement à la mélasse donna issue à un peu de matière et à beaucoup de gaz. L'écoulement vaginal était toujours très fétide malgré les injections antiputrides répétées.

5 septembre, 14e jour de l'opération. — L'état général est bon. Le ventre est moins météorisé ; à 11 heures, la malade déjeune avec plaisir. — A trois heures, j'arrive de Bordeaux, j'examine la malade. Comme M. Lefeuvre, je crois reconnaitre la matrice appendue à l'extrémité de l'instrument, mais ramollie et présentant une déchirure longitudinale. Pendant que je pratiquais le toucher, M. Lefeuvre soutenait l'écraseur qui céda et lui resta dans la main. L'opération était terminée. A ce moment, la malade ressentit dans l'aîne droite une douleur assez vive, mais qui dura peu de temps ; puis elle eut une petite crise nerveuse, plutôt

due à l'émotion qu'à la douleur, et ce fut tout. L'instrument, tiré
à l'extérieur, n'avait pas ramené le corps de la matrice ; il avait
seulement entraîné une portion de tissu étranglée au milieu par
la chaîne de l'écraseur et ressemblant assez à un bouton de chemise (voy. fig. 91). Le point étranglé avait quatre millimètres
environ de diamètre ; le disque inférieur avait un centimètre et
demi environ de largeur, il était terminé en bas par des franges
déchiquetées et noirâtres, d'un tissu gangrené qui avait appar-
tenu à la matrice. Le disque supérieur avait un centimètre environ de diamètre, il était un peu conique et présentait en son
milieu un petit point blanchâtre avec une goutte de pus ; c'était
évidemment le point sur lequel la séparation venait de se
faire.

Quand la malade fut calmée, je me mis en devoir de rechercher la matrice que je supposais être restée dans le vagin. Je ne
pus la découvrir nulle part avec le doigt ; j'appliquai le spéculum de Marion Sims, et pus me convaincre que la matrice avait
disparu. Probablement au milieu des efforts et de la débâcle qui
avaient suivi le lavement purgatif administré le 3 septembre,
la matrice déjà gangrenée s'était détachée et avait été rejetée en
même temps que les matières fécales, avec lesquelles elle était
restée confondue ; dans tous les cas elle ne put être retrouvée.

L'examen au spéculum permit d'ailleurs de constater une
chose très importante, c'est l'état dans lequel se trouvait le col
de la matrice et le point d'implantation du pédicule. Les parois
du vagin n'étaient nullement enflammées ; dans le fond, on retrouvait les lèvres du col largement ouvertes et faisant saillie
dans le vagin. Entre les lèvres, au milieu, on distinguait très
bien une surface arrondie, un peu rayonnée, couverte de petits
bourgeons rouges, ayant un point purulent au centre, et qui
était manifestement le dernier point d'attache du pédicule. En
examinant le col à l'aide d'une sonde mousse, on constatait très
bien que l'oblitération était complète et on se rendait parfaitement compte de l'erreur que nous avions commise, M. Lefeuvre
et moi, en croyant, le 5 et le 6 septembre, reconnaître encore
avec le doigt, à l'extrémité de l'instrument, la matrice ramollie
et fendue sur un de ses côtés. En effet, l'instrument appuyant
sur la commissure droite du col, déprimait et effaçait cette commissure, tandis que la partie gauche du col faisait dans le vagin
une saillie irrégulière, molle, comme appendue à l'extrémité de
l'instrument, et ressemblant assez à la matrice ramollie et amoindrie.

D'autre part, les lèvres du col, tiraillées par l'application de
l'instrument sur la commissure droite, formait une véritable
boutonnière à bords rapprochés, assez semblable à une fente
longitudinale ou oblique de cette saillie prise pour la matrice.

La malade, remise dans son lit, se calma peu à peu ; elle prit un peu de nourriture, et le soir le pouls était à 120 et le ventre complètement insensible.

6 septembre. — Nuit calme ; le matin, le pouls descend à 112. L'écoulement devient séro-purulent, très peu abondant ; toute odeur gangreneuse a disparu : la journée fut très bonne ; l'appétit se réveilla et la malade fit ses quatre petits repas avec plaisir.

7 septembre. — Dans la nuit il y eut un vomissement, des coliques, puis, vers six heures du matin, une grande débâcle intestinale. Les matières rendues remplirent 4 bassins. Le météorisme cessa complètement et le ventre resta absolument insensible. Toutefois, cette évacuation fut suivie, pendant plusieurs jours, d'une diarrhée abondante, un peu noirâtre, un peu fétide, s'accompagnant de quelques vomissements. Cependant, le ventre restait mou, insensible. Vers le 14, les selles devinrent plus foncées M. le docteur Guilhon, qui les examina avec soin, crut y reconnaître de l'hématine, et jugea les selles sanguinolentes ; elles restèrent ainsi pendant 4 jours. Je n'ai pu vérifier moi-même ce fait de la présence du sang dans les selles.

Cette entérite, combattue par les moyens les plus variés, ne céda que vers le 18 septembre. Le 19 et le 20, les selles cessèrent ; le 21, elles reparurent, mais moulées et de couleur jaunâtre ordinaire.

Cette violente crise d'entérite qui pouvait, si elle eût duré, compromettre les résultats de l'opération, était terminée. M. le docteur Lefeuvre et M. le docteur Guilhon la considérèrent comme un effet supplémentaire de la menstruation. Il est certain que la présence du sang constatée dans les selles du 14 au 18 septembre offre au moins une concordance de temps remarquable avec les dernières règles qui avaient existé aux mêmes dates du mois précédent. N'oublions pas toutefois que la diarrhée survenue le 6 septembre peut être aussi considérée comme l'expression dernière de l'irritation péritonéale qui, pour s'être maintenue dans des limites de l'inflammation adhésive, n'en a pas moins existé, comme le prouve le météorisme du ventre observé dès le 3e jour de l'opération.

Pendant cette crise, toutefois, les suites de l'opération se sont bien comportées. L'écoulement vaginal diminuait peu à peu et cessait complètement le 12, septième jour après la chute de l'écraseur. Il ne s'est produit aucun symptôme local. De plus, malgré la diarrhée, le pouls descendait graduellement à 112, à 104, à 96, à 90. Les forces de leur côté revenaient un peu. Le 17, la malade se leva et resta une heure dans un fauteuil sans en ressentir trop de fatigue ; le 18 elle put y rester deux heures ; le 19, trois heures ; le 20, on la transporta au salon où elle reçut quelques visites. Le 23 elle sortit une heure dans son fauteuil roulant, le 25 elle se promena un peu à pied ; enfin le 30 elle descendit seule l'escalier. Depuis, les forces ont continué à s'accroître. Au mois d'octobre il n'y a eu aucune apparence de crise menstruelle, et aujourd'hui, 3 novembre 1874, la malade peut être considérée comme complètement guérie.

En résumé, l'opération, commencée le 22 août, a duré 14 *jours*. L'écraseur a été conduit très lentement, et progressivement il a avancé de 3 à 6 crans par jour jusqu'au sixième jour où il n'a plus été possible de le faire marcher ; il a été serré de 28 crans sur 41 qui avaient été constatés après l'application de l'instrument. Les deux premiers jours, la manœuvre des crans s'accompagnait chaque fois d'une douleur qui durait de 20 à 40 minutes. Ces douleurs ont pu être suprimées complètement par les injections de morphine. — Après l'arrêt de l'instrument, la separation s'est faite par élimination naturelle au-dessus de la partie étranglée et mortifiée. L'étranglement causé par l'écraseur a dû arrêter la circulation du 25 au 26 août, au moment où l'écoulement vaginal, séreux, très abondant et peu odorant, a fait place à un écoulement noirâtre peu considérable mais très fétide. Le ventre est toujours resté insensible même à la pression ; il y a eu du météorisme qui paraît imputable à une légère irritation peritonéale et à la constipation. L'appétit d'abord nul, comme après chaque hémorrhagie, est revenu un peu plus lentement qu'à l'ordinaire. Les forces se sont un peu relevées en même temps. Le pouls a varié de 110 à 130. Il ne s'est pas élevé au-dessus de ce chiffre. Très faible au début, il a pris peu à peu plus de résistance. Et si la lenteur de l'opération a quelquefois contrarié et énervé la malade, on doit convenir que l'excellence du résultat final n'a pas été payée trop cher à ce prix.

Depuis le 3 novembre j'ai pu compléter cette observation sous quelques rapports. J'ai revu madame L. d'abord dans les derniers jours de décembre 1874, c'est-à-dire deux mois après le départ de M. Lefeuvre. Madame L. avait repris toutes les apparences d'une bonne santé. Elle avait un peu engraissé, elle était moins pâle, elle avait repris son activité d'autrefois, elle allait, venait, sortait, avait fait quelques voyages, remplissait tous ses devoirs de mère de famille et avait repris ses habitudes de femme du monde. Elle ne souffrait ni en marchant ni en se promenant en voiture. Elle se trouvait en somme beaucoup mieux qu'entre ses deux grossesses. Les règles n'avaient reparu sous aucune forme. Toutefois il lui semblait que chaque mois, vers l'époque habituelle, ses entrailles étaient un peu éprouvées, qu'elle avait pendant quelques jours du dégoût et de l'inappétence. Je pus également examiner l'utérus ; le col était complètement reformé avec ses lèvres et son orifice d'apparence normale. Le doigt, introduit entre les lèvres, s'enfonçait de 2 centimètres environ et venait buter contre une sorte de cloison horizontale formant par en haut une très petite cavité utérine, débris de la cavité primitive. J'ai revu depuis à plusieurs reprises, et dernièrement encore dans le cours de l'année 1881, madame L. Sa santé s'est beaucoup fortifiée, et la situation des organes intérieurs est restée absolument la même.

Cette observation et les considérations qui la précèdent me permettent, je crois, d'établir les propositions suivantes :

I. On peut pratiquer dans les inversions utérines irréductibles la ligature du pédicule au moyen de l'écraseur linéaire petit modèle, à la condition de l'employer *comme instrument constricteur, et non point comme instrument sécant,* et de le manier avec une lenteur très grande et toujours calculée (1).

II. Il est facile, en effet, à l'aide de cet instrument, de se rendre un compte exact et pour ainsi dire mathématique, à chaque moment de l'opération, et de l'action exercée sur le pédicule, et du degré de tassement de ce pédicule opéré par le lien constricteur.

III. D'éviter par le choix même d'un instrument petit modèle et sans manche les excès de puissance qui pourraient amener des ruptures ou déchirures au niveau ou autour de la portion du pédicule ainsi lié, et de trouver dans l'obstacle même que rencontre l'action de l'instrument l'indice de la limite où elle doit être arrêtée.

IV. On obtient ainsi *le tassemeat sans ulcération* de la portion du pédicule étreinte par l'instrument, et dont les conséquences sont : 1° que la portion d'utérus située au-dessous tombe rapidement en gangrène, se décompose et se détache ordinairement la première, et parfois sans qu'on s'en aperçoive, lorsqu'elle est entraînée par

---

(1) Dans sa *Clinique chir.*, en 1879, t.III, p. 172, mon excellent maître, M. Gosselin, qui se déclare partisan de la constriction lente, a adopté et préconisé les idées que j'ai moi-même émises avec tant d'insistance depuis 1874. « Le fil d'un constricteur simple doit glisser facilement sur la « surface onctueuse de la muqueuse utérine lorsque la constriction est « lente. C'est pourquoi je préfère l'écraseur linéaire. Les aspérités même « de la chaîne permettent à l'instrument de ne pas déraper, même après « une constriction modérée... En faisant marcher la bascule 4 à 5 fois par « jour, on arriverait à la section progressive au bout de 20 à 25 jours. Je « propose donc comme moyen de traitement opératoire du renversement « la section progressive et lente avec l'écraseur de Chassaignac laissé en « place et serré quatre ou cinq fois par vingt-quatre heures.

une débâcle intestinale ; 2ᵉ que la portion du pédicule étreinte par la ligature se détache ensuite avec la ligature et présente alors la forme d'un bouton de chemise dont la partie moyenne forme un cylindre étroit moulé par la ligature elle-même (voy. fig. 91) et terminée par deux disques plus larges : l'inférieur d'aspect fibrillaire et correspondant à la portion de tissu utérin dissocié par la gangrène et déjà en partie détachée ; le supérieur, de forme conique et régulière, correspondant à quelques millimètres *au-dessus de la ligature* à la portion vivante du pédicule dont elle se sépare par élimination naturelle, après cicatrisation adhésive des tissus qui entrent dans sa composition, et notamment du canal péritonéal et des vaisseaux.

J'insiste sur ces propositions parce que, dans les pages suivantes, nous retrouvons quelques-uns de ces faits présentés ou reproduits par quelques auteurs modernes, et que je tiens à établir qu'ils ressortent de mon observation qui remonte à 1874, et de mon mémoire lu à l'Académie en 1877, et qui sont le point de départ du travail que je présente aujourd'hui au public.

Voici maintenant une observation qui offre ceci de curieux, qu'elle n'est entrée dans le courant de la science qu'en 1875, époque où elle a été publiée pour la première fois; elle remonte cependant à l'année 1842.

Cette observation, du reste, est fort belle et à peu près irréprochable. En voici les traits principaux :

LX. G. Obs. 308. Barlett 1842 (1). — Une jeune femme de 18 ans, à la suite d'un accouchement naturel, est délivrée par une sage-femme qui, se hâtant d'extraire le placenta sans doute avec une certaine violence, produisit un renversement de l'utérus. Elle quitta néanmoins immédiatement la malade, qui du reste, pendant plusieurs semaines, n'éprouva pas de symptômes fâcheux. Au bout d'un mois, des hémorrhagies se déclarèrent. Un médecin fut appelé et, se rendant compte du déplacement de la matrice, essaya mais en vain de la réduire. Pendant quatre années elle fut traitée par plusieurs médecins croyant à un prolapsus; on essaya les pessaires, mais les hémorrhagies persis-

---

(1) Barlett, *The med. press and circular*, 21 avril 1875. — *Union méd.*, 2ᵉ série, t. xxi, p. 102, 1876. — Gosselin, *Clinique*, t. iii, p. 122, 1879.

tèrent profuses, très abondantes, très fréquentes : la malade finit par s'aliter, atteinte d'une grande faiblesse, et d'un œdème des membres inférieurs.

M. Barlett fut appelé en 1842, quatre ans après l'accouchement. A l'examen, il découvrit dans le vagin une tumeur pyriforme large à sa base, entourée au niveau de son sommet par le col utérin entre lequel et la tumeur on pouvait passer le doigt à une certaine profondeur. Ce chirurgien, reconnaissant qu'il avait affaire à une inversion, se décida immédiatement à opérer. Il avait lu l'observation de Newnham, mais ne connaissait aucun exemple d'une opération semblable dans son pays, et il redoutait beaucoup la suppression des règles qui devait en résulter. Il se servit de la double canule à l'aide de laquelle il introduisit un fil de soie très fort le plus haut possible, en ayant soin d'éviter de pincer le col de l'utérus, et il étrangla la tumeur avec la vis annexée à la canule (une sorte de serre-nœud de Græfe). Au moment où il appliqua la ligature, il se produisit des nausées, des syncopes. Il donna ensuite un tour de vis par 24 heures jusqu'à la chute de la tumeur, qui arriva le 24e jour. Après l'opération, *l'ouverture cervicale reprit sa place normale*. Les ovaires n'avaient pas été enlevés.

La malade vit encore, jouit d'une parfaite santé et n'a nullement souffert de la suppression des règles. La pièce a été déposée à *The Saint Louis medical college museum*, et le professeur *Pallen la montre chaque année à ses cours*.

N'oublions pas que cette observation date de 1842 et qu'elle appartient à un chirurgien américain. Or, si l'école américaine devait plus tard produire beaucoup pour le sujet qui nous occupe, il n'était point encore question pour elle de ces sortes d'opérations. Il me paraît juste de reconnaître, comme Barlett le pense lui-même, qu'il est le premier chirurgien qui l'ait exécutée en Amérique. Du premier coup, il s'élève à la hauteur des maîtres de l'art et se montre à la fois le digne émule de ses contemporains de l'école anglaise, les Johnson et les Crosse, et le précurseur dans son propre pays de cette pléïade de chirurgiens qui devaient jeter tant d'éclat dans l'école américaine.

Un autre point très important de l'observation de Barlett, c'est que, si ce chirurgien fut le premier qui introduisit en Amérique l'opération de l'hystérotomie externe, on put dire qu'il fut le premier qui pratiqua, même en Europe, cette opération avec l'aide des serre-nœuds mécaniques, qui datent de l'année 1840 environ.

Il se servit du serre-nœud à vis alors que Johnson et Crosse n'employaient encore que les canules de Gooch, et il traça, avec une précision qui ne devait être surpassée par personne, l'usage que l'on doit faire de ces instruments, en recommandant de ne serrer la ligature en commençant que jusqu'à la limite de la douleur, et de la serrer ensuite graduellement et presque mathématiquement en faisant toutes les 24 heures un tour de vis. — Il ne lui manqua, pour atteindre presque la perfection, que de joindre à cet instrument et à son emploi méthodique un fil métallique assez résistant pour n'être pas susceptible de rupture.

LXI. G. Obs. ant. 245. Courty, avant 1876. — J'ai déjà rendu compte de cette observation à propos de la méthode de la cautérisation. Courty traça un sillon sur le pédicule de la tumeur avec l'anse galvano-caustique, puis appliqua dans le sillon une forte ligature végétale au serre-nœud. La malade guérit.

LXII. M. Obs. 291. Mathias Duncan, 1877 (1). — Une femme de 35 ans avait eu un enfant quatorze ans auparavant. Elle entra à Royal Infirmary en juillet 1876. Elle raconte que son accouchement avait été normal ainsi que sa délivrance. Elle était très bien quand le médecin la quitta, mais le même jour elle eut des vomissements et de la retention d'urine qui nécessita pendant plusieurs semaines l'usage de la sonde.

Pendant le même temps elle eut des hémorrhagies graves qui se continuèrent pendant les 11 années suivantes, entremêlées de pertes blanches abondantes. Pendant les trois dernières années ses règles furent plus régulières, mais elle était épuisée et incapable de tout travail.

L'inversion fut reconnue peu de temps après l'accouchement, et plusieurs tentatives de réduction furent faites sans succès.

Après son entrée à l'hôpital, nouveaux essais de taxis, en y ajoutant les incisions de Barnes sur le col; nouveaux insuccès. On se décida alors à faire l'ablation. Le 19 octobre une ligature est portée sur le pédicule de la tumeur et serrée graduellement. — L'excision de la tumeur fut faite par le bistouri un quart de pouce au-dessous de la ligature. La mort survint le 29 octobre, le 10e jour après l'opération.

---

(1) Mathias Duncan, *Edinburgh med. journ.* Mars 1877, p. 775. — Thèse de Gibert. Paris, 1879, n° 567, p. 26.

LXIII. G. Obs. 310. Cazin, 1879 (1). — Le Dʳ Cazin de Boulogne a publié une observation très remarquable dans laquelle l'application du procédé de Courty par le serre-nœud de Græfe a eu le plus heureux résultat. J'en esquisse ici quelques traits.

« Amélie H., aujourd'hui âgée de 19 ans, réglée à 17 ans, se marie
« à 18 ; elle devient enceinte et à 7 mois de grossesse, à la suite
« d'une chute, elle accoucha d'un enfant mort... La délivrance se
« fit attendre deux heures.... aucune traction sur le cordon... lé-
« gère métrorrhagie... Le 9ᵉ jour, après un effort pour aller à la
« garde-robe, la malade se sentit défaillir et cria qu'il lui sortait
« quelque chose du corps. La sage-femme constata qu'il existait
« en dehors de la vulve une tumeur rouge, qu'elle se contenta
« de repousser dans le vagin. — Hémorrhagie constante, avec
« alternatives d'aggravation et d'apaisement.

« Examen sept mois après. Au toucher vaginal on sent une
« tumeur globuleuse, du volume d'une poire ordinaire.... Son
« extrémité libre est arrondie et insensiblement se rétrécit vers
« son point adhérent. Le doigt porté profondément est arrêté par
« les culs-de-sac vaginaux, mais on ne sent nulle part le bour-
« relet caractéristique formé par les bords de l'orifice cervical
« dilaté. *A gauche et en avant*, on *perçoit seulement un petit repli*
« *de la muqueuse vaginale* rappelant exactement celui qui est
« signalé comme siégeant à la partie postérieure dans une des
« planches remarquables de Forget (voy. fig. 41) ; le toucher rectal
« et une sonde pénétrant dans la vessie permettent de s'assurer de
« l'absence de l'utérus à la place normale. » Vu l'état déplorable
de la malade, Cazin se décide à faire l'opération.

« Opération. — La malade étant placée sur le bord d'un lit,
« dans la position de l'opération de la taille, je fais sur la
« tumeur une légère traction à peine douloureuse ; elle se pré-
« sente à la vulve. — *Je pus découvrir l'orifice de la trompe gau-*
« *che et même y introduire une soie de porc...;* l'aiguille de Gué-
« niot pénétra assez facilement dans le tissu de la tumeur et
« éveilla une douleur marquée (signe diagnostique important)...
« Je prends un serre-nœud de Græfe muni d'un fort fil de fer
« recuit et j'insinue l'anse au niveau du pédicule resté dans
« le vagin... *Je serrai lentement;* les douleurs, bien qu'intenses,
« ne furent pas aussi aiguës que celles que l'on attribue en
« général à ce mode d'intervention. Je réduisis très aisément la
« tumeur et le serre-nœud dans le vagin. Les douleurs devin-
« rent bientôt intolérables, les injections de morphine en eurent
« raison, et furent continuées trois fois par 24 heures pendant
« cinq à six jours...; les suites furent simples, pas de ballonne-
« ment, plus de douleur, pas de fièvre (78 à 80 puls. 37º 8 maxi-

(1) Cazin, *Bullet. de la Soc. de chir.*, 1879, p. 786.

« mum de température), pas de nausées. Le quatrième jour je
« resserrai le serre-nœud ; nouvelles douleurs, cédant aux
« mêmes moyens...; injections vaginales phéniquées. Le 9e jour
« excision de la tumeur, un centimètre au-dessous du lien cons-
« tricteur... Le 13e jour première évacuation un peu douloureuse,
« un peu de fièvre (90 p.); le serre-nœud se détache et tombe ;
« trois semaines après, la malade regagne son pays.... Le
« 15 octobre (un mois plus tard), au toucher vaginal et au spé-

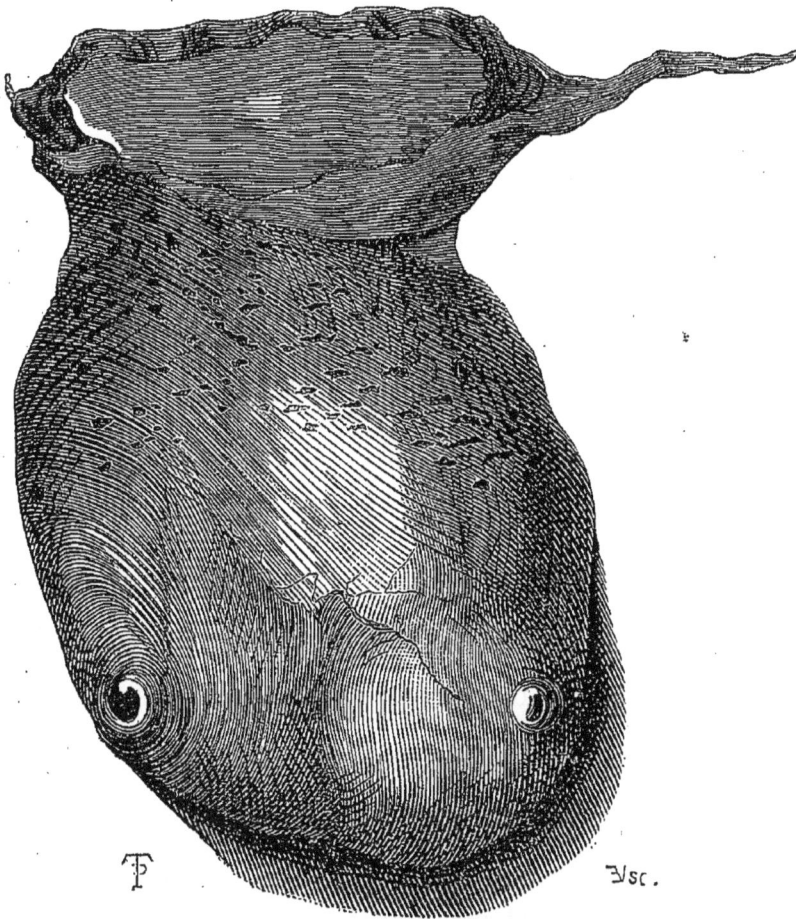

Fig. 101. — Inversion complète; ablation de la tumeur par la ligature métallique.

« culum, *je n'ai trouvé aucune trace de l'orifice cervical. C'est à*
« *peine si on aperçoit quelques plis rayonnés, une légère indura-*
« *tion nodulaire au point où était le pédicule utérin; au spécu-*
« lum, la muqueuse est rouge, épaissie, et *un léger mamelon pré-*
« *sentait à son centre une dépression en forme de cupule légère-*
« *ment excavée...* » Examen de la matrice renversée (Fig. 101).

« — *On distingue sur cette tumeur une partie supérieure un peu*
« *évasée*, suivie d'un collet sensiblement rétréci, puis une partie
« inférieure considérablement renflée...; vers les angles infé-
« rieurs on distingue les 2 orifices des trompes (1)... La surface
« séreuse du sac utérin est lisse sans adhérence; plusieurs doigts
« peuvent être introduits dans l'infundibulum; on conçoit très
« bien la possibilité d'une hernie dans ce nouveau genre de sac
« et d'anneau...; de chaque côté adhère une partie des ligaments
« larges... On reconnaît les ligaments ronds, les conduits des
« trompes et une partie des franges et de la trompe droite.

Cette observation, outre le cas remarquable de guérison
qu'elle nous offre, est très importante au point de vue de
la pathologie générale de l'inversion. Nous y trouvons en
effet un très beau cas d'inversion complète, au 3e degré,
présentant les vestiges du bourrelet cervical encore assez
notables; et en second lieu un des exemples d'excision de
l'utérus portant sur le vagin, comme le prouve le mode de
cicatrisation du vagin, et la pièce enlevée dans laquelle
on trouve la portion renflée qui est l'utérus; une partie
rétrécie qui correspond au col effacé, et une portion
évasée qui est évidemment l'extrémité retournée du vagin
lui-même.

Les soixante trois observations que nous venons d'analyser peuvent se diviser en deux catégories d'après l'espèce de serre-nœud dont on s'est servi dans chacune
d'elles.

Tous les serre-nœuds en effet peuvent se ramener à
deux types :

1° Les serre-nœuds simples, formés d'une ou de deux
tiges parallèles qui reçoivent les fils, formant l'anse de la
ligature par une de leurs extrémités, et permettant de
transposer le nœud à faire à l'autre extrémité. Tantôt,
pour obtenir ce but, on emploie deux tubes jumellés,
dans chacun desquels passe un des deux fils de la liga-

---

(1) Ces orifices sont devenus extrêmement apparents par le fait de
l'état de macération et de décomposition subi par la pièce pendant les
jours de son séjour dans le vagin après la ligature.

ture, et qui, s'appuyant par l'une de leurs extrémités sur le pédicule embrassé par l'anse que forment les deux fils, reçoivent par leur autre extrémité l'attache des deux fils fixés par un nœud. Tels sont les serre-nœuds de Levret, de Niessen, de Gooch (voy. fig. 93, 94, 95), en somme fort peu différents les uns des autres. Tantôt on emploie une seule tige avec un œil à l'une de ses extrémités, où passent les deux fils de la ligature, et un cran à l'autre extrémité sur lequel est arrêté le nœud. Tel est le serre-nœud de Desault (voy. fig. 95), celui d'Harrisson et, comme nous le verrons bientôt, le serre-nœud de Perier (voy. fig. 104).

2° Les serre-nœuds mécaniques, composés d'une tige percée, à l'une de ses extrémités, d'un œil ou d'un petit canal pour le passage des deux fils qui forment l'anse de la ligature, et terminés à l'autre extrémité par un mécanisme, treuil, vis ou cric, sur lequel viennent aboutir et se fixer les deux fils flottants dont, par le jeu du mécanisme, on peut à volonté augmenter ou relâcher la tension.

Tels sont les serre-nœuds à treuil de Mayor (fig. 97), de Roderic, de Bowmam; le serre-nœud à vis de Græfe (fig. 96), de Maisonneuve (fig. 86) ; le serre-nœud à cric ou écraseur de Chassaignac (fig. 85).

Les serre-nœuds du dernier type ont un mode d'action qui diffère de celui du premier. Dans ceux-ci, en effet, l'action des serre-nœuds n'est qu'une succesion de relâchements et de resserrements. La ligature se relâche d'elle-même au bout d'un certain temps, pour la resserrer il faut défaire le nœud, c'est-à-dire la relâcher tout à fait et la resserrer de nouveau. Dans l'emploi du serre-nœud mécanique, le relâchement est moins considérable, et surtout, dès qu'il apparaît, si faible qu'il soit, on peut resserrer immédiatement la ligature d'un tour de main sans la défaire et la relâcher tout à fait.

L'emploi de ces derniers instruments offre donc beaucoup plus de fixité que celui des premiers; ils maintiennent une tension qui, si elle n'est point absolument continue, du moins reste à peu près permanente; ils doivent être et ils sont aujourd'hui absolument préférés.

D'autre part, avec ces instruments mécaniques, on peut employer non seulement les fils de chanvre, de soie, ou de cordes à boyau communément employés avec les premiers, mais encore les fils ou chaînes métalliques, qui semblent devoir être préférés aujourd'hui ; ces deux derniers faits : la permanence de la tension, la solidité à peu près assurée du lien employé, donnent un grand avantage aux procédés qui reposent sur l'usage de ces serre-nœuds mécaniques.

A ce point de vue nous diviserons volontiers en trois catégories les observations que nous avons passées en revue :

1° Celles dans lesquels on s'est servi des serre-nœuds primitifs avec des fils de chanvre ou de soie, qui sont doués sans doute d'une certaine fragilité, mais qui, constamment maniés avec les doigts, n'offrent pas de chances de rupture. En revanche ils présentent des inconvénients sérieux dans les relâchements successifs dont ils sont passibles, et qui peuvent tantôt amener une grande lenteur dans le traitement, tantôt ouvrir une porte si petite quelle soit aux septicémies et aux inflammations péritonéales.

2° Celles dans lesquels on s'est servi des serre-nœuds mécaniques, armés des mêmes liens ; avec ceux-ci on évite les relâchements successifs de la ligature, mais la force mécanique, toujours un peu aveugle, appliquée à des liens peu solides par eux-mêmes et susceptibles de s'altérer par leur séjour au milieu des matières putrides, peut rompre leur résistance affaiblie et déterminer les accidents les plus graves, comme cela s'est vu dans l'observation de Deroubaix et dans celle de Symonds, etc. Ce procédé, à mon sens, est le plus dangereux de tous.

3° Celles dans lesquelles on s'est servi des serre-nœuds perfectionnés et de fils ou liens métalliques qu'on peut considérer comme inaltérables et incassables. Les observations de Courty, de Cazin et la mienne, dans lesquelles ces instruments ont été employés, ont donné des résultats tellement nets, tellement précis, tellement favorables, que l'on ne peut méconnaître la supériorité de ce procédé de ligature sur tous ceux des autres catégories.

En somme, la *ligature progressive ou à pressions*

répétées au moyen des serre-nœuds a donné des résultats supérieurs à ceux de la ligature fixe à pression unique.

Nous trouvons en effet que, si dans la ligature fixe il y a eu 9 cas de mort sur 29, c'est-à-dire une mortalité de 31 p. 0/0 environ, dans la ligature au serre-nœud la mortalité tombe à 9 sur 63, c'est-à-dire à 14,28 p. 0/0.

En réalité, la mortalité se trouve beaucoup moindre, et avec les serre-nœuds perfectionnés, munis d'une anse métallique, tels qu'ils sont employés depuis une quinzaine d'années, elle semble, comme nous l'avons vu, devoir diminuer encore. Nous comptons en effet trois succès sur trois opérations faites dans ces conditions, celle de Courty, celle de Cazin et la mienne.

Voici, résumés dans un tableau, les résultats que nous venons de signaler.

Ligature progressive.

N^{os}	Auteurs.	Années.	Age.	Orig. de l'inv.		Ch. lig.	Date de l'inv.	Termin.		Observations.
				Pol.	Acc.			G.	M.	
I	Collomb	1791 (av.)	32 ans	P.	»		18 mois	G.	»	Canule de Levret, 1re appl.
II	id.	1791 (av.)	»	P.	»		2 ans	G.	»	Invention par Bouchet de la liga-ture à chapelet.
III	Bouchet et Collomb	1791	jeune	»	A.		2 ans	G.	»	
IV	Th. Chevallier	1804	54 ans	P.	»	20 j.	pl. ann.	G.	»	Lig. resserrée à diverses reprises.
V	Denmann	vers 1804	60 ans	P.	»	11 j.	»	G.	»	
VI	Newnham	1817	24 ans	»	A.	30 j.	3 mois	G.	»	
VII	Davies	1818	jeune	»	A.	16 j.	chron.	G.	»	
VIII	Windsor	1818	30 ans	»	A.	9 j.	14 mois	G.	»	Double ligat. de Desault. Exam. anatomo-path. longtemps après.
IX	X. Boyer	1824	24 ans	»	A. Rec	36 j.	»	»	M.	Erreur de diagnostic, inf. purulente.
X	Hamilton	1826	jeune	»	A.	»	chron.	G.	»	
XI	Granville	1828	»	»	A.	14 j.	2 ans	G.	»	
XII	Gooch	1829	jeune	»	A.	14 j.	2 ans	G.	»	
XIII	Symonds	1830	18 ans	»	A.	15 j.	30 mois	»	M.	Rupture de la ligature. Inf. pur. adhérence péritonéale rompue. — Péritonite.
XIV	Blundel	vers 1830	jeune	»	A.	11 j.	16 mois	G.	»	
XV	Hull	vers 1830	jeune	»	A.	»	chron.	G.	»	
XVI	Lasserre d'Agen.	1831	17 ans	»	A.	20 j.	18 mois	G.	»	1re opération réussie en France depuis Bouchet
XVII	Bloxham	1835	jeune	»	A.	16 j	6 mois	G.	»	
XVIII	Williams	1838	29 ans	»	A.	20 j.	8 mois	G.	»	
XIX	Harrisson	1840	28 ans	»	A.	18 j.	5 ans	G.	»	Gonflement et abaissement inusité de l'utérus.
XX	Ramsbotham	1840	»	»	A.	11 j.	11 m. 1/2	G.	»	Ligature gardée 24 h. seulement. Règles reparaissent plus tard.
XXI	Portal	1841	40 ans	»	A.	»	4 ans	G.	»	Obs. pas complète. Quelques doutes sur la présence d'un polype.
XXII	Esselmann	1843	32 ans	»	A.	18 j.	1 an	G.	»	Erreur diag. prise pour un polype.
XXIII	Crosse	1843	29 ans	»	A. R.	12 j.	1 mois	G.	»	Élévat. extrême de l'utérus après la ligature.
XXIV	Thatcher	1843	»	Hydatides.	»	»	»	G.	»	
XXV	Johnson 1re	184.	jeune	»	A.	10 j.	2 ans	G.	»	Mourut 10 mois après de phthisie.
XXVI	Johnson 2^e	184.	»	P.	A.	»	»	G.	»	Probablement un polype.
XXVII	Johnson 3^e	184.	20 ans	»	A.	20 j.	14 mois	G.	»	
XXVIII	Johnson 4^e	184-184	27 ans	»	A.	19 j.	6 ans	G.	»	
XXIX	Johnson 5e et M'Clin-tock	1844	j. f.	»	A.	28 j.	5 ans	G.	»	Lig. relachée de bonne heure. L'utérus se détache néanmoins.
XXX	Gregson	1846	j. f.	»	A.	9 j.	2 ans	G.		Cathéter pour serre-nœud tor-sion. Lig. prob. vaginale. Re-tour des menstrues néanmoins.
XXXI	Hawkins	1850	26 ans	»	A.	»	chron.	»	M.	
XXXII	X. Forbes	1852	j. f.	»	A.	»	4 mois	»	M.	
XXXIII	Deroubaix	1852	26 ans	P.	A.	»	9 m 12 j	»	M.	Pression forcée, rupture de la lig.
XXXIV	Oldham 1re	1852	j. f.	»	»	22 j.	chr. 22e j.	G.	»	
XXXV	Oldham 2^e	1852	âgée	»	A.	20 j.	» 20^ej.	G.	»	
XXXVI	Coals	1855	44 ans	»	A.	»	14 ans	»	M.	Rupture de la ligature 12e jour.
XXXVII	Teale	1855	»	»	A.	»	chron.	G.	»	
XXXVIII	Putnam 1re	1856	22 ans	»	A.	11 j	1 an 11e j.	G.	»	
XXXIX	Putnam 2^e	1856	25 ans	»	A.	»	8 mois	»	M.	
XL	Putnam 3^e	1856	23 ans	»	A.	14 j.	1 an 14^ej.	G.	»	
XLI	Channing 1re	1859	22 ans	»	A.	19 j.	2 ans	G.	»	
XLII	Channing 2^e	1859	24 ans	»	A.	»	1 an	G.	»	

Nᵒˢ	Auteurs.	Années.	Age.	Orig. de l'inv.		Ch. lig.	Date de l'inv.	Termin.		Observations.
				Pol.	Acc.			G.	M.	
XLIV	Channing 4ᵉ	1859	35 ans	»	A.	»	1 an	»	M.	Le 10ᵉ jour.
XLV	X. Channing 5ᵉ	1859	jeune	»	A.	»	chron.	G.	»	»
XLVI	X. Channing 6ᵉ	1859	jeune	»	A.	»	chron.	G.	»	»
XLVII	X. Channing 7ᵉ	1859	»	P.	»	»	»	G.	?	»
XLVIII	X. Channing 8ᵉ	1859	»	P.	»	»	»	G	»	»
XLIX	Ramsbotham	1860	j. f.	»	A.	»	chron.	G	»	La lig. resta qq. h., réd. gros. ult.
L	Dale de Scarborough et Booke	1862	»	P.canc.	»	11 j.	»	G.	»	Ultérieurement mort de diathèse.
LI	Courty	1865	j. f.	»	A.	30 j.	chron.	G.	»	Appl. du serre-nœud métallique.
LII	Gooch	1865	âgée	P.	»	»	»	G.	»	»
LIII	Padieu	1866	j. f.	»	A.	9 j.	8 mois	G	»	»
LIV	Chassin	1867	»	»	A.	»	chron.	G.	»	»
LV	X. Chavernac	1867	60 ans	P?	»	»	32 ans	»	M.	Le lendemain de l'opér.
LVI	Hy Horton	1872	»	»	A.	»	2 ans	G.	»	»
LVII	F. Nyrop	1873	»	P.	»	»	»	G.	»	Polype dit sarcomateux.
LVIII	Sainclair	1874	36 ans	»	A.	8 j.	8 ans	G.	»	»
LIX	Denucé	1874	23 ans	»	A.	14 j.	1 an	G.	»	Ligature faite avec le petit écraseur inené très lentement.
LX	Barlett	1875(1842)	22 ans	»	A.	24 j.	4 ans	G.	»	»
LXI	Courty	1877 (av.)	»	»	A.	•	chron.	»	»	Proc. mixte, galv.-caust. et ligat.
LXII	M. Duncan	1877	35 ans	»	A.	»	15 ans	»	M.	Le 10ᵉ jour.
LXIII	Cazin	1879	19 ans	»	A.	13 j.	7 mois	G.	»	Serre-nœud métallique. Inversion complète, sect. vaginale cicatris, avec suppression du col.
				9	39			40	8	

IIIº *Procédé de la ligature à pression continue ou élastique.*

Depuis longtemps les chirurgiens ont senti la grande utilité que pourrait présenter dans les ligatures l'emploi d'un instrument à ressort qui permettrait d'exercer sur la partie dont on veut opérer la section mousse une action continue.

Levret entra le premier dans cette voie, mais son instrument trop compliqué a été abandonné. Le serre-nœud à pression continue de Charrière (fig. 102) atteint par-

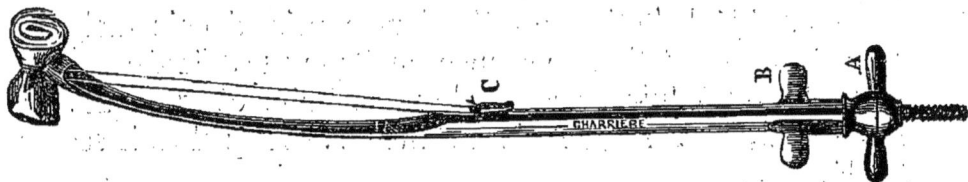

Fig. 102. — Serre-nœud élastique à ressort de Charrière.

faitement le but. C'est, comme on le voit, un serre-nœud de Græfe dont la tige à ressort d'acier s'incurve comme un arc lorsqu'elle est tendue, et se redresse d'elle-même à mesure que la pression ou l'ulcération diminue l'épaisseur des parties comprises dans la ligature.

Mais depuis quelques années un nouveau mode de ligature à pression continue a surgi, c'est celui que l'on obtient par l'emploi des liens en caoutchouc. Il joint la simplicité à la sureté. On le désigne sous le nom de *ligature élastique.*

Aujourd'hui en effet on emploie volontiers ces ligatures élastiques dans le traitement de certaines tumeurs et de certains trajets fistuleux, notamment dans celui de la fistule à l'anus.

Agrandissant dans le domaine chirurgical cet emploi

des liens de caoutchouc, Jude Hue (1) avait proposé et pratiqué avec leur aide la section du prépuce dans la circoncision ; Belli (2) et Scarenzio (3), l'ablation des polypes dont ils rapportent chacun une observation suivie de succès ; et Courty, enfin (4), l'extirpation des tumeurs de la peau, de la langue, du rectum, du vagin, de l'élongation du col de l'utérus, etc. De là à l'application de la ligature élastique à l'inversion de l'utérus chronique et irréductible, il n'y avait qu'un pas.

C'est certainement à Courty que revient l'honneur de l'avoir franchi le premier.

La première application de la ligature élastique pour l'ablation de l'utérus dans l'inversion irréductible a été faite en effet par Courty dans les premiers jours de 1874.

Le procédé de la ligature élastique a pris depuis quelques temps une telle importance, qu'il me paraît indispensable de reproduire avec quelques détails et quelques remarques la série des observations sur lesquelles il est fondé.

Ces observations sont aujourd'hui au nombre de quatorze. Nous allons successivement les passer en revue.

I. G. Obs. 311. Courty, 1874 (5). — Inversion utérine survenue chez une jeune femme à la suite d'un premier accouchement, datant de six mois et donnant lieu à des hémorrhagies fréquentes et menaçantes pour la vie de la malade. Tentatives répétées et infructueuses de réduction. « Je me décidai à tenter l'ablation « (14 janvier 1874). J'appliquai sur le col inversé de la matrice « un tube de caoutchouc de petit calibre que je serrai modérément « et que je fixai dans ce degré de tension en embrassant les deux « chefs dans une ligature de fil ciré, fortement serrée. La manœu- « vre fut facile par l'abaissement du corps de l'utérus attiré à « l'aide de pinces érignes au-dessous de la vulve. Je refoulai la « tumeur... Dans la journée, deux injections de 2 centigr. de

(1) Jude Hue, *Bull. de la Société de chir.*, 1874.

(2) Belli, *Il raccoglitore med.* Mai 1874.

(3) Sacarenzio, *Commentar. di med et chir.* Milan, 1874.

(4) Courty, *Congrès de Nantes. Association pour l'avancement des sciences*, 1875 ; et *Annales de gynécologie*, 1876, t. II, p. 161.

(5) Courty, *Annales de gynécologie*, 1876, 2e semestre, p.162.

« morphine... la douleur fut presque nulle. *Le lendemain, j'abais-*
« *sai encore la tumeur et serrai fortement* la ligature. Douleur
« modérée combattue encore par la morphine. »

Repos absolu : lavages anti-septiques répétés ; médication
opiacée continuée ; aucun symptôme de péritonite ; à peine un
peu de météorisme.

Le 14e jour, la tumeur se détache ; « la plus légère traction
« suffit pour amener au dehors l'anse élastique ; des pinces à
« griffe permettent de ramener le corps séparé du col vers la
« partie moyenne de la portion cervicale ; le sac utérin conte-
« nait une partie des trompes et présentait quelques adhérences
« anciennes de la séreuse ». Nul accident ; guérison rapide... Un
examen fait deux mois après permet de constater la reconstitution du col.

C'est bien là le premier exemple de l'emploi de la
ligature élastique appliquée à l'ablation d'un utérus en
état d'inversion. Cette première application heureuse et
simple comme les grandes découvertes devait attirer bientôt des imitateurs à Courty.

II. G. Obs. 312. Arles, de Montpellier, 1875 (1).

Femme de 22 ans ayant eu 7 grossesses dont 3 avortements.
Dans ce dernier accouchement, grande hémorrhagie suivie
d'une inversion.

« Je vis la malade pour la première fois 17 mois après l'acci-
« dent. Tout le corps était œdématié ; les muqueuses décolorées,
« la face pâle et bouffie... La présence dans le vagin d'une tu-
« meur arrondie, lisse pyriforme... L'absence de l'utérus dans
« sa position normale, constatée par le toucher rectal, tout cela
« me convainquit que j'avais affaire à une inversion utérine. »
Les tentatives de réduction furent vaines Nouvelles hémorrhagies, l'anémie arriva au dernier degré. « J'imaginai alors l'opéra-
« tion suivante que je pratiquai le 20 novembre 1875 ».

« La malade, non chloroformée, fut placée sur une table, ap-
« puyée sur les coudes et sur les genoux. J'appliquai le specu-
« lum de Sims, puis je saisis l'utérus et l'amenai à la vulve.
« Prenant alors un tube de caoutchouc de 5 millimètres de dia-
« mètre, j'en entourai l'utérus et le poussai le plus loin possible
« dans le vagin, jusque sur le col. Faisant saisir alors les deux
« bouts du tube utérin, fortement tirés vers la partie supérieure,
« je passai autour d'eux une anse de fil ciré et je serrai au plus

---

(1) Arles, *Associat. pour l'avancement des sciences,* 5e session. Cler-
mont-Ferrand, 1876, p. 763.

« près de la tumeur. Par excès de précaution, je plaçai
« un second tube de caoutchouc qui fut serré de la même ma-
« nière. »

Peu d'accidents, quelques vomissements, le ventre un peu

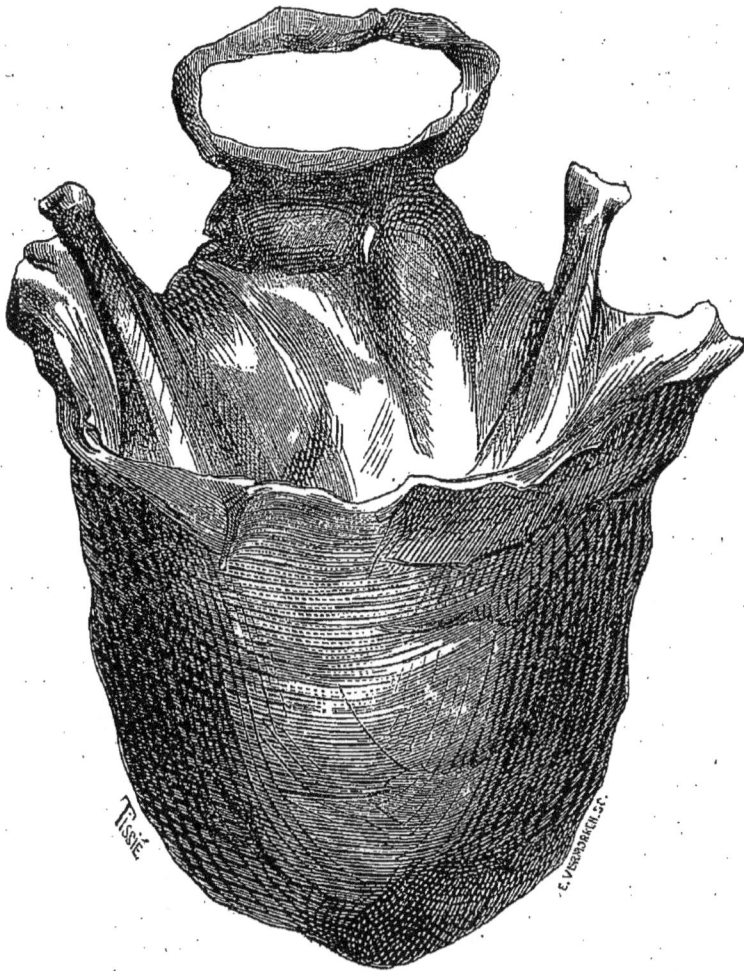

FIG. 103. — Ablation par la ligature élastique. (Arles.)

douloureux. Au niveau de la ligature, un léger sentiment de
constriction.

Le 14ᵉ jour, la tumeur se détache.

« L'utérus enlevé (fig. 103) mesure une longueur de 9 centimè-
« tres, sa circonférence supérieure présente un anneau de 3
« centimètres de diamètre lisse, aminci. Un peu au-dessous une
« large solution de continuité tenant encore à l'anneau par une
« sorte de pédicule. La surface extérieure est brunâtre, ru-

« gueuse, d'aspect gangréneux.; l'intérieure est lisse, luisante,
« d'apparence séreuse : au fond, une fausse membrane unit les
« deux parois opposées, et sur les côtés on trouve les ligaments
« ronds ét larges et les trompes sectionnées.

« Depuis j'ai examiné la malade, on ne se douterait pas qu'elle
« n'a plus sa matrice; le doigt semble toucher un col normal, et
« au speculum on aperçoit un orifice tout à fait comparable à
« l'orifice externe du col. Seulement, le catheter utérin s'arrête
« invinciblement à un demi-centimètre. »

Cette seconde observation ne laisse aucun doute sur
l'excellence du procédé, une voie chirurgicale nouvelle est
ouverte et bientôt suivie à l'étranger comme en France.

III. G. Obs. 313. Giuseppe Corradi, 1876 (1). — *Inversion suite
de polype.*

Une robuste Piémontaise a joui d'une excellente santé jusqu'à
l'âge de 54 ans. Mariée à 18 ans, elle a eu 19 grossesses, dont 15
arrivées à terme. La ménopause est survenue à 45 ans sans trouble dans l'organisme,

A 54 ans, elle commence à s'apercevoir du gonflement des
seins et du ventre au point d'être gênée dans ses vêtements.
Sans autre incommodité, cet état dura quatre ans. En février
1875, une première et violente hémorrhagie survint subitement,
qui se reproduisit au mois de juillet suivant. Le docteur Barlacchi fit alors un examen attentif de la malade.

Une tumeur sphéroïdale, lisse, consistante, s'élevait de l'excavation du bassin jusqu'à un travers de doigt au dessus de l'ombilic, on pouvait la déplacer à droite et à gauche, elle avait les
apparences d'un utérus au sixième mois de la grossesse. Le toucher vaginal donnait la sensation d'un utérus gravide; en portant
le doigt dans l'intérieur du col qui était mou et dépressible, on
pouvait lui imprimer des mouvements qui se transmettaient à
toute la masse de la tumeur. Il résultait de cet examen que la
tumeur avait son siège dans l'utérus.

Ecartant l'idée de grossesse et de tumeur extra-utérine,
le docteur Barlacchi conclut à la présence d'un néoplasme développé dans l'intérieur de la cavité utérine, soit un fibrôme, soit
un fibro–myôme, soit un sarcôme.

Les hémorrhagies s'étant répétées, la malade tomba dans un
état d'anémie très grave. Le professeur Pelissari, appelé en consultation, conseilla l'emploi de l'ergotine avec l'espoir que la

---

(1) G. Corradi, *Lo sperimentale.* Août 1876. — *Arch. gén. de méd.*.
1876, t. I, p. 234. — *Gaz. méd.* Paris, 1876, p 504.

tumeur pourrait être chassée dans le vagin, et des injections antiseptiques et hémostatiques.

Quinze jours après, apparut tout à coup à la vulve un corps arrondi d'apparence fibreuse qui céda à de légères tractions. Dans les jours suivants, il s'en présenta un autre, plus volumineux, rouge, mou et saignant, il fut énuclée comme le précédent ; ensemble ils pesaient 400 gr. Le professeur Pelissari, appelé en consultation, reconnut un myôme et persista dans ce traitement avec l'espoir de compléter le travail d'élimination. Les hémorrhagies avaient cessé ; la malade reprenait ses forces lorsque, le 25 octobre, en allant à la selle, elle sentit sortir de la vulve un corps volumineux qui descendait jusqu'au milieu des cuisses. C'était évidemment l'utérus renversé sur lui-même dont le fond portait encore les débris restants du néoplasme. On chercha à détruire ceux-ci avec le caustique, mais ils semblaient gagner en extension sous le caustique et laissaient couler un ichor fétide et abondant. La malade dépérissait, une opération fut jugée nécessaire. Il fut fait appel au professeur Corradi (janvier 1876). La malade était dans un état d'émaciation extrême et en proie à des douleurs continues. La tumeur volumineuse dépassait le milieu des cuisses et avait la forme d'une massue. L'extrémité arrondie de la tumeur avait le volume de la tête d'un fœtus à terme, elle était bosselée, rouge, saignant facilement, ulcérée par place et versant un ichor très fétide. Cette extrémité était surmontée d'une portion cylindrique qui arrivait jusqu'à l'orifice de la vulve à laquelle elle était adhérente dans tout son pourtour, montrant ainsi que tout le vagin était renversé.

L'amputation du vagin et l'extirpation de l'utérus furent regardées comme la seule ressource qui restât. Le professeur Corradi, pour conjurer les dangers de cette opération, pensa qu'il serait utile d'obtenir une eschare d'une certaine épaisseur, espérant que le travail naturel de l'élimination la ferait tomber lentement en produisant du même coup l'oblitération du vagin. Après avoir vidé la vessie et s'être assuré qu'il n'y avait pas d'anse intestinale dans le vagin, *il prit un tube de gomme élastique de 5 milli-*
centimètres de diamètre et le porta trois fois autour du vagin, à
deux centimètres au-dessous de la vulve, en le serrant fortement
et le fixant par un double nœud. Cela fait, il amputa le vagin avec le couteau galvanique à trois centimètres au-dessous de la ligature. La portion du vagin ainsi ouverte prit la forme d'un entonnoir dans lequel pouvaient entrer les extrémités des 5 doigts réunis. On remplit cet entonnoir de petites boulettes de charpie imbibées de perchlorure de fer à 30° ; un pansement simple fut fait à l'extérieur. L'opération fut courte, non sanglante, et ne causa qu'une douleur modérée au moment de l'application du lien élastique.

Vingt heures après, le Dr Barlacchi trouva sa malade tranquille et sans fièvre. Le pansement externe enlevé, on voyait là portion du vagin située au-dessous de la ligature noire, sèche et dure comme du bois, On substitua alors au tube élastique un peu de charpie imbibée de perchlorure de fer. Tout le moignon vaginal fut enveloppé d'ouate. Les pansements successifs faits toutes les 24 heures furent fort simples, il n'y eut ni fièvre ni douleur. Les fonctions de la vessie et du ventre restèrent régulières.

Le 25e jour, l'eschare tomba. Un riche tissu granuleux obturait complètement le vagin; celui-ci revint graduellement sur lui-même par la rétraction cicatricielle, et prit la forme d'un cul-de-sac de 2 centimètres à peine de profondeur. Peu de jours après la cicatrice était complète. Les forces revinrent graduellement, et six mois après la malade jouissait d'une santé florissante.

Trois points sont à noter dans cette observation.

1° L'inversion était absolument complète, et le renversement du vagin poussé à la dernière limite, comme dans l'observation de Levret.

2° La ligature est bien une ligature élastique, mais n'a été laissée à demeure que pendant 20 heures. Il ne serait certainement pas prudent d'imiter cette conduite. — Il serait plus sûr d'abandonner, comme dans les deux observations précédentes, la cicatrisation au travail naturel d'élimination qui suit la ligature. On ne peut nier toutefois l'excellence du résultat; nous ne devons pas perdre de vue toutefois que dans les cas où l'extirpation de l'utérus succéde à une inversion suite de polypes, elle offre des dangers un peu moindres que dans les inversions.

3° Elle offre un nouvel exemple de l'amputation de l'utérus portée comme lieu d'élection sur le vagin lui-même, et prouve une fois de plus, comme nous l'avons déjà reconnu, que le procédé est parfaitement applicable dans les invertions complètes ou du 3e degré.

IV. Obs. G. 314. Jude Hue, 1877 (1). — Une femme de 37 ans, arrivée à sa septième grossesse, à la suite d'un accouchement laborieux, est atteinte d'inversion utérine. La matrice est réduite dans le vagin; elle fait de nouveau issue à l'extérieur dans un effort, et le mari de la malade exerce sur cette tumeur insolite de violentes tractions. Les hémorrhagies sont incessantes et abon-

_____

(1) Jude Hue, *Bullet. de la société de chirur.*, 1878, p. 349.

dantes. 10 jours après les couches, M. Jude Hue est appelé à faire l'examen : « Nous trouvons le vagin très distendu, rempli par « une masse mollasse du volume de la tête d'un enfant à terme. « Cette masse, attirée au dehors, devient pyriforme, et nous pou- « vons nous convaincre que c'est l'utérus *entièrement retourné* : « en effet, la portion supérieure où s'attache la tumeur est relative- « ment très mince, et à travers *les culs-de-sac du vagin ayant subi* « *eux-mêmes un certain degré d'inversion*, les indicateurs perçoi- « vent un col mince et n'enfermant rien entre ses lèvres. » Tenta- tives infructueuses de réduction ; hémorrhagies persistantes ; ané- mie profonde. Quatre mois après, nouvel examen. « L'utérus, plus « gros que le poing, est encore complètement retourné, comme « nous pouvons tour à tour de rôle nous en convaincre. » Nou- velles tentatives de réduction sans résultat. L'opération est décidée (17 mai 1877). « La malade est placée dans le décubitus latéral « gauche. Le spéculum de Sims est introduit ; je fixe l'utérus « avec une érigne *sans exercer aucune traction*, *et je charge sur* « *lui un anneau de caoutchouc* que je conduis jusqu'à la portion « cervicale, où bientôt il se creuse un sillon. » Le soir même il survient une hémorrhagie abondante qui met la malade à deux doigts de la mort et qui nécessite un tamponnement. Du reste, point de symptômes abdominaux graves ; injections phéniquées après le retrait du tampon. Le 14e jour, l'utérus paraît mobile, sa partie corticale tombe en putrilage Le 19e jour, une ligature élastique est appliquée sur la corne gauche à laquelle est appendu un large lam- beau sphacélé ; on excise la portion liée qui contient la corne gauche avec une portion de la trompe. Le 25e jour, « le corps de « l'utérus, dépouillé de son enveloppe musculeuse, est réduit à la « membrane fibreuse et péritonéale ». Le 29e jour, « la partie « restante de l'utérus, très rapetissée, est de la grosseur du doigt, « longue de 3 centimètres. *Le museau de tanche se reforme.* « Autour du moignon je porte le doigt jusqu'à la ligature qui « me paraît lâche ; je me décide à la resserrer ; j'attire douce- « ment le moignon utérin, je saisis avec une pince l'anneau de « caoutchouc, et je place sur son milieu une seconde pince qu'on « remplacé aussitôt par un fil d'argent que je tords au ras du « moignon ». Cette ligature nouvelle ne se détache que le 14e jour. « *Au toucher je trouve le col reformé absolument normal.* » Nul ne pourrait se douter que le reste de l'utérus n'existe pas (1).

---

(1) Vers la même époque, M. Bruzèle, vétérinaire distingué, eut l'occa- sion de voir une inversion utérine irréductible chez une vache (*Journal de médecine vétérinaire et de zootechnie*, janvier 1878. Il appliqua une liga- ture élastique ; 48 heures après la masse herniaire fut excisée au-dessous de la ligature. Le moignon utérin disparut dans le bassin, guérison rapide.

Cette observation de Jude Hue démontre la nécessité qui s'impose de procéder à la ligation élastique avec une précision dont le défaut ici a eu pour conséquence d'amener une très grande lenteur dans la chute de la ligature et a créé l'obligation de renouveler à plusieurs reprises l'opération déjà pratiquée, et dont les derniers résultats se sont fait attendre *quarante-trois jours*.

V. G. Obs. antér. 234. Spencer Wells, 1877. — Comme nous l'avons vu dans cette observation, le chirurgien, qui avait pour but de faire l'opération sans verser une goutte de sang, a attiré la matrice inversée à l'extérieur, passé en croix dans le pédicule deux épingles, appliqué au-dessus des épingles une ligature élastique. Ceci fait, à l'aide du thermo-cautère il a sectionné le pédicule au-dessous des épingles et de la ligature, et laissé celles-ci, épingles et ligature, jusqu'au 16° jour. A cette époque il a tout enlevé; la malade a guéri. J'ai donné précédemment les détails de cette remarquable opération.

Nous noterons ici le rapprochement qui peut être fait entre la section faite par Corradi de l'utérus au moyen de l'anse galvanique après la ligature élastique, et l'excision pratiquée par Wells dans des circonstances analogues, et après une ligature élastique au moyen du thermo-cautère.

VI. G. Obs. 315. Chauvel, 1879 (1). — Femme primipare de 18 ans. Inversion datant de 8 mois. Examen : « On constate « dans le vagin une tumeur arrondie, lisse, molle, de la grosseur « d'une moyenne orange; son pédicule est très large et entouré « par un bourrelet circulaire formé par les lèvres du col utérin. « Le doigt pénètre facilement entre ce bourrelet et le pédicule « de la grosseur, mais il est presqu'immédiatement arrêté, et « on s'assure aisément qu'il y a continuité de tissu entre les deux. « Les culs-de-sac vaginaux présentent leur profondeur normale. » On ne trouve la matrice à sa place ni par le palper abdominal ni par le toucher rectal... Plusieurs tentatives de réduction par le procédé de Courty et par celui de Tyler Smith ne donnent aucun résultat. Les hémorrhagies persistent très menaçantes. Dernière

---

La vache a conservé son lait plus de 14 mois. Sans pouvoir être mis en ligne de compte avec les observations que je rapporte, ce fait ne laisse pas de leur donner un appui confirmatif.

(1) Chauvel, *Bullet. Soc. de chir.*, 1879, p. 349.

tentative par le procédé de Courty modifié : deux aides introduisent en même temps l'indicateur dans le rectum et maintiennent
cun le ligament utéro-sacré de son côté, pendant que le chirurgien pratique le taxis. Même insuccès. — Opération, le
7 janvier 1870. « La malade anesthésiée, j'amène la tumeur hors
« de la vulve en l'attirant doucement avec les doigts.... L'anse
« métallique d'un serre-nœud est alors appliquée sur le pédi-
« cule au-dessous du bourrelet cervical, et la constriction pous-
« sée jusqu'à ce que le sang cesse de suinter à la surface de
« l'utérus... Je trace immédiatement au-dessus de l'anse métalli-
« que avec un cautère porté au rouge sombre un sillon de quel-
« ques millimètres de profondeur. Dans ce sillon je place ma
« ligature élastique formée par un tube de caoutchouc (tube à
« drainage) de 4 millimètres de diamètre. La ligature est assez
« fortement serrée et ses deux chefs sont fixés par un fil ciré,
« tubes et fils assez longs pour sortir encore de la vulve lorsque
« la tumeur sera rentrée dans le vagin. Le serre-nœud est
« enlevé... lavage phéniqué. » Douleurs vives immédiates ; injections sous-cutanées de morphine, opium à l'intérieur. — Injections intra-vaginales phéniquées ; à part la douleur qui persiste
quelques jours, pas de vomissements, peu de symptômes abdo-
nimaux. Le 9e jour, coliques violentes, plusieurs selles ; « dans
« ses efforts, la malade expulse un corps grisâtre volumineux qui
« est jeté avec les matières, pris pour un caillot de sang ». Le
12e jour, examen : « Lentement je glisse l'index le long de
« l'anse de caoutchouc, j'arrive au fond du vagin sans trouver
« la tumeur utérine ; doucement le tube de caoutchouc est
« amené au dehors ; l'anse élastique est intacte *et entraîne avec*
« *elle une sorte de cylindre charnu à peine de la grosseur du*
« *petit doigt, de couleur grisâtre et imprégné de pus.* Au fond du
« vagin le doigt constate une sorte de bourgeon charnu,
« mollasse, insensible, mais nulle trace de la tumeur primitive,
« (celle-ci était sans aucun doute le corps grisâtre qui avait été
expulsé trois jours auparavant). Vers le 20e jour un examen nouveau permet de constater la présence du col et de son ouverture,
en forme de fente, au fond de laquelle « on éprouve la sensation
« d'une paroi mince peu résistante, facile à déprimer. Il eût été
« intéressant d'engager une sonde dans cet orifice pour en
« mesurer la profondeur, mais cette exploration me parut trop
« dangereuse.

« La perte de la tumeur m'avait été fort pénible.. Restait à
« examiner le cylindre du tissu entraîné par l'anse élastique...
« L'anse élastique enserrait, en effet, un petit cylindre de tissu
« de 3 à 4 millimètres de diamètre au niveau du lien, et se
« renflant en tablier de chaque côté de manière à présenter près
« d'un centimètre de largeur. La longueur totale de ce bou-
« chon était d'un centimètre 1/2. Débarrassé du pus dont il était
« imprégné, il offrait à la vue trois parties distinctes. Au milieu,

« point d'application du fil élastique, un anneau étroit de
« tissu blanc, nacré, dense, très résistant. Au-dessus du lien un
« tissu rougeâtre rappelant le tissu utérin, assez consistant,
« une section assez régulière et une surface extérieure lisse
« et unie ; au-dessous un tissu grisâtre, mou, friable, comme
« une eschare, à surface irrégulière et effilochée. »

C'est dans cette observation que nous voyons pour la
première fois intervenir le thermo-cautère, d'après un
conseil donné mais non exécuté par Courty, pour faire
sur le pédicule de la tumeur un sillon destiné à recevoir
la ligature. Nous aurons à juger plus tard la valeur de
cette pratique. Dans cette même observation, nous
voyons apparaître une modification importante du
procédé rectal de réduction de Courty que nous avons eu
déjà l'occasion d'indiquer et d'apprécier. Nous y retrouvons aussi une excellente description de ce disque intermédiaire entre le mort et le vif, qui se retrouve dans
certaines ligatures, qui explique leur action physiologique,
et sur lequel j'ai tant insisté dans l'observation 307 qui
m'est personnelle.

VII. Obs. 316. 1ʳᵉ de Périer, 1880 (1). — Femme de 31 ans, primipare ; accouchement très long ; délivrance très laborieuse et
compliquée d'hémorrhagie ; subinflammation péritonéale ; hémorrhagies incessantes. — Constatation de l'inversion. « Il existe
« dans le vagin une tumeur du volume et de la forme d'une
« grosse figue, faisant issue entre les lèvres du col, qui a la
« forme d'un bourrelet annulaire ; entre le pédicule de la tumeur
'« et le col, le doigt est arrêté par un sillon nettement circulaire.
« En combinant le palper abdominal avec le toucher vaginal et
« le toucher rectal, je constate l'absence de l'utérus au-dessus du
« col utérin, et j'acquiers la certitude qu'il s'agit d'une inversion
« utérine incomplète. »
Tentative de réduction inutile. Opération le 3 mars 1880.
L'appareil instrumental se compose : « 1° d'une pince pour ame-
« ner l'utérus au dehors ; elle a été faite sur mes indications par
« M. Aubry ; les mors de cette pince sont deux demi-anneaux dont
« le plan est perpendiculaire à la direction des branches et enve-
« loppés de caoutchouc. La pince fermée forme un collier des-
« tiné à embrasser la partie étroite de l'utérus inversé et à

---

(1) Périer, *Bulletin, Soc. de chir.* 1880.

« permettre de l'attirer au dehors sans le léser ou le comprimer.

« 2° D'un fil de soie résistant.

« 3° D'une tige à crémaillère (fig. 104), lame plate de 20 cen-

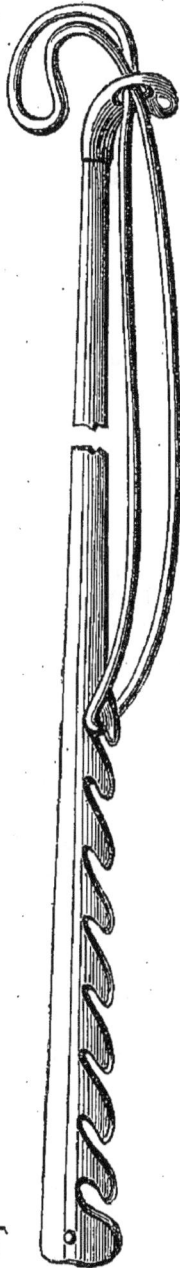

FIG. 104. — Serre-nœud de Périer.

« timètres de longueur, dont l'extrémité est recourbée sur le plat
« en un crochet très court qui, sur sa partie libre, présente un
« trou à bords très lisses destiné au passage du fil lié autour de

« l'utérus ; l'un des bords de la lame présente dans sa moitié
« inférieure six crans en crémaillère espacés de centimètre en
« centimètre, et dont les dents configurées en crochet tourné en
« bas font un relief de six millimètres.

« 4° D'un anneau en caoutchouc.

« 5° D'un crochet mousse (un tire-bouton vulgaire suffit). Le
« manuel opératoire est le suivant :

« Dans un premier temps, la malade ayant été soumise au
« chloroforme, l'utérus est amené à l'extérieur à l'aide de la
« pince à mors semi-lunaires ; j'entoure le pédicule d'une anse de
« fil de soie, qui est solidement noué, après que les chefs du fil
« ont été engagés dans l'œil de la tige à crémaillère. Je vois
« alors si le fil est convenablement appliqué au point où l'on
« veut exercer la constriction, que l'on porte de suite à l'extrême,
« en nouant aussi fortement que possible. Dans un troisième
« temps, j'assujettis l'anneau de caoutchouc contre le nœud
« constricteur par un autre nœud qu'il est indispensable de
« faire triple, car c'est sur lui qu'appuiera le caoutchouc dont la
« traction le ferait infailliblement glisser et se relâcher, s'il
« n'était que double. Le quatrième temps consiste à saisir, à
« l'aide du crochet, la partie libre de l'anneau de caoutchouc
« pour l'accrocher le plus loin possible à l'un des crans de la
« crémaillère. Enfin, dans un dernier temps, on remet l'utérus à
« la place qu'il occupait dans le vagin, et l'extrémité libre de la
« tige sort de la vulve sans exercer aucune pression sur les par-
« ties molles. Elle se tient droite dans l'axe du vagin, par le fait
« de la direction dans laquelle s'exerce la traction. »

Ce manuel opératoire est exécuté de point en point. « La par-
« tie sous-jacente à la ligature prend de suite une teinte vio-
« lacée ; je fais une injection phéniquée au 40°. Le jour même,
« douleurs très vives, facilement calmées par l'injection hypo-
« dermique. » Le 5° jour, l'anneau est reculé d'un cran. —
Symptômes abdominaux très légers. Le 13° jour, l'anneau est
reculé de 3 crans ; chute de la ligature le lendemain. « Je cons-
« tate avec surprise que le fil n'a pas sectionné l'utérus. La sec-
« tion entre le mort et le vif s'est faite à près d'un demi-centi-
« mètre au-dessus du point d'application du fil (1). Le 24° jour,
« j'examine au speculum, je trouve *le col tout à fait normal*. La
« portion d'utérus détachée peut être comparée à un petit bal-
« lon qui aurait été crevé. La ligature qui s'est creusé un sillon
« ferme hermétiquement la cavité ; mais les surfaces péritonéa-
« les sont libres au-dessus et au-dessous... Au-dessus, en dépla-
« çant un peu les parties, on distingue les annexes. Au-dessous,

_____

(1) Dès 1874, et dans mon mémoire de 1876, j'avais expliqué ce fait
qui me paraît très important, et sur lequel je me suis déjà étendu longuement.

« la surface est partout lisse, les parois sont minces, molles et
« déchirées largement sur l'un des côtés. Ainsi, la ligature n'a
« pas eu pour effet de sectionner les parties, elle a mortifié les
« tissus du côté où ils auraient pu recevoir du sang, et c'est le
« travail d'élimination de cette portion mortifiée qui oblitère le
« péritoine. » Dans les deux mois qui suivent, *à l'époque des ré-*
gles, la malade a des douleurs lombaires, et pendant un ou deux
jours un écoulement légèrement teinté.

VIII. Obs. 317. Périer, 2ᵉ, 1880 (1). — Femme de 25 ans, primipare ; accouchement laborieux nécessitant l'application des fers.
— La délivrance est faite 20 minutes après, sans efforts, mais
suivie d'une hémorrhagie. — Fièvre pendant 8 jours. « L'utérus,
« à la palpation se retrouve dans la fosse iliaque droite, et paraît
« suivre son involution normale... La malade se lève le 15ᵉ jour.
« Le 20ᵉ jour, dans un effort pour aller à la garde-robe, dans la
« position accroupie sur un vase, elle sent qu'une grosseur se
« présente à la vulve. Cependant la malade s'occupe des soins
« de son ménage. » Le retour de couches n'offre rien de particulier, mais est suivi d'une violente hémorrhagie. Examen 45 jours
après l'accouchement : « Le ventre est plat, non douloureux ;
« aucune tumeur, ni dans les fosses iliaques ni à l'hypogastre...
« Par le toucher vaginal, je sens une masse dure, arrondie, pyri-
« forme, sortant par sa petite extrémité du col utérin qui l'entoure
« assez lâchement. L'extrémité de l'index, engagé dans le col,
« s'arrête à un sillon circulaire qui fait régulièrement le tour du
« point d'implantation et a partout la même profondeur. Par le
« palper abdominal, combiné avec le toucher vaginal, je ne sens
« entre les deux mains rien qui rappelle le corps de l'utérus.
« Par le toucher rectal, je puis me convaincre que le corps de
« l'utérus ne surmonte pas la partie supérieure de la tumeur, et
« qu'il s'agit bien d'une inversion utérine incomplète. »
Dans le 3ᵉ mois après les couches, tentatives répétées de réduction, mais sans succès. L'opération est décidée et pratiquée le
19 avril 1880, exactement d'après le manuel opératoire déjà
indiqué.

Au réveil, douleurs très vives combattues avec les injections
hypodermiques. Injections vaginales phéniquées ; légers symptômes abdominaux qui cèdent après quelques évacuations ; pas
de fièvre. Le 5ᵉ jour, l'anneau est avancé de 2 crans, et le 10ᵉ
jour encore de 3 crans. D'un cran encore le 15ᵉ ; d'un cran le 17ᵉ ;
« le 18ᵉ jour, la tige se détache, entraînant avec elle une tu-
« meur qui y restait attachée. Cette tumeur présente absolu-
« ment les mêmes caractères que celle de la précédente malade,

_____

(1) Périer, *Bullet. Soc. chir.*, 1880.

« avec cette différence que la déchirure est double et forme un
« véritable lambeau. Le fil n'a point sectionné les tissus ; il y a
« au-dessus de son point d'application, indiqué par un sillon
« profond, une portion de tissu utérin d'un demi-centimètre de
« hauteur qui a été mortifié. » Le 22e jour, examen : « Le col pré-
« sente au toucher un aspect à peu près normal, mais l'orifice
« est déchiqueté, comme étoilé. Le 28e jour, il y a un peu
« d'écoulement légèrement teinté ; est-ce un écoulement mens-
« truel ? »

Ces deux faits publiés par Périer témoignent d'une
grande précision apportée par l'auteur dans son manuel
opératoire. L'objection capitale à faire jusqu'à présent à
la ligature élastique, c'est le relâchement possible du tissu
élastique employé pour étreindre le pédicule et le défaut
de tension suffisante qui en résulte. Périer propose de
revenir à la ligature fixe, mais à laquelle on adjoint une
tension élastique qui, grâce à l'intervention d'un serre-
nœud spécial, peut être constamment maintenue à un
degré convenable. Notons aussi la forme spéciale du
disque ou cylindre qui se trouve sur la limite de séparation du tissu sain et de l'organe étreint par la ligature et
qui vient, après l'observation de Chauvel, corroborer les
vues que j'ai déjà exprimées sur ce point de physiologie
pathologique.

IX. M. Obs. 318. Després, 1880 (1). — Femme de 44 ans, encore
vierge, comme l'a démontré l'examen des organes. Après d'abondantes hémorrhagies, « la malade ne tarde pas à s'apercevoir
« qu'au moment de son époque, quelque chose tendait à sortir
« par la vulve lorsqu'elle allait à la selle, et rentrait aussitôt.
« Un médecin consulté constata un polype. Plus tard la malade
« perdit une masse desséchée, grosse comme un pruneau. Il y
« eut un moment de répit; cependant les pertes reparurent,
« puis un autre corps arrondi sortit par la vulve et devint de
« plus en plus saillant ».
Depuis 5 mois les règles ont été remplacées par une leucorrhée
abondante, la malade est profondément épuisée. Examen : Il
sort de la vulve un corps cylindrique un peu renflé inférieurement, ulcéré dans toute sa surface (constamment en contact avec
les urines et les sécrétions vaginales). A la partie terminale, on

---

(1) Després, *Bull. Soc. chir.* 1880.

retrouve les deux orifices des trompes et entre eux une petite surface cicatricielle (point d'attache probable de l'ancien polype). Supérieurement, vers l'orifice vulvaire, on retrouve la couleur rosée de la muqueuse vaginale avec des plis en éventail ; cette tumeur était évidemment l'utérus retourné et appendu à l'extrémité du vagin renversé également en partie. Au-dessous de cette ligne de démarcation se trouve le pédicule de portion rétrécie de la tumeur, formé par le col de l'utérus, très reconnaissable à sa consistance. Au-dessus du col, dans la portion vaginale de la tumeur, le doigt constate une espèce de vide sous-muqueux ou de tissu très mou, limité par deux cordons latéraux en forme de V (les trompes et les ligaments qui remontent vers l'abdomen). L'utérus, par suite probablement des tractions exercées par le polype, avait subi une sorte d'hypertrophie par élongation ; il mesurait de l'extrémité du col au fond du corps 12 centimètres environ. L'état général de la malade était très mauvais par suite des pertes, des ulcérations, des absorptions fétides, etc. Langue sèche, diarrhée continuelle, fièvre constante.

Les tentatives de réduction paraissant vaines, l'opération est décidée. « Il ne fallait pas, dit M. Després, songer à enlever la « tumeur *dans le vagin* au-dessus de l'utérus, on aurait ouvert « largement le péritoine. » (Nous avons vu cependant que la ligature portée sur ce point avait réussi entre les mains de Weber et entre celles d'Higgius, de Cazin, de Corradi et de plusieurs autres.) Il fallait couper au « niveau de l'union du col « avec le corps dans le point le plus étroit. La malade étant « chloroformée, j'appliquai sur ce point un clamp que je serrai « avec du caoutchouc de toutes mes forces ; *je voulais ainsi unir* « *les effets du clamp et ceux du caoutchouc*, ou de la pression élas- « tique et continue. »

Au réveil, souffrances vives ; le soir, vomissements qui se répètent les jours suivants, diarrhée, ballonnement du ventre, frissons répétés, mort le 5e jour. Après les premières 48 heures, j'avais excisé la tumeur au-dessous du clamp. Après la mort, je pus enlever le vagin et les parties attenantes.

Examen des pièces : « Point de péritonite, l'utérus seul était « malade ; il y avait du pus dans les sinus utérins et dans les « lymphatiques. La malade était morte d'*infection purulente*. » Le pédicule, au 5e jour, n'était pas coupé, et des adhérences nouvelles existaient dans le sac utérin ; des adhérences anciennes existaient aussi entre les ligaments ronds, les ligaments ovariens et les trompes, descendues dans le sac utérin ; les parois de l'utérus, très hypertrophiées, n'avaient pas moins de 2 centimètres d'épaisseur à son fond. Un moule en cire de ces pièces est déposé au musée Dupuytren.

Ainsi qu'on le voit, Després a substitué comme Périer à la ligature élastique une ligature fixe soumise elle-même à une tension élastique. Mais il fait sa ligature fixe au moyen d'un clamp, et son instrumentation est moins heureuse que celle de Périer.

X. G. Obs. 319. Poinsot, 1880 (1). *Inversion polypeuse.*

Femme de 48 ans, accouchée il y a 18 ans. Depuis, hémorrhagies fréquentes et de plus en plus abondantes. En 1873, on constata l'existence d'un polype qui fut enlevé par torsion, non sans difficulté. Les hémorrhagies n'en continuèrent pas moins. De là une grande faiblesse, une grande anémie, un épuisement complet.

Examen : « Le doigt introduit dans le vagin y rencontre une « tumeur du volume et de la forme d'une poire moyenne à grosse « extrémité dirigée en bas. Le pourtour de la partie supérieure « de cette tumeur peut être exactement suivi. Elle se continue « sur toute sa circonférence avec les culs-de-sac vaginaux. En « aucun point le doigt ne peut trouver un espace pour pénétrer « plus avant. J'essaie, mais également en vain, de découvrir une « cavité avec la sonde utérine ; il s'agit donc, *non pas d'un polype*, « mais bien certainement d'un utérus inversé dans sa totalité. « Le toucher rectal confirme ce diagnostic, etc. »

M. Poinsot pense pouvoir faire remonter l'inversion à l'accouchement ; il est plus que probable que le polype, qui a pu exister dès le temps même de la grossesse, est à la fois le point de départ et des hémorrhagies et de l'inversion, qui a dû se compléter au moment de l'opération par *torsion* du polype, opération qui ne fut pas sans difficulté, et par conséquent accompagnée de tractions énergiques. L'état général ne permettant pas de songer à la réduction, l'opération fut décidée. « Le manuel fut des plus « simples : saisissant le fond de l'utérus avec des pinces de « Museux, j'amenai au dehors l'organe tout entier ; il me fut « facile de constater alors que la partie la plus reculée de la « tumeur se continuait directement avec la paroi du vagin. J'ap- « pliquai un peu au-dessous de l'extrémité du col, et sur le col « lui-même, *une chaîne d'écraseur* que je serrai jusqu'à ce que « la tumeur cessât de fournir du sang. *Alors avec le thermo-* « *cautère* je traçai au-devant de la chaîne un *sillon profond d'un* « *demi-centimètre*, dans lequel je plaçai un lien élastique cons- « titué par un drain de petit calibre. Ce lien fut amené à une « assez grande distension, fortement serré et fixé par un double « nœud. »

Préparations opiacées, injections vaginales phéniquées. Peu de douleurs. Quelques symptômes abdominaux seulement le 3e et le 4e jour, pas de fièvre, état saburral, quelques laxatifs. Le

---

(1) Poinsot, *Bull. Soc. chir.* 1880.

7e jour, la tumeur est devenue molle et donne la sensation de crépitation gazeuse. Le 9e jour, selles abondantes pendant la nuit. La tumeur disparaît dans cette débâcle. Le 11e jour, le lien élastique se détache. Le 13e jour, la malade expulse une sorte de sac membraneux à parois tomenteuses qui avait échappé pendant le toucher (ce débris, insuffisamment observé, devait être ou l'utérus lui-même réduit en putrilage, ou la portion d'utérus étreinte par la ligature). A la fin du mois, « je trouve au lieu « normalement occupé par le col un moignon parfaitement lisse « et arrondi. Le speculum me fait voir que ce moignon a pres- « que absolument la forme du col normal et présente une sorte « d'orifice ».

Poinsot, comme on le voit dans ce cas, est revenu à peu près complètement au procédé de ligature élastique de Courty, non point au procédé primitif de Courty, mais à celui qu'il a proposé après coup, et qui consiste, avant l'application de la ligature, dans la formation préalable d'un sillon de réception au moyen du thermo-cautère, ainsi que Chauvel l'avait déjà pratiqué.

XI. G. Obs. 320. Trélat, 1881 (1). — Une femme âgée de 37 ans entre le 26 novembre 1881 dans le service de M. Trélat; son troi-sième et dernier accouchement a eu lieu il y a 8 ans; c'est depuis cette époque qu'elle éprouve des métrorrhagies fréquentes et abondantes.

On l'examine le jour de son entrée et l'on trouve au toucher dans le vagin une tumeur arrondie, consistante, régulière de contours et du volume d'une grosse noix. Au speculum on re-trouve la même régularité et le même volume. On constate en outre la coloration rouge, l'aspect tomenteux, la surface nette et ferme de la tumeur, qui n'a par conséquent aucune analogie avec les apparences d'un cancer ou d'un corps fibreux. Cette tumeur est imprégnée de sang. Celui-ci perle en nappe par une multitude de points sur la surface de la tumeur et ne glisse pas le long de la tumeur, comme dans un corps fibreux.

En introduisant un instrument mousse entre le col utérin et le gros pédicule de la tumeur qui en sort, on s'aperçoit que le sillon situé entre ces deux parties est à peine marqué par l'introduction simultanée d'une sonde dans la vessie et du doigt dans le rectum; le doigt sent manifestement l'extrémité de la sonde, dont il n'est séparé que par l'épaisseur des deux parois rectale et vésicale. Le diagnostic : Inversion utérine, ne pouvait être douteux.

---

(1) Audigé, Thèse de Paris, 1881, n. 4648, p. 3.

Essais infructueux de réduction par le pessaire Gariel et par la méthode de Courty.

Le 13 décembre, la ligature du pédicule est pratiquée d'après le procédé de Périer. Douleurs très modérées, calmées par deux injections de morphine dans la journée. Le lendemain et les jours suivants, la malade va très bien (injections vaginales avec une solution de chloral au 100e).

Le 5e jour, on resserre d'un cran l'anneau de caoutchouc. Le 7e jour, la tige métallique à crémaillère tombe d'ell-emême, en entraînant dans l'anse de fil quelques débris · gangréneux informes. Le toucher reconnaît dans le vagin l'existence évidente d'un moignon, signe certain que la section a eu lieu. La malade, comme cela est arrivé souvent, avait été à la selle la veille au soir, et avait probablement rendu la tumeur dans les efforts qu'elle a faits. Dès le 24, l'examen au speculum montre le col un peu rouge, mais à peine entr'ouvert ; on se garde bien de pratiquer le cathétérisme utérin avec l'hystéromètre.

L'observation de Trélat n'est, comme on le voit, que la fidèle reproduction du procédé de Périer, dont elle confirme toute la valeur.

XII. M. Obs. 321, cité par Farabeuf (1). — Une femme de 54 ans, bien réglée de 14 à 46 ans, ayant eu 4 enfants entre 25 et 30 ans, a un avortement au 4e mois d'une 5e grossesse à 41 ans (1868). Elle peut reprendre ses occupations de femme de peine. Trois ans plus tard, en 1871, elle rend par la vulve des morceaux de chair ou des débris de néoplasmes qualifiés de myxomes par un micrographe.

Vers 1872, métrorrhagie avec douleurs abdominales. Issue par le col d'un segment de tumeur qui se réduisait imparfaitement. La sonde utérine parcourait librement et dans tous les sens un sillon circulaire délimitant dans l'utérus une large base d'implantation.

On diagnostique une inversion de l'utérus.

En 1874, la tumeur était rentrée et le col refermé. En 1876, ménopause. Les hémorrhagies sont remplacées par un simple écoulement continu, incolore, filant, empesant le linge.

En 1881, pesanteur, douleurs lombaires inaccoutumées, constatation d'une tumeur entre les grandes lèvres. On peut la faire rentrer et la maintenir dans le vagin. Le 16 novembre 1881, cette même tumeur s'échappe brusquement, descend beaucoup plus bas que d'habitude ; une hémorrhagie se produit ; il n'est plus possible de faire rentrer la tumeur.

_____

(1) Farabeuf, *Ann. de gynécologie*, juin 1882, t. XVII, p. 460.

Voici quel était l'état des parties le 4 décembre. La tumeur a la forme d'un pilon ou d'un battant de cloche; longue de 21 centimètres, divisée en deux parties distinctes, soudées bout à bout et séparées par un *sillon annulaire*. La partie supérieure a 11 centimètres; l'inférieure 10 environ; l'inférieure est plus grosse, son diamètre près de l'extrémité a 9 centimètres; près du sillon annulaire elle n'en a plus que 6. Elle à la forme d'une bouteille ronde en bas, terminée en haut par un goulot allongé. Celui-ci offre à sa partie rétrécie un relief circulaire dans lequel semble pénétrer la partie inférieure de la portion supérieure de la tumeur. Celle-ci est d'un diamètre moindre que la précédente, sa consistance est plus souple, sa couleur plus rouge, sa surface plus régulière. Elle forme en quelque sorte un long bouchon à peu près cylindrique implanté dans le goulot de l'autre portion.

L'index contourne facilement le haut du pédicule de la tumeur et pénètre à 4 ou 5 centimètres de hauteur dans le cul-de-sac circulaire formé entre la vulve et le pédicule.

Bref, tous les médecins et chirurgiens consultés avaient opiné pour une inversion de l'utérus et du vagin, bien que la partie inférieure de la tumeur fût peu sensible, même au thermocautère.

Des accidents fébriles et péritonéaux, plus tard des plaques ulcérées et gangréneuses sur la tumeur décidèrent le chirurgien à faire l'opération, le 22 décembre 1881. Une ligature élastique fut appliquée un peu au-dessous du sillon intermédiaire aux deux segments de la tumeur. La portion étranglée se gonfla, noircit et donna lieu à un suintement fétide. Elle fut excisée le 27 décembre au-dessous de la ligature. La tumeur était fort altérée; on ne reconnut pas de cavité, mais un feutrage irrégulier de lamelles molles avec résistance à la traction. La malade mourut le 30 décembre.

Autopsie. Point de péritonite purulente, un peu d'arborisation sur les intestins, un peu de liquide séreux, brunâtre, dans la cavité pelvienne. La tumeur restante entre les lèvres de la vulve n'était autre que l'utérus; la tumeur enlevée était un polype, dont quelques débris restaient reconnaissables à la partie inférieure de l'utérus. Celui-ci avait subi un allongement notable (12 centimètres), le col caché dans la vulve était effacé. L'inversion du vagin était partielle, à peine de quelques centimètres; les trompes sont tiraillées, allongées (20 centim. au lieu de 12), ainsi que les ligaments larges. Les orifices des trompes n'ont été retrouvés sur la paroi utérine renversée qu'à l'aide d'une injection mercurielle.

Je suppose que l'inversion du vagin a été arrêtée par la résistance des ligaments ronds et des ligaments utéro-sacrés. Ces ligaments peuvent permettre sans doute la chute brusque de l'utérus; mais, comme ce sont eux qui fixent aux parois du bassin la partie supérieure du vagin et la partie inférieure de l'utérus, ils ne peuvent permettre la chute rapide de ces parties, et je suis porté à croire qu'ils ne peuvent se distendre que très lentement. L'élongation des ligaments ronds, dont l'insertion utérine est descendue à 10 centimètres au-dessous de la vulve, offre le témoignage de cette résistance lente et graduelle.

Nous devons toutefois faire observer que le développement de l'utérus, en rapport avec celui des corps fibreux inclus, a commencé à produire cette élongation des ligaments ronds, et a pu contribuer à permettre la chute brusque et rapide à l'extérieur du corps polypeux, et après lui celle de l'utérus renversé et du vagin lui-même dans une grande étendue.

En dehors des faits qui sont relatifs à la ligature élastique et dont nous nous occuperons dans un instant, quelques points de cette observation méritent de fixer notre attention. D'abord l'erreur de diagnostic, qui a été commise non point par un médecin, mais par plusieurs médecins qui ont vu la malade, et qui ont persisté dans leur opinion jusqu'à l'autopsie. Contrairement à ce qui s'est passé souvent, ce n'est point ici une matrice renversée prise pour un polype qui a été enlevée, c'est un polype qui a été pris pour l'utérus et opéré comme tel. Et cependant, à s'en tenir aux détails mêmes de l'observation, cette erreur ne devait pas être commise. L'insensibilité de la partie inférieure de la tumeur était avérée ; elle n'était sensible ni à la pression, ni au thermocautère. Ce caractère diagnostique si précieux, si sûr dans ses indications, a passé presque inaperçu. Par contre, on a négligé complètement de faire la contre-épreuve. Si seulement avec des pinces ou avec les aiguilles de Guéniot on avait exploré le segment supérieur de la tumeur, la sensibilité utérine développée sur cette partie n'eût pas manqué de dessiller les yeux du chirurgien. Il n'en reste pas moins établi qu'en réalité l'ablation de l'utérus n'a pas été pratiquée. Ce qui enlève la plus grande partie de sa valeur à cette observation, au point de vue qui nous occupe.

Un second fait me paraît fort remarquable dans cette observation : c'est l'élongation extrême de l'utérus. Ce phénomène, déjà constaté dans l'observation de Després (obs. 318), ne se passe, que dans les inversions polypeuses. Le poids et l'augmentation de volume du polype luttant contre les résistances des ligaments ronds et utéro-sacrés sont cause que ceux-ci cèdent graduellement en s'allongeant. L'utérus devient alors une partie du pédicule même de la tumeur, et lorsque, comme dans ce cas, le polype est sessile, c'est-à-dire sans pédicule propre, l'utérus allongé et effilé prend les apparences absolues du pédicule qu'il forme tout entier.

Enfin le déplacement était une inversion complète. Comme toute inversion de ce genre, elle a entraîné l'inversion d'une partie du vagin. Mais là encore les chirurgiens qui ont soigné la malade auraient pu trouver un élément de diagnostic dont ils n'ont pas su profiter. L'observateur qui considérait la tumeur inférieure comme l'utérus, et la tumeur supérieure comme le vagin, aurait dû remarquer que cette dernière avait déjà 12 centimètres de longueur en dessous de la vulve, tandis que le cul-de-sac vaginal circulaire au-dessus de la vulve avait encore 5 centimètres de profondeur, ce qui impliquait 10 centimètres de longueur pour cette partie du vagin déplacé. Au total, par conséquent, le vagin n'aurait pas eu moins de 22 centimètres, ce qui, même en faisant la part de l'élongation possible, me paraît bien considérable.

XIII. G. Obs. 322. Traugot Kroner, 1882 (1). — Une femme âgée de 23 ans était atteinte d'inversion depuis 9 mois. Celle-ci s'était produite sous l'influence de tractions placentaires exagérées. Après avoir vainement essayé pendant trois semaines l'usage du colpeurynther (vessie de Gariel remplie d'un demi-litre d'eau) et la réduction par le taxis manuel pendant le sommeil chloroformique, Traugot Kroner pratiqua l'amputation de l'utérus. Un sillon est d'abord tracé avec le cautère sur le pédicule, et un tube de caoutchouc est fixé et serré sur ce sillon. Sept jours après, la ligature étant relâchée, on applique un constricteur pour hâter l'élimination de la masse gangrenée, que l'on enlève le lendemain à l'aide de l'écraseur. — Guérison. — Le corps de l'utérus ne présentait aucune adhérence séreuse. Il ne se produisit pas de redressement du moignon. Pendant l'application de la ligature élastique, la malade avait souffert de douleurs violentes qui furent calmées par la morphine. La température n'avait pas dépassé 38°,2, et le pouls 112. L'application du constricteur et celle

_____

(1) Traugot Kroner, *Archiv. fur gynœcol.*, Band, XVI; Heft, 2. — *Revue des Sc. méd.* Hayem, t. XX, p. 184, 1882.

de l'écraseur furent suivies d'une élévation de température, 40°,6, qui ne dura que quelques heures.

XIV. G. Obs 323. Traugot Kroner, 2e, 1882 (1). — Le deuxième cas se passa sur une femme de 29 ans, chez laquelle l'inversion datant de 7 ans remontait aux mêmes causes. Les essais de taxis manuel chloroformique et de compression par le colpeurynther échouèrent pareillement. Réduit à pratiquer l'amputation, l'auteur eut recours, comme précédemment, à *la ligature élastique* sans cautérisation préalable. Après 4 jours d'application, la ligature étant relâchée, l'utérus fut enlevé *à l'aide de l'écraseur*. *La convalescence fut troublée :* 1° par une paramétrite avec épanchement qui se déclara immédiatement après l'application de l'écraseur ; 2° par des phénomènes de paralysie localisée à la moitié gauche du corps et de la face. Ces phénomènes, attribués par l'auteur à une embolie cérébrale, cédèrent après une durée de 12 jours. Dans ce cas comme dans le précédent, l'obstacle à la réduction ne provenait pas d'adhérences péritonéales. L'inversion se reproduisit sur le moignon.

Ces deux observations de Traugot Kroner prouvent que le procédé de la ligature élastique se vulgarise et continue, sous les diverses formes qu'il revêt, à donner de bons résultats. On ne peut s'empêcher toutefois de constater, surtout en rapprochant les observations de Corradi, de Wells et de Kroner, que les chirurgiens étrangers conservent une certaine répugnance à employer ce procédé, et que, par crainte de la septicémie, ils ont une grande hâte de se débarrasser de la tumeur lorsqu'elle a été liée, ce qui entraîne toujours certains troubles et certains dangers, ainsi qu'en témoignent ces deux observations.

Les chirurgiens français préfèrent ne pas toucher au pansement jusqu'à ce que la tumeur s'élimine spontanément, et ils combattent les périls de la septicémie par l'usage des moyens antiseptiques. L'analyse de plusieurs des observations que nous avons rapportées paraît leur donner raison.

Sur ces 14 opérations, il en est une, celle qui est rapportée par Farabeuf, fort instructive sans doute, mais qui ne peut

_____

(1) Traugot Kroner, *Archiv. fur gynœcol.*, Band, XVI ; Heft, 2.— *Rev. des Sc. méd.* Hayem, t XX, p. 184, 1882.

entrer en ligne de compte, puisque, en réalité, il n'y a pas eu ablation de la matrice renversée.

Sur les treize qui restent, il en est douze qui ont été heureuses et une seule suivie de mort, ce qui nous ramène à une mortalité de 1 sur 13, c'est-à-dire de 7 à 8 p. 0/0.

Etudiées au point de vue opératoire, ces douze observations suivies de succès peuvent être divisées en deux catégories bien tranchées : d'une part, celles dans lesquelles à la constriction on a joint l'excision soit à l'aide d'un caustique, soit à l'aide de l'écraseur ; d'autre part, celles dans lesquelles la constriction a suffi pour amener la séparation de la matrice.

Nous nous occuperons d'abord des faits de la première catégorie, comprenant les observations de Corradi, de Wells, de Després et de Kroner.

Dans le cas de Corradi, après l'application de la ligature, et l'excision de la tumeur, on a cautérisé l'extrémité du moignon avec l'anse galvano-caustique, puis avec le perchlorure de fer, et après 20 heures on n'a pas craint d'enlever la ligature. Le résultat a été heureux, mais cette pratique est au moins aventureuse.

Dans le cas de Spencer Wells, après l'application de la ligature, on a fait l'excision avec le thermo-cautère, ce qui rapproche cette observation de celle de Corradi. Toutefois la ligature est restée en place 16 jours, grâce aux épingles, ce qui est bien plus prudent. La température s'est maintenue néanmoins longtemps très élevée.

Dans le cas de Després, l'excision a été pratiquée après 48 heures ; les symptômes abdominaux, déjà très menaçants, prirent alors une acuité très vive, et le 5e jour la malade succomba, non point à une péritonite, mais à une pyoémie. Il faut toutefois noter dans ce cas, qui du reste est le seul qui ait été suivi de mort, à la suite de l'emploi de la ligature à tension élastique, d'une part, que même avant l'opération les symptômes étaient déjà fort graves ; que, d'autre part, le mode opératoire par l'intermédiaire d'un clamp métallique, aidé d'une pression exercée par le caoutchouc, sortait de la pratique ordinaire et ne pouvait offrir une pression exactement mesurée.

Dans les deux cas de Kroner, où l'excision a été pratiquée le 7e et le 4e jour, elle a été suivie, dans le premier cas, d'une élévation notable de température portée de 38°,2 à 40°,6, et, dans le second, de symptômes de périmétrite, et même d'hémiplégie passagère. Pour ces raisons, dans la ligature élastique, comme du reste dans les autres procédés de ligature, l'excision consécutive me paraît devoir être rejetée et remplacée par l'emploi de moyens antiseptiques.

Les faits de la deuxième catégorie forment eux-mêmes trois séries distinctes :

1° Ceux dans lesquels on a eu recours exclusivement à la ligature élastique, et qui sont les 3 observations de Courty, d'Arles et de Jude Hue ;

2° Ceux dans lesquels la ligature élastique a été précédée de la formation d'un sillon de réception par voie d'écrasement ou de cautérisation, et qui comprennent les observations de Chauvel et de Poinsot ;

3° Ceux dans lesquels on fait d'abord une ligature fixe, soumise elle-même à une traction élastique. Telles sont les observations de Périer et de Trélat.

Si nous revenons maintenant à cette première série de faits composée des observations de Courty, d'Arles, de Jude Hue, nous notons que dans l'observation de Courty et dans celle d'Arles, les deux premiers en date, la ligature simple a parfaitement suffi pour amener la chute de l'utérus en 12 et 14 jours.

Comme objection, on ne manquera pas de m'opposer l'observation de Jude Hue, dans laquelle l'utérus ne s'est détaché que le 43e jour.

Mais il est aisé de répondre que l'observation de Jude Hue est exceptionnelle. Jude Hue n'a pas fait une ligature régulière, il a *chargé*, comme il dit, sur le pédicule, un anneau, qui par cela même a dû être dilaté considérablement pour franchir le globe utérin. La constriction, dès lors, n'a pu être très forte et s'est trouvée insuffisante. Dans tous les cas, cette observation donne la preuve du fait que j'avançais précédemment, qu'une ligature élastique, même peu serrée, ne dérape pas ; qu'au contraire, comme dit Jude Hue, « elle se creuse rapidement un sillon », et que par conséquent la formation d'un sillon

précurseur n'est point indispensable; mais elle ne prouve
point que la ligature élastique soit toujours insuffisante
pour amener la section du pédicule dans un temps normal de 12 à 15 jours. Nous pouvons même ajouter aux
observations de Courty et d'Arles, dans lesquelles la
ligature élastique a suffi à donner ce résultat, celles de
Chauvel et de Poinsot, dans lesquelles la ligature élastique, placée, il est vrai, dans un sillon préparatoire, mais
cela ne change pas grand'chose à la question actuelle,
a produit les mêmes effets, seulement un peu plus hâtifs.
Les ligatures sont en effet tombées le 14e jour dans le cas
de Courty et dans le cas d'Arles, — le 9e jour dans le cas
de Chauvel et dans celui de Poinsot.

Dans les observations de Chauvel et Poinsot, qui composent la 2e série, avant d'appliquer la ligature élastique, les
chirurgiens ont fait pour ainsi dire la voie à la ligature d'abord en étranglant et en écrasant le pédicule avec une anse
métallique serrée au serre-nœud (Chauvel) ou avec
l'écraseur lui-même (Poinsot) ; en traçant ensuite avec
un cautère hastile, ou avec le thermo-cautère, un sillon
circulaire plus ou moins profond, dans lequel ils placent
la ligature afin de l'empêcher de glisser.

Cette pratique me paraît fort attaquable. Elle porte
avec elle une erreur et un danger. De toutes les ligatures,
la ligature élastique est celle qui a le moins de tendance à
glisser ; elle happe pour ainsi dire les tissus sur lesquels
elle est appliquée et adhère d'autant plus sûrement
qu'elle est placée sur un pédicule, c'est-à-dire sur un
point rétréci. D'autre part, il ne faut pas perdre de vue
que le pédicule d'une inversion utérine renferme dans
son centre un diverticulum du péritoine, et que tracer
avec un cautère porté au rouge un sillon d'un demi-centimètre de profondeur (Poinsot), c'est se rapprocher considérablement de l'axe péritonéal du pédicule. Or,
l'expérience chirurgicale enseigne qu'une simple cautérisation sur le col ou dans la cavité cervicale, même au
nitrate d'argent, suffit quelquefois pour déterminer une
péritonite. Elle enseigne aussi qu'une ligature serrée
avec une grande énergie du premier coup entraîne souvent les symptômes de l'étranglement et que, relâ-

chée immédiatement, en présence de douleurs trop violentes, elle peut entraîner la mort, comme cela s'est vu dans l'observation de Rey, rapportée par M. A. Petit (Obs. 39); il me paraît dès lors inutile et peu sage de recourir à ces moyens périlleux, sans lesquels la ligature élastique simple a suffi pour obtenir le résultat voulu.

Cette pratique, du reste, il faut bien le dire, remonte à Courty lui-même. Courty ne l'a point appliquée dans son observation; il l'a imaginée dans le silence du cabinet, et l'a proposée dans les réflexions qui suivent son observation comme un perfectionnement, et cela très probablement parce que, dans l'amputation du col de l'utérus, organe en forme de cône renversé, glissant et à peu près indépendant du péritoine, il avait eu l'occasion de l'appliquer avec succès.

Plus royalistes que le roi, quelques-uns de ceux qui ont marché sur ses traces ont cru devoir joindre le procédé conçu après coup au procédé primitif si heureusement exécuté. Je ne crois pas que nous devions les en féliciter.

Des faits que nous venons d'analyser, il ressort évidemment : 1° que la ligature élastique n'a pas de tendance à déraper; 2° que la formation d'une voie de réception ne lui est pas nécessaire, 3° que la ligature élastique suffit à elle seule pour amener la section du pédicule dans un temps moyen de 10 à 15 jours.

L'observation de Jude Hue, par son demi-succès, ou pour mieux dire, par son succès si longtemps attendu, a néanmoins préoccupé quelques chirurgiens. Cazin, ayant à opérer un cas d'inversion, a été détourné de l'emploi de la ligature élastique par le récit de ces retards indéfinis qu'a présentés l'opération de Jude Hue, et en est revenu au procédé de ligature par le serre-nœud métallique (Obs. 291).

C'est bien aussi certainement en vue de ces mêmes retards qu'une dernière modification dans l'application de ces ligatures élastiques a été proposée par Périer, et pratiquée deux fois par lui, une fois par Trélat.

C'est la troisième série des observations que nous avons

indiquées, et dans lesquelles la constriction obtenue par une ligature simple ordinaire est rendue continue par la tension d'un anneau de caoutchouc engagé dans le nœud même de la ligature.

A ce mode opératoire qui a donné trois beaux succès je fais cependant une objection capitale. Pourquoi Périer se croit-il obligé d'employer un fil de soie et de courir les chances de l'étranglement du pédicule en l'étreignant avec un lien inextensible? Les injections hypodermiques permettent sans doute de maîtriser presque toujours les douleurs qu'occasionne cette constriction. Mais ne vaut-il pas mieux les éviter, elles et leurs conséquences souvent fâcheuses, en employant un lien élastique qui, même très serré, est beaucoup mieux supporté, ainsi que la plupart des observations en font foi?

Je voudrais dans le procédé de Périer, tout en conservant son instrumentation qui peut bien avoir ses avantages, employer un lien élastique que l'on serrerait, après l'avoir suffisamment tendu, au ras du pédicule, au moyen d'un fil ciré, et qui, au moyen d'un autre nœud semblable placé plus bas, formerait lui-même l'anneau destiné à être accroché à la crémaillère.

En somme, la ligature élastique, qui a donné jusqu'à présent les meilleurs résultats, me paraît offrir une grande importance et ne mérite pas d'être écartée, même partiellement, sous un simple prétexte.

Pour compléter les considérations dans lesquelles je viens d'entrer, j'établirai en quelques propositions précises les résultats pratiques qui me paraissent en ressortir.

I. Faire la ligature avec un lien élastique. Ce lien doit autant que possible, et suivant la très juste remarque de Guéniot (1), se rapprocher d'un type commun et constant. Les tubes de caoutchouc de 5 millimètres ont été le plus souvent employés et me paraissent devoir être adoptés définitivement.

---

(1) Guémot, Rapport sur l'observation de Jude Hue, *Bullet. Soc. chir.* 1879, t. VI.

II. Toucher le moins qu'on pourra à la matrice avant l'opération, en ne perdant pas de vue l'observation de Jobert citée par Voisin (obs. 87), dans laquelle la simple traction de l'utérus à l'extérieur par suite d'une erreur de diagnostic a amené une péritonite et la mort. Se servir de préférence du speculum de Sims, qui met la matrice en évidence et permet quelquefois de ne pas l'abaisser ou de l'abaisser fort peu ; employer dans tous les cas, pour faire cet abaissement ou pour fixer l'utérus, des pinces mousses comme celles de Périer, par exemple, ou un simple lien passé en cravate suivant la méthode anglaise (voy. fig. 66).

III. Faire un nœud assez serré du premier coup, pour ne pas être obligé d'y revenir. Ce nœud, fait avec un lien élastique, est toujours moins douloureux qu'avec un lien inextensible ; et la douleur peut toujours être calmée par l'emploi des injections sous-cutanées de morphine. Le nœud le plus convenable est celui qu'on obtient en tirant sur les deux chefs de la ligature et en les liant au ras du pédicule (Courty, Arles) au moyen d'un fil ciré. Les chefs de la ligature élastique doivent être laissés assez longs pour sortir à l'extérieur, quand l'utérus est rentré dans le vagin. Ce qui permet de surveiller la ligature et d'arriver facilement à la resserrer, si cela devient nécessaire.

IV. Le chirurgien doit en effet se ménager toujours les moyens de resserrer la ligature pour le cas où elle viendrait à se relâcher dans le cours du traitement. Il peut pour cela employer le serre-nœud nouveau de Périer dès le jour même de l'opération. Mais cet instrument, si léger qu'il soit, a toujours l'inconvénient de laisser, dès les premiers jours de l'opération, un corps étranger rigide qui pèse sur la ligature et qui, dans les mouvements de la malade, peut transmettre des secousses souvent nuisibles.

Je propose de ne l'appliquer qu'au bout de 4 ou 5 jours, alors que la majeure partie du travail inflammatoire qui se passe dans le pédicule est déjà accompli. Les deux chefs flottants de la ligature qui sortent de la vulve sont engagés dans l'œil de la partie supérieure de l'instrument ou dans la cannelure tubulée du serre-nœud de Desault.

L'instrument conduit sur les deux chefs de la ligature est doucement mené jusqu'au pédicule. Ces deux chefs réunis par un second nœud de fil ciré forment alors, comme nous l'avons dit, l'anneau qui pourra être accroché aux différents crans de la crémaillère de Périer, de manière à augmenter la tension de la ligature, si cela est nécessaire. En multipliant ces nœuds sur les deux chefs de la ligature, on pourrait obtenir le même résultat avec l'unique cran de l'instrument de Desault.

Pour rendre ces instruments plus légers et moins embarrassants dans le vagin, on pourrait les construire en aluminium.

Dans le cas où tout instrument manquerait, comme cela peut se présenter dans une petite ville ou à la campagne, on pourrait y suppléer en revenant à l'appareil si simple et si ingénieux d'Harrisson (obs. 259). Une lame métallique de 12 à 15 centim. de longueur sur 1 de largeur, arrondie sur les bords et présentant à l'une de ses extrémités, la supérieure, un œil, à l'autre une légère échancrure.

Les deux chefs de la ligature engagés dans l'œil de l'extrémité supérieure pourraient être tirés, noués ensemble au moyen d'un nouveau fil ciré et chargés sur la petite échancrure placée à l'extrémité inférieure ; des nœuds successifs permettraient également d'augmenter la tension.

Nous résumerons, comme pour les paragraphes précédents, les observations que nous venons d'énumérer, dans le tableau ci-joint.

Ligature élastique.

	Date.	Auteurs.	Age de la malade.	Orig. inv.		Age inv.	Ch. lig.	Termin.		Observations.
				Pol.	Acc.			Guér.	M.	
1	1874	Courty	jeune	»	Acc.	6 mois	14 jours	G.	»	Peu de douleurs, pas d'accidents.
2	1875	Arles	22 ans	x	Acc.	17 mois	14 jours	G.	»	
3	1876	Corradi	58 ans	Pol.	»	»	»	G.	»	Ligature enlevée 20 heures après. — Caut. au perchlorure de fer.
4	1877	Jude Hue	23 ans	»	Acc.	4 mois	43 jours	G.	»	Retard dans la chute de la ligature. L'anneau de caoutchouc serre insuffisamment.
5	1878	Spencer Wells	37 ans		Acc.		16 jours	G.		Excision imméd. par le thermocaut. — Lig. maintenue par les épingles, pend. 16 jours. Temp. très élevée.
6	1879	Chauvel	18 ans	»	Acc.	8 mois	9 jours	G.	»	Procédé de réduction rectale de Courty modifié.
7	1880	1er Périer	31 ans	»	Acc.	Chron.	14 jours	G.	»	Ligat. fixe avec traction élastique.
8	1880	2e Périer	25 ans	»	Acc.	3 mois	48 jours	G.	»	
9	1880	Després	44 ans	Pol.	»	»	»		M.	Clamp av. lien élast.; mort 5e j.
10	1880	Poinsot	48 ans	Pol.	»	»	11 jours	G.	»	
11	1881	Trelat	37 ans	»	Acc.	8 ans	7 jours	G.	»	Procédé de Périer.
12	1882	Farabeuf	54 ans	Pol.	»	»	»	.	M.	Erreur de diagnostic; le polype seul a été enlevé.
13	1882	1er Kroner	23 ans		Acc.	9 mois	7 jours	G.		Excision le 7e jour, dès que la ligature est relâchée.
14	1882	2e Kroner	29 ans		Acc.	9 ans	4 jours	G.		Excision le 4e jour après relâch. de la ligature, qq. accidents.

V. — Résultats généraux des différentes méthodes d'ablation.

Après avoir exposé les différentes méthodes suivant lesquelles l'hystérotomie externe peut être pratiquée, il me reste à examiner les *résultats anatomiques* et *physiologiques* de cette opération et à juger sa véritable valeur en réunissant et en comparant les *éléments statistiques* qui la concernent.

§ 1er. *Résultats anatomiques.* — J'ai eu l'occasion, comme je l'ai dit, d'examiner la malade que j'ai opérée environ quatre mois après l'opération. Voici ce que j'ai constaté. Le doigt introduit dans le vagin arrive sur le col. Le col a sa forme normale et son volume ordinaire (voy. fig. 33). L'orifice est un peu plus entr'ouvert; le doigt pénètre dans la cavité cervicale et rencontre une résistance à une profondeur que j'évalue à deux centimètres environ. Il est facile de comprendre ce qui s'est passé. La section a porté sur le pédicule, c'est-à-dire sur la portion réfléchie de la paroi utérine, à un centimètre à peu près du point de réflexion. Après la séparation du globe utérin, cette partie réfléchie, cicatrisée en ombilic, tend à remonter d'après une loi physiologique sur laquelle nous avons insisté, et compose après son redressement un nouvel organe qui présente le col tout entier avec sa cavité cervicale et une portion de la cavité utérine, que l'on peut estimer au quart de la cavité ordinaire, et dont le fond correspondant à la cicatrice est bien à deux ou trois centimètres de l'orifice externe.

Cette reconstitution du moignon utérin avait déjà été entrevue par Ambroise Paré, qui, appelé à faire l'autopsie de sa malade trois mois après l'opération, avait constaté « une callosité dure que nature avoit maschiné durant les « trois mois de si peu qui en restoit pour tascher à refaire « ce qui estoit perdu ».

C'est précisément cet état de reconstitution du moignon utérin qui permit à ses détracteurs, à Compérat surtout, de contester son opération. Et cependant, après les détails dans lesquels je viens d'entrer, la disposition observée par Ambroise Paré me semble au contraire démontrer qu'il a bien fait l'amputation du corps de l'utérus au niveau du pédicule, dans un cas d'inversion compliquée de polypes, et non l'ablation totale de la matrice, dans un cas de prolapsus simple, comme quelques-uns l'ont avancé, ou l'excision d'un simple polype, comme d'autres l'ont prétendu.

Vieussens a retrouvé dans l'autopsie de sa malade une disposition analogue. Depuis, Windsor, le premier parmi les modernes, et après lui Lasserre d'Agen, Bloxam, Mac Clintock, sont arrivés à des résultats semblables à ceux que je viens de mentionner, et sur lesquels, dans le mémoire que j'ai lu à l'Académie de médecine, j'ai moi-même de nouveau insisté et rappelé l'attention des chirurgiens d'une manière sérieuse.

Depuis la lecture de mon mémoire, les dernières observations de Courty, d'Arles, de Jude Hue, de Cazin, de Chauvel, de Périer, de Poinsot, sont venues porter quelques lumières nouvelles sur cette question du moignon utérin.

Le moignon utérin peut présenter trois formes spéciales, suivant le degré de l'inversion, et le point où a été appliquée la ligature.

1re *Forme*. — C'est celle que j'ai décrite, celle qu'on rencontre dans les inversions du deuxième degré, ou incomplètes, dans lesquelles la ligature a été appliquée sur le pédicule même de la tumeur, au-dessous ou entre les lèvres du col. Après la section du pédicule, le cône qui forme la partie restante du pédicule se redresse d'après la loi physiologique que nous avons établie, forme un rudiment de cavité utérine au-dessus du col resté intact. Cette petite cavité, dans laquelle on peut pénétrer à l'aide du doigt ou d'une sonde engagée entre les lèvres du col, a précisément une profondeur qui est en raison de la longueur de la portion du l'utérus repliée jusqu'à l'ouverture du col. C'est le cas des observations de Courty, qui constate, 2 mois après son opération, « la reconstitution du col »; — d'Arles, qui mentionne, quelque temps après la guérison de sa malade, que « le doigt semble

« toucher un col normal, et qu'au speculum on aperçoit
« un orifice tout à fait comparable à l'orifice externe du
« col ; seulement le cathéter s'arrête invinciblement à
« un demi-centimètre environ » ; — de Chauvel : « Dès
« le 20ᵉ jour, un examen permit de constater la présence
« du col et de son ouverture en forme de fente, au fond de
« laquelle on éprouve la sensation d'une paroi mince,
« peu résistante, facile à déprimer ». — Enfin les deux
observations de Périer : dans l'une, le 20ᵉ jour, « on trouve
« le col tout à fait normal » ; dans l'autre, le 22ᵉ jour :
« le col présente au toucher un aspect à peu près normal,
« mais l'orifice est un peu déchiqueté ».

2ᵐᵉ *Forme*. — C'est celle qu'on rencontre parfois aussi
dans les inversions complètes, ou du 3ᵐᵉ degré. Cette forme
se rapproche beaucoup de la précédente. Voici comment la
présentent Jude Hue et Poinsot, dans leurs observations,
qui sûrement sont des exemples de ce degré de l'inversion :

« Le 28ᵐᵉ jour, dit Jude Hue, la partie liée, très rape-
« tissée, est contenue dans *la portion cervicale de*
« *l'utérus qui s'est spontanément retournée. On sent les*
« *lèvres du museau de tanche molles et largement ou-*
« *vertes. Au milieu d'elles, et dépassant à peine leur*
« *niveau, est le moignon utérin*... Le 44ᵐᵉ jour, je trouve
« le col reformé absolument normal. »

Et Poinsot, quand sa malade est sur le point de le
quitter : « Avant son départ, au lieu normal occupé par
« le col, je trouve un moignon parfaitement lisse et ar-
« rondi ; il a presque absolument l'aspect d'un col normal
« et présente une sorte d'orifice ».

Voilà donc un fait bien avéré, constaté par les deux auteurs
qui ont peut-être le plus insisté pour démontrer que leurs
observations se rapportaient à des cas *d'inversion com-*
plète ; même dans ces cas, le col se reforme avec son aspect
normal et son orifice habituel. Ce fait cadre mal avec
l'idée qu'ils se font de l'inversion complète. De là un peu
d'hésitation et de doute dans leur manière de le présenter.
« Ce moignon *a presque l'aspect* d'un col normal, il est
« pourvu *d'une sorte* d'orifice... » Mais d'explication,
point. Cette explication cependant ressort tout naturelle-

ment des détails que nous avons donnés sur la production de l'inversion au 3ᵉ degré ; cette inversion n'est point absolument complète. L'utérus ne peut se retourner que jusqu'à la portion de son col à laquelle s'insère le vagin ; pour atteindre un degré de plus, il faut que le vagin se renverse à son tour, et la portion libre du col devient horizontale, même un peu inclinée vers le haut, s'efface souvent en partie par la traction de la tumeur et la distension des tissus qui la composent, mais reste en substance en dehors du pédicule autour duquel elle forme un anneau. Que la section vienne porter sur le pédicule, au-dessous de cet anneau, elle portera par le fait sur la partie de l'utérus qui avoisine immédiatement le col, peut-être même sur une portion même du col ; mais, dès que la tumeur sera séparée, ce qui reste de l'utérus ou du col sera immédiatement ramené vers le haut par la rétraction des fibres musculaires des ligaments ronds, d'après la loi physiologique que nous avons indiquée plus haut et que nous avons invoquée si souvent dans ce travail. Dès lors le moignon utérin « s'étant retourné spontanément », comme dit Jude Hue, l'anneau du col effacé par les tractions et la distension reprend sa direction, son volume et sa forme normale.

Un point seulement est à noter, c'est que la section portant sur l'utérus au ras du col, ou même empiétant sur le col, la cicatrice se fait aux depens du col lui-même, et suivant l'observation de Jude Hue, « le moignon uté-« rin se sent entre les lèvres du museau de tanche dé-« passant à peine leur niveau », c'est-à-dire qu'on ne retrouve pas ce rudiment de cavité utérine que nous avons constaté dans la constitution du moignon utérin, dans les cas d'inversion incomplète ou du 2ᵐᵉ degré, et qui tient à ce que la section de l'utérus est faite beaucoup plus haut, sur le corps lui-même de l'utérus et à une certaine distance du col. Cette cicatrisation au niveau même du canal cervical et cette absence de cavité utérine rudimentaire composent le caractère anatomique de cette seconde forme de moignon utérin.

3ᵐᵉ *Forme.* — L'observation de Cazin nous fournit un fort bel exemple de ce troisième mode de cicatrisation

à la suite de l'ablation de l'utérus. « Quelque temps après
« l'opération, j'ai pratiqué, dit Cazin, le toucher vaginal
« et l'examen au speculum. Contrairement à ce qu'ont
« constaté Mac Clintock et Jude Hue, *je n'ai trouvé*
« *aucune trace de l'orifice cervical; c'est à peine* si on
« aperçoit quelques plis rayonnés et une légère induration
« nodulaire au point où était le pédicule utérin, en forme
« de mamelon présentant au centre une dépression en
« forme de cupule légèrement excavée. »

Le cas observé par M. Cazin est bien, comme ceux de
J. Hue et de Poinsot, un cas d'inversion complète ; d'où
peut venir la différence du résultat obtenu ? Elle tient,
comme je l'ai déjà démontré, à la différence du point d'application de la ligature. Dans les observations de Hue et
de Poinsot, elle a été appliquée sur le col lui-même, une
partie de cet organe a été conservé, et nous avons vu les
conséquences physiologiques qui en ont résulté pour la
restauration de l'organe. Dans l'observation de Cazin, la
ligature a été manifestement appliquée sur l'extrémité du
vagin qui constitue la partie supérieure du pédicule, et les
résultats qu'il a décrits sont bien ceux qui se produisent
quand la section est faite sur le vagin, de manière
à laisser l'utérus complètement en dehors de la ligature.

En résumé, des trois formes de moignon utérin que
nous venons de décrire, la première appartient aux inversions incomplètes ; la seconde aux inversions complètes,
quand la section porte sur l'utérus lui-même; la troisième à l'une ou l'autre de ces inversions, quand la section porte sur le vagin lui-même retourné.

Nous avons déjà démontré que pour diminuer la gravité de l'opération, éviter de comprendre des organes
importants, intestins, vessie, urèthre dans la ligature,
laisser à la cicatrisation une grande résistance et conserver aux organes leur forme extérieure, l'amputation sur
l'utérus devait être toujours préférée à l'amputation sur
le vagin, bien que l'observation de Cazin, et avant lui celle
de Weber, celle de Higgins, celle de Bradley, etc., viennent à l'appui de la possibilité et même de l'innocuité de
celle-ci.

§ 2ᵉ. *Résultats physiologiques.*— Au point de vue physiologique, il est bien évident que la fonction de gestation
devient impossible, et que l'opération de l'hystérotomie
externe condamne la malade qui la subit à la stérilité.
Mais pour la fonction de la menstruation, les choses ne
sont pas aussi simples. En principe, il paraîtrait assez
naturel que la mutilation de la matrice entraînât la cessation de la fonction utéro-ovarienne, comme l'oblitération du sac lacrymal fait disparaître la fonction de la glande
lacrymale. C'est même en général ce qui doit arriver dans
la plupart des opérations, si l'on en juge du moins par le
silence gardé par presque tous les auteurs sur cette
question. S'ils ne parlent pas des règles, c'est qu'elles ne
paraissent plus. Cependant une fonction aussi importante,
et qui est pour ainsi dire la fonction principale de la femme
durant une partie de son existence, ne peut guère disparaître sans laisser quelques retentissements dans l'organisme. Chez quelques femmes, des congestions supplémentaires se manifestent. Le plus ordinairement elles ne
vont pas jusqu'à l'hémorrhagie et entraînent seulement
quelques troubles fonctionnels généraux.

Elles peuvent avoir pour siège des organes divers.
Moos (1) a constaté, après une ablation par la ligature,
que chaque mois sa malade était prise d'une oppression
qui cédait à la saignée ; chez la même malade, chaque
période menstruelle était également marquée par une
incontinence d'urine. Dans l'observation que j'ai trans-
crite plus haut, il a été noté que, le premier mois, il est
survenu une entérite hémorrhagique ; le mois suivant, des
troubles notables, mais sans hémorrhagie de l'appareil di-
gestif. Dans l'observation d'Higgins (2), tous les mois après
l'opération étaient marqués par une douleur de reins, semblable à celle qu'on éprouve dans les congestions utérines réelles ; et certainement chez beaucoup de femmes,
après l'hystérotomie, ces congestions périodiques,

---

(1) Moos, *Lancet*, 1836, et *in* Labrevoit, p. 47.
(2) Higgins, *Gaz. méd.*, 1850.

prennent pour siège d'élection les hémorrhoïdes. Ces congestions peuvent également se localiser dans cette cavité borgne qui est composée par la cavité cervicale et une petite portion de la cavité utérine ; elles peuvent même devenir hémorrhagiques. Plusieurs observations attestent la persistance ou le retour des règles dans le moignon utérin, et certainement aujourd'hui on n'est pas fondé à contester le fait d'une hystérotomie externe par cela seul que les règles ont reparu après l'opération.

Nous laisserons de côté les observations rapportées par Schenck, de Grafenberg (1) et par Bauhin (2) dans son appendice à l'ouvrage de Rousset, dans lesquelles, après l'ablation de la matrice, les règles auraient reparu, parce que ces observations ne nous paraissent pas avoir, au point de vue de l'organe réellement enlevé, le degré d'authenticité voulu, et qu'elles comprennent des cas dans lesquels non seulement la menstruation, mais même la gestation auraient été observées. Toutefois il est certain que Vieussens (3), dont l'observation ne peut laisser aucun doute, a vu au bout de 9 à 10 ans les règles se rétablir et durer jusqu'à la mort de la malade, c'est-à-dire pendant 5 ans environ ; que Newnham en 1818 (4), Rottger en 1820 (5), Bloxam en 1836 (6), Kuttler en 1837 (7) ; Delens et enfin Périer, de nos jours (8), ont noté dans leurs observations qu'un écoulement sanguin avait reparu tous les mois, que seulement le sang était en général pâle et en petite quantité.

Les faits que je viens de rapporter et d'analyser me paraissent démontrer qu'après l'ablation de l'utérus par l'hystérotomie externe, des congestions supplémentaires

---

(1) Schenck, *Obs. méd.* Francfort, 1600.
(2) Bauhin, *Appendice à l'ouvrage de Rousset*. Francfort, 1601.
(3) Vieussens, *Traité de liqueurs*, et *in Dict. des sc. méd.*, vol. xxxix, p. 219. Il conclut même de son observation que le vagin est l'organe sécréteur des règles.
(4) Newnham, *Journ. univ. des sc méd.* Sept. 1818.
(5) Rottger, *Stat.* de Breslau, *in* Labrevoit, p. 49.
(6) Bloxam, *Gaz. méd.*, 1837, p. 122.
(7) Kuttler (Labrevoit, *loc. cit.*).
(8) Delens, Périer, *Bullet. Soc. chir.*, 1880.

des règles peuvent apparaître sur divers organes, et que le retour d'une perte de sang périodique ayant sa source dans le moignon utérin doit être accepté comme possible, et démontré dans quelques observations dont on ne peut contester l'authenticité. Toutefois, je note que ces cas ne se sont rencontrés jusqu'à présent que dans ceux où l'inversion était du 2e degré (incomplète), et que, suivant toutes les probabilités, la reconstitution du rudiment de cavité utérine plus ou moins considérable dont j'ai parlé plus haut en est la condition indispensable.

§ 3e. *Résultats statistiques*. — Il ne nous reste plus, pour compléter cette partie de ce travail, qu'à présenter le relevé des données statistiques que nous avons pu recueillir sur cette question, et qui permettent de l'embrasser et de la juger dans une vue d'ensemble.

Plusieurs auteurs ont dressé ces tableaux statistiques, exacts pour le moment où ils écrivaient. Mais la science s'enrichit et se perfectionne chaque jour, et il est bon de faire après un certain laps de temps l'inventaire de ses richesses.

Les principales statistiques présentées sur cette question du traitement sont celles de Forbes, 1852 (1); de Breslau, 1852 (2); de West, 1856 (3), et de Labrevoit, 1865 (4): la première fondée sur 36 faits, la seconde sur 31 seulement, la troisième sur 59 cas, la quatrième sur 64.

Nous insisterons surtout sur la statistique de West, qui reprend et étend celle de Forbes, et sur la statistique de Labrevoit, qui contient et complète celle de Breslau.

La statistique de West est fondée sur 59 observations, ou plutôt sur 57, car je ne mets pas en ligne de compte celles dans lesquelles l'opération tentée n'a pas été faite en réalité. Ces 57 cas ont donné 42 succès et 15 morts; c'est-à-dire que la mortalité a été dans une proportion de 26,31 p. 0γ0. La proportion de Forbes était de

---

(1) Forbes, *Transaction méd. chirurg.*, vol. xxxv.
(2) Breslau, *Diss de uteri inversione*. Munich, 1852.
(3) West, *Leçons sur les maladies des femmes*, Trad. fr., p. 291.
. (4) Labrevoit, thèse de Strasbourg, 1865, 2e série, n. 873, p. 49.

25 p. 0¡0. Sur les 57 cas, 52 ont été traités par la ligature et ont donné 39 guérisons et 13 morts; 5 par l'excision et ont donné 3 guérisons et 2 morts ; ce qui ramène la mortalité dans l'opération par la ligature à 25 p. 0¡0, et laisse à celle-ci un grand avantage sur l'excision, qui se présenterait avec une mortalité de 2 sur 5 ou de 40 0¡0.

Notons que tous ces cas se rapportent exclusivement à des inversions survenues après l'accouchement, mais traitées à des époques très variables, après leur apparition.

Le côté le plus instructif du tableau que West présente à cet effet, c'est de montrer que plus on s'éloigne du début de l'affection, moins l'opération est redoutable, et par exemple, pour ne pas se noyer dans le détail des jours et des mois, que dans la première année, sur 22 opérations, on compte 12 succès et 10 insuccès, tandis qu'après la première année révolue, sur 33 opérations on trouve 29 succès contre 4 insuccès seulement ; ce qui établit pour la première année une mortalité de 45 p. 0¡0, et de 12 p. 0¡0 seulement pour les années suivantes.

Les chiffres de Labrevoit sont un peu différents. Sa statistique comprend tous les cas d'opération, quelles que soient la cause et la date de l'inversion. Elle roule sur un chiffre total de 64 opérations, dont 44 heureuses et 20 malheureuses, soit une mortalité de 31,25 0¡0. Labrevoit décompose ses chiffres et note que 15 opérations ont été faites par erreur ou ignorance, par maladresse ou inadvertance, et que ces 15 cas ont donné 10 insuccès. Sur les 49 qui ont été pratiquées de propos délibéré, il n'y a plus que 10 revers, soit une mortalité réelle de 20,4 0¡0.

Sur ces 49 opérations, 40 ont été faites par la ligature et ont donné six morts : 9 par l'excision, dont 4 ont eu une issue fatale. Soit pour la ligature une mortalité de 15 p. 0¡0 et de 44, 4 0¡0 pour l'excision.

J'ai tâché, pour ma part, d'étendre encore ces deux statistiques. J'ai pu réunir des renseignements sur 152 cas d'opération réelle. J'ai présenté ces 152 cas dans les différents tableaux consignés à la suite de chaque méthode employée, et avec les renseignements authentiques que j'ai pu réunir sur chacun d'eux ; j'en ai écarté absolument tous les cas d'opérations faites par des rebouteurs, des matrones, des personnes ignorantes et étrangères à l'art ; sur ces 152 cas, j'ai trouvé 35 insuccès, soit une mortalité de 23 p. 0ī0.

En distribuant ces 152 cas d'après les méthodes mises en œuvre, je trouve, ainsi que cela ressort des différents tableaux que j'ai présentés :

Mortalité.

18 cas d'excision, dont	6 morts.	—	33,33 0/0.
23 cas d'écrasement linéaire,	5 morts.	—	21,30 0/0.
9 cas de cautérisation,	5 morts.	—	55,55 0/0.
30 cas de ligature fixe,	9 morts.	—	30 0/0.
63 cas de ligature progressive,	10 morts.	—	15,87 0/0.
13 cas de ligature élastique,	1 mort.	—	7,70 0/0.

Ces chiffres, comme on le voit, ne s'écartent pas très sensiblement de ceux que nous avons relevés dans les statistiques de Labrevoit et de West ; il peut même être utile de les rapprocher dans un tableau comparatif.

Tableau comparatif des statistiques de Labrevoit, West et Denucé.

	West	Labrevoit	Denucé	
Stat. génér. des cas d'ablation.	mortal. 26 %/o	mortal. 31 %/o	mortal. 23 %/o	
Cas traités par la ligature.	mortal. 25 %/o	mortal. 15 %/o	mortal. 20 %/o	lig. fixe 30 %/o, lig. prog. 20 %/o, lig. élast. 8 %/o
Cas traités par l'excis. et l'écraseur.	mortal. 40 %/o	mortal. 44 %/o	mortal. 27 %/o	Excision 33 %/o, Ecraseur 21 %/o

Dans leur ensemble, ces chiffres indiquent évidemment une amélioration acquise par l'opération de l'hystérotomie externe dans ces dernières années.

Seul le chiffre 15 donné comme mortalité résultant des ligatures par Labrevoit paraît très atténué ; ce qui tient certainement à plusieurs cas de morts antérieurs à 1865, époque où Labrevoit a écrit son mémoire, mais appartenant à la littérature anglaise, un peu négligée par cet auteur (Hawkins, X. Forbes, Putnam, Channing).

Si maintenant, à l'exemple de West, nous réduisons cette étude statistique aux inversions puerpérales seules, en laissant de côté les inversions polypeuses, nous arrivons à des résultats un peu différents.

Les cas puerpéraux traités par l'ablation sont au nombre de 116, dont 30 morts, soit une mortalité générale de 25,86 0/0 ; tandis que les inversions polypeuses (7 morts sur 36) donnent une mortalité moindre, qui est de 19,27 p. 0/0.

L'opération des *inversions polypeuses* est donc, d'une manière générale, *moins grave que celle des inversions puerpérales*.

Il y a intérêt également à connaître le degré de gravité que présente chaque méthode, à ne considérer que les inversions puerpérales.

Inversions puerpérales.

I. Excision.	5 morts sur 12 cas. — Mortalité 41,66 %
II. Ecrasement linéaire.	3 morts sur 16 cas. — Mortalité 18,75 %
III. Cautérisation.	4 morts sur 8 cas. — Mortalité 50. %
IV. Ligature fixe.	6 morts sur 18 cas. — Mortalité 33,33 %
V. Ligature progressive.	9 morts sur 50 cas. — Mortalité 18, %
VI. Ligature élastique.	1 mort sur 12 cas. — Mortalité 8,33 %

Nous pouvons établir le même tableau pour *les inversions polypeuses*.

I. Excision.	1 mort sur 7 cas. — Mortalité 14,28 %
II. Ecrasement linéaire.	2 morts sur 7 cas. — Mortalité 28,57 %
III. Cautérisation.	1 mort sur 1 cas. — Mortalité 100, %
IV. Ligature fixe.	3 morts sur 12 cas. — Mortalité 25, %
V. Ligature progressive.	1 mort sur 11 cas. — Mortalité 9,09 %
VI. Ligature élastique.	0 mort sur 11 cas. — Mortalité 0, %

Les chiffres de ce second tableau ont moins de valeur que ceux du premier, parce qu'ils sont moins considérables. Ils ne permettent de rien conclure, ni pour la cautérisation, qui a échoué dans un unique cas d'inversions polypeuses, ni pour la ligature élastique, qui n'a été employée qu'une fois avec succès par Poinsot, une fois sans succès (observation de Farabeuf); mais nous écartons cette dernière opération, la matrice étant restée intacte.

Pour la méthode de l'excision, de la ligature fixe et de la ligature progressive, il confirme la règle que nous avons précédemment établie, que ces opérations pratiquées sur les inversions polypeuses sont moins graves que lorsqu'elles atteignent les inversions puerpérales. Mais il offre une particularité fort singulière pour la méthode de l'écrasement linéaire. Les cas qui relèvent de cette méthode paraissent au contraire beaucoup plus graves dans la forme polypeuse que dans la forme puerpérale ; il serait fort difficile d'expliquer cette exception, qui n'est peut-être due qu'à une série malheureuse, mais il n'en est pas moins vrai qu'elle change complètement les résultats signalés pour cette méthode, et qu'elle renverse presque les proportions de mortalité entre cette méthode et celle de la ligature progressive.

Dans le tableau des mortalités indiquées pour chaque méthode d'ablation *dans les inversions puerpérales*, nous trouvons, en effet, que la mortalité pour la méthode de l'écrasement linéaire est de 18,75 0/0, tandis que, pour la méthode de la ligature progressive, elle est de 18 0/0, et nous ne devons pas oublier que, dans le tableau comprenant les résultats de ces mêmes méthodes appliquées aux deux ordres d'inversion, la mortalité pour la méthode de l'écrasement est de 21,30 0/0, et pour la ligature, de 15,87 0/0. Pour les cas puerpéraux, l'indice de mortalité se rapproche donc beaucoup dans les deux méthodes.

Notons toutefois qu'en ajoutant aux cas d'inversion traités par la ligature progressive ceux des inversions qui ont été traitées par la ligature élastique, qui n'est elle-même qu'une forme de la ligature progressive, la mortalité redescend à 15,84 0/0, laissant encore dans ce cas une supériorité notable à la méthode de la ligature.

A ne considérer que la méthode de la ligature élastique proprement dite, si l'on retranche le cas de Farabeuf, dans lequel il existait bien une inversion polypeuse, mais dans lequel aussi l'opération a porté exclusivement sur le polype, sans toucher à l'utérus, la mortalité n'est que de 7,70 0/0. Il faut reconnaître toutefois que les chiffres qui représentent cette méthode sont encore trop peu nombreux pour qu'il soit possible d'en tirer des conclusions définitives.

Des chiffres que nous venons de présenter, soit relatifs à l'ensemble des inversions, soit relatifs aux inversions puerpérales, il ressort quelques conclusions générales que nous devons exprimer ici.

D'abord les six méthodes d'opération peuvent être immédiatement divisées en deux séries : l'une qui comprend l'excision, la cautérisation et la ligature fixe, et dans laquelle le chiffre de la mortalité varie entre 30 et 55 0/0 ;

L'autre qui comprend l'écrasement linéaire, la ligature progressive et la ligature élastique, dont le chiffre de mortalité varie entre 8 et 22 0/0.

Les méthodes de la première série, c'est-à-dire l'excision simple, la cautérisation, la ligature fixe, doivent être, pour le moment du moins et dans leurs formes actuelles, absolument bannies de la chirurgie. Les méthodes de la deuxième série sont, au contraire, celles qui se disputent à juste titre les préférences des chirurgiens.

L'écrasement linéaire est certainement un progrès sur l'excision, mais, il faut l'avouer, il a donné lieu souvent à des accidents graves et imprévus, à de véritables catastrophes chirurgicales qui l'ont mis en suspicion, surtout dans la chirurgie française. Depuis quelques années, cependant, de nombreux succès obtenus en Angleterre par cette méthode lui ont rendu un certain crédit. N'oublions pas cette parole prononcée par Hope dès 1873 (1) : « Le « mode d'opération qui me semble préférable aujourd'hui « est l'ablation par l'écraseur linéaire ». Les nombreuses observations suivies de succès publiées par l'école anglaise depuis cette époque ne semblent pas faites pour infirmer cette opinion.

Tous les travaux français convergent au contraire vers

_____

(1) Hope, *British med. journ.* 1872, t. ii, p. 347 et suiv.

les procédés de la ligature soutenue, et principalement vers le procédé de ligature progressive lente par les constricteurs métalliques et le procédé de la ligature permanente par les liens élastiques.

Qui sortira vainqueur de la lutte ?

Pour nous, nous sommes très disposé à penser que la méthode de l'écrasement linéaire, malgré le goût prononcé que les Anglais et les Américains semblent avoir pour elle aujourd'hui, ne donne pas toujours des résultats absolument satisfaisants. N'oublions pas, en effet, qu'elle est souvent exposée aux hémorrhagies et à cet ordre d'accidents que peut amener l'ouverture traumatique du péritoine, et la communication établie d'emblée entre le vagin et la cavité abdominale.

Nous pencherions pour la méthode de la ligature soutenue ; celle-ci a été appliquée avec bonheur par l'emploi des constricteurs métalliques menés très lentement. Dans ces conditions, ils n'ont point offert d'insuccès, comme le prouvent les trois observations de Courty, de Cazin et la mienne ; ils offrent une grande certitude d'action, une grande sécurité, et paraissent tout disposés à donner la main au procédé des chirurgiens anglais, en demandant à ceux-ci cette lenteur d'action sur laquelle l'un des plus illustres d'entre eux, Mac Clintock, avait tant insisté autrefois, mais qui n'est point encore entrée dans leurs habitudes.

Mon observation, dans laquelle j'ai substitué l'écraseur au serre-nœud métallique, semblait destinée à devenir le trait d'union entre les deux méthodes.

Mais hâtons-nous d'ajouter que la ligature élastique, lorsqu'elle sera dégagée de certains *impedimenta* dont on la surcharge inutilement, se présente sous la forme d'une méthode si simple, si peu brutale et si sûre en même temps, qu'elle est sans aucun doute appelée à gagner un jour tous les suffrages.

Cherchant à éclairer une des questions soulevées par West, à savoir le degré de gravité de l'opération dans ses rapports avec l'âge de l'inversion, nous avons pu recueillir les résultats suivants.

En supprimant, dans les observations que nous avons

rassemblées, celles dans lesquelles une tumeur quelconque est le point de départ de l'inversion, et celles dans lesquelles nous ne connaissons pas d'une manière exacte l'âge de l'inversion, il nous reste 111 cas, sur lesquels 21 ont été observés dans le premier mois, c'est-à-dire dans la période vraiment puerpérale, dans la *période d'involution*; ils donnent 13 succès et 8 morts, c'est-à-dire une mortalité de 38 0/0.

Les 91 suivants ont été observés à des époques diverses; mais, après la période d'involution, elles comprennent 21 cas de mort, ce qui ramène leur mortalité à 23 0/0, qui, comme on le voit, est un coefficient bien inférieur.

On peut donc, au point de vue pratique, tirer cette conclusion fort légitime, que, mis en présence d'une inversion récente qu'il ne peut réduire, le chirurgien doit avant toute chose combattre les symptômes, surtout l'hémorrhagie, par tous les moyens hémostatiques possibles, et notamment, dans l'espèce, par la lactation; qu'il doit ainsi gagner du temps et ne songer à une opération radicale que lorsque la matrice aura accompli son involution et repris son volume à peu près normal. La lactation, si elle réussit, permet de renvoyer toute action chirurgicale à une année de distance, c'est-à-dire à une époque où non seulement l'involution est terminée, mais où encore la matrice et la santé générale sont à peu près rentrées dans leur situation normale, et qui me paraît le moment le plus opportun pour l'opération.

Des considérations statistiques dans lesquelles nous venons d'entrer, il est juste de conclure que l'hystérotomie externe est une ressource chirurgicale précieuse pour les cas d'inversions irréductibles et qui menacent la vie des malades; qu'elle n'offre pas une mortalité plus grande que la plupart des graves opérations, 20 0/0, qu'elle doit être faite de préférence par la ligature, et je fais rentrer dans la ligature, d'une part, l'opération par l'écrasement linéaire gradué que j'ai décrite, et d'autre part, la ligature élastique nouvellement préconisée; que la première année de l'inversion doit être, autant que possible, donnée aux tentatives de réduction, à la lactation, aux moyens palliatifs ; que l'opération doit être réservée pour cette époque plus éloignée du début de la maladie où la matrice en inversion est complètement revenue sur elle-même, a repris son volume à peu près normal, et adopté une forme nouvelle, définie, acceptée par les organes circonvoisins , et qui laisse beaucoup moins de prise aux chances d'inflammation péritonéale, qu'il faut éviter à tout prix.

ARTICLE V

TRAITEMENT MIXTE DES INVERSIONS POLYPEUSES.

Les inversions qui se produisent à la suite d'un polype doivent, comme toute inversion au début, être traitées par les moyens palliatifs. Il faut avant tout arrêter le sang par les moyens que nous avons indiqués, et d'autre part contenir ou maintenir la tumeur et le déplacement de la matrice soit par la position horizontale, soit par un bandage de soutien.

Ici il ne peut être question de réduction, le polype ne pouvant être réduit ; si l'on obtenait la rentrée de la matrice dans sa position normale, le poids du polype ramènerait fatalement l'inversion. La seule chose que l'on puisse faire, c'est, à l'aide des palliatifs, de gagner du temps, de manière à laisser la matrice revenir sur elle-même et subir une sorte de retrait ou d'involution qui la ramène à ce qu'on pourrait appeler par analogie la période d'état.

Cette manière de faire a du moins l'avantage, lorsqu'on se propose d'agir chirurgicalement sur la matrice, de rendre celle-ci moins douloureuse, et, partant, moins exposée aux phénomènes inflammatoires.

Quant au traitement curatif, puisque nous rejetons la réduction comme inutile, sinon impossible, il ne reste plus qu'une ressource à laquelle on puisse s'adresser : l'ablation. L'ablation peut porter d'un seul coup sur toute la tumeur, comprenant à la fois le polype et la matrice renversée ;

Ou bien porter sur le polype seul, en respectant la matrice, à l'égard de laquelle on verra plus tard la conduite qu'il convient de tenir lorsqu'elle est ainsi débarrassée du polype.

Comme nous l'avons vu, les observations relatives au traitement par l'opération des renversements polypeux commencent par celle d'Ambroise Paré, puis comprennent celles de Vieussens, de Slevogt, de Gaulard, de Lemonnier de Rouen, de Baudelocque et Desault, de Bardol. Voilà le contingent du xviiie siècle. Sur ces sept observations, il y a eu 5 guérisons et 2 morts seulement, ce qui semblerait assez encourageant.

Toutefois Baudelocque, qui connaissait bien ces observations, qui avait été participant actif de l'une d'elles faite avec succès, arrive cependant à la conclusion que nous avons indiquée plus haut, à savoir : *qu'il ne faut pas amputer les matrices renversées à la suite d'un polype, parce qu'on peut ordinairement distinguer celui-ci et le séparer.*

C'est en réalité Baudelocque qui a indiqué les deux espèces d'opération dont ces renversements sont passibles, et la préférence qu'il a donnée à la seconde n'a pas été sans influence sur la pratique du siècle suivant.

Nous retrouvons encore dans la première moitié du xixe siècle un certain nombre d'amputations de la matrice pour cause de polypes : celle de Rottger, 1820 ; celle de Staub, 1328; celle de Luytgœrens, 1829; celle de Jurgens, 1841 ; celle de Betscheler en 1842; puis nous ne trouvons guère plus que celle de Wilson en 1864 et quelques autres, mais dans lesquelles c'est à la suite d'une erreur de diagnostic que la matrice a été amputée en même temps que le polype.

Ces opérations ont été faites tantôt par l'excision, tantôt par l'écraseur, tantôt par la ligature. Les procédés que nous avons indiqués à propos des inversions suite d'accouchements leur sont parfaitement applicables, et nous ne reviendrons ni sur leur description, ni sur l'appréciation de leur valeur respective.

Avec Baudelocque a commencé un autre ordre d'idées qui me paraît avoir peu à peu fait son chemin dans la science.

Je rappellerai pour mémoire les deux observations importantes que nous avons rapportées dans la partie historique de ce travail (Obs. 62 et 67), l'une qui appartient à Baudelocque, l'autre qui lui est commune avec Allan et Piet, et dans lesquelles, au lieu d'amputer la matrice qui servait de pédicule au polype, le chirurgien a fait exclusivement l'ablation du polype sur le point d'attache du polype à la matrice.

Cette pratique a été adoptée par beaucoup de chirurgiens et me paraît aujourd'hui tendre à devenir la règle.

Sans doute, en agissant ainsi, on fait courir très peu de danger à la malade, mais on laisse après l'opération la matrice renversée et la malade exposée aux conséquences de ce déplacement

Ce que nous avons à considérer maintenant, c'est ce qui doit ou ce qui peut arriver à cette matrice renversée et non réduite. Quatre modes de guérison peuvent se rencontrer dans ces inversions qui persistent après l'ablation du polype qui avait occasionné le renversement; nous allons les étudier dans quatre paragraphes distincts.

§ 1er. *Guérison par l'effet de l'âge ou de la période sénile.* — Les polypes sont en général des affections de l'âge mûr. Ils précèdent, mais ils annoncent aussi la période de la ménopause, et persistent, quand elle est arrivée, avec son cortège d'hémorrhagies, en sorte qu'il existe un moment dans la vie de la femme atteinte de cette affection où il serait difficile de dire si les règles existent encore, et si les pertes de sang ne sont pas dues exclusivement à la présence du polype. Lorsque, dans ces conditions, on vient à supprimer le polype, si la ménopause existe réellement, si les congestions périodiques de la matrice ont cessé ou ne sont entretenues que par les congestions mêmes du polype, il peut arriver et il arrive certainement que l'utérus inversé parvenu à cette période si bien caractérisée par Barnes sous le nom *inversion chronique sénile,* s'atrophie dans ses fibres musculaires, perd de son action vasculaire et nerveuse et, bien que restant en état d'inversion, cesse de donner lieu aux douleurs spéciales qui accompagnent cette infirmité et aux hémorrhagies qui la caractérisent. Il s'établit ainsi une sorte d'état intermédiaire entre la maladie et la santé qui est parfaitement compatible avec l'existence, et qui constitue en réalité un véritable mode de guérison de la maladie.

Nous ne trouvons guère d'observations de ce genre, mais il est probable que dans celles qui se rapportent à cet ordre de faits, les malades immédiatement guéries à la suite de l'opération du polype échappent volontiers à tout examen chirurgical ultérieur. Ainsi les deux observations de Baudelocque, dont celui-ci n'a jamais plus parlé, l'observation de Kidd (1), dans laquelle il est dit qu'après l'ablation du polype la malade est sortie guérie de l'hôpital, et celle du Dr Roë (2), dans laquelle, après l'énucléation du polype, la malade se refusa à toute réduction ultérieure, sont très probablement des cas de ce genre.

§ 2. *Guérison par la réduction spontanée.* — Ces réductions spontanées que nous avons vues possibles, mais très rares, dans les inversions ordinaires, deviennent au contraire assez communes dans les inversions abandonnées à elles-mêmes à la suite de l'extirpation du polype qui les avait produites.

Nous pouvons en citer plusieurs cas récemment observés.

I. Obs. 324. Barker de New-York, 1881 (3), parle d'un cas dans lequel la tumeur fut énucléée. A la fin de l'excision du pédicule, l'utérus, *légèrement* inversé, revint immédiatement sur lui-même en faisant un certain bruit.

L'inversion, comme on le voit ici, était de fraîche date. La suppression du poids du polype qui occasionnait cette inversion a suffi pour en amener le redressement brusque.

---

(1) Kidd, *The Dublin journ. of med. sc.* Nov. 1875, p. 456.
(2) Dr Roë, *The Dublin journ.*, 1880, t, II, p. 155.
(3) Barker, *Amer. journ. of obstetr.*, 1881.

II. Obs. 325. Réamy, 1881 (1), rapporte qu'une femme âgée de 24 ans se présenta à lui avec un polype accompagné d'inversion utérine. La tumeur était attachée au fond de l'utérus sur une largeur de deux pouces. Elle était sessile, c'est-à-dire directement accolée à l'utérus et sans pédicule. L'opération fut faite avec l'écraseur. Au premier moment de l'opération, ce qui fut pris pour un pédicule était la portion extrême de l'utérus lui-même sur laquelle la chaîne fut appliquée. Celle-ci se rompit heureusement avant que l'opération fût très avancée. L'erreur de diagnostic fut reconnue. Le polype fut énucléé, et l'inversion qui était produite par le poids de la tumeur se réduisit d'elle-même.

Voici une troisième observation fort analogue aux précédentes, dans laquelle la réduction a bien été spontanée aussi, mais, à ce qu'il semble, un peu plus tardive.

III. Obs. 326. Mac Clintock, 1879 (2). — Il s'agit d'un cas d'inversion complète de l'utérus produite par un petit polype, gros tout au plus comme une châtaigne et adhérent au fond de l'utérus. La femme qui fait le sujet de cette observation avait de 60 à 70 ans. La tumeur fut énucléée au moyen de l'écraseur, et l'opération fut suivie d'une abondante hémorrhagie qui nécessita des ligatures. *La réduction de l'utérus s'opéra d'elle-même.*

Enfin, dans une quatrième observation que j'ai rapportée moi-même (Obs. 51), nous constatons que la réduction spontanée s'est faite aussi, mais avec une très grande lenteur. Il s'agit de cette femme de 44 ans, atteinte d'une inversion polypeuse, chez laquelle ayant enlevé le polype en 1879, j'avais abandonné, provisoirement, au moins l'utérus renversé à lui-même. Voici les dernières nouvelles que M. Granier de Cassagnac, de Guîtres, médecin ordinaire de cette malade, vient de me transmettre :

« Après l'opération, les hémorrhagies n'ont pas cessé; « elles sont devenues par moment assez considérables, « même menaçantes... — Elles ont toujours duré au « moins 8 jours par mois, ces 8 jours correspondant tou-

---

(1) Réamy, *Americ. journal of obstetr.*, 1881, p. 972.
(2) Mac Clintock, *The Dublin journal*, 1879.

« jours à l'époque menstruelle... Madame J. a éprouvé
« depuis deux mois seulement (3 juin 1882) une très
« grande amélioration, et elle est aujourd'hui en parfaite
« santé. Le mois dernier, elle a éprouvé 15 jours de retard
« pour son époque, elle n'a perdu que pendant 4 jours,
« et la perte a été à peine sensible. Je l'ai examinée tout
« récemment. *Le col m'a paru un peu mou, les lèvres*
« *légèrement entr'ouvertes, et il n'y a pas de traces de*
« *renversement ni de tumeur.* »

D'après ces renseignements, l'utérus a pu remonter
graduellement, mais la réduction n'a dû se faire définitivement que dans les derniers mois. Cette femme est probablement à l'abri des grandes hémorrhagies.

§ 3. *Guérison par réduction chirurgicale ou par
taxis.* — Quand le renversement est tellement ancien
ou tellement considérable qu'il n'est guère possible de
compter sur ces réductions spontanées, ou lorsque les
symptômes persistent avec une grande intensité, le
chirurgien est autorisé à faire des tentatives de réduction par le taxis.

Ces tentatives ont été faites tantôt au moment même
de l'opération primitive sur le polype, tantôt comme opération secondaire, à une époque plus ou moins éloignée
de l'opération première.

Voici même un cas dans lequel l'opération de réduction
a pour ainsi dire précédé l'opération d'énucléation du polype. Ce cas appartient au docteur Thomas.

Obs. 327. Thomas, 1880 (1). — La malade était la femme d'un
médecin, âgée de 40 ans et mère de 5 enfants. Il y a trois ans, elle
commença à avoir des pertes considérables de plus en plus fréquentes et abondantes. Son mari employa tous les traitements
hémostatiques possibles. Pendant 7 à 8 mois elle parut un peu
soulagée, mais, à cette époque, elle commença à avoir des douleurs
expultrices assez violentes, s'accompagnant de pertes encore
plus considérables et qui devinrent menaçantes pour sa vie. Ce
n'est que dans la dernière année que le mari se décida à faire
un examen. Il trouva engagé dans l'orifice du col un corps sail-

---

(1) Thomas, *Am. journ. of obst.* 1880.

lant de la grosseur d'une tomate. Croyant avoir affaire à une
masse cancéreuse, il appela pour l'assister dans les soins à donner à la malade une femme médecin. Celle-ci crut reconnaître un
fibrôme sur le point de sortir de l'utérus. Il sortit en effet à
l'époque suivante, et quand le Dr Thomas visita la malade à
l'infirmerie du Dr Blackwell, où la malade avait été transportée, il
constata à l'orifice du vagin une tumeur du volume d'un œuf de
cane. Cette tumeur présentait en son milieu un sillon circulaire, et l'ensemble donnait l'idée d'un polype attaché à
un utérus renversé. Ce diagnostic fut accepté par les médecins présents et par ceux qui avaient donné auparavant des
soins à la malade.

Des tentatives de réduction furent faites immédiatement sur
la tumeur, qui rentra dans l'abdomen au bout d'une demi-heure
de taxis, comme on put le constater par la palpation hypogastrique. Mais on eut aussi alors la démonstration de l'existence
du corps fibreux attaché par une très large base au fond de la
matrice, et qui amenait de nouveau le renversement dès qu'il
était abandonné à lui-même.

La tumeur fut alors saisie et attirée à l'extérieur, et séparée de
l'utérus par le moyen d'une curette à bords sécants ou à tranchant mousse. Il n'y eut pas d'hémorrhagie, et l'utérus fut rapidement replacé dans son lieu.

Voici une seconde observation dans laquelle la réduction fut tentée immédiatement après l'opération du
polype.

Obs. 328. Masson, 1880 (1). — Ellen Farret, âgée de 55 ans, fut
présentée au Dr Masson. Elle avait des hémorrhagies abondantes,
et l'on put reconnaître l'existence d'une tumeur occupant toute
la cavité du vagin. Elle était tellement volumineuse, que le doigt
se trouva dans l'impossibilité d'atteindre sa partie supérieure et
de joindre le col de l'utérus. Mais, par le rectum, on put reconnaître au-dessus de la tumeur, et au sommet du vagin, une sorte
de dépression en cupule, qui donna l'idée qu'il y avait à la fois
polype et inversion de l'utérus. On put alors attirer le polype à
l'extérieur et le séparer de l'utérus au moyen de l'écraseur; il
n'y eut pas d'hémorrhagie. On put alors refouler l'utérus, et pour
le taxis on se servit d'un repoussoir composé d'une tige d'acier
terminée par une tête en forme de bulbe. L'utérus reprit sa
place et la malade guérit.

Nous présenterons encore une troisième observation,

---

(1) Masson, _The Dublin journal_, t. II, 1880, p. 155.

dans laquelle la réduction ne fut tentée que quelques
semaines après l'opération pratiquée sur le polype.

Obs. 329. Lombe Atthil, 1879 (1). — M. S..., âgée de 21 ans, non
mariée, entra le 27 août dans le *Rotunda Hospital.*
Elle avait une tumeur de la grosseur du poing d'un homme
dans le vagin et attenante à l'utérus renversé. Le 29, on procéda,
après éthérisation, à l'énucléation de la tumeur à l'aide d'un
scalpel ; une hémorrhagie assez abondante nécessita quelques
ligatures au catgut.
On replaça l'utérus dans le vagin, sans autre tentative de réduction, avec l'espoir que l'utérus se réduirait de lui-même.
15 jours après, nouvel examen ; aucun changement dans la situation de l'utérus. Même état encore à un nouvel examen fait
5 semaines après.
Le 4 octobre, on tente la réduction. Après une nouvelle éthérisation, le taxis manuel fut infructueux ; le lendemain, les règles
apparurent et durèrent une semaine. Aussitôt après, les essais
de réduction furent repris, cette fois avec un *repositor* qu'on
avait fait faire, ayant quelque analogie avec un sthétoscope (et par
conséquent avec le *repositor* de Withe). Ces manœuvres furent
suivies de succès.

Ces tentatives de réduction ont pu être faites beaucoup
plus tard encore.

Obs. 330. Wats, 1879 (2), 13 *ans* après l'ablation d'un polype
qui avait laissé après lui une inversion de l'utérus, put obtenir
la réduction de celle-ci par l'application du pessaire à air de
Tyler Smith.

§ 4. *Guérison par ablation secondaire de l'utérus.*
— Plusieurs fois les chirurgiens, après l'ablation des polypes, se sont trouvés dans la nécessité d'enlever la
matrice, lorsque la persistance des hémorrhagies et l'irréductibilité de l'utérus leur en faisaient une loi. Ces opérations, nous les avons nécessairement enregistrées en
passant la revue de toutes les ablations de la matrice par
les différentes méthodes qui sont venues à notre connaissance. Nous avons ainsi noté l'observation d'Higgins,

---

(1) Lombe Atthil, *The Dublin journ. of med. sc.* Janv. 1879, t. I, p. 152.
(2) Wats, *Am. journ. of obstetr.* vol. XII, 1879, p. 161.

l'observation de Poinsot, etc., sur lesquelles nous n'avons pas à revenir.

En résumé, lorsque le chirurgien se trouve en présence d'un polype compliqué d'inversion utérine, nous croyons qu'il fera sagement, après l'énucléation du polype, de laisser reposer les organes un peu ébranlés par cette première opération et, à l'exemple de Baudelocque, de s'abstenir de toucher immédiatement à l'utérus.

L'utérus peut alors, en effet, ou bien cesser de donner du sang, si la malade est arrivée à la période sénile, ou se réduire spontanément, comme l'annonçait Baudelocque, et comme nous en avons cité plusieurs exemples.

Si ces espérances ne se réalisent pas, il reste la ressource de tenter l'un des procédés de réduction connus, et si ceux-ci ne réussissent pas à leur tour, comme moyen extrême de pratiquer l'ablation de l'utérus. Mais il y aura toujours avantage à ne pas accumuler ces opérations, à pratiquer chacune d'elles à son jour et sur des organes reposés.

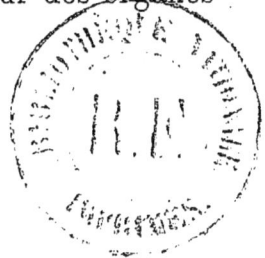

TABLE ALPHABÉTIQUE GÉNÉRALE [1]

---

(1) C'est à cette table, qui contient les noms des auteurs et l'indication numérique de leurs observations, que nous renvoyons souvent par le signe V. T. O. Voir la Table des Observations.

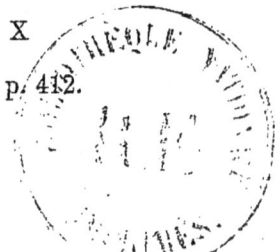

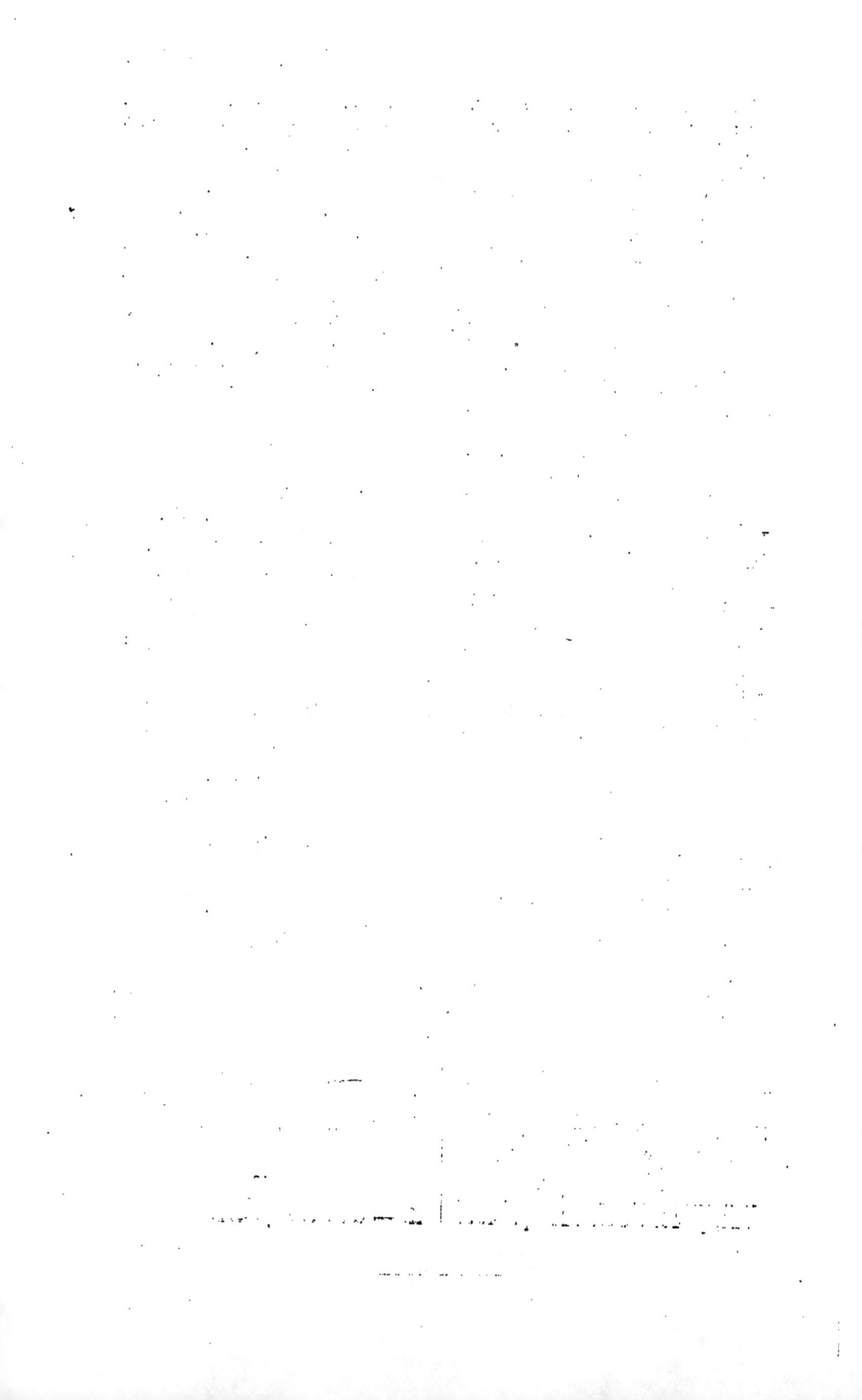

ERRATA.

Page 117 et suiv., *au lieu de* Chavarwac, *Lisez* Chavernac.

Page 249, *au lieu d'*Asthil, *Lisez* Atthil.

Page 377 et suiv., *au lieu de* Kronner, *Lisez* Kroner.

Page 398, — Genselmius, *Lisez* Genselius.

Page 404, *au lieu de* Schenek, *Lisez :* Schenck (Schenckius).

Page 342 et 392, au lieu de *Cervico-Vaginal*, Lisez *Utéro-Cervical ;* texte rétabli : la méthode vaginale comprend deux procédés : le procédé *Utéro-Cervical*, le procédé *Utéro-Vaginal*.

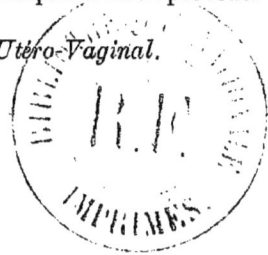

POITIERS. — TYPOGRAPHIE OUDIN.

BOIVIN (Mme) et DUGÈS. **Anatomie pathologique de l'utérus et de ses annexes**, fondée sur un grand nombre d'observations classiques. Atlas in-folio de 41 planches, gravées et coloriées, *représentant les principales altérations morbides des organes génitaux de la femme*, avec explication. 45 »

CHARPENTIER. **Traité pratique des accouchements**, par le docteur A. Charpentier, professeur agrégé à la Faculté de médecine de Paris. 1883, 2 vol. gr. in-8° de 1700 pages avec 753 figures dans le texte et 1 planche chromolitographiée. 30 »

CHURCHILL et LE BLOND. **Traité pratique des maladies des femmes**, hors l'état de grossesse, pendant la grossesse et après l'accouchement. *Troisième édition*, contenant l'exposé des travaux français et étrangers les plus recents. Paris, 1881, 1 vol. gr. in-8° de 1158 pages et 365 fig. 18 »

DECHAUX. **La femme stérile**, 1882, 1 vol. in-18 de 240 pages. 2 50

EUSTACHE (G.) **Manuel pratique des maladies des femmes**, médecine et chirurgie, par le docteur G. Eustache, professeur à la Faculté de médecine de Lille. Paris, 1881, 1 vol. in-18 jésus, 748 pages. 8 »

GALLARD (T). **Leçons cliniques sur les maladies des femmes**, par le docteur T. Gallard, médecin de la Pitié. *Deuxième édition*, Paris, 1879, in-8°, VI-1000 pages avec 158 figures. 14 »

HUGUIER. **De l'hystérométrie** et du cathétérisme utérin, de leurs applications au diagnostic et au traitement des maladies de l'utérus et de ses annexes, et de leur emploi en obstétrique, 1 vol. in-8° de 400 pages, avec 4 planches. 6 »

— **Mémoire sur les allongements hypertrophiques du col de l'utérus** dans les affections désignées sous le nom de *descente*, de *précipitation* de cet organe, 1 vol. in-4°, 231 pages, avec 13 pl. 15 »

— **Mémoire sur l'esthiomène de la vulve**, ou dartre rongeante de la région vulvoanale, 1 vol. in-4°, avec 4 pl. 5 »

— **Mémoire sur les maladies des appareils sécréteurs des organes génitaux de la femme**. 1 vol. in-4°, avec 5 pl. 8 »

JOBERT. **Traité des fistules vésico-utérines, vésico-utéro-vaginales, entéro-vaginales et recto-vaginales.** 1 vol. in-8°, avec 10 fig. 7 50

LEGRAND DU SAULLE. **Les hystériques**, état physique et état mental, actes insolites, délictueux et criminels. Paris, 1882, 1 vol. in-8° de 625 pages. 8 »

NAEGELÉ et GRENSER. **Traité pratique de l'art des accouchements**, traduit, annoté et mis au courant des derniers progrès de la science, par G. A. Aubenas, professeur à la Faculté de médecine de Strasbourg. Ouvrage précédé d'une introduction par J. A. Stoltz, doyen de la Faculté de médecine de Nancy. *Deuxième édition*. Paris, 1880, 1 vol. in-8° de 800 pages, avec une planche sur acier et 207 figures. 12 »

PÉNARD, **Guide pratique de l'Accoucheur et de la Sage-Femme.** *Sixième édition*. 1883, 1 vol. in-18, VIII-700 p. avec 142 fig. cart. 6 »

SIMPSON. **Clinique obstétricale et gynécologique**, Traduit et annoté par G. Chantreuil, professeur agrégé à la Faculté de médecine de Paris. 1874, 1 vol. grand in-8° de 820 pages avec fig. 12 »

VOISIN (Auguste). **De l'Hématocèle rétro-utérine** et des Épanchements sanguins non enkystés de la cavité péritonéale du petit bassin, considérés comme accidents de la menstruation. 1 vol in-8° avec une planche. 4 50